T0133369

ON POISONS

AND THE PROTECTION

AGAINST LETHAL DRUGS

◆

THE MEDICAL WORKS
OF MOSES MAIMONIDES

Medical Aphorisms: Treatises 1–5

Medical Aphorisms: Treatises 6–9

On Asthma

On Asthma, Volume 2

On Poisons and the Protection against Lethal Drugs

◆ ◆ ◆

Forthcoming Titles

Commentary on Hippocrates' Aphorisms

Medical Aphorisms: Treatises 10–15

Medical Aphorisms: Treatises 16–21

Medical Aphorisms: Treatises 22–25

Medical Aphorisms: Indexes and Glossaries

On Coitus

On Hemorrhoids

On the Elucidation of Some Symptoms and the
Response to Them (On the Causes of Symptoms)

The Regimen of Health

*This publication was funded through the support
of the U.S. Congress and the Library of Congress*

Maimonides

On Poisons
and the Protection
against Lethal Drugs

كتاب السموم و التحرّز من الأدوية القتّالة

A parallel Arabic-English edition
edited, translated, and annotated by

Gerrit Bos

with Critical Editions of
Medieval Hebrew Translations by Gerrit Bos and
Medieval Latin Translations by Michael R. McVaugh

◆ ◆ ◆

PART OF THE MEDICAL WORKS

OF MOSES MAIMONIDES

Brigham Young University Press ◆ *Provo, Utah* ◆ *2009*

LIBRARY OF CONGRESS CATALOGUING-IN-PUBLICATION DATA

Maimonides, Moses, 1135–1204.

[Kitab al-sumum wa al-mutaharriz min al adwiya al-qattala. English & Arabic]

On poisons and the protection against lethal drugs : a parallel Arabic-English edition / edited, translated, and annoted by Gerrit Bos, along with critical editions of Hebrew and Latin; medieval translations by Gerrit Bos and Michael R. McVaugh.—1st ed.

p. cm.—(Medical works of Moses Maimonides)

Includes bibliographical references and index.

ISBN: 978–0–8425–2730–9 (alk. paper)

1. Poisons—Early works to 1800. 2. Antidotes—Early works to 1800. 3. Medicine, Arab. I. Bos, Bos, Gerrit, 1948– II. McVaugh, M. R. (Michael Rogers), 1938– III. Title. IV. Series: Maimonides, Moses, 1135–1204. Complete medical works of Moses Maimonides.

[DNLM: 1. Poisons. 2. Antidotes—therapeutic use. 3. History, Medieval. 4. Medicine, Arabic—history. QV 601 M223o 2008a]

RA1201. M3513 2008

615.9—dc22 2009002686

First Edition

Contents

Sigla and Abbreviations for the Arabic-English and Hebrew Texts   ix

Sigla and Abbreviations for the Latin Texts   xi

Foreword   xiii

Preface   xv

Translator's Introduction   xvii
    The Arabic Text of *On Poisons*   xxi
    The Hebrew Translations of *On Poisons*   xxiv

Introduction to the Latin Translations of
Maimonides' Treatise on Posions (*De Venenis*)   xxxiii

◆ ◆ ◆

Kitāb al-sumūm wa-l-taḥarruz min al-adwiya l-qattāla
(On Poisons and the Protection against Lethal Drugs)   1

◆ ◆ ◆

The Hebrew Translation by Moses ben Samuel ibn Tibbon   65

The Anonymous Hebrew Translation
(Zeraḥyah ben Isaac ben Sheʾaltiel Ḥen)   115

◆ ◆ ◆

The Latin Translation by Armengaud Blaise   119

The Latin Translation by Giovanni da Capua   159

The Anonymous Vatican Latin Translation   203

✦ ✦ ✦

Glossary of Technical Terms and Materia Medica 225

    Index to Ibn Tibbon's Terms in the Glossary 278

    Index to Zeraḥyah's Terms in the Glossary 290

Notes to the Introductions and English Translation 292

Bibliographies

    Translations and Editions of Works by
    or Attributed to Moses Maimonides 317

    General Bibliography 318

Latin Indexes

    Index to Armengaud Blaise's Translation 329

    Index to Giovanni da Capua's Translation 343

    Index to the Anonymous Vatican Translation 355

Subject Index to the English Translation 366

Sigla and Abbreviations
for the Arabic-English and Hebrew Texts

Arabic Manuscripts

C   Cambridge T-S NS 327.70.
E   Escorial, Real Biblioteca de El Escorial 889, fols. 62b–91b.
F   Firenze, Bibl. Med. Laurenziana 252, fols. 1a–10a.
G   Gotha 1986, fols. 1b–31b.
L   Oxford, Bodleian, Uri 78, Pococke 280; 5b; fols. 44b–62a.
M   Oxford, Bodleian, Marsh 413, Uri 578, fols. 48a–66a.
N   MS New York JTS BN 2729, fols. 2b–4b.
O   Oxford, Bodleian, Hunt. 427, Uri 608, fols. 92b–106b.
P   Paris, Bibliothèque nationale, héb. 1211, fols. 123a–151b.
V   Paris, Arab. 1094; cat. Vajda 2962; fols. 1–33a.
Q   al-Rāzī, *K. al-Manṣūrī*, MS Oxford, Bodleian, Marsh 248.
R   Pseudo al-Rāzī, *K. al-fākhir*, MS Berlin, 6259.

Hebrew Translations
Moses ben Samuel ibn Tibbon

א   Vienna 168, fols. 17b–31b.
ב   Bologna 3574/B, fols. 85b–93.
ג   Moscow, Günzburg, Russian State Library, 165/3, fols. 79b–89a.
ד   London, Beth Din & Beth Hamidrash 139, fols. 118a–131b.
ז   Paris, Bibliothèque nationale, héb. 1124, 7, fols. 140–47.
ל   Firenze, Biblioteca Medicea Laurenziana Plut 88.29/2, fols. 126b–137b.
מ   Munich 111, fols. 93b–101a.

ס   Berlin Or. qu. 836 (formerly Steinschneider 30), fols. 104a–116a.

פ   Paris, Bibliothèque nationale, héb. 1173, fols. 115b–125b.

ר   Parma 2643, De Rossi 1280, Richler 1519, fols. 51r–53v.

Anonymous (Zeraḥyah ben Isaac ben She'altiel Ḥen)

כ   Munich 280, fols. 37b–38b.

ה   Munich 43, fols. 86a–87b.

A superscripted 1 after a siglum (e.g., $\mathbf{P}^1$) indicates a note in the margin of that manuscript. A superscripted 2 indicates a note above the line.

Other Printed Works

d   al-Damīrī, *Ḥayāt al-ḥayawān al-kubrā*, 2 vols., 5th ed., 1978.

z   Abū Marwān b. Zuhr, *K. al-Taysīr fī l-mudawāt wa-l-tadbīr (Book on the Facilitation of Treatments and Diet)*, ed. by M. al-Khouri, Damascus, 1983.

◆ ◆ ◆

< >   supplied by editor, in Arabic and Hebrew text

[ ]   supplied by translator, in English text

† †   corrupt reading

add.   added in

om.   omitted in

(!)   corrupt reading

(?)   doubtful reading

Transliteration and Citation Style

Transliterations from Arabic and Hebrew follow the romanization tables established by the American Library Association and the Library of Congress (*ALA-LC Romanization Tables: Transliteration Schemes for Non-Roman Scripts*. Compiled and edited by Randall K. Barry. Washington, D.C.: Library of Congress, 1997; available online at www.loc.gov/catdir/cpso/roman.html).

Passages from *On Poisons* are referenced by section number or by part and chapter number and section number (e.g., 3.12 [sec. 48]). Maimonides' introduction is indicated by section number alone.

Sigla and Abbreviations for the Latin Texts

Manuscripts

Armengaud Blaise

O   Oxford, Corpus Christi 125, fols. 1–13v.
Pe Cambridge, Peterhouse 101, II, fols. 1–6.
S   Paris, Sorbonne 1031, fols. 171vb–182rb.
K   Krakow Univ. Jag. 839, fols. 1–10.

Giovanni da Capua

H   Jerusalem, Jewish National and University Library, 2° FR. R 571–576, fols. 20ra–26rb.
M   Munich, CLM 77, fols. 66vb–69vb.
T   Todi, Biblioteca comunale 53, fols. 34rb–39vb.
U   Vatican City, Palat. lat. 1298, fols. 199ra–204ra.
W   Vienna, ÖNB 2280, fols. 95rb–98rb.
Z   Vienna, ÖNB 5306, fols. 17ra–25va.

Abbreviations

add.   addidit
Ar.   Arabice, in the Arabic text
corr.   correxit
del.   delevit
eras.   erasit
Heb.   Hebraice
ins.   inseruit

iter.	iteravit
lac.	lacuna
leg.	lege
m. rec.	manu recentiori
mg.	margine
om.	omisit
scrips.	scripsi, scripsit
tr.	transposuit, transtulit

◆ ◆ ◆

(?)	unclear reading
[...]	words or letters missing or illegible in the original
< >	supplied by editor
[ ]	conjectural readings by editor

Italics in Armengaud's translation are glosses by him.

Transliteration and Citation Style

Transliterations from Arabic and Hebrew follow the romanization tables established by the American Library Association and the Library of Congress (*ALA-LC Romanization Tables: Transliteration Schemes for Non-Roman Scripts.* Compiled and edited by Randall K. Barry. Washington, D.C.: Library of Congress, 1997; available online at www.loc.gov/catdir/cpso/roman.html).

Passages from *On Poisons* are referenced by section number or by part and chapter number and section number (e.g., 3.12 [sec. 48]). Maimonides' introduction is indicated by section number alone.

Foreword

Brigham Young University and its Middle Eastern Texts Initiative are pleased to sponsor and publish the Medical Works of Moses Maimonides. The texts that appear in this series are among the cultural treasures of the world, representing as they do the medieval efflorescence of Arabic-Islamic civilization—a civilization in which works of impressive intellectual stature were composed not only by Muslims but also by Christians, Jews, and others in a quest for knowledge that transcended religious and ethnic boundaries. Together they not only preserved the best of Greek thought but also enhanced it, added to it, and built upon it a corpus of scientific and philosophical understanding that is properly the inheritance of all the peoples of the world.

As an institution of The Church of Jesus Christ of Latter-day Saints, Brigham Young University is honored to collaborate with Gerrit Bos and other members of the academic community in bringing this series to fruition, making these texts available to many for the first time. In doing so, we at the Middle Eastern Texts Initiative hope to serve our fellow human beings of all creeds and cultures. We also follow the admonition of our own religious tradition, to "seek . . . out of the best books words of wisdom," believing, indeed, that "the glory of God is intelligence."

—Daniel C. Peterson
—D. Morgan Davis

Preface

I am very pleased to offer to the reader this edition and translation of Maimonides' *On Poisons and the Protection against Lethal Drugs*. This treatise was written in the year 1199 at the request of ʿAbd al-Raḥīm b. ʿAlī al-Baysānī, called al-Qāḍī al-Fāḍil, the famous counselor and secretary to Saladin, and was accordingly called *Al-Maqāla al-Fāḍilīya* (Treatise for Fāḍil). Al-Qāḍī al-Fāḍil asked Maimonides to compose this treatise for fear that those who had been poisoned might die because they lacked information about easily available remedies that could be taken without the attendance of a physician. Thus, it is a medical handbook intended for the layman rather than for the professional physician. It was very popular in both Jewish and non-Jewish circles.

On Poisons survives in several manuscripts, both in Arabic and Judeo-Arabic, and is quoted by al-Damīrī (1341–1405) in his zoological encyclopedia *Ḥayāt al-Ḥayawān* on the subject of the tarantula. The treatise was translated twice into Hebrew; the translation prepared by Moses ibn Tibbon especially enjoyed great popularity, as it survives in many manuscripts. It was translated into Latin under the title *De venenis* or *Contra venenum* by Armengaud Blaise of Montpellier in the year 1305, who dedicated it to Pope Clement V. Two other Latin translations of the text also exist, one probably the work of Giovanni da Capua, the other by an unidentifiable author. The famous surgeons Henry de Mondeville and Guy de Chauliac used Giovanni's translation of the treatise as an authoritative source for their own discussions.

The Arabic text of *On Poisons* has not yet been published. The German physician Hermann Kroner started to work on a critical edition of the Arabic on January 27, 1927, but his death in 1930 prevented him from completing this edition, which can now be found as a manuscript in the

Countway Library of Medicine. Thus, this treatise was until now available only in Süssman Muntner's edition of Moses ibn Tibbon's Hebrew translation, based on MS Paris Bibliothèque nationale 1173; however, this edition is uncritical and replete with mistakes. The treatise was next translated into German by Moritz Steinschneider, using Moses ibn Tibbon's translation; and it was also translated into English by Muntner and Fred Rosner, using Muntner's edition. Both translations suffer from numerous mistakes and corruptions. *On Poisons* was also translated into French by I. M. Rabbinowicz, again using Ibn Tibbon's Hebrew translation. It is in this corrupt form that this important text has been consulted, studied, and quoted by scholars for their research into Maimonides' medicine and philosophy.

This new edition is part of an ongoing project to critically edit Maimonides' medical works that have not been edited at all or have been edited in unreliable editions. This project started in 1995 at the University College London, with the support of the Wellcome Trust, and now is proceeding at the Martin Buber Institute for Jewish Studies at the University of Cologne with the financial support of the Deutsche Forschungsgemeinschaft. So far it has resulted in the publication of critical editions of Maimonides' *On Asthma* (2 vols.) and *Medical Aphorisms* 1–9 (2 vols.).

The series is published by the Middle Eastern Texts Initiative at Brigham Young University's Neal A. Maxwell Institute for Religious Scholarship. On this occasion I thank Professor Daniel C. Peterson, under whose direction this series has been prepared for publication, and his colleague, Dr. D. Morgan Davis, for their enthusiastic support of the project and dedication to it. Thanks are also due to Angela C. Barrionuevo, Jude Ogzewalla, and Muḥammad S. Eissa for their diligent editorial work.

Translator's Introduction

Biography and Medical Works

Moses Maimonides, known under his Arab name Abū ᶜImrān Mūsā ibn ᶜUbayd Allāh ibn Maymūn and his Jewish name as Moshe ben Maimon, was not only one of the greatest Jewish philosophers and experts in Jewish law (halakhah),[1] but an eminent physician as well. Born in Cordoba in 1138,[2] he was forced to leave his native city at an early age because of persecutions and the policy of religious intolerance adopted by the fanatical Muslim regime known as the Almohads.[3] After a sojourn of about twelve years in southern Spain, the family moved to Fez in the Maghreb. Some years later—probably around 1165—they moved again because of the persecutions of the Jews in the Maghreb, this time going to Palestine. After a short sojourn of some months there, the family moved on to Egypt and settled in Fusṭāṭ, the ancient part of Cairo.

It was in Cairo that Maimonides started to practice and teach medicine, as well as pursue his commercial activities in the India trade.[4] He became physician to al-Qāḍī al-Fāḍil, the famous counselor and secretary to Saladin.[5] Later, he became court physician to al-Malik al-Afḍal after the latter's ascension to the throne in the winter of 1198–99. It is generally assumed that Maimonides died in 1204. The theory that he served for some years as *nagid,* or leader, of the Jewish community in Egypt seems to be unfounded.[6]

Maimonides was a prolific author in the field of medicine, composing ten works considered authentic.[7] These ten works include the following major compositions: *Sharḥ fuṣūl Abuqrāṭ* (Commentary on Hippocrates' Aphorisms), *Kitāb al-sumūm wa al-taḥarruz min al-adwiya al-qattāla* (On Poisons and the Protection against Lethal Drugs), and *Kitāb al-fuṣūl fī al-ṭibb* (Medical Aphorisms) and *Mukhtaṣarāt li-kutub Jālīnūs* (Compendia from the Works of Galen).[8]

The final six treatises are considered minor works: *Kitāb fī al-jimāʿ* (On Coitus), probably written in 1190 or 1191 at the request of an anonymous high-ranking client; *Fī tadbīr al-ṣiḥḥa* (On the Regimen of Health), written at the request of al-Malik al-Afḍal; *Maqāla fī bayān al-aʿrāḍ wa-al-jawāb ʿanhā* (On the Causes of Symptoms), probably written after 1198 for the same al-Malik al-Afḍal when his condition did not improve; *Sharḥ asmāʾ al-ʿuqqār* (Commentary on the Names of Drugs); *Risāla fī al-bawāsīr* (On Hemorrhoids); and *Maqāla fī al-rabw* (Treatise on Asthma).[9]

Next to these ten works featuring in the current bio-bibliographical literature, Maimonides is the author of the *K. qawānīn al-juzʾ al-ʿamalī min ṣināʿa al-ṭibb* (Treatise on Rules regarding the Practical Part of the Medical Art) extant in a unique MS Madrid 6019 (formerly Escorial 888, folios 109a–123a). Steinschneider identified the text in this manuscript as another copy of the treatise *On Asthma* and considered the title to be fictitious.[10] Although not identical with the treatise *On Asthma,* there is a close relationship between both texts in terms of the time of their compositions and the client they were written for, as the following introduction to the treatise *On Rules* clearly indicates:

> He says: My honorable Master, the Pillar of Faith, may God protect him, had enjoined me to compose a treatise on rules regarding the practical part of medicine in a concise, aphoristic way. I had thought to carry out his command, may God grant him lasting happiness, had thought about its composition, and had decided at the time that I wrote the treatise on the [illness] my Master was suffering from, i.e., asthma, to actually compose these aphorisms with what it entails, but I was prevented from doing so by illness and [thus] did not carry out [this project]. Now, however, I will begin [to do so], God willing.

Both treatises were written for the same high-ranking client, and in close proximity of time. The only reason Maimonides had to delay the actual composition was the illness he was suffering from. An edition and translation of this treatise is currently being carried out by Tzvi Langermann and Gerrit Bos.

K. al-sumūm wa-l-taḥarruz min al-adwiya l-qattāla (On Poisons and the Protection against Lethal Drugs)[11]

This treatise was composed in the year 595 AH (1199 AD) at the request of ʿAbd al-Raḥīm b. ʿAlī al-Baysānī, called al-Qāḍī al-Fāḍil, the famous counselor and secretary to Saladin. It actually has two titles in most of the extant manuscripts: an initial title introducing the treatise and a title featuring in the text itself, given to it by Maimonides. Variations of the initial title are *Al-Maqāla al-Fāḍilīya* (The Treatise for al-Fāḍil), *Al-Maqāla al-Fāḍilīya fī dhikr al-sumūm wa-mudawāt al-malsuᶜīn wa-l-masmūmīn wa-dhikr al-adwiya al-sahila al-wujūd* (The Treatise for al-Fāḍil on Poisons and the Treatment of Bitten and Poisoned Persons and on Remedies That Can Be Found Easily), *Risāla fī ᶜilāj al-sumūm wa-dhikr al-adwiya al-nāfiᶜa minhā wa-min al-nuhūsh* (Treatise on the Treatment of Poisons and the Remedies Good for Poisons and Bites), and *Kitāb al-Fāḍilīya fī tadbīr al-manhūsh* (The Treatise for al-Fāḍil on the Treatment of Bitten Persons). The internal title can be either *"al-Fāḍilīya"* or *"al-Maqāla al-Fāḍilīya,"* as it was written at the request of al-Qāḍī al-Fāḍil. Yet another title, *Maqāla fī dafᶜ al-sumūm* (Treatise on Repelling [Poisonous Animals]) is on Mosul, no. 157, 10, a manuscript that I have not seen and that may be lost.[12]

Maimonides' *On Poisons* aroused great interest in both Jewish and non-Jewish circles. It was often copied in Arabic characters, with seven such manuscripts still extant,[13] and was translated twice into Hebrew. One translation, prepared by Moses ben Samuel ibn Tibbon (active 1240–1283),[14] is extant in fourteen manuscripts and has the following initial titles: *Maᵓamar nikhbad ba-sammim, Ha-maᵓamar ha-nikhbad, Ha-maᵓamar ba-tiryaq,* and *Maᵓamar mi ha-sammim.* A second anonymous translation was most probably composed by Zeraḥyah ben Isaac ben Sheᵓaltiel Ḥen, who was active as a translator in Rome between 1277 and 1291.[15] This translation survives in only two fragmentary manuscripts and is missing its title.

The Arabic text is quoted by al-Damīrī (1341–1405)[16] in his zoological encyclopedia *Ḥayāt al-ḥayawān* on the subject of the *rutaylāᵓ*.[17] The Jewish physician and translator R. Shem Tov Ben Isaac quotes the section on the danger of confusing the two types of black nightshade (sec. 91) in his *Sefer ha-Shimmush,* a Hebrew translation of al-Zahrāwī's medical encyclopedia entitled *Kitāb al-taṣrīf,* which he prepared in Marseilles in the second half of the thirteenth century.[18] The Hebrew translation by Ibn Tibbon is quoted by the French philosopher Levi ben Abraham ben Ḥayyim (ca. 1245–1315) in his encyclopedical work *Livyat Ḥen*.[19] Jacob ben Ḥayyim Farissol, Solomon Vivas, and Nethanel Caspi, three students of Solomon ben Menahem Frat Maimon, also use Ibn Tibbon for the same quotation in their commentaries on the *Kuzari*.[20] The first line of the introduction has been imitated in Don Vidal Joseph ibn Labi's Hebrew translation of Joshua Lorki's (d. ca. 1419) book on plants and herbs and their therapeutic qualities. In this translation, entitled *Gerem ha-Ma^calot,* this line runs ...ידוע הוא ומפורסם במחוזינו וגם בקצוות איקלימנו זה מעלת האדון.[21] The section on the treatment of patients falling ill after eating mushrooms or truffles (90) is quoted in an anonymous medical notebook extant in MS Berlin 3088, dating from the fourteenth/fifteenth century.

In the year 1305, Armengaud Blaise of Montpellier translated Maimonides' *On Poisons* into Latin under the title *De venenis* or *Contra venenum,* dedicating it to Pope Clement V. Two other Latin translations of the text also exist, one probably the work of Giovanni da Capua, the other by an unidentifiable author.[22] The famous surgeons Henri de Mondeville and Guy de Chauliac used Giovanni's translation of the treatise as an authoritative source for their own discussions.[23] The second part of the treatise was translated into Old Russian and interpolated into the *Secretum secretorum,* a mirror for princes. The translation dates from the end of the fifteenth or beginning of the sixteenth century and hails from the Grand Duchy of Lithuania. The Jewish communities in the Grand Duchy were places of refuge to which Jewish doctors and apothecaries were coming from Spain via Italy.[24] Ryan states that there was a "growing awareness that there and in Muscovy foreign scientific and medical knowledge and expertise might be imported,"[25] and that this was perhaps a good enough reason for its translation.

The Arabic text of *On Poisons* has not yet been published. The German physician Hermann Kroner started to work on a critical edition of the Arabic on January 27, 1927, based on MSS Oxford, Bodleian, Hunt., 427, with variants from Gotha 1986, Paris 1094 (Vajda 2962), and Mosul 175, 10. Unfortunately, his death in 1930 prevented him from completing this edition, which can now be found as a manuscript in the Countway Library of Medicine.[26] I have not used this edition for my critical edition because of its provisionary character—it is written by hand, shows many additions and deletions, suffers from several mistakes, is at times hard to read, and, finally, is based on a limited number of manuscripts. In 1966 Süssman Muntner published a photostat reproduction of the Judeo-Arabic text in MS Paris, BN, héb. 1211 together with an English translation.[27] Of the Hebrew translations only the one prepared by Moses ibn Tibbon was published by Muntner, on the basis of MS Paris, BN, héb. 1173.[28] I. M. Rabbinowicz published a French translation of Maimonides' *On Poisons,* based on MS Paris, BN, héb. 1124 and in consultation with one of the Arabic texts from the Bibliothèque Nationale.[29] Moritz Steinschneider published a German translation on the basis of Moses ibn Tibbon's Hebrew translation in the year 1873.[30] This translation was the basis for an English translation by L. J. Bragman in the year 1926,[31] and Fred Rosner also published an English translation based on Muntner's edition in 1984.[32]

The Arabic Text of *On Poisons*

The Arabic text of *On Poisons* is extant in the following manuscripts:

1. Oxford, Bodleian, Marsh 413, Uri 578 (**M**); fols. 48a–66a; Arabic characters. The treatise has the initial title *Al-Maqāla al-Fāḍilīya fī dhikr al-sumūm wa-mudawāt al-malsuᶜīn wa-l-masmūmīn wa-dhikr al-adwiya al-sahila al-wujūd* and is called *"al-Fāḍilīya"* by the author in the text itself; the copy is undated and unsigned, but the appearance of the script, paper, and ink suggests a dating of the thirteenth to the fourteenth century.[33]

2. Oxford, Bodleian, Hunt. 427; Uri 608 (**O**); fols. 92b–106b; Arabic characters. The manuscript is undated and unsigned, but the appearance of paper, ink, and script suggests a fourteenth-century copy. The treatise does not have an initial title, but is called *"al-Maqāla al-Fāḍilīya"* by the author in the text itself. There are some marginal corrections, some by the scribe and some by a later reader who also added a note at the bottom of folio 106b stating that the copy was collated against the author's original.[34]

3. Oxford, Bodleian, Uri 78, Pococke 280; cat. Neubauer 1270, 5b (**L**); fols. 44b–62a; Judeo-Arabic; Spain; early fourteenth century; Sephardic semicursive script. The treatise does not have an initial title and the section with the author's title is missing.[35]

4. Escorial, Real Biblioteca de El Escorial 889 (**E**); fols. 62b–91b; Arabic characters. According to the colophon on folio 91b, the copying of the text was finished on Friday Rabīᶜ I 712 (July 21, 1312) by Yuḥannā b. Ilyās b. Ibrahīm b. Muwaffak (= Muwaffaq?), a Christian Melchite physician.[36] The treatise has the initial title *Risāla fī ᶜilāj al-sumūm wa-dhikr al-adwiya al-nāfiᶜa minhā wa-min al-nuhūsh* and is called by the author *"al-Maqāla al-Fāḍilīya."* The text, especially the introduction, varies considerably from that of the other manuscripts. Missing sections in the introduction have been added in the margin. Yuḥannā b. Ilyās b. Ibrahīm has added the following note on folio 70b concerning the effectiveness of the serpent root instead of the theriac:

> This plant is the saving one [antidote] that Muḥammad ibn Aḥmad Saᶜīd al-Tamīmī took care to mention, describe, and pay attention to; and he called it "scorpion-flowered." He extolled its usefulness and its

> saving [property] to deliver [one] from the poisons of malignant vipers. And since I learned about this passage from this treatise, I looked for this plant until I obtained it, and the learned al-Muwaffaq from Damascus provided me with something good from it in the year 600 [and . . .], while [until that time] I had used the treatise by al-Tamīmī on the theriac [cf. Ullmann, *Medizin im Islam,* 332] in a copy prepared by the honorable Tāj al-Dīn. And when I got this plant, I did not need the theriac anymore. I tested [this plant] with two cocks. The cock that drank it was saved, and the one that did not drink it died. It is so much stronger than all the other simple remedies that it can replace the *fārūq* theriac.

5. Gotha 1986 (**G**); Arabic characters; fols. 1b–31b. The text bears the initial title *Risāla fī ᶜilāj al-sumūm wa-dhikr al-adwiya al-nāfiᶜa minhā wa-min al-nuhūsh;* the section with the author's title is missing, and the manuscript is incomplete as it runs only until 2.1 (sec. 73):[37] من هذه الألوان إلا. The rest of the manuscript covers a section from Maimonides' *On Asthma.*[38]

6. Paris, BN, héb. 1211[39] (**P**); Judeo-Arabic; fifteenth century. This manuscript, which is horribly misbound, contains a collection of medical texts, all from the hand of Maimonides. These treatises are *On Asthma, On the Regimen of Health, On Coitus, On the Causes of Symptoms, On Hemorrhoids,* and *On Poisons.*[40] The treatise, which has no initial title but is called *"al-Afḍaliyya"* (= *al-Fāḍilīya*) by the author in the text itself, is found on folios 123a–151b. The text as extant in this manuscript was a major source consulted by Moses ibn Tibbon for his Hebrew translation.

7. Paris, Arab. 1094 (cat. Vajda 2962) (**V**); fols. 1–33a; Arabic characters; undated. The text bears the initial title *Al-Maqāla al-Fāḍilīya,* which also features in the text itself. Folio 33a has an additional note beneath the end of the treatise stating—just like MS Oxford, Bodleian, Hunt. 427, Uri 608—that it was collated against a copy of the original version; the manuscript has some loss of text.

8. Firenze, Bibl. Med. Laurenziana 252 (**F**); Arabic characters; fols. 1a–10a. The text has the initial title *K. al-Fāḍilīya fī tadbīr al-manhūsh* and the author's title *"al-Fāḍilīya"*; the manuscript only covers part of the text. It starts with the introduction until الفصل الأوّل منه في صورة التحفّظ (sec. 7); then it continues from 4.2 مقادير كثيرة (sec. 81) until التدبير العامّ أعني (sec. 84); then it restarts with the rest of the introduction and continues until 1.3 مقاوم لجميع السموم (sec. 19).[41]

9. MS New York JTS BN 2729 (**N**); Judeo-Arabic; fols. 2b–4b. The text is fragmentary and covers the following sections: 1.2, from

ذكر الأدوية الموضعية (sec. 11) until the end (sec. 14); and 1.3, from الثوم بإجماع الأطبّاء (sec. 26) until كذلك يفعل بالأنيسون (sec. 29). It then returns to an earlier section in 1.3: حبّ الأترجّ يقاوم جميع السّموم المهلكة لبدن الإنسان شربا كانت السّموم أو نهشا صورة استعماله: ينقّى حبّ الأترجّ من قشره ويؤخذ لبّه ويدقّ ويستف منه من مثقال إلى درهمين (sec. 18) and continues with وكلّ منهوش إذا أخذ (sec. 30) until نقصت المقادير (sec. 31). It then has 1.5, from the beginning until أو بعسل وخلّ وملح (sec. 51); and 1.6, from the beginning until أو حرّا محتملا (sec. 64) and continues with وكذلك البلّوط نيء ومطبوخ (sec. 66) until the end of 1.6. The text is partially stained and some words are missing, possibly due to fading of the ink. Such hiatuses have been indicated by [...]. The manuscript has some unique readings: مقيّدا لوقت الحاجة (sec. 13); يطلى به موضع النهشة and وعزّ وجوده فيكون عوضه (sec. 14). One gets the impression that it is not a straightforward translation, but some sort of adaptation or abbreviation.

10. Cambridge T-S NS 327.70 (**C**); Arabic characters. This fragment from the Geniza, mutilated, stained, and rubbed, covers the introduction from العامّة until جميعا (sec. 3).[42]

11. Boston, Countway Library of Medicine heb. 21; fols. 1–29 and pp. 54–59. This manuscript contains a preliminary critical edition of the Arabic text, prepared by Hermann Kroner. According to the introductory text on fol. 1, he started to work on it on January 27, 1927, and based the edition on MSS Oxford, Bodleian, Hunt 427, with variants from Gotha 1986, Paris 1094 (Vajda 2962), and Mosul 175.[43] The edition is supplemented by transcriptions of the Hebrew translation by Moses ibn Tibbon as extant in MS Munich 111 and in that by Zeraḥyah Ḥen, MS Munich 280.[44]

◆

The manuscripts listed under 1–9 consist of two main families: **OLP**, with a subgroup **LP**; and **EFGMNV**, with two subgroups, **EG** and **FM**. This edition of the Arabic text of *On Poisons* is based on **O**. Significant variant readings featuring in the Hebrew translation of Moses ibn Tibbon have been added to the critical apparatus of the Arabic text and to the notes of the English translation.

Producing a critical edition of *On Poisons* in Arabic characters, rather than in Hebrew ones, has been inspired by Maimonides' own practice. Recent scholarship gives reason to assume that Maimonides first drafted his medical works intended for private use in Arabic written in Hebrew characters, and that these works were subsequently transcribed into Arabic characters when intended for public use. Thus Stern remarks that "all of Maimonides' medical works were naturally published in Arabic script, since otherwise they would have been of no use to the non-Jewish public," and adds that Maimonides first drafted the text in Hebrew script, because the Hebrew script was easier for him, and then had it transcribed into the Arabic script.[45] Stern's point of view has been endorsed by Hopkins, who remarks that although we have sporadic autograph examples of his Arabic handwriting, Maimonides always used the Hebrew script when writing privately.[46] Other scholars have expressed somewhat different opinions in this matter. Meyerhof remarks that Maimonides composed all of his medical writings in Arabic, probably using Arabic characters, since he had nothing to hide from the Muslims.[47] Blau suggests that when addressing a general public, including Muslims and Christians (as in the case of Maimonides' medical writings), Jewish authors might have used Arabic script, but when addressing a Jewish audience wrote in Hebrew characters.[48] Langermann remarks that it seems likely that many of Maimonides' medical writings were originally written in Arabic characters and that only afterwards were these transcribed into Hebrew characters.[49]

For editing the Arabic text written in Middle Arabic typical for this genre, we have adhered to the guidelines formulated by Kahl. Morphological and syntactical and even grievous offences against the grammar of classical Arabic have neither been included into the apparatus nor have they been changed or corrected at all. As for orthography, peculiarities have not been included in the critical apparatus. They have either been adjusted to the conventional spelling or adopted in their given forms.[50]

The Hebrew Translations of *On Poisons*

The translation prepared by Moses ibn Tibbon survives in the following manuscripts:

1. Paris, Bibliothèque nationale, héb. 1124, 7 (**ז**); fols. 140–47; Spanish script; sixteenth century. The text bears the initial title *Ma*ʾ*amar nikhbad ba-sammim;* it breaks off at 2.1: אבל האמת (sec. 74). The text has been copied rather carelessly and suffers from many omissions.[51]

2. Paris, Bibliothèque nationale, héb. 1173, 4 (**פ**); fols. 115b–125b; initial title *Ha-ma*ʾ*amar ha-nikhbad;* Spanish cursive script; fourteenth–fifteenth century.[52] The manuscript is a collection of medical treatises, above all of those composed by Maimonides, as it also contains *Medical Aphorisms,* Hebrew translation by Nathan ha-Meʾati (fols. 1b–92a); *On Asthma,* Hebrew translation by Samuel Benveniste (fols. 92b–112a); *On*

Hemorrhoids, Hebrew translation by Moses ibn Tibbon (fols. 112a–115b); and *On Coitus,* anonymous translation (fols. 135a–137b).

3. Munich 111 (מ); fols. 93b–101a; no initial title; Italian semicursive script. The text has some marginal notes introduced by ha-R"Z, possibly referring to the Hebrew translation prepared by Zeraḥyah ben Isaac ben Sheʾaltiel Ḥen. According to the colophon on fol. 115b, the text was copied by Yaḥya b. Solomon b. Joab in the year 1330.[53] The manuscript is a collection of medical treatises, above all of those composed by Maimonides, as it also contains *Medical Aphorisms,* Hebrew translation by Zeraḥyah ben Isaac (fols. 4–84); *On the Regimen of Health,* Hebrew translation by Moses ibn Tibbon (fols. 84–93b); *On Coitus,* Hebrew translation by Zeraḥyah ben Isaac (fols. 101b–103b); and *On Hemorroids,* anonymous Hebrew translation (fols. 103b–106).

4. Bologna 3574/B (ב); fols. 85b–93b; Spanish script; fourteenth century; no initial title.

5. Berlin Or. qu. 836 (formerly Steinschneider 30) (ס); fols. 104a–116a; initial title *Ha-maʾamar ba-tiryaq;* fifteenth century. The text, which has many marginal and interlineal annotations, partly beginning with ha-R"Z, has been "corrected" throughout by Steinschneider on the basis of a comparison with MS Munich 111; some of the annotations are in Arabic, for which Steinschneider consulted MS **L**.[54] The manuscript is a collection of medical treatises, above all of those composed by Maimonides, as it also contains *Commentary on Hippocrates' Aphorisms,* Hebrew translation by Moses ibn Tibbon (fols. 52–66); *On the Regimen of Health,* Hebrew translation by Joshua Shatibi (fols. 66–93); *On Coitus,* anonymous Hebrew translation (fols. 96–99); *On Hemorrhoids,* anonymous Hebrew translation (fols. 99–104); *On the Elucidation of Some Symptoms,* anonymous Hebrew translation (fols. 116b–119a, fragment); and *Medical Aphorisms,* Hebrew translation by Nathan ha-Meʾati (fols. 130b–239).

6. Vienna 168 (א); fols. 17b–31b; Spanish cursive script; fourteenth century.[55]

7. Parma 2643, De Rossi 1280, Richler 1519 (ר); fols. 51r–53v; Sephardic semicursive script; early fourteenth century.[56] The text misses a large section from פלפל לבן (sec. 38) until וכל שכן עם החמאה (sec. 64) and ends in the last section with ואחרי כן תשקה (sec. 91). The manuscript is a collection of medical treatises composed by Maimonides, as it also contains *On Asthma,* Hebrew translation by Samuel Benveniste (fols. 1a–38b); *On Coitus,* anonymous translation (fols. 39a–43v); and *On Hemorrhoids,* translation by Moses ibn Tibbon (fols. 43b–50b).

8. Moscow, Günzburg, Russian State Library, 165/3 (**ג**); fols. 79b–89a; initial title *Ma'amar mi-ha-sammim;* Italian script. According to the colophon on folio 350b, the text was copied by Mordechai ben Solomon MLPYRWL' in the city of Forli (Italy) in the year 1442. The text has several marginal notes introduced by ha-R"Z, which are identical with those in MS Munich 111. Part of the text is hard to read because of staining and fading of the ink.

9. Firenze, Biblioteca Medicea Laurenziana Plut 88.29/2 (**ל**); fols. 126b–137b; Italian script; fifteenth century.

10. London, Beth Din & Beth Hamidrash 139 (**ד**); fols. 118a–131b; Italian script; fifteenth–sixteenth century.[57] The manuscript breaks off in 2.4 (sec. 90) with ופטריות.

11. Oxford, Opp. Add. 4to, 178, cat. Neubauer 2585, 2; fols. 61a–70b; initial title *Ma'amar mi ha-sammim;* Italian cursive script; eighteenth century. The manuscript was owned by Joshua Benzion Segre, who was probably the scribe.[58] It is a transcription of Moscow, Günzburg, Russian State Library, 165/3, and shares its title and unique readings; therefore, it has not been consulted for the critical edition.

12. Boston, Countway Library of Medicine heb. 21. The manuscript is a 1927 transcription of MSS Munich 111 and 280 (see no. 11 of Arabic manuscripts, above).

Although it is hard to determine the exact relationship between the different manuscripts **אבגדזלמספר**, it seems that one can discern at least two main families, namely **גדמ**, in which **גד** form a separate subfamily, and **זלפר**, in which **לר** form a separate subfamily. The relationship of **אבס** to these two families is hard to determine. The edition of the translation by Moses ibn Tibbon is based on **מ**. Variant readings have been listed in the critical apparatus. Corruptions and deviations from the Arabic text that often follow manuscript **P** have been corrected on the basis of the readings provided by one or more of the other manuscripts. Manuscript **P** was a primary source consulted by Moses ibn Tibbon for this translation, as a few examples gleaned from the critical apparatus may show:

وإن لم يمكن المصّ (sec. 8): وإن لم يكن من يمصّ **P**; ואם לא יהיה מי שימ(צ)וץ **בגדזלמפר**

يريح (sec. 9): يرى حال **P**; יראה הנשוך אחר שעה ויתבונן (ענין **ב**) מקריו **אבגדזלמספר**

المذبوحة (sec. 10): المذكورة **P**; הנזכרות **ב**; הנזכרים **אגדזלמספ**

تذبح (sec. 11): ذكرت **P**; זכרתי **אבגדזלמספר**

القفر (sec. 12): حجر **P**; אבן **אבגדלמספר**

فيجذب السمّ (sec. 12): السمّ: om. **P** and **אבגדזלמספר**

والأوجاع (sec. 39): om. **LP** and **אבגדזמספר**

الحلتيت يحلّ بزيت ويضمّد به الموضع (sec. 42): om. **GP** and **אבגדזמספ**

طويل (sec. 52): مدحرج **P** = ארוכה **אגדבמ**

يتألّم بذوقه (sec. 72): ما لم يذقة يتألّم **P** = לא יוכל לטעום אותו ויצטער בו **אבגדזמספ**

به (sec. 73): بعمله **P** = במעשהו **אבגדזמספ**

حدث (sec. 77): وجدت **P** = מצא **אבגדמ**

A striking feature of Moses Ibn Tibbon's translation is that in several cases he gives the equivalent of the Arabic names of certain remedies or plants in Latin or Romance, often Occitan.[59] This phenomenon seems to be a characteristic of his translations in general as it recurs, for instance, in his *Sefer Ẓedat ha-derakhim,* which is the Hebrew translation of Ibn al-Jazzār's *Zād al-musāfir wa-qūt al-ḥāḍir* (Provisions for the Traveller and Food for the Sedentary).[60] Several of these Romance (Occitan) terms also feature in the glossaries compiled by his contemporary Shem Tov Ben Isaac as part of his *Sefer ha-Shimmush,* which is the Hebrew translation of the *Kitāb al-taṣrīf li-man ʾağiza ʾan at-taʾlīf* (The Arrangement of Medical Knowledge for One Who is Not Able to Compile a Book for Himself) composed in the tenth century by the Andalusian physician al-Zahrāwī.[61]

Examples are:

(1) إيرسا وهو أصل السوسن الأسمانجوني: אירסא והוא שורש אל סוסן אל אסמנגוני ונק' גלביול (sec. 28)
גלביול is the Old Occitan *glaujol* (< Latin *gladiolus*) for gladiolus.[62]

(2) قاتل أبيه: הורג אביו שנקרא בלעז מטרונה (sec. 36)
מטרונה is possibly a transcription of Romance *maṭronyo* (= *madroño*).[63]

(3) שוניז שנק' גיט (sec. 38)[64]
גיט is late Latin for *Nigella sativa.*[65]

(4) זרע חרמל הוא שיקודא (שיקוטה) (sec. 38)
שיקודא (שיקוטה) is a transcription of the term *çicuta,* which is a Romance equivalent for harmal.[66]

(5) הבנג' הוא הקנילייאדה (sec. 39)
קנילייאדה is the Old Occitan *canelhada* or *canilhada* for hyoscyamus.[67]

(6) עלי הבאדרנגויה היא אירבה סיטרינה (sec. 42)[68]
הנירטיס הבריא stands for *herba citrina,* a (medieval) synonym for *Melissa officinalis.*[69]

(7) הכזבור הוא סיליינדרי (sec. 50)

סיליינדרי is Catalan *celiandre* for *Coriandrum sativum.*[70]

(8) הטחלב הוא לינטילייש דבלאט (sec. 51)

The compound vernacular term לינטילייש דבלאט could not be found in our sources but should be read as Old Occitan *lentilhes de blat,* literally "lentils of wheat." The first element is the Old Occitan plural *lentilhes* for "lentils," documented, for example, in Corradini Bozzi's *Ricettari medico-farmaceutici medievali.*[71] The second element is the Old Occitan *blat* for "wheat."[72]

(9) וובה קורבינה ונקראת סימפריויוה (sec. 51)

וובה קורבינה is a corruption of Latin *uva canina,* while סימפריויוה represents Latin *semperviva* or *sempervivum.*[73]

(10) חנדקוקה הוא טריפוליון (sec. 52)

טריפוליון is Latin *trifolium.*[74]

(11) כרשינה (כרסנה) הוא אירש (secs. 52 and 57)[75]

אירש is Old Occitan or Catalan *ers,* i.e., *Ervum ervilia.*[76]

(12) אירבה דפוץ הוא כזברה אל ביר (sec. 52)

The compound vernacular term אירבה דפוץ could not be found in our sources, but has to be read as Old Occitan *erba de potz,* literally "herb of the well," a loan translation of the Arabic term given here.[77]

(13) חצץ הנדי הוא ליסיאום (sec. 55)

ליסיאום is Latin *lycium.*

(14) חוקן הוא קלישתירי (sec. 58)

The vernacular term קלישתירי is the Old Occitan *clisteri* for "clysters."[78]

(15) חסך המדברי הוא אטריפל מרי (sec. 79)

The compound vernacular term אטריפל מרי is not easy to explain. The second element could be read as Old Occitan *mari(n)* for "belonging to the sea."[79] The first element seems to be an undocumented Romance derivation of Latin/Greek *triphyllon;* it is probably confused with derivations of the Latin *tribulum.*[80] In the same entry we find similar compound terms given as a synonym of Arabic *ḥasak.*

(16) אל.שוכראן ואל בנג' ושניהם מיני שלפוניאקה (sec. 86)

שלפוניאקה is probably a corruption of SYMPWNY'AH (*simphoniaca*).[81]

(17) גוז מאתל הוא מין מארמודקטיל (sec. 87)

ארמודקטיל is a transcription of Romance *ermodactil,* i.e., *Colchicum autumnale.*[82]

The anonymous translation survives only partly in the following manuscripts:

1. Munich 280 (כ); fols. 37b–38b; fifteenth century; fragmentary.[83]

2. Munich 43 (ה); fols. 86a–87b; sixteenth century; Ashkenazy script; fragmentary.[84] The text suffers from many mistakes by the copyist.

The edition of this translation is based on כ as it preserves the best version. Steinschneider's surmise that the translation as extant in these manuscripts might have been produced by Zeraḥyah ben Isaac ben She᾽altiel Ḥen[85] is confirmed by a linguistic analysis—the translation shows some of the peculiarities so characteristic of Zeraḥyah's translations. For example, he uses the term סדרים for Arabic قوانين, which also occurs in his translation of the same term in Maimonides' *Medical Aphorisms,* introduction, 3.109, and 25.15. Moses ibn Tibbon, on the other hand, uses the term דרכים, and Nathan ha-Me᾽ati in his translation of the *Medical Aphorisms* uses the terms עקרים (introduction, 3.109) and ספרים (25.15). The following list of poor, peculiar translations, another characteristic of Zeraḥyah's translation technique,[86] may substantiate the claim of his authorship:

MOSES IBN TIBBON	ZERAḤYAH	MAIMONIDES
השופט	יושב על המשפט	القاضي 1
השפיע כל טוב אשר הטיב האל בו עליו	לאסוף אליו כל נעימות ינעים עליו האלהים	أفاض كلّ نعمة أنعم الله بها عليه 1
התפשט	עלוי	بسطة 1
מזון	הקנינים	أرزاق 1
והדבקת רפואת המנגן	והקריב אליהם שפת חלקות והמדמים	استئصال شأفة الجاني 1
והיתה יראתם עליהם	וענין הנלוים אליהם	حال الرعايا معهم 2
בשווקים ובחנויות	בחנויות	في الأسواق 3
קטן עבדיו	קטן הנקנים אליו	أصغر مماليكه 4
מצותו ובקשתו	הצווי המקביל	الأمر المطاع 5
והמועילים יותר	ומיגעי התועלת	وأبلغها نفعا 6

Genre and Sources of Maimonides' *On Poisons*

The subject of poisons and antidotes was a current theme in medieval Arabic medical literature. It is a fixed part of the medical encyclopedias from the time, but it is also discussed in monograph form. A major source consulted by the Arab doctors for their discussion of the different kinds of poisons were the ancient Greek texts, which dealt with this topic and which became accessible to them as a result of the translation activity from the ninth century on. Such ancient texts were, for instance, the *Book on Poisons* by Rufus of Ephesus (second century), which only survives in quotations by Arab doctors;[87] Galen's *De antidotis, De theriaca ad Pisonem liber,* and *De theriaca ad Pamphilianum;* and a pseudo-Galenic *Book on Poisons* only known from quotations by al-Rāzī (865–925).[88] From the Byzantine medical authors, the relevant sections of book 5 in Paulus of Aegina's medical encyclopedia (seventh century) were an important conduit for passing ancient knowledge about poisons on to the Arabs, as I could show in the case of Qusṭā ibn Lūqā, *Risāla fī tadbīr safar al-ḥajj* (Medical Regime for the Pilgrims to Mecca).[89] The theme of poisons and antidotes features in all the major medical encyclopedic works composed by Arab physicians. Thus, al-Rāzī (865–925) deals with it extensively in his *K. al-Manṣūrī* and *K. al-Ḥāwī.* It also appears in the *K. al-Fākhir,* which has been falsely attributed to him.[90] Ibn al-Jazzār (tenth century) from Qairawān covers the same subject in his *Zād al-musāfir wa-qūt al-ḥādir* (Provisions for the Traveller and Nourishment for the Sedentary),[91] as does al-Mājūsī (tenth century) in his *K. al-Malakī.* Ibn Sīnā (980–1037) gives a very detailed exposition of poisons and antidotes in his *K. al-qānūn fī al-ṭibb.*

Arab doctors who discussed this theme in monograph form were, for instance, Yaḥyā ibn al-Biṭrīq (ninth century), who composed a *K. al-Sumūmāt wa-daf*ᶜ *maḍārrihā* (On Poisons and Repelling Their Harm), which survives only in quotations. A very extensive monograph is the *K. al-Sumūm wa-daf*ᶜ *maḍārrihā* ascribed to Jābir ibn Ḥaiyān and possibly composed around 900. Ibn al-Jazzār wrote a *K. al-samā*ᶜ*im* (Book on Poisons), which is lost but is quoted repeatedly in his *K. al-i*ᶜ*timād.* Thus we see that Maimonides is part of a long tradition of authors dealing with the same subject. Some of these sources are explicitly referred to by Maimonides. He quotes from Galen's *De antidotis* and *De simplicium medicamentorum temperamentis ac facultatibus,* both of which were accessible to him in Arabic translations. An important Arab doctor he consulted was al-Rāzī, who is quoted three times explicitly. Although the work consulted is not specified, it seems that both his *K. al-Manṣūrī* and the *K. al-Fākhir* attributed to him were these sources, as both closely parallel Maimonides' quotations. Other Arab authors explicitly mentioned and consulted are Ḥunayn ibn Isḥāq, the famous ninth century translator who composed a *K. al-tiryāq,* which only survives in a number of quotations;[92] Ibn Sīnā, whose *K. al-qānūn* was a major source consulted by Maimonides for the composition of his *On Hemorrhoids;* and finally Abū Marwān b. Zuhr (d. 1161), who was highly regarded by Maimonides and is frequently quoted by him in his other medical works as well. In *On Poisons* Maimonides praises him for his knowledge about and experience with the best simple and compounded antidotes against poisons in general with the following words:

> All this was mentioned and verified by the venerable Abū Marwān b. Zuhr, may God have mercy on him, with his lengthy experience, because he was the greatest among men in testing drugs and one who devoted himself to this more than any other. He was able to do so more than any other because of his great wealth and his skill in the medical art. Everyone I met from his students and friends told me that, whether on the road or at home, he would always have at hand a silver bowl containing the great theriac and a piece of fine emerald, because he felt, may God have mercy on him, very suspicious about deadly poisons.

Next to these explicitly mentioned literary sources, Maimonides refers in more general terms to other sources he consulted as well. He remarks that he has selected from the writings of the earlier and later physicians those antidotes that can be prepared with the least effort and that are most beneficial and most effective. But he was not satisfied with book knowledge alone. On a number of occasions he refers to the *shuyūkh* or the *shuyūkh al-aṭibbāʾ* (elderly [senior] physicians), whom he admired, to find out the cause of certain incidents. Thus he was eager to find out the cause of the suppurating elephantiasis a number of men were suffering from in every city he passed through. To this end he contacted elderly (senior) physicians, who informed him that these men had been poisoned by their women with their menstrual blood. These *shuyūkh* play a prominent role in his *On Asthma* as well. Maimonides also informs us how he consulted a learned botanist to find out the identity of serpent root, a plant which can—as he relates—be found in the vicinity of the Temple in Jerusalem, and that this botanist told him that it was "a species of melilot that is called 'the scorpion-like.'" But Maimonides relied not only on the theoretical knowledge and practical experience acquired by others but also on his personal experience. Thus he examines all the remedies that are recommended by physicians for the bite of any poisonous animal and remarks that he has found all of them with heating properties and none with cooling properties, except for the mandrake root. In the same vein he remarks that he tried the different types of the mineral bezoar against scorpion bites and that they were not beneficial at all.

In this edition I will identify, to the best of my ability, all the sources explicitly mentioned by Maimonides. I will refer to parallel literature in the book on poisons ascribed to Jābir ibn Ḥayyān, in Ibn Sīnā's *K. al-qānūn,* and in al-Rāzī's *K. al-Ḥāwī al-kabīr.* Further, I will refer to the relevant sections in the medical encyclopedia compiled by the seventh-century Byzantine physician Paul of Aegina, since Francis Adams, the translator, has supplemented these sections with an exhaustive discussion of the parallel literature from the classical and medieval Arabic and Western medical tradition.

Introduction to the Latin Translations of Maimonides' Treatise On Poisons (*De Venenis*)

The Translations and Their Manuscripts

The Translation of Armengaud Blaise and Its Structure

It has taken a long time for historians to recognize that more than one Latin translation of Maimonides' treatise on poisons survives from the Middle Ages.[1] In 1873 Moritz Steinschneider assumed that only a single translation existed, by Armengaud Blaise, and supposed that all the manuscripts of which he then knew—my **OPeZ**—must be copies of that translation (these sigla will be identified below; the three manuscripts do not in fact all contain the same version). Furthermore, he inferred, not unreasonably, that the catalogue entry "de venenis" for a work in Cambridge, Gonville and Caius College 178 (a manuscript which also contains Armengaud's translation of Maimonides' *De asmate*) must refer to the same text.[2] He repeated these views in his *Hebraeische Übersetzungen* (1893).[3] Meanwhile, Ernest Renan had listed **OPe** and Gonville and Caius 178 as copies of Armengaud's translation, not mentioning **Z**,[4] and Ernest Wickersheimer added **KS** to Renan's list in 1936.[5] Harry Friedenwald described **H** in 1946 and linked it to **UW**, raising the possibility that these three contained a different translation from Armengaud's and bringing in the name of Giovanni da Capua as a Maimonidean translator.[6] As late as 1963, however, Lynn Thorndike and Pearl Kibre were still recording the text in **Z** as Armengaud's version; they adduced the text in **M** for the first time as implicitly a distinct work,[7] but they did not know that it was also contained in **HUW**.[8]

What originally misled these scholars is that only one of the Latin versions of Maimonides' work is attributed to a specific translator by the manuscript copies. This version, beginning "Palam factum est," is that composed by Armengaud Blaise (the nephew of the better-known Arnau de Vilanova), who translated several other of Maimonides' short medical works. The complete translation is known in four manuscripts, three of which have been collated for this edition:

—Cambridge, Peterhouse 101, II, fols. 1–6; first half of the fourteenth century (**Pe**);[9]

—Oxford, Corpus Christi 125, fols. 1–13v; second half of the fourteenth century (**O**);[10]

—Paris, Sorbonne 1031, fols. 171vb–182rb; second half of the fourteenth century (**S**).[11]

Of these, **S** in general presents the best text and has been used as the basis for this edition, although **Pe**—which also contains Armengaud's translation of Maimonides' *De asmate* and was used in the edition of that text—not infrequently has better readings. I have examined the fourth manuscript, Krakow Univ. Jag. 839, fols. 1–10; 1457 AD (**K**), and concluded that its collation was not necessary.[12]

The ascription to Armengaud is confirmed by an unusual feature, the translator's own preface to the work. He tells us there that he, master "Eymengaldus Blasii" of Montpellier, had long been gathering information about medicines against poison and had never found anyone to deal more fully and clearly with the subject than Raby Moyse of Cordoba. For that reason, he says, he has translated that work from Arabic into Latin and is dedicating it to the glory of God and in honor of Pope Clement V. Three of the existing manuscripts, **KPeS**, bear a colophon that also ascribes the work to Armengaud and repeats the dedication to Clement V, and two of these go further and provide a date and place for the translation: **Pe** specifies Barcelona in 1307, but **S** gives Barcelona and 1305, which is perhaps more likely. Clement was elected pope in June 1305 and was consecrated in November of that year, at a time when Armengaud was physician to Jaume II of Aragon—indeed, a charter of September 1305 actually fixes Armengaud in Barcelona—while by 1307 Armengaud had left the king's service.[13]

The Arabic manuscript from which Armengaud made his translation was evidently disarranged and probably had two leaves exchanged. The Latin version common to **OPeS** gives sections 1–36 of the Arabic text in order, then skips to the last line of section 42 and continues with sections 43–49. This is followed by sections 38–40, 37, 41, and the first four sentences of section 42. The text then jumps again to section 50 and continues to the end (section 91) in the correct order. In this rearrangement, the middle of section 42 has somehow dropped out. In effect, therefore, in these manuscripts the mildly disordered sections 37–42 (in part) have been transposed after section 49.

I have already said that manuscript **K** was not systematically collated for this edition; it has many corruptions and textual intrusions and lacks the Latin translator's introduction and almost all the first three sections of the work (though I have consulted its readings in particularly difficult passages). However, the order of the text as given in **K** is significant in the way it differs from that of **OPeS**. Like them, **K** begins with sections 1–36 (although sections 2–3 and most of 1 are omitted) and skips to the last line of 42, but it continues the sections in sequence only through the first two sentences of section 47. At this point, sections 37–42 are introduced in their proper order (though, exactly as in **OPeS**, the middle of section 42 has been lost), after which section 47 picks up again without a gap and the text continues sequentially to the end. This, I suspect, was the original arrangement of the translator's Arabic manuscript: a leaf containing sections 37–42 was displaced after a leaf starting with the last line of section 42 and ending early in section 47. On this assumption, the sequence of the text in **OPeS**: 1–36, 42(end), 43–49, 38–40, 37, 41, 42(beginning), 50–91, is a rearrangement of the translation as it left Armengaud's pen, and the original arrangement: 1–36, 42(end)–47(beginning), 37–42(beginning), 47(end)–91, is to be found in **K**.

Maimonides had divided his work into two parts of six and four chapters, respectively, and the Latin manuscripts faithfully translated his original chapter numbering and headings (placed in the margin, not the text proper, in **Pe**). As originally composed, the fifth chapter of the first part comprised sections 41–63 and was titled "the treatment for someone bitten by a specific animal." In **K**, of course, because of the misplaced leaf, the fifth chapter consists only of sections 41–42, 47(partial)–63. What appears to have happened is that the copyist of the progenitor of **OPeS** recognized that Maimonides' discussion of a kind of spider called *rutaylāʾ* (which had formed the original section 47) was broken up by a block of material (sections 37–42), and he therefore decided to move it after section 49, where the discussion of the *rutaylāʾ* came to an end. That meant that, in this version, Maimonides' chapter 5 of part 1, which began with section 41, contained only sections 41–42 (partial), 50–63, and a later scribe was aware enough of the gap in thought between section 42 and section 50 to introduce a subtitle as a prefix to the latter, "De cura morsure apum et vesparum" (found in **SO**), to help the reader over the disjunction between the two sections.

These facts have left me very much of two minds: should I present the disordered text as given in the best manuscripts, or should I rearrange that text to reproduce what I believe was Armengaud's original version, which is warranted only by a manuscript copy too corrupt to collate? I have decided on the former, and the edition given here follows the order of **OPeS**; it is therefore of a version which I believe to be slightly different in arrangement from the translation actually produced by Armengaud. But the rearrangement is minor: it does not at all affect Armengaud's language, and it will not be difficult to reconstitute the original order if that should seem necessary.

The Translation of Giovanni da Capua and Its Structure

A second translation of this work, beginning "Iam divulgatum est," is anonymous in the six manuscripts known to me:

—Jerusalem, Jewish National and University Library, 2° FR.
   R 571–576, fols. 20ra–26rb; ca. 1450 AD (**H**)[14]

—Munich, CLM 77, fols. 66vb–69vb; ca. 1385 AD (**M**)[15]

—Todi, Biblioteca comunale 53, fols. 34rb–39vb; first half of
   fifteenth century (**T**)[16]

—Vatican City, Palat. lat. 1298, fols. 199ra–204ra; 1464 AD (**U**)[17]

—Vienna, ÖNB 2280, fols. 95rb–98rb; fourteenth century (**W**)[18]

—Vienna, ÖNB 5306, fols. 17ra–25va; fifteenth century (**Z**).[19]

TUWZ agree in presenting the text in the order found in most manuscripts of the Arabic tradition. In this order, the chapters of the first part of the text start with sections 8, 12, 15, 32, 41, and 64 in the numeration established by Gerrit Bos; those of the second part, with sections 70, 76, 78, and 80. **TUWZ** all break their texts at these same points, marking them with a distinctive capital letter or a space for rubrication.

However, while the Latin manuscripts agree in maintaining the chapter divisions of the Arabic, they exhibit no consistency in titling the chapters. **Z** places the headings "De morsu scorpionis" and "De cane rabioso" before sections 41 and 54, respectively, but supplies no other titles. **W** introduces section 70 with the words "Capitulum secundum de custodia a venenis. Rubrica" and section 80 as "Capitulum tertium secundi generis de curatione illius qui venit circa suam quam sumpserit," and does no more. **T**, to be sure, gives a title to each of Maimonides' original chapters:

SECTION	TITLE
8	"Capitulum primum de cura morsus universaliter"
12	"Capitulum secundum de medicinis ponendis supra locum morsure"
15	"De medicinis iuvantibus omni morsui serpentum"
32	"Divisio tyriace"
41	"De morsu scorpionis"
54	"De morsu canis rabidi"
64	"De cibariis contra venena venenosa"
70	"De evitandis malis cibariis et venenosis"
76	"Regimen vomitus contra venenum"
78	"De medicinis contra venena"
80	"De sanguine bovis"
81	"Memoratio quorundam venenosorum"

And **U** also has a virtually full set of chapter headings:

SECTION	TITLE
8	"De cura morsus animalis venenosi universaliter"
12	"De medicinis cure morsus universaliter"
15	[a space has been left for a title but not filled in]
32	"De medicinis compositis universaliter"
41	"De medicinis ad ceteros morsus"
64	"De cibis convenientibus omnibus morsis generaliter"
70	"De evitandis malis cibariis et venenosis"
76	"De regimine eius qui sumpsit venenum"
78	"De medicinis compositis et simplicibus contra venena"
80	"De quodam veneno scilicet sanguine bovis"
81	"De rebus venenosis et remediis"

But not only is there no consistency among these titles, none of them in any of the manuscripts translates the titles internal to the Arabic text.

For this reason I have not been able to convince myself that the original translation had chapter headings of which these are the traces, although the chapter breaks appear to have been indicated. Instead, I suspect, different scribes introduced their own chapter headings as they felt appropriate, guided by the list of chapter topics that Maimonides provided in section 7 of his work. A trace of this procedure (if I am right) can still be seen in **W**, whose heading for section 80 preserves the term "genus" that the translator used to characterize Maimonides' first subdivision of his work; the copy that Henri de Mondeville consulted in the early fourteenth century apparently did the same (see below). Hence, while I have divided my edition of this translation into chapters corresponding to the Arabic ones, I have not provided titles for the individual chapters; instead, I have supplied Maimonides' original numeration of the chapters (in square brackets); and I have also supplied the section numbers provided by Gerrit Bos to his Arabic text in order to allow for easy comparison between the two.

The two remaining manuscripts, **HM**, reveal even greater scribal independence in imposing a structure on the work. In both, the text has been severely rearranged to fit, in some early editor's judgment, under the topics set out by Maimonides. The plan in **M** is as follows:

—[Introduction]: sections 1–7

—"c. 1 de cura morsi universaliter" (*mg.*): 52–61, a fragment of 66

—"capitulum 2^{m} de medicinis localibus": 8–11

—"capitulum 3^{m} de medicinis simplicibus conferentibus venenis": 12–14, 78–79

—"capitulum 4^{m} de medicinis compositis ad illud": portions of 80 and 33, 34–39

—"capitulum 5^{m} de morsibus propriorum animalium": 41–49, a fragment of 50, 15 (interrupted by another fragment of 50 and the whole of 51), 16–31

—"capitulum 6^{m} de cibis": 64–70

—"incipit 1^{m} 2^{i} tractatus" (*mg.*): 70–75

—"capitulum 2^{m} de cura eius qui sumpsit venenum": 76–77

—"capitulum 3^{m}" (*mg.:* "de medicinis iuvantibus venenatos"): 32, fragments of 33 and 80, 81–91

In order to reorganize the text in this way, the editor of **M**'s version has occasionally had to suppress or add words at the beginning of sections to make the junction between sections seem less abrupt, and three sections (40, 62, and 63) have entirely dropped out of the text.

H presents an even more drastically altered order, in its turn dropping section 36 as well as the opening of 50:

—[Introduction]: sections 1–7

—"capitulum primum primi generis de curatione morsi universaliter": 8–11

—"capitulum 2^m primi generis de memoratione medicinarum ponendarum super loco morsus simplicium vel compositarum": 12–14

—"capitulum 3^m primi generis de memoratione medicinarum simplicium iuvantium morsibus omnium animalium venenosorum": the first words of 15, the bulk of 73, and 74–75

—"capitulum 4^m primi generis de memoratione medicinarum simplicium et compositarum in hoc conferentium et maioris efficacie": 32–35 (80 intrudes into the middle of 33), 43–49, 38–40, 37

—"capitulum 5^m primi generis de medicinis propriis in illis qui est morsus ab aliquo animali cognito vel distincto. De serpentibus": 41–42, two words from 43

—"capitulum 6^m primi generis de memoratione medicinarum proprietarum [*sic*] cibi convenientis in morsis generaliter et specialiter de memoratione quarundam proprietatum in hac intentione convenientium": 64–69

—"capitulum primum 2^i generis de custodia a venenis": 70–72, the beginning of 73, all but the first few words of 50, 51–53

—"De cane rabioso": 54–63

—"capitulum 2^m 2^i generis de curatione eius qui sumpsit venenum et opinatus est sumpsisse et hoc totum generaliter": 76–77

—"capitulum 3^m 2^i generis de memoratione medicinarum simplicium et compositarum iuvantium et qui sumpsit venenum mortiferum universaliter": 78–79

—"capitulum 4^m 2^i generis de curatione illius qui novit rem quam sumpsit": 81–91

—"capitulum de punctura apum et vesparum [title erased]": 15–31

Not only do **HM** differ from **TUWZ** in presenting a rearranged version of the original, they also preserve a distinctive Latin text: although their wording is generally close to that of the other four manuscripts, **HM** share specific readings markedly different from the corresponding

passages in **TUWZ**—for example, section 69 is present in **HM** but miss-
ing in **TUWZ**. It is conceivable that the progenitor of **HM** was a text
reorganized by an editor who was trying to follow the list of chapter topics
that Maimonides provided in section 7 of his treatise—the chapter titles
he supplies generally paraphrase the ones in that list—and that later
editors of that progenitor continued to reorder the material, in different
ways, in order to improve the fit to those topics. While the arrangements of
H and **M** are very different, there are some strange coincidences. In both,
section 80 has been moved immediately before section 33; in both, too,
the first five words of section 15 ("Narraverunt medici multas medicinas
quarum") lead seamlessly into the same spot early in section 73 ("odor
est horribilis que non decet gustari"). Perhaps these shared features are
testimonies to the order of that original reorganization, before later
editors rearranged it further in different ways. (**H** seems to have been
annotated by a later scribe who perceived to a limited extent how the
text had originally been arranged.)

I have argued elsewhere, on stylistic grounds, that this anonymous
translation of *De venenis* was probably prepared by the same individual
who produced anonymous translations of Maimonides' *De asmate* and *De
coitu,* and indeed that he is to be identified with Giovanni da Capua, a
converted Jew who, as a physician at the papal court circa 1300, signed
his name to two other translations of Maimonidean medical writings, the
Regimen sanitatis and *De emorroidibus.*[20] Görge Hasselhoff has expressed
reservations about the attribution of this translation to Giovanni, point-
ing out that the surviving manuscripts are late and that the text is
anonymous in all of them.[21] But evidence for the early date of the trans-
lation itself seems to me to reinforce the likelihood that the translation
is Giovanni's. The *Chirurgia* of the Paris surgeon Henri de Mondeville
makes repeated reference to Maimonides' *De venenis,* most explicitly in
book 2, finished by 1312:

> According to Rabbi Moses, in his treatise *De venenis,* chapter three of
> part [*generis*] one, whenever we wish to give some medicine orally in such
> cases, whether simple or compound, if we do not know the animal that did
> the damage, we should study the patient's symptoms; because if he feels
> a strong heat, as happens to those who are bitten by a serpent, he should
> be given medicines with milk or vinegar, whereas if he feels a great
> cold, as happens to those who are bitten by a scorpion or a snake [*tyro*],
> the medicine should be given with wine. And if he cannot take it with
> wine, let him take it with a decoction of anise, because all past experts
> agree that anise is of the highest value in all injuries of this sort.[22]

This is clearly a paraphrase of section 16 in *De venenis,* and it is almost certainly based on the unattributed version rather than Armengaud's:[23] Armengaud's translation speaks of the work as divided into "partes," whereas the other version uses the very term that Mondeville employs, "genus," to denote its broad subdivisions. Furthermore, Mondeville's wording in this passage sometimes gives the impression of echoing the unknown translator's language more closely than Armengaud's:

Mondeville: "debemus inspicere ad accidentia patientis"
Anonymous: "quod respiciatur circa eius accidentia"
Armengaud: "ut attendat diligenter dispositionem suorum accidentium"

Mondeville: "quod si cum vino sumere non possit, accipiat cum
  decoctione anisi"
Anonymous: "qui non potest capere illas cum vino, capiat cum
  decoctione anisi"
Armengaud: "cui vero non est permissum sumere ipsam cum vino,
  sumat ipsam cum decoctione aneti."

Apparently, therefore, the anonymous translation was in circulation by 1312, and it consequently seems more plausible to accept the argument for its composition by Giovanni than to posit the existence of yet *another* translator of Maimonidean medical treatises, otherwise unknown, in the very years that Giovanni and Armengaud were also at work. For this reason I will refer to the author as "Giovanni" from now on.

The Anonymous Vatican Translation

Ludwig Schuba has identified a Latin translation of Maimonides' *De venenis* in MS Vatican, Palat. lat. 1146, fols. 83va–86vb, an Italian manuscript of the fourteenth century, citing it as a copy of Armengaud Blaise's version.[24] In fact, however, it is a wholly different translation, whose text (beginning "Sicut notum est") diverges from both Armengaud's and Giovanni's. It presents all the sections of the original in their correct order, although the translator seems increasingly to have chosen to summarize or abbreviate the text as he went along.[25]

As it stands in the Vatican manuscript, the text has chapter titles before sections 8 [1.1] and 12 [1.2]. Further spaces seem to have been left for rubrications. A marginal block of space has been built into the text before sections 41, 70, 76, and 80, while most or all of a line has been deliberately left blank before sections 15, 31, 47, 52, 54, 64, and 78. The general coincidence of these spaces with the chapter breaks in the

Arabic (before sections 8, 12, 15, 32, 41, 64, 70, 76, 78, and 80) would suggest that the translator had originally planned to insert more chapter titles into the text.

Sources and Characteristics of the Translations

What can be said about the sources on which the three translators based their work? As Gerrit Bos has explained,[26] in addition to Maimonides' Arabic text, two Hebrew translations were available by the end of the thirteenth century: one drawn up by Moses ben Samuel ibn Tibbon, active between 1240 and 1283, and the other probably completed by Zeraḥyah ben Isaac ben Sheʾaltiel Ḥen (active in Rome 1277–91), although only its first six chapters are known to have survived. Is it possible to determine whether our translations were based on one or the other Hebrew version rather than on the Arabic original?

In the case of Armengaud's work, his concern for Latin style weakens the literalness of his translation; it seldom approaches a word-for-word correspondence, so that it is difficult to use his language as a way to identify his particular source. But since in at least one other translation he showed no reluctance to declare that it was prepared from Hebrew (and required him to use a helper), in the absence of evidence to the contrary, we may take him at his word and accept his own statement that his version of *De venenis* was made from Maimonides' own Arabic.[27] It may be remarked that in section 1 the translator appears to have used the word "ha" to represent the Arabic vocative or exclamatory particle *ya,* just as Armengaud did several times in his translation of *De asmate.*

The Arabic text that Armengaud had before him was evidently broadly identical with the one edited here, but there are some obvious differences. To begin with, his Latin version regularly translates the variant readings found in MS Paris, Bibliothèque nationale, héb. 1211, labeled **P** by Gerrit Bos in his edition of the Arabic version here (a manuscript very similar to **P** was also the basis for the Hebrew translation prepared by Moses ibn Tibbon). Armengaud's Latin shares **P**'s omission of certain long passages (for example, in sections 42, 55, 56, and 60) and its interpolation of words ("and habit" in section 80); it transliterates its distinctive spellings; and it reproduces its variant readings ("thin" in section 47, "animals" in section 52, "colocynth" in section 72, "angina" in section 91). On the other hand, there are certain features of Armengaud's version that are not in **P**: it omits the final two medicines (gentian and sweet reed) from section 27 as edited here from the surviving Arabic manuscripts; it omits the second sentence (seed of wild carrot and its dose) from section 28; it omits the final statement in section 60 ("whichever of these one prepares . . ."); and it omits the inclusion of two dirhams of borax from the recipe in section 90.

In addition to a concern for style, another feature of Armengaud's translation technique is occasionally to elaborate on Maimonides' concise clinical language, which the others leave more or less verbatim:

—for the saliva of a fasting person heals the sites of bites of vermin and most virulent ulcers [*al-quruḥ al-khabitha*] (sec. 8, trans. Bos)

—nam sputum suum est medicina loco morsus et multis vulneribus fraudulentis (Giovanni)

—saliva enim hominis sani est medicina loco morsure et multis vulneribus fraudulentis (Vatican)

—saliva enim ieiuni medicinalis est plurimum morsuris venenatis necnon etiam fissuris et ragadiis multis (Armengaud)

Here Armengaud seems to have tried to give a more precise account of the kinds of sores that saliva will heal, perhaps drawing on his own experience. His translation of *De asmate* exhibits this same tendency to elaborate on the original.

The probable source of the other two translations, Giovanni's and that in Vatican Palat. lat. 1146, can be inferred from linguistic evidence.[28] First of all, it seems apparent that they both derive from the same underlying text, whether Arabic or Hebrew, because they contain so many parallel passages and share so many omissions and additions. In section 23, for example, the Vatican translator tries to construe a particular plant as "ros marinum," just as Giovanni does, whereas Armengaud's translation from Arabic accurately translates its name as "corona regis," or melilot. Another parallel suggests that both derive from a common textual product that no longer survives. In section 31 both give "14" as the earliest age to which certain medicinal doses are appropriate, whereas the Arabic, the Hebrew translation of Ibn Tibbon, and Armengaud's Latin give no specific age, simply saying that the patient should be old enough to take them safely.

In fact, when these two translations—Giovanni's and the Vatican's—are compared systematically, it is hard not to sense an identical structure behind them, the structure of the text that they are trying to reproduce word for word. Armengaud's translation, compared with the other two, looks very different; the Arabic original of his version is still perceptible, but it has been deformed and altered for stylistic and perhaps intellectual reasons. The other two translators stay close to the word order of the Arabic, whether they are following it directly or using a word-for-word rendition into Hebrew. Armengaud, on the other hand, often rearranged the Arabic sentence so as to make the Latin suit his taste:

> As for the widespread belief among the people that every bite victim should only eat unleavened bread, I do not know any basis for it (sec. 64, trans. Bos)

> Et divulgatum est apud vulgus quod nullus homo morsus debet comedere panem fermentatum sed azimum, et ego quidem nescio huic rei radicem cui possim appodiari (Giovanni da Capua)

> Sed manifestum est vulgaribus quod nullus morsus comedat panem fermentatum, sed oppirum; verum nescio aliquod principium ad quod posimus apodiari (Vatican)

> Ignoro autem rationem et causam de qua sit confidendum huius que famosum est apud vulgos, ne scilicet aliquis morsus comedat panem azimum semicoctum (Armengaud)

The key terms derived from the Arabic are present in all the translations—*mashhūr* becomes "divulgatum" or "manifestum" or "famosum"; *aṣl* becomes "radicem" or "principium" or "rationem et causam"—but they are laid out in a different sequence, depending on the author.

> When someone is bitten, one should hasten to immediately tie the spot above the bite as tightly as possible so that the poison does not travel and spread throughout the body (sec. 8, trans. Bos)

> Quando fuerit homo ab aliquo morsus, oportet quod ligetur desuper locum morsus si possibile est ligatione optima ut venenum non extendatur per totum corpus (Giovanni da Capua)

> Quando homo fuerit morsus, incontinenti liga super locum morsure si possibile est ne venenum extendatur in totum corpus (Vatican)

> Decet ut cum quis mordetur aliquo animali venenoso ut immediate ligetur bene locus super morsuram existens, si possibile fuerit, taliter ne scilicet venenum per corpus eius dispergatur (Armengaud)

While Armengaud seems to prefer to begin sentences with a main verb, the other two translations tend to use an introductory clause, as the Arabic and Hebrew versions often do.

The passages quoted above happen to reveal not only structural but verbal similarities between Giovanni's translation and the one in the Vatican manuscript, raising the possibility that one might be a revision of the other. However, if so, it was no mere cosmetic polishing but a thoroughgoing reworking of an original. A fuller sense of the overall relation between the two can be had by comparing lengthier passages:

GIOVANNI	VATICAN
(30) Hec omnia sunt medicine levis inventionis—preter balsamum, sed leviter invenitur in Egipto. Et quodcumque illorum fuerit penes ipsum hominem accipiatur statim post vomitum, secundum modum predictum. Et quando acceperit quicumque morsus unc. .iii. calidi mellis cum unc. .i. olei rosati et biberit ipsum, iuvabit ipsum manifesto iuvamento.	(30) Omnia ista reperiuntur, preter balsamum, qui facile reperitur in Egipto. Quemcumque ipsarum reperitur apud morsum incipere ab illa incontinenti post vomitum, ut supra diximus. Quicumque morsus, quando accipit dr. .iii. mellis calidi, ollei rosati, et bibat illud, confert iuvamento maximo.
(31) Hee vero quantitates quas diximus conveniunt illis qui sunt etatis .xiiii. annorum et qui preterierunt .xx. annos. Sed habenti .x. annos usque quod habeat .xx. annos, modificabis quantitatem secundum proportionem, et quantumcumque erit minoris etatis, minuas de quantitate. Verumtamen non videtur quod qui est minor .x. annorum et adheserit ei morsus seu punctura possit evadere a morte. Sed cum toto hoc, debet accipere de huiusmodi simplicibus quartam partem predictarum quantitatum et de tiriacis predictis a quarta dr. usque ad quartam partem aur. (quod arabice dicitur matal), secundum quod videtur.	(31) Iste quantitates quas modo diximus conveniunt illis qui sunt ultra .xiiii. anum. Sed habenti .x. annos vel ultra .xx., accipe quantitatem et mensuram secundum annorum numerum: ubi pauci anni minue, ubi multi adde. Neque videtur quod ille qui habet .x. annos in quo morsura vel puntura comprehensa est sanari possit. Et de tyriacis predictis sit a dr. .iiii. usque ad quantitatem aurei prout videtur medico, qui tunc est de dispositione complexionis humane et temporis.

By comparing these longer sections of the translations, we can recognize that their verbal similarities are in fact relatively limited. While there are certainly a number of nearly identical short phrases in the two, it is possible that they, as well as the phrases in the passages previously cited, simply reflect automatic responses by two different translators to a simple phrase in the original: "when a man is bitten," "if it is possible," "the quantities that we have given above are appropriate." For our present purposes whether or not one is a revision of the other can remain an open question, but we will have occasion to return to it. At any rate, they both derive from the same source, whether that was Maimonides' original Arabic or a subsequent Hebrew translation.

And I think we can conclude that the common underlying source was in fact one of the Hebrew versions, since obvious transliterations from that language occur in both translations. In section 27, for example, the Arabic text described the benefits of candied ginger, *zanjabīl murabban,* which Armengaud rendered reasonably enough as "zinziber conditum." The two other translations, however, name this medicine "zinziber mechy (mecti)." The latter word is apparently a transliteration derived from the Hebrew *merkakhat,* and in fact two manuscripts of Ibn Tibbon's translation actually give the reading *meki.* Also revealing is the way in which the various translators deal with a passage in section 36, where the Arabic recommends the leaves of a plant known as *qātil abīhi,* "his father's murderer" (so called because the fruits do not dry out before the emergence of new shoots). Armengaud translates the curious Arabic term literally, but he glosses it to identify it as a plant: "foliorum necantis patrem suum (*id est pentafilon; et secundum alios est oculus christi*)." In his Hebrew translation, Moses ibn Tibbon had done something very similar: he had translated the Arabic directly into Hebrew and given a gloss in the Romance vernacular: "leaves of *horeg aviv,* which is called in Romance *maṭronyo.*" (Zeraḥyah's translation of most of the work, it will be remembered, does not survive.) Giovanni's version of this passage is remarkable: "hurgabio (latine matrona), cazel albi." His source evidently had the Hebrew phrase (*hurgabio = horeg aviv*), glossed with both a Romance term and the original Arabic. It seems inescapable that a Hebrew text lies in the background of Giovanni's version, and therefore of the Vatican version as well, if we can assume from their structural similarity that they are based on the same original.

It might seem from this last example, in which the Tibbonid Romance gloss is repeated by Giovanni, that the two authors both translated Ibn

Tibbon's Hebrew text, but it must be remembered that Zeraḥyah's version of this passage no longer exists: only sections 1–6 of his version are known, and to decide which of the Hebrew translations in question underpins the Latin translations we must turn directly to these sections. In fact, it seems very likely that they are based on Zeraḥyah's version. Here is a particularly telling passage from section 2, where the Arabic (Bos's translation) reads "the tongues of the poets of our time are too feeble and their intellect too weak to describe the conduct of our Master," and our two Latin translations say something very similar:

> omnes lingue fatigate sunt omniumque cantorum huius nostri temporis, et eorum intelligentie fesse redundarent in hiis que narraverunt regiminis domini nostri (Giovanni)

> omnes lingue sunt fatigate in omnibus versificationibus nostri temporis, et facta est exercitatio in ostendendo regimen nostri domini (Vatican)

The two Hebrew versions, however, differ strikingly:

> the tongues of the poets of our generation are already tired and their intelligence blocked in what they told about the custom of our master (Zeraḥyah)

> the years of the poets of our generation were too short, although they made a mental effort to tell the story of the excellence of our master's ethics (Ibn Tibbon)

Assuming that these Latin translations were made from a Hebrew original, it can only have been Zeraḥyah's. Other shorter passages lead to the same conclusion, as in section 5, where Arabic "sublime command" (Bos), which emerges as "mandati nobilis" from Giovanni and "precepti" from the Vatican version, was rendered as "noble command" by Zeraḥyah but as "general issue" by Ibn Tibbon. Nor is it particularly surprising to find that Giovanni knew and used Zeraḥyah's translation. In fact, Giovanni's Latin translation of Maimonides' *On Hemorrhoids* can also be shown to have been based on a Hebrew version by Zeraḥyah.[29] It should be remembered that they were, after all, virtual contemporaries in late thirteenth-century Rome.

What are we to make, then, of the Tibbonid gloss in Romance that occurs in Giovanni's Latin translation? That gloss is not an isolated occurrence: Giovanni's version includes a number of other such glosses, and they generally suggest an origin in Moses ibn Tibbon's Hebrew version. Gerrit Bos has called attention to the frequent glosses by that translator that supply vernacular (Romance) names in Hebrew characters for Arabic terms. Enough of these glosses are apparent in Giovanni's translation to indicate the influence of a Hebrew text: in section 87, for example, the Hebrew glosses the phrase *jauz māthil* with the words "and it is a species of *ermodactyl*," and the Latin duly translates "nux matil (et est species hermodactilis)." Nevertheless, there is no systematic use of the Tibbonid version in the present edition. For one thing, not all the Hebrew glosses are taken over in the Latin: in section 50, the Hebrew glosses Arabic "dry coriander" with the words "that is, *celiandre*," but the Latin simply reads "coriandri sicci." We may perhaps imagine that Giovanni had available to him a copy of Ibn Tibbon's Hebrew translation and that he made selective use of it to amplify his own version based on Zeraḥyah—and in fact Giovanni did just that, glossed Zeraḥyah's version with material from Ibn Tibbon's translation, when he rendered Maimonides' *On Hemorrhoids* into Latin.[30]

We should note that the Romance glosses do not appear in the Vatican version, which is perfectly understandable if it was prepared independently of Giovanni's. If instead it was based on Giovanni's earlier translation (Giovanni's proximity to Zeraḥyah in time and place strongly suggests that he was the earlier translator), it would imply that the Romance glosses were added to Giovanni's translation by a later scribe, and that no manuscript copy of his original version has survived. On balance, it is perhaps more likely that the two translations derive independently from Zeraḥyah's Hebrew.

It is worth pointing out that even though almost all of Zeraḥyah's Hebrew translation is today lost, some of its distinctive features may be potentially identifiable in the frequent passages where the two Hebrew-based Latin translations differ markedly from Moses ibn Tibbon's version: we have already seen an instance of such a difference in section 2. Many subsequent passages in the work, too, seem to reveal a Hebrew original sharply different from the Tibbonid one: for example, at the end of section 90 both translators include the instruction to "drink vinegar and salt, and vomit; then drink milk, and wait for an hour and vomit,"[31] which is not in the Arabic or in Ibn Tibbon's Hebrew version, and presumably reflects Zeraḥyah's text. Other passages have the potential to reveal something not only about Zeraḥyah's Hebrew but about the relative linguistic sophistication of the two translators. In section 81

Maimonides referred to an expert (*al-māhir*) physician, and both Ibn Tibbon and Zeraḥyah not surprisingly used the Hebrew cognate *mahir* to render the Arabic adjective, a word that in Hebrew means literally "quick" but by extension "expert." Giovanni's Latin translation here speaks of a "peritus medicus," but the Vatican version has the phrase "medicus velox"; evidently Giovanni was familiar with the extended meaning of the word, while the other translator understood only its literal significance.

In general the Vatican author seems to have been more casual in his approach to translation. From the outset, he has simply left out chunks of the text that he perhaps found irrelevant: for example, Maimonides' narrative frame in section 5, where he recalls his patron's request for the treatise and even dates the event to Ramadan of 595 AH, is present in Zeraḥyah's Hebrew and is carried over in Giovanni da Capua's translation but is omitted here.[32] Moreover, as his translation proceeded he tended increasingly to compress the Arabic original further by paraphrase. A number of passages in his translation have also evidently been lost through eye-skip (e.g., section 42, after "dr. .ii."; section 63, after "morsus est a scorpione"; section 68, after "fumigium"), though whether this originated with the translator rather than with an earlier or later copyist is impossible to say.

He may also have had less familiarity with Arabic than Giovanni, who, I have argued elsewhere, translated Maimonides' *De asmate* from that language.[33] There are hints of Giovanni's acquaintance with Arabic in his translation of *De venenis* as well. In section 79 the original Arabic mentioned a medicine called ʿ*irq al-ḥayya*, which Zeraḥyah must have left in transliteration; Giovanni's Latin version reads "harac elhaia, id est sudor serpentis," giving an accurate Latin calque, whereas the Vatican translator omitted any reference to the drug. In section 52 the Arabic refers to a plant called *kuzbarat al-biʾr*, "coriander of the well": Moses ibn Tibbon's Hebrew translation prefixes a rough Romance translation to a transliteration of the Arabic, "*erba de potz*, that is, *kasberdit albir*"; it does not make the connection to "coriander" per se. But Giovanni's Latin reads "coriandrum puteorum, id est capilli veneris," which suggests a derivation from the specific Arabic *kuzbara* rather than the Romance *erba*, as well, of course, as a knowledge that *kuzbara* is the Arabic word for coriander. The latter, as it happens, is something that the Vatican translator evidently did not know: in sections 50 and 51 Maimonides refers to *kuzbara*, and the Vatican translator rendered the corresponding Hebrew word as "capilli veneris" both times; when *kuz-barat al-biʾr* recurred in section 52, it too was rendered "capilli veneris," and a vacant space has been left afterwards in the copy that has come down to us.

Editorial Practices

The Translation by Armengaud Blaise

My edition of Armengaud's translation is based on the text as it appears in **S**, the copy whose variant readings seem most often to conform to the Arabic text; I have emended it by reference to **OPe** (occasionally to one or the other) when their reading seems preferable. (As I explained above, the incomplete text in **K** has been examined but not collated for this edition.) I have reported all variant readings in **OPeS** with the exception of minor spelling variants and simple transpositions of words. Where the reading of the manuscripts seems obviously in error, and the correction seems equally obvious, I have proposed an alternative reading; in other cases, where a Latin word differs significantly from the Arabic, I have given the original Arabic or its Latin equivalent in the textual apparatus. In a few places—sections 1, 24, and 90—the reading of the manuscripts seems corrupt, but I have not ventured a conjectural correction and have let it stand. I have unified the spelling of the Latin, in general following the usage in my edition of Armengaud's translation of *De asmate*, and have capitalized the names of persons. Words or letters in angle brackets have been supplied editorially.

A distinctive feature of Armengaud's translation of Maimonides' *De asmate* was his consistent reference to Hebrew weights, "zus" (*zuz*) and "sekel" (*shekel*). In *De venenis* that practice is only intermittent: he will occasionally refer to "sekel," but never "zus," and most of his measures are indicated by the normal apothecary's signs for drachm and ounce, which I have represented here by the abbreviations "dr." and "unc."; the abbreviations "l." and ".s." have been rendered here as "lib." (*libra*) and "sem." (*semis*). I have followed the general practice of the manuscripts and entered cardinal numbers as Roman numerals, but have written out fractions and ordinal numerals. Another feature of Armengaud's version of *De asmate* was his frequent tendency to supply brief verbal glosses, which I set in italics in the earlier edition; I have done the same in this one, though his glosses are not as frequent in *De venenis*.

The Translation by Giovanni da Capua

The fact that two of the six known copies of Giovanni's Latin translation do not present the text in its original order has helped determine my editorial policies. In the text that follows, I have reported all readings from all six manuscripts for the first seven sections of Maimonides' work (these are the sections that were not rearranged by **HM**), in order to present evidence for my assessment of the manuscripts' relative value. From that point on I have chosen to follow **T** as my base manuscript and to maintain its order, which is also that of the Arabic text; I have also reported the variants found in **W**. **UZ** are closely related to **T**, and I have not given their variant readings in these later sections of the work, sections 8–91, though both were collated for this edition: **U** has lost a considerable number of passages through eye-skip, and **Z** presents a carelessly written text.

While the other two manuscripts, **HM**, have rearranged Maimonides' text (in different ways, as we have seen), and each has cut as well as added material in an attempt to give coherence and continuity to its own rearrangement, their language is still sometimes closer to the Arabic original than is that provided by **TUWZ**. A number of passages are preserved in **HM** that have been lost from **TUWZ** (for example, in sections 8, 21, 27, 32, 37, and 72). At the end of section 21, **HM** have faithfully preserved "non" in a difficult passage where the word has dropped out in **TUWZ**; they are trying to be literal even if the literal wording is not very clear. Where Arabic words have been transliterated instead of translated, they are typically quite close to the Arabic in **HM** but often nearly unrecognizable in **TUWZ**. Where **H** and **M** differ, **H** seems usually to present the better text. **H**'s version of the first three phrases at the beginning of section 32, for example, corresponds closely to the Arabic, whereas a section of that text was apparently lost from **M** by eye-skip and reinserted in the wrong place; on the other hand, one of the three phrases is entirely missing from **TUWZ**.

Yet it hardly seems appropriate to base this edition on the reordered and rewritten version found in **H**, and I have therefore chosen to follow a compromise procedure. I have collated the rearranged sections of **HM**, and in sections 8–91, in every case where both present a reading that differs significantly from that in **T** or **W**, I have reported their readings as well as those of **TW**. In editing the Latin I have generally been guided by the Arabic text, so that I have felt free to prefer the readings of **HM** to those of **T** when the language of the original seems to call for it. But I have not thought it important to report isolated variants in **H** or **M**, and I have not reported the short phrases that both **H** and **M** have added, in different places, to try to restore continuity to their disordered texts; nor have I reported minor spelling variations or simple transpositions in any of the manuscripts, choosing in the latter case to follow the order of words in **T**. Finally, I have not reported the chapter titles in the several manuscripts (which are in any case given above).

I have unified the spelling of the Latin, in general following the usage in my edition of Giovanni's translation of *De asmate,* and have capitalized the names of persons. The manuscripts tend to differ widely in their transliteration of Arabic terms, and I have generally chosen the version closest to the original, while reporting all the readings in the apparatus. As in my edition of Armengaud's translation of this work, I have rendered the standard apothecary's symbols as "dr." and "unc." and have expanded the abbreviations "l." and ".s." as "lib." (*libra*) and "sem." (*semis*); I have generally entered cardinal numbers as Roman numerals, but have written out fractions and ordinal numerals.

The Anonymous Vatican Translation

Because there is only a single witness to this version, I have elected to transcribe it with very little editorial interference. I have maintained its often quite inconsistent spelling, only emending it to avoid misleading the reader: thus when appropriate I give "s<c>it" for the manuscript's "sit." I have also given numbers in Roman or Arabic form as they appear in the manuscript, except that I have expanded ".s." to "sem." For weights and measures I have retained the manuscript's "li." for pound, but have replaced the apothecary's symbols for drachm and ounce with "dr." and "unc.," respectively.

A comparison of this text with the original Arabic (and with the other Latin translation from the Hebrew) makes it clear that parts of the text have dropped out and that many words have been corrupted in the course of its transmission. I have not called attention to the omissions, but I have occasionally emended corrupted words: when the scribe's error has seemed utterly transparent, I have changed the text accordingly but reported the manuscript's reading in the apparatus—in section 89, for example, I have twice emended "inflatio" to "inflamatio" where the Arabic reads *talahhub.* When the correct reading is less obvious, I have sometimes suggested an alternative reading in the apparatus, but I have let stand a number of probable corruptions (as in section 70) without comment. Similarly I have let grammatical confusions, incomprehensible transliterations, and apparent mistranslations stand exactly as they appear in the manuscript. In any case, however, most confusions will be readily cleared up by comparing this text with the Arabic original or with one of the other Latin translations.

A few passages in the manuscript are very faded and difficult to read from a photographic copy. Dr. Tiziana Pesenti has graciously looked carefully at the manuscript itself for me and has supplied the probable reading of the questionable passages, but errors in the transcription are of course my own responsibility. Letters or words in angle brackets have been supplied by me; words in square brackets are conjectural readings where the copy is especially problematic.

ON POISONS

AND THE PROTECTION

AGAINST LETHAL DRUGS

◆

On Poisons and the Protection against Lethal Drugs

composed by Mūsā ibn Maymūn
ʿUbayd Allāh al-Qurṭubī al-Isrāʾīlī

In the Name of God, the Merciful, the Compassionate:
Oh, God, make [my task] easy by Your grace[1]

(1) Says[2] Mūsā b. ʿUbayd Allāh from Cordoba: The conduct of our Master,[3] the most honorable and eminent Judge[4]—may God grant him a long time—is well known in our time and in our country and even in some

كتاب السموم والتحرّز من الأدوية القتّالة

تأليف موسى ابن ميمون ابن عبيد الله القرطبي الإسرائيلي

بسم اللّه الرحمن الرحيم ربّ يسّر برحمتك

١. قال موسى بن عبيد اللّه القرطبي قد شهر في أعصارنا وفي إقليمنا هذا بل في عدّة أقاليم سيرة مولانا القاضي الأجلّ الفاضل خلّد اللّه أيّامه

---

٣ بسم . . . برحمتك] om. P : بسم اللّه الرحمن الرحيم EF : بسم اللّه الرحمن الرحيم وبه نستعين M : بسم اللّه الرحمن الرحيم وبه نستعين رسالة الرئيس أبي عمران موسى بن عبيد اللّه الاسرائيلي في علاج السموم وذكر الأدوية النافعة منها ومن النهوش G : بسم اللّه الرحمن الرحيم رسالة أبي عمران موسى بن عبيد اللّه الاسرائيلي في علاج السموم وذكر الأدوية النافعة منها ومن النهوش E : بسم اللّه الرحمن الرحيم عونك يسّر(؟) L : بسم اللّه الرحمن الرحيم ربّ عونك V : المقالة الفاضلية في ذكر السموم ومداواة الملسوعين والمسمومين وذكر الأدوية السهلة الوجود تصنيف الرئيس الحكيم موسى بديار مصر كلاها اللّه تعالى M || ٤ قال . . . القرطبي] om. E | قال . . . تضع (٥,٥)] قال الشيخ الرئيس أبو عمران بن عبد اللّه القرطبي الإسرئيلي أمرني القاضي الأجلّ(om. F) الفاضل رحمه اللّه أن أعمل FM | القرطبي] الاسرائيلي القرطبي L | قد . . . ونحوه (٥,٥)] om. M | شهر] اشتهر G | أعصارنا] عصرنا E | وفي] و– EG | إقليمنا] أقاليمنا V || ٥ هذا] om. E | في] وفي E | عدّة أقاليم] سائر الأقاليم من EG | مولانا] سيدنا EG | القاضي الأجلّ] inv. EG | الفاضل] أبي علي عبد الرحيم بن علي البيساني add. G : أبي علي عبد الرحمن بن علي البيساني add. E

other[5] countries. Equally[6] [well known] is his endeavor in this world to share any good that God has bestowed on him with all people in general, to keep them from harm, and to constantly provide them with benefits, through his wealth, his rank, his [wise] words, and his consideration [of a certain matter]. With his charity he satisfies the needs of the poor and indigent, raises orphans and redeems prisoners, builds houses of study in the cities, and increases [the number] of scholars and students. He uses his high position—may God elevate it even more—to satisfy the needs of

وكونــه جعل قصده في دنياه أن يفيض كلّ نعمة أنعــم اللّه بها عليه على جميع الناس على العمــوم فيمنع عنهم المضــارّ ويجلب لهم المنافع دائما بماله وجاهه ولســانه وفكره. فبماله المبذول اكتفى الفقراء والمســاكين وتربّــي الأيتام وتخلّص الأســارى وبنيت المدارس في البلاد فكثر أهل العلم والطلب. وبجاهه العريض زاده اللّه بســطة استغنى ذوو المناصب

١ وكونه... وقلي (١٤، ٥)] ويســدّه(؟) رغبته في إفاضة ‹ا›لخيرات وإنالة الراحات تارة بجاهه وأخرى بماله وأوّنه بنظره العالي ورأيه الأصيل الكافي G | وكونه... ذكرت (٦، ٤)] وشــدّ رغبته فــي إفاضة الخيرات وإنالة الراحات (وكونه جعل قصــده في دنياه أن يفيض كلّ نعمة أنعم اللّه بها عليه على جميع الناس على العموم فيمنع عنهم المضارّ ويجلب لهم المنافع دائما E[1]) تارة بجاهه وأخرى بماله بنظره العالي ورأيه الأصل الكافي وحده واجتهاده في بســط المعدلة وحثّ الملوك على تحســين السيرة وبعثهــم على مكارم الأخلاق وترغيبهم في بقــاء الذكر وبعد الصيت (الصيب E) وخلودهم على ما يقتنــو به من المحامد والمآثر (وأمال قلوبهم إلى مكارم الأخلاق حتّى خلّص من الهلاك خل‹قا عظيما› ليس أشــخاص فقط ‹إلا فرق› من الناس كثيرة فبماله المبذول اكتفى الفقراء والمســاكين وتربّي الأيتام وتخلّص الأســارى وبنيت المدارس في البلاد فكثر أهل العلم والطلب وبجاهه العريض اســتغنى ذوي المناصــب ووصلت أرزاق ذوي البيوتات ‹وبما رزقه اللّه من الفصاحة› والبلاغة وغرابة الخطابة التي فاق بذلك كلّ من تقدّمه ممّن علم صدّ الملوك والســلاطين عــن أخلاقهم الأكثرية التي منها تصديق أوّل الأقاويل E[1]) وعلى الجملة فليس المقصود من هذه الرســالة إشــباع القول في مدحه والتنبّه على تعداد فضائله فإنّ ذلك أمر ‹غير› مفروغ منه وســبيل تزلق ســعة البلاغة عنه وقد قام به في الأندية خطباء الزمان وشــعراء العصر ولم اتّفقوا منه على الغاية اللائقة بمدحه (بمحده E) الحقيقة باســتقصاء مناقبه وقد ألقي منها على وجه الدهر غررا (عرارا E) والقا على أجياد الأجيال (الأخيال E) من الملاطفة يواقيتا ودررا تشارك النجوم في نقائها وتساوق الدهور في امتدادها وقد ادعي عبد (عند E) خدمته إلى تقديم هذه النبذة (البيدة E) في صدر رسالته أنّ الباعث له كان على تأليفها والمقتضا لتصنيفها ما نبّه أدام اللّه أيّامه عليه وأشــار بفضله عليه إليه حين أجال فكرته الشــريفة التي عودها النظر في إفادة الأحسان والخير على العموم E | كلّ] بكلّ L || ٢ فبماله] في ماله L || ٣ وتربّي] ويربي P || ٤ البلاد] البلد L | بسطة] بسطه P | ذوو] ذوي L

people of eminent position and rank and to provide sustenance to heads of families and to protect men of honor against disgrace. With his eloquent and pure speech and wonderful elocution which God has bestowed upon him, and with which he surpasses all those known to have preceded him, he prevents kings and rulers from mostly [judging according to] their natural inclinations, with which they believe the first statement they hear at the expense of [the statement] they have not yet heard, and with which they hasten to take revenge on and to extirpate a criminal, and with which they pursue their passions to achieve their goal in whatever way that happens to be. He has inclined their hearts to behave in a noble, moral way, and thus he has saved highly esteemed people from death, not only certain individuals, but many groups and large cities. He has watched over people to guard their riches from soldiers who only waged battle in order to seize these [riches]. He has protected women against those who seized power and whose only intention was to disgrace them. And how many fires of feuds have broken out between the believers[7] and he has extinguished them, and how many fires of wars against the polytheists he has lighted and kindled until he opened their minds and the[8] word of God's Unity spread through all their countries and the holy cities were freed from uncleanness[9] and the word of God's Unity spread in them.

(2) All this was accomplished by him through God's will with his tongue and pen. With his noble way of thinking, he acted with extraordinary ingenuity in guiding the kings of those countries so that he fixed principles of justice and fairness for them [to act upon]. As a result their reputation has been elevated, their word has become widely known, the[10] condition of their subjects has improved, and the behavior of the inhabitants in this country who follow the advice of our master is better than the behavior of the inhabitants of all the other countries we have heard about.

والمراتـب ووصلـت أرزاق ذوي البيوتات وأغنى عن التبـذّل ذوي المروات. وبما رزقه اللّـه مـن الفصاحة والبلاغة وغرابـة الخطابة التي فاق بذلك كلّ من تقـدّم ممّن علم صدّ الملوك والسـلاطين عن أخلاقهم الأكثرية التي منها تصديق أوّل الأقاويل المقولة عن الغائب والمبادرة للانتقام واسـتئصال شأفة الجاني وتبع الهوى لنيل الغرض المقصود على أيّ وجه اتّفـق وأمال قلوبهم إلى مكارم الأخلاق حتّى خلّـص بذلك من الهلاك خلقا عظيما ليس أشـخاص معيّنة فقط إلا فرق من الناس كثيرة ومدن كبيرة. وحرس على الناس أموال ما حاربـت الأجنـاد إلا لأخذها وصان حرما ما تحرّكت همّة المتسـلّطين إلا لهتكها. وكم نار فتنة اشـتعلت بين المؤمنين فأطفأها وكم نار حرب على المشـركين أهاجها وأنشـأها حتّى فتح معاقلهم وبسـط كلمة التوحيد في عامّة بلادهم واسـتخلص البلد المقدّس من الرجس ونشر فيه كلمة التوحيد.

٢. وكلّ ذلـك فعله بمشـيئة اللّه بلسـانه وقلمـه. وبفكرته الشـريفة أعمل الحيل البعيـدة في تدبير ملوك هذه الأقاليم حتّى قدر لهم قوانين عدل وإنصاف بها سـما ذكرهم وامتـدّت كلمتهم وحسـنت حـال الرعايا معهم وصارت سـيرة الناس فـي هذه البلاد التـي تقتدي برأي مولانا أفضل سـيرة سـمعناها من جميع سـير المـدن الآخر. وهذه

---

٢ بذلك] على add. L | صدّ] ضدّ P : راض L || ٤ لنيل] على P (= אבגדזלמספ) || ٥ خلّـص] يخلّص P || ٦ من] بين P | كبيرة] كثيرة LP | أموال] أموالا V || ٧ وصان... المتسـلطين] وصـارت حمت السـلاطين P (= אבגדזלמספר) || ٨ اشـتعلت] اشـعلت P | أهاجهـا] أحجهـا L^2OV : أهجها L || ٩ وبسـط] فبسـط P | فـي... التوحيد] om. P || ١١ وكلّ ذلك] وكذلك L : كلّ ذلك V | اللّه] تعالى سبحانه add. L | وقلمه] وبقلمه V | الحيـل] الحيلة V || ١٣ كلمتهم] كلماتهم LP | الرعايا] رعية P (= יראתם אבגדזלמפר יראתו ס) رعيا L || ١٤ تقتدي] بها add. L | سيرة] سيرهم L | سمعناها] ومعناها L

These things are so well known that there is no need to describe them here. It is also not the purpose to which I now speak. The tongues of the poets of our time are too feeble and their intellect too weak to describe the conduct of our Master; they would never achieve their aim. But what prompted me to write this treatise—what I am going to mention—also prompted me to start with this introduction to this work which I am making an effort [to write] now.

(3) For our Master—may God preserve his power—in putting his noble thoughts to the welfare of the people, ordered the physicians in Egypt to prepare the great theriac[11] and Mithridates' electuary.[12] The preparation of these two [electuaries] in the city of Cairo was extremely difficult since none of the herbs used for [the preparation of] the theriac grows in this land, except for the poppy [*Papaver somniferum* and var.]. As a result of the execution of your order, these ingredients were brought from the most distant [lands] in the West and East. Then the two electuaries were prepared and were made available to anyone who might benefit from them, according to the opinion of the physicians, for these two [remedies] cannot be found in the treasury of most kings, let alone in the [public] markets. And whenever the supply of these two [electuaries] was exhausted or nearly so, you would take care that more was prepared. All this is done quickly, thanks to the interest you always take in everything that is right and beneficial for human beings.

أمور شـهرتها تغني عن وصفهـا وما هذا هو المقصود الآن فيما أريـد الكلام فيه إذ قد عيّت ألسـن شـعراء عصرنا وكلّت أذهانهم ممّا وصفوا في سـيرة مولانا ولا وصلوا إلى الغايـة. وإنّمـا ذكر الداعي إلى وضع هـذه المقالة دعا إلى تصدير هـذه المقدّمة في هذا القول الذي أحاوله الآن.

٣. وذلـك أنّ مولانا أدام الله ظلّه ممّا تعمل فكرته الشـريفة فـي المصالح العامّة كما ذكـرت أمر الأطبّاء بمصر أن يعملـوا الترياق الكبير ومعجـون مثروديطوس وعمل هذين في مدينة مصر عسـر جدّا إذ لا يطلع في هذه البلد شـيء من الحشـائش المستعملة في الترياق إلا الخشـخاش. فاستجلب الأدوية بأمره النافذ من أقاصي الغرب والشرق وعمل المعجونـين جميعـا وأوقفهمـا لكلّ مـن قالت الأطبّـاء إنّه ينتفـع بهما إذ هـذان ممّا لا يوجـدان فـي أكثر خزائـن الملوك فكيف في الأسـواق. وكلّ ما نفد المعمـول منهما أو قـارب النفـاد حصل الاهتمـام بعمل شـيء آخـر. كلّ هذا سـعيا بفكرتـه الواقعة على كلّ صواب في منافع الآدميين.

---

١ ومـا] ومما O | هذا] هذه L | هو] om. P : هـي L | إذ] إذا L || ٣ الغاية] اغاية P || ٤ الـذي] التي L | أحاولـه] أتاوله L || ٥ العامّـة] (r) beginning C || ٦ ذكرت] دبرت P | مثروديطـوس] المثروديطـوس EP | هذين] المعجونين add. E : ه‹...› L || ٧ عسـر] عسـير P : عسـرا E | إذ] كان add. P | إذ... البلـد] من قبل أنّ أرضهـا لا تبنت E : إذا L | البلد] البلاد P || ٨ إلا] ما عدا E | بأمره النافذ] om. E | وعمل... (٥,٤) الأدميين] إلـى أن كملت أدوية المعجونين جميعا فركبا ورفعها إلى خزائنـه وأوقفهما على المرضى المحتاجين إلى اسـتعمالهما لمكان يقـدر وجودهما (إذ هذان المعجونان ممّا لا يوجـدان في خزائن الملوك فكيف في الأسـواق E^1) E || ٩ جميعا] (r) end C || وأوقفهما] وأوقفهم L | إذ... الأسواق] إذ هذان المعجونـان ممـا لا يوجدان في خزائن الملوك ‹فكيف› في الأسـواق E^1 | هـذان] هذين L | ممّا] om. L || ١٠ يوجدان] يوجد V | نفد] ينفد P | منهما] منها LP | أو] إذ L || ١١ النفاد] النافد L | سعيا] רוחב אבגדזמפר מרוחב ס (= وسعا)

(4) But in this time, in the glorious month of Ramadan of the year
595 [1199], you said to your most humble servant: It occurred to me
yesterday that someone could be bitten [by a poisonous animal] and
that the poison[13] would spread through his body before he could reach us
and take the theriac, and so he would die, especially if he was bitten dur-
ing the night and could only reach us in the morning. [It also occurred
to me] that these two remedies that are so difficult to prepare would be
used up for minor cases, such as scorpion or *rutaylāʾ*[14] stings, for which
the theriac of four [ingredients][15] and the like would suffice. Therefore,
I command you to compose a treatise, short and concise, that deals with
the treatment that the bitten person should be given promptly, and to
mention the medications and foods that he should take and some of
the theriacs that are generally beneficial for bitten people, apart[16] from
these two theriacs, so that these are saved for cases in which the other
[antidotes] are of no avail. Undoubtedly our Master knows that all the
ancient physicians, as well as the modern ones, composed books[17] on this

٤ . ولمّا كان في هذا الزمان وهو شــهر رمضان المعظّم سنة خمس وتسعين وخمس مائة قال لأصغر مماليكه إنّي فكّرت البارحة فيمن يلســع حتّى يصل إلينا ويأخذ الترياق قد بسط السمّ في جسمه فيهلك ولا سيّما إن لسع ليلا ولا يصل إلينا حتّى يصبح . وأيضا كون هذين المعجونين مع عسر عملهما قد ينفدا في أمور صغيرة مثل لسعة عقرب أو رتيلاء التي يكتفى فيها بترياق الأربع ونحوه . فلذلك نأمرك أن تضع مقالة صغيرة الحجم وجيزة اللفظ فيما يبادر به الملســوع من التدبير وتذكــر أدويته وأغذيته وتذكر بعــض الترياقات العامّة النفع للملســوعين غير هذين الترياقين الكبيرين ليتوفّر هذان الترياقان الكبيران لأمور لا يغني فيها غيرهما . ولا شــك أنّ علم مولانا قد كان محيطا بأنّ الأطبّاء القدماء كلّهم والمحدثين قد

---

١ ولمّا] ولا P | هذا الزمان وهو] om. E | المعظّم] om. E : المنحوم L : المعظّم ?L¹ | ســنة] من ســنة E | خمس] خمسة ELP || ٢ فيمن يلســع حتّى] في حال من يلتسع ‹. . .› الترياق عليه إلى أن E | ويأخذ الترياق] من يأخذه له E | قد] وقد L || ٣ بســط] نشــط V : فيبسط E | جســمه] بدنــه E | ليــلا] ليلــة L | ولا يصل إلينا حتّــى] ولا يقدر على الوصــول إلى أن E | إلينا] (v) beginning C | كون هذين المعجونين] فهذان المعجونان E || ٤ عســر عملهما] تعدد خصولهما E | عملهما] عملها LP | ينفدا . . . لســعة] ينفدان لما يســتعملان فيه من اللسوع الســهلة كلســعة E || ٥ فيها] فيهما C | بترياق] ترياق E | الأربع] الأربعة L | فلذلك نأمرك أن تضع] ونحن نرى أن نوضع E | فيما] جامعة لما E || ٦ الملسوع] المسلوع O | وتذكر] ويذكر LP : وأذكــر FM | وتذكر] ويذكر LP : وأذكر FM || ٧ غير . . . غيرهما] om. FM | هذين] end C (v) | ليتوفّــر هذان الترياقــان الكبيــران] om. L (= אגדזזלמספ) | هذان الترياقان الكبيران لأمور] على اســتعمالها في أمور E || ٨ غيرهما] غيرها E | ولا . . . أيّامه] مع أنّه أدام اللّــه أيّامه لا ‹. . .› أنّه تأمل ما قاله الأطبّاء في هذه المعاني أو تصحّ ما ذكروه في تصانيفهم منه على مطالعة الكتب الطبّية غير أنّ غرضه كان E | علم مولانا] علمه الكريم FM | محيطا] مدرســا P : مدركا L | القدماء كلّهم] inv. V | كلّهم] om. FM | والمحدثين] والمحدثون P

subject and dealt with it in length, and that most of the things they said passed by your eminent intellect during your study of the medical books.[18] But his intention—may God lengthen his days—was to select the simplest and closest [remedies] from what they said so that they can be easily remembered and made and so that the information about them could spread among all people.

(5) I hastened to comply with your command—which[19] I cannot but obey—and composed this treatise and called it "Treatise for Fāḍil."[20] I did not intend to [present] something extraordinary or rare that had not been recorded or mentioned before. Rather, my intention in [obeying your] sublime command was to[21] select some statements, small in number but large in benefit. Therefore,[22] when I mention the simple, beneficial remedies in this [treatise], I will not mention all those that have been cited. This I avoided since an accumulation of medicines necessarily causes that they cannot be remembered[23] and that one has to rely on books to[24] look them up when one needs them. But a small number [of medicines] can be [easily] remembered.

(6) With this in mind I will strive to mention those remedies which are most potent and which are most easily available in these regions. Many times, the physicians mention a simple drug and say that it is beneficial against deadly poisons but do not mention the way in which it

ألّفوا في هذا الغرض كتبا وطوّلوا فيها وقد مرّ على ذهنه الشريف أكثر ما قالوه عند مطالعة الكتب الطبّية. وإنّما كان غرضه أدام اللّه أيّامه التقاط أسـهل ما قالوه وأقربه ليسهل عمله وحفظه وليشهر علمه عند كافّة الناس.

٥ . فبـادرت إلى امتثال الأمر المطاع فوضعت هذه المقالة وسـمّيتها المقالة الفاضلية وليس عندي في هذا الغرض غريبة لم تسطر ولا نادرة لم تذكر وإنّما كان الغرض من الأمر العال التقاط أقاويل قليلة العدد كثيرة النفع. فلذلك إذا ذكرت الأدوية المفردة النافعة في هذا الباب لسـت أذكر كلّ ما ذكر إذ من هذا كان الهرب لأنّ تكثير الأدوية يوجب أن لا تحفظ وأن يتّكل الإنسان على الكتب بكشفها عند الحاجة وقلّتها يوجب حفظها.

٦ . وأنا أقصد أن أذكر من الأدوية أقواها في هذا الغرض وأسـهلها وجودا في هذه الأقطار. وكثير ما يذكر الأطبّاء دواء مفردا ويقولون ينفع من السـموم ولا يذكرون صورة

---

١ كتبـا] كتبـا كثيـرة M : كتابـا كثيـرة F | مطالعـة] مطالعتـه FM || ٢ أدام اللّـه أيّامه] om. FM | وأقربه] وجمع مفرقه في مقالة واحدة add. E | ليسـهل عمله وحفظه] ليسـهل تناوله منها وعمله E || ٣ وليشهر] ويشهر EFM | وليشهر . . . العموم (٩،٢)] om. L | علمه عند كافّة الناس] عند كافّة الناس عمله E || ٤ فبادرت] فباردت O | الأمر المطاع] أمره في ذلك FM : أمره E | المقالة] om. FM | الفاضلية] الأفضلية P || ٥ تسـطر] تذكر FM | تذكر] تسطر FM | من الأمر العال] om. E || ٦ العال] العالي FMPV | التقاط] om. FM | فلذلك . . . ذكر] فلسـت أذكر كلّ دواء ذكر FM || ٧ لسـت] ليست EP | إذ] ان P || ٨ وأن] فأن O : بـأن V | وأن يتّكل] وأن لا تكل F | بكشـفها] om. P | وقلّتها] وقلّها E | يوجب] توجب FP || ٩ أن أذكر] O || ١٠ وكثير] وكثيرا FM | ما] مما M | ويقولون] يقولون FM

should be prepared nor the [appropriate] dose that one should take, on
the assumption that the [attending] physician will be familiar with the
general methods [of the application of these medicines]. Therefore, I will
explain them clearly in this treatise so that one will not need the atten-
dance of a physician as well. Similarly, I will only mention those compound
[remedies] that can be easily composed and that are most beneficial.

(7) I have divided this treatise into two parts:

The first part: concerning the bites of vermin and some [poisonous]
animals

The second part: concerning someone who took a deadly poison

The first part consists of six chapters:

The first chapter: concerning the regimen of someone bitten in
general

The second chapter: concerning the simple and compound topical
remedies that are put on the site of a bite

The third chapter: concerning the simple remedies which are bene-
ficial against the bite of all [kinds of] vermin

The fourth chapter: concerning the compound[25] remedies benefi-
cial for that case

The fifth chapter: concerning the specific treatment of someone bitten
by certain animals

The sixth chapter: concerning the foods to be given to bite victims in
general and in particular, and certain[26] [remedies with] specific[27] prop-
erties which are fitting for this purpose

استعماله ولا مقدار ما يتناول منه اتّكالا منهم على الطبيب العارف بالقوانين الكلّية. فلذلك أبيّن أنا ذلك في هذه المقالة بيانا شافيا لا يحتاج معه إلى حضور طبيب. وكذلك أذكر من المركّبات أسهلها تركيبا وأبلغها نفعا.

٧. وقد قسمت هذه المقالة نوعين:

النوع الأوّل في نهش الهوامّ وعضّ بعض الحيوان

النوع الثاني في من تناول شيء من السموم

فصول النوع الأوّل ستّة فصول:

الفصل الأوّل في تدبير الملسوع على العموم

الفصل الثاني في الأدوية الموضعية التي توضع على موضع النهشة مفردة ومركّبة

الفصل الثالث في ذكر الأدوية المفردة النافعة من نهشة جميع الهوامّ

الفصل الرابع في ذكر الأدوية المركّبة النافعة من ذلك

الفصل الخامس في علاج خاصّ بمن نهشه حيوان معلوم

الفصل السادس في ذكر أغذية الملسوعين عموم وخصوص وذكر بعض الخواصّ لائقة بهذا الغرض

---

٢ أنا] اذا P | المقالة] ما أهملوه من هذا الأمر add. E | طبيب] الطبيب F || ٣ تركيبا] تركبا E || ٦ النوع] والنوع M | شيء] شيئا EFMPV || ٧ فصول] فصل FM | فصول ... فصول] وهو ستّة فصول E : النوع الأوّل E¹ || ٩ في] + ذكر FMV | الموضعية] الوضعية PV : الموضوعية E | التي] O¹ | مفردة ومركّبة] om. E || ١٠ نهشة] نهش EFMPV || ١١ المركّبة] om. FM | النافعة] E¹ || ١٢ بمن] لمن FMV || ١٣ عموم وخصوص] عموما وخصوصا EFM | بعض] om. FM || ١٤ الخواصّ] خواصّ EV

The second part [consists of] four chapters:

The first chapter: concerning the prophylaxis against deadly poisons

The second chapter: concerning the regimen of someone who took a deadly poison or who suspects that he took it

The third chapter: concerning the simple and compound remedies that are generally beneficial for someone who took any [type of] poison

The fourth chapter: on the regimen for someone who knows which [poison] he took. In this chapter I will only mention some of the substances which a person can consume without knowing their[28] [specific] nature or[29] with which it is easy to assassinate someone because they can be found in many places. As I said, all this [I am doing] with the intention to abbreviate the extent of this treatise. May God direct me to what is right.

النوع الثاني أربع فصول:

الفصل الأوّل منه في صورة التحفّظ من السموم

الفصل الثاني في تدبير من تناول سمّا أو من اتّهم ذلك على العموم

الفصل الثالث في ذكر الأدوية المفردة والمركّبة النافعة على العموم لمن تناول أيّ سمّ اتّفق

الفصل الرابع في تدبير من علم الشيء الذي تناوله ولا أذكر أيضا في هذا الفصل إلا بعض الأشياء التي يمكن أكلها على جهة الجهل بطبيعتها أو يسهل اغتيال الإنسان بها لكثرة وجودها. كلّ ذلك قصدا لتصغير حجم المقالة على ما أمرت والله الموفّق للصواب.

---

١ أربع] أربعة EP || ٢ منه] om. FM || ٤ ذكر] om. FM || ٥ اتّفق] كان F || ٦ من علم] O^{1} | تناوله] يتناوله M || ٧ بطبيعتها . . . الإنسان] om. F | أو . . . بها] om. M || ٨ المقالة] الكتاب FM || ٩ للصواب] om. E

The First Chapter of the First Part

Concerning the regimen of someone bitten in general[30]

(8) When someone is bitten, one should hasten to immediately tie the spot above the bite as tightly as possible so that the poison does not travel and spread throughout the body.[31] While the site of the bite is being tied, someone else should make an incision in the site of the bite and suck it with his mouth as hard as he can and spit out all that he sucks. But he should first rinse his mouth with olive oil, or with wine and olive oil, and then suck. He may also smear his lips with violet [*Viola odorata*] oil, if available, or with olive oil. The person who is sucking should take care that he is not suffering from any illness in his mouth or from decayed teeth. Some physicians stipulate that the sucking person should be fasting, whereas others stipulate that he should not be fasting but should eat something and then suck.[32] It seems to me

الفصل الأوّل من النوع الأوّل

في تدبير الملسوع على العموم

٨ . عنـد مـا ينهش المنهوش يجـب أن يبادر لحينه برباط ما فوق الموضع الملسـوع إن أمكن ذلك ربطا جيّدا حتّى لا يسـري السـمّ وينبسـط في جملة الجسد . وفي حال ربط الموضع المربوط يكون شـخص آخر يشـرط موضع اللسعة ويمتصّه بفمه بغاية جهده ويبـزق كلّ مـا يمتصّـه . وينبغي أن يتمضمض أوّلا بزيت أو بشـراب وزيـت وبعد ذلك يمـصّ ويدهن شـفتيه بدهن بنفسـج إن حضر أو زيت ويحذر الذي يمـصّ أن يكون في فيـه علّة من العلـل أو ضرس مأكولة وقد اشـترط بعض الأطبّاء أن يكـون الذي يمصّ صائما واشـترط بعضهم أن لا يكون صائما بل يأكل شيئا وحينئذ يمصّ . والذي يبدو إليّ

---

١ من] om. M || ٣ يجب أن] inv. P | لحينه] لوقته FM : للحين E || ٤ وينبسط] ويبسط F | الجسـد] البدن E || ٥ ربط] رباط L | يشـرط] يلي شـرط E | ويمتصّه] ويمصّه V : ومصّـه E || ٦ ويبزق] ويبصق EFLM | وزيت] زيت F || ٧ يمصّ] يمتصّ EFM | زيت] زيـت EF | يمصّ] يمتصّ E | في] om. FM | فـي . . . (١٠,١) يمصّ (1st)] O[1] || ٨ من العلل] E[1] | مأكولة] متأكل E | اشـترط] اشـرط L | يمصّ] يمتصّ E || ٩ واشـترط بعضهم] وبعضهم M | واشـترط . . . صائمـا] om. L E[1] | يمصّ] يمتصّ EFM | يبدو إليّ] ذهب إليّ FM | إليّ] لي V that it is more beneficial for the bitten person if the sucking person is fasting, but that it is more dangerous for the latter. And if the sucking person has eaten [something], it is less dangerous for him but also less beneficial for the bitten person, for the saliva of a fasting person heals

5   the sites of bites of vermin and most virulent ulcers. If[33] sucking is impossible, one should hasten to apply cupping glasses, with or without fire. The ones with fire are stronger and more effective because they combine attraction [of the poison] and cauterization [of the wound]. Then one should empty the stomach with a mild emetic. If vomiting is difficult

10   [for the patient], let him vomit with olive oil or clarified butter, but be careful not to cause severe vomiting. Then [the patient] should take the great theriac, if available, or the Mithridates' electuary if the theriac is unavailable, or one of the great electuaries that are generally beneficial against deadly poisons if these two are unavailable; or [if these are

15   unavailable], one of the simple remedies that generally save from the bite of vermin. I will describe all these and the manner of their administration [below].

(9) Then one should put on the site of the bite one of the remedies that attract the poison, either simple or compound, whatever is available.

20   Then[34] the bitten person should rest for a while and one should observe his symptoms. If his pain subsides and his pulse becomes stronger and his complexion improves, nothing further should be done. However, one should take care that he does not fall asleep. For if the bite victim falls asleep, the innate heat[35] and the [superfluous] matters penetrate the interior of the

25   body and the poison reaches into the depths [of the body]. It may even

أنّ كون الذي يمصّ صائما أبلغ في نفع الملسوع وأخطر في حقّ من يمصّ وكونه مفطرا أبعد من الخطر في حقّه وأقلّ نفعا للملسوع لأنّ ريق الصائم شفاء لمواضع لسع الهوامّ ولأكثر القروح الخبيثة. وإن لم يمكن المصّ فيبادر بتعليق المحاجم إمّا دون نار أو بنار والتي بالنار أقوى وأبلغ لأنّها تجمع بين الجذب والكيّ. وبعد ذلك يخرج ما في المعدة من الطعام بالقيء السهل وإن عسر القيء فيقيّأ بالزيت أو بالسمن واحذر أن تقيّئ بعنف. وبعد ذلك يتناول الترياق الكبير إن وجد أو معجون مثروديطوس إن عدم الترياق أو أحد المعاجين الكبار النافعة من السموم على العموم إن عدم هذان أو أحد الأدوية المفردة المخلّصة من نهش الهوامّ على العموم وسأصف جميع ذلك وكيف يتناول.

٩. وبعد ذلك يحمل على موضع اللسعة أحد الأدوية الجاذبة للسمّ إمّا المفردة منها أو المركّبة أيّها حضر. وبعد ذلك يريح الملسوع ساعة ويتأمل أعراضه. فإن سكن ألمه وقوي نبضه وأخذ لونه يحسن فلا يعمل عملا آخر بل يحرسه أن لا ينام. فإنّ الملسوع إن نام غارت الحرارة الغريزية والموادّ إلى داخل الجسد ووصل السمّ إلى الأعماق. فقد يصل

---

١ أنّ] O[1] | كون] يكون FM | يمصّ] يمتصّ EM | يمصّ] يمتصّ E || ٢ حقّه] حقّ الذي يمتصّ E | ريق] ربو P || ٣ وإن لم يمكن المصّ] وإن لم يكن من يمصّ P : وإن لم يكون من يمصّ L (= ואם לא יהיה מי שימ(צ)וץ בגדזלמפר) | بتعليق] بتعلق E | دون] بدون E | والتي] والذي L || ٤ المعدة] تجمع بين؟ add. L || ٥ فيقيّأ] فيتقيّأ FLMP | تقيّئ] يقيّأ FMV : يتقيّأ ELP | ذلك] om. P || ٦ أو أحد] وأخذ V || ٧ إن عدم هذان أو أحد] وإن عدم ذلك فأحد E | أحد] أخذ V || ٨ جميع] M[1] || ٩ يحمل] يعمل EF : يوضع M || ١٠ أيّها] أيّهما EF | يريح] يرى حال P יראה הנשוך אחר שעה ויתבונן (ענין ב) מקריו אבגדזלמספר || ١١ عملا] عمل E | أن] om. LP : لأن E | فإنّ الملسوع إن نام] فإن نام F || ١٢ غارت] عادت F | الجسد] البدن E

reach the vital organs and have a fatal effect. Therefore, one should
always take care that the bite victim does not fall asleep and that his
wound does not close, but that the site of the bite stays open so that the
[poisonous] matters can stream out of it and he is safe from that disas-
trous poison. If you see that he is in pain because of the tightness of the
bandage, loosen it [somewhat].

(10) When the remedy has left his stomach and had its [therapeutic]
effect and not less than eight hours [have passed], feed him with foods
that are appropriate for bite victims. But if you see that the pain of the
bite increases and becomes more severe before you feed him, remove the
remedy that you had put on the site of the bite, slaughter a young pigeon,
slit open its abdomen immediately after the slaughtering, and put it on
the site of the bite. When the bite victim feels the heat of the flesh of the
young pigeon diminish, remove it and put another one on. If there are no
pigeons available, [take] young chickens, roosters, or hens, and [apply
them] once you have slaughtered them, one after the other. It is said that
[the application of] a weasel has a strong effect in this case;[36] that is, one
slits open its abdomen and puts it on the site of the sting or bite. Continue
to slaughter these [animals],[37] one animal after the other, slitting open their
abdomens and applying them to the site of the bite until the pain subsides,

للأعضاء الرئيســة ويقتل. فلذلك ينبغي أن تكون العناية أبدا بالملســوع أن لا ينام ولا تدمل قرحته بل يبقى موضع النهشــة مفتوح تســيل منه الموادّ حتّى يأمن غائلة ذلك السمّ. وإن رأيته متألّما بشدّة الرباط فأرخه.

١٠. وإذا خرج الدواء عن معدته وفعل فعله ولا أقلّ من ثمان ساعات فغذه بالأغذية اللائقة بالملســوعين. فإن رأيت ألم اللســعة قد قوي واشتدّ قبل التغذية فتنزل عن موضع اللسعة الدواء الذي وضعته عليه وتذبح فراخ الحمام وتشقّ بطونه لحين ذبحها وتضعها على الموضع الملســوع وكلّ ما أحسّ الملسوع بفتور حرارة لحم الفرخ أزلته وجعلت فرخا آخر. وإن لــم يحضر الفراخ فالفراريج أو الديوك أو الدجاج ذبيح بعد ذبيح. وقيل إنّ لابن عرس في ذلك أثر عظيم أعني أن يشــقّ بطنه ويعمل على موضع اللسعة. لا تزال تذبح من هذه حيوان بعد حيوان وتشــق بطنه وتضمّد به موضع اللســعة حتّى يســكن الألم. فإنّ هذا

---

١ للأعضاء] الأعضاء P : إلى الأعضاء EFV | الرئيســة] الرئيســية F | تدمل] تشــدّ M || ٢ مفتوح] مفتوحا EFMPV | تســيل] لتســيل V || ٣ رأيته] تسيل منه المواد حتّى يأمن غائلة add. L | بشــدّة] لشــدّة E || ٤ وإذا] فــإذا P | ثمان] ثمانية P : ثمانــي V | فغذه] فغذيه L | بالأغذيــة] الأغذية E || ٥ فتنزل] فتضــع M : فتزيل P : فيضع F : فتترك E | عن] على EM || ٦ فراخ] الفراخ M : أفراخ F | بطونه] بطونها EFLM | لحين] حين FM || ٧ الملسوع] om. M | أحــسّ] حسّ P | لحم الفــرخ] اللحم FM | الفرخ] الفراخ EL | فرخا] فراخا E || ٨ فالفراريج] والا بالفراريج F | أو الديوك أو الدجاج] والديوك والدجاج FM | أو] من L | ذبيح بعــد ذبيح] ذبــح بعد ذبح P : ذبحا بعد ذبحــا E | وقيــل إن] om. P | إنّ] لان L || ٩ أثر عظيــم] أثرا عظيما EFMV | ويعمل . . . بطنــه] om. LP (= אבגדזזלמספר) | موضع] V^1 | اللســعة] حتّى يســكن الألم add. V || ١٠ حيوان] حيوانا E | موضع] om. V^1 | فإنّ هذا التدبير يسكن الألم] om. E V^1

because this regimen alleviates the pain and attracts the remaining poison. Some physicians first apply these slaughtered animals[38] and then the[39] topical remedies, simple or compound, that attract the poison.

(11) If none of these animals that should[40] be slaughtered is available, pour hot vinegar on the site of the bite or[41] put a poultice with flour boiled in olive oil on it. These are some of the [ingredients] that alleviate his pain. If the pain does not subside after all of this was done but becomes more severe, and the condition [of the patient] worsens and he faints, these things require a treatment [whose description] does not fit the scope of this treatise. Rather, the attendance of a skilled physician is required, who will act according to the circumstances,[42] the general rules mentioned in the extensive [medical] books, and the personal temperament of the bite victim.

التدبير يسكن الألم ويجذب ما بقي من السمّ. ومن الأطبّاء من يقدّم وضع هذه الحيوانات المذبوحة أوّلا وبعد ذلك الأدوية الموضعية الجاذبة للسموم مفردة أو مركّبة.

١١. فإن لم يحضر حيوان من هذه التي تذبح فيسكب الخلّ المسخن على موضع اللسعة أو يضمّده بدقيق مطبوخ بزيت. فإنّ هذا ممّا يسكن ألمه. فإن لم يسكن الألم بعد كلّ ما عمل بل اشتدّ وساءت الأحوال أو يحلّله الغشي فلكلّ هذه الأشياء تدبير لا يليق بغرض هذه المقالة بل يحتاج حينئذ إلى حضور الطبيب الماهر ويفعل بمقتضى القرائن بحسب القوانين الكلّية المذكورة في الكتب المتّسعة وبحسب مزاج الملسوع الشخصي.

---

١ السمّ] السموم E : فإنّ هذه التدبير يسكن الألم add. E | وضع] om. F || ٢ المذبوحة] المذكورة P (= הנזכרים אגדזלמספ הנזכרות ב) | الموضعية] الوضعية EP | الجاذبة] المجذبة L | أو مركّبة] ومركّبة FM || ٣ التي] الذي EL | تذبح] ذكرت P זכרתי אבגדזלמספר | المسخن] السخن P || ٤ أو يضمّده] om. P | بدقيق مطبوخ] بطبيخ دقيق L || ٥ بعد] ذلك add. M || ٨ مزاج] المزاج F | الشخصي] om. FM

The Second Chapter of the First Part

Concerning the simple and compound topical remedies
that are put on the site of the bite [43]

(12) Amongst the simple [remedies] that attract any poison from
the body if they are put on the site of the bite are the following: water[44]
mint [*Mentha aquatica*], which is crocodile mint, pigeon dung, duck dung,
sulphur, asafetida [gum resin of *Ferula asafoetida*], goat's dung, blue bdel-
lium [bdellium of *Balsamodendron africanum*], cooking salt, garlic, and
bitumen.[45] Whichever of these is available should be pulverized, kneaded
with honey, and smeared on the spot of the bite after it has been sucked
with the mouth or cupping glasses have been applied; it will draw out
the[46] poison. Similarly, rubbing the site [of the bite] with cow's gall draws

الفصل الثاني من النوع الأوّل

في ذكر الأدوية الموضعية التي توضع على موضع النهشة مفردة ومركّبة

١٢ . فمن المفردات التي تجتذب أيّ سمّ كان من البدن إذا وضعت على موضع اللسعة هذه : فوذنج نهري وهو حبق التمساح زبل الحمام زبل البطّ كبريت حلتيت بعر الماعز المقل الأزرق ملح الطعام الثوم القفر اليهودي كلّ ما حضر من هذه يدقّ ويعجن بعسل ويطلى به موضع اللسعة بعد المصّ بالفم أو المحجمة فيجذب السمّ . وكذلك إن طلي الموضع بمرارة

---

١ الفصل . . . في] فصل في لسع الهوامّ N | من النوع الأوّل] om. L || ٢ الموضعية] الموضوعة P : الوضعية EN | التي] O^{1} | النهشة] اللسعة والنهشة V || ٣ تجتذب] تجذب EFNO : السمّ add. N | موضع] مواضع LP || ٤ هذه] وهي N | فوذنج] فوتنج EN | وهو] om. P : ورد L | وهو حبق التمساح] E^{1} | زبل . . . كبريت] كبريت زبل الحمام زبل البطّ E | الماعز] المعز P || ٥ المقل الأزرق] مقل أزرق EFLMNP | الثوم] التيي؟ (= التين؟) L : ثوم EF | القفر] om. L : حجر P (= אבן אבגדלמספר) : قفر EFMN | كلّ ما] أيّهما E | حضر] يحضر N || ٦ به] om. P | بالفم أو المحجمة] بالمحاجم N | أو المحجمة] أو بالمحجمة EM : والمحجمة LP | السمّ] om. P (= אבגדלמספר)

out the poison. Lemon [*Citrus medica*] seed, whether sour or sweet, if pulverized and applied as a poultice to the site of the bite, saves from death because it has a specific property that is very effective in resisting any poison.

(13) Amongst the compound [remedies are the following]: pulverize equal parts of garlic, salt, and pigeon dung, and put it as a poultice on the site of the bite. Another one: pulverize marshmallow [*Althaea officinalis*] seed, fresh or dried, with vinegar and olive oil, and rub it on the site of the bite. Another one with a strong attractive power: equal parts of mustard, *qilyun*,[47] and quicklime; mix these [ingredients] with tar and hurry to apply it [to the site of the bite] before the poison spreads in the body. Another one: equal parts of salt, ashes of the wood of the fig tree or of the grape vine, and borax [sodium carbonate]; knead these [ingredients] with vinegar and cow's gall and rub it [on the site of the bite]. Another [remedy is] mentioned by al-Rāzī,[48] who[49] said that it is a proven [remedy] for alleviating the pain of any bite and for attracting the poison. Its composition is thus: [take] equal parts of sagapenum [gum resin of *Ferula scowitziana* and var.], castoreum,[50] asafetida, sulphur,[51] pigeon dung, mint [*Mentha*],[52] and dittany [*Origanum dictamnus*]; mix[53]

البقر جذب السمّ. بزر الأترجّ حامضا كان أو حلوا إذا دقّ وضمّد به موضع النهشة خلّص من الهلاك لمقاومته لكلّ سمّ بخاصّية بليغة فيه.

١٣. ومن المركّبات إن يدق الثوم والملح وزبل الحمام أجزاء سواء ويضمّد به موضع اللسعة. آخر: بزر الخطمي رطبا كان أو يابسا يدقّ بخلّ وزيت ويطلى به موضع النهشة. آخر قوي الجذب: خردل وقلي ونورة أجزاء سواء يجمع ذلك بقطران ويسارع به قبل انتشار السمّ في البدن. آخر: ملح ورماد خشب التين أو خشب الكرم وبورق أجزاء سواء يعجن ذلك بخلّ ومرارة بقر ويطلى به. آخر ذكره الرازي وقال إنّه مجرّب في تسكين وجع كلّ نهشة وجذب السمّ صفته: سكبينج وجندبادستر وحلتيت وكبريت وزبل حمام وفوذنج ومشكطرامشير أجزاء سواء

١ البقر] البقري V | خلّص . . . لكلّ] N < . . . > || ٢ لمقاومته] لمقاومة F | لكلّ] كل E | سمّ] سموم N | بخاصّية] بخاصّة P | بخاصّية بليغة فيه] بخاصّية فيه بليغة N || ٣ إن يدقّ] O^1 | سواء] om. N || ٤ اللسعة] النهشة P | رطبا كان أو يابسا] رطب كان أو يابس LP || ٥ خردل وقلي ونورة] خردل ونورة وقلي N : وقلي ونورة F | يجمع] كلّ add. N || ٦ به] فيه LP | آخر . . . به.] om. N || ٧ ذلك] om. E | بقر] البقر F | آخر ذكره الرازي] om. M | ذكره] ذكر F || ٨ وقال] وذكر P | وقال . . . صفته] أو بهذه المرهم فإنّه بليغ النفع في تسكين الوجع الحادث عن نهش الهوامّ ولدغها إذا جهلت وهذه صفته Q : أو هذا الدواء فإنّه بالغ في الجذب R | صفته] وصفته P || ٩ وحلتيت وكبريت] inv. N | وكبريت] كرنب R, fol. 184r | حمام] الحمام F | وفوذنج] وفوتنج EN | ومشكطرامشير] ومشكطرامشيغ EG : مشكطراميغ E

these [ingredients] with ancient olive oil into which pitch has been dis-
solved; pound them well; and hold it ready for the time that you need it;
[and then] rub it on the site of the bite.[54]

   (14) Says the author: If dittany is not available or hard to obtain,
one may take in this case sharp cinnamon [*Cortex Cinnamomi Cassiae*]
instead of it. It is also good to boil mint in vinegar and to foment the
site [of the bite] with it. All these are remedies that are easily found and
that can be obtained from a nearby place and that are greatly benefi-
cial for this dangerous matter.

يجمـع ذلـك بزيت عتيق قدّ حلّ فيه زفـت ويدعك دعكا جيّدا ويكـون عتيدا لوقت الحاجة يطلى منه موضع النهشة.

١٤. قال المؤلّف: فإذا عدم المشكطرامشـير أو عسر وجوده فيكون بدله هنا قرفة لذّاعـة. وممّا هو جيّد النفع أيضا أن يطبخ الفوذنج في الخـلّ وينطل به الموضع. فهذه كلّها أدوية سهلة الوجود قريبة المأخذ عظيمة المنفعة في هذا الأمر الخطر.

---

١ يجمـع] يعجن P | يجمع . . . النهشـة] زيت عتيق وزفت ما يجمع بـه ويدعك في الهاون حتّى ينحـلّ ويضمّـد به R : فيجمع بزيت عتيق وزفت ويدعك في الهاون حتّى يثخن ويضمّد به Q | قد حـلّ فيـه] قد حد في P : فدخل فيه M : بل خل فيه V : وزفت Q | زفت] زيت V | عتيدا] معـدّا FM : مقيّدا N : أي مهيـأ add. E | لوقت] إلى وقت N || ٢ منه] به EF || ٣ قال المؤلّـف] om. N | المشكطرامشـير] المشكطرامشـيغ EGV | أو] و– EGN | عسـر] عزّ N | بدلـه] عوضـه N | هنا] om. GN || ٤ لذّاعة] لذّاغـة N | أيضا] om. N | الفوذنج] الفوتنـج EN | في الخـل] بالخلّ P | وينطل] ويطلى EFLN | فهذه] هـذه FM | كلّها أدوية] inv. N || ٥ أدوية] om. P | المنفعة] النفع FM

The Third Chapter of the First Part

Concerning the simple remedies that are
beneficial for the bite of all [kinds of] vermin

(15) The physicians have mentioned many remedies that may be
ingested on their own, each of which is beneficial for the bite of any
poisonous animal. Your servant has examined them all and found them
to be hot. I have not found any cold remedy to be beneficial against
bites in general, except for the mandrake [*Mandragora officinarum*] root.
It cannot be denied that a hot or cold remedy can be beneficial for any
poison, whether hot or cold, because the action of remedies that save from
fatal poisons is not dependent upon their quality but upon their whole
substance, as the physicians declare, or upon their specific property,[55]
as they say. This means, as the philosophers have explained, that [these
remedies] are effective through their "specific form."[56] Some of the reme-
dies mentioned by the physicians should, as they order, be imbibed in
wine, some in water, some in vinegar, and some in milk.

الفصل الثالث من النوع الأوّل

في ذكر الأدوية المفردة النافعة من نهش جميع الهوامّ

١٥ . ذكرت الأطبّاء أدوية كثيرة تشرب بمفردها وكلّ واحد منها نافع من نهش أيّ حيوان سمّي . وتأمّلها المملوك كلّها فوجدها حارّة ولم أجد دواء باردا ينفع من النهش على العموم إلا أصل اليبروح . ولا يستنكر كون الدواء الحارّ والبارد ينفع من كلّ سمّ كان ذلك السمّ حارّا أو باردا إذ هذه الأدوية المخلّصة ليس فعلها في التخليص من السموم بكيفياتها بل بجملة جواهرها كما يعبّر الأطبّاء أو بخاصّيتها كما يقولون . والقصد بذلك على ما بيّنته الفلاسفة أنّها تفعل ذلك الفعل بصورتها النوعية . والأدوية التي ذكروها الأطبّاء منها ما يأمرون بشربه بشراب ومنها بماء ومنها بخلّ ومنها بلبن .

---

٢ ذكر] تدبير P | الهوامّ] هوامّ الأرض M || ٣ ذكرت] ذكر P : ذكروا E || ٤ سمّي] سمّة P : نهش add. FGV (= נשך אבגדמספר נושך ל) | وتأمّلها] وتأمّلتها EG | المملوك كلّها] om. EG | فوجدها] فوجدتها EG | ولم أجد] ولا وجد L | ينفع] نفع F || ٥ ولا] om. F | يستنكر كون] يستنكرون M | كون] دون F | والبارد] أوالبارد M | ينفع من كلّ] لكلّ P || ٦ بكيفياتها] بكفياتها M || ٧ جواهرها] جوهرها EFMV | كما] بما L | يعبّر] تعبر OP | يقولون] يقولو الفلاسفة L || ٨ بيّنته الفلاسفة] بيّنوه L | الفلاسفة] من add. EG | الفعل] om. F | ذكروها] ذكرها GL : دبّرها FM || ٩ بشربه] شربه E

(16) As[57] for myself, I advise anyone who was bitten or stung by an unknown sort of animal to examine his condition. If he feels a strong heat as occurs in someone bitten by a viper, the most appropriate thing for him [to do] is to choose from those remedies which are taken in milk or in vinegar or in water. If he feels a severe cold, as someone feels who was bitten by a scorpion, he should choose from those remedies which are taken in wine. If someone is not allowed to take wine,[58] he should take what he selects from them in an anise [*Pimpinella anisun*] decoction, because all the physicians agree that anise is beneficial against all animal poisons.[59]

(17) After this introduction, I am going to mention those simple [remedies] which are most frequently found with us and which are most effective and have been proven by experience.[60]

(18) Amongst them is lemon seed:[61] it is good against any poison which is fatal to the human body, whether the poison was ingested or [absorbed] through a bite. It should be prepared as follows: Clean the lemon seeds from their peels, take their kernels, pulverize them, and ingest them in a dose [varying] from one *mithqāl*[62] to two *dirhams*.[63] Ibn Sīnā said that one should take two mithqāls in wine or cold water.[64] There is no difference between sweet or sour lemon seed.

١٦ . وأنا أشير على من لسعه ما لا يعلم نوعه أنّه ينظر أحواله . فإن وجد حرّا شديدا كما يجد من لسعته أفعى فالأولى به أن يختار من تلك الأدوية ما يؤخذ باللبن أو بالخلّ أو بالماء . وإن وجد بردا شديدا كما يجد من لسعته عقرب فليختار من تلك الأدوية ما يؤخذ بالشراب ومن لا يسوغ له أخذ الشراب فيأخذ ما يأخذ منها بطبيخ الأنيسون لأنّ الأنيسون أجمعت الأطبّاء أنّه نافع من جميع سموم الحيوانات .

١٧ . وبعد هذه المقدّمة أذكر من تلك المفردات أوجدها عندنا وأبلغها نفعا وما صحّت تجربته .

١٨ . من ذلك حبّ الأترجّ يقاوم جميع السموم المهلكة لبدن الإنسان شربا كانت السموم أو نهشا . صورة استعماله : ينقّى حبّ الأترجّ من قشره ويؤخذ لبّه ويدقّ ويستفّ منه من مثقال إلى درهمين . وقال إبن سينا مثقالين يؤخذ ذلك بشراب أو بماء بارد . ولا فرق بين بزر الأترجّ الحلو أو بزر الحامض .

---

١ لا] لم FMLP || ٢ لسعته] لسعه EP | فالأولى] فالولى P : فيفعل L | به] om. EG | أو بالماء] وبالماء P || ٣ لسعته] لسعه EP | فليختار] فليختر FGM : فيختر E || ٤ لا يسوغ] لم يسغ P | فيأخذ] فليأخذ EFGLV | يأخذ] يؤخذ L || ٥ الأطبّاء] على add. FM | جميع] V[1] || ٦ تلك] ذلك L | أوجدها] أكثرها وجودا G : أيّ كثير الوجود F[1] : أكثرها اوجودا E || ٧ نفعا] om. L || ٩ السموم] om. EG | صورة] وصورة FMP | استعماله] اعماله L | ويستفّ] ويسفّ؟ L || ١٠ درهمين] مجرّب صحيح add. N | وقال] الرئيس add. E || ١١ أو] و– EGV | بزر] om. FM O[1] | الحامض] الحماض O

(19) To these also belongs emerald: A condition [for its successful application] is that it is to be a lustrous green and transparent. It should be well pulverized and taken in a dose of nine granules[65] in cold water or wine. The venerable Abū[66] Marwān b. Zuhr has said that this [remedy] has proven itself beyond any doubt.[67] It is good against all [kinds of] poison and eliminates them through emesis just as terra[68] sigillata does. It is a substitute for terra sigillata in theriac since [terra sigillata] is not available [anymore].

(20) Bezoar:[69] Galen does not mention the bezoar stone, nor[70] the one which is called "animal bezoar" and which is a substance that has the form of an acorn, is a deep green color, and is formed by concretion, and therefore we find it as layer upon layer. Some say that it[71] can be found in the inner corners of the eyes of stags in the countries in the East, and others say that it can be found in their gallbladders, and this is more true.[72]

(21) The mineral bezoar is a stone that can be found in the land of Egypt, [namely] in Aydhāb.[73] It has many colors, and wondrous things are related about it in the books of later [physicians], but none of them was found to be true.[74] Rather, I have tried all the [different] types of this mineral stone that can be found in our land against scorpion bites, and

١٩ . منه زمرّد : من شــروطه أن يكون شــديد الخضرة شفافا يسحق ناعما ويؤخذ منه زنة تسع حبّات بماء بارد أو بشراب . قال الشيخ أبو مروان بن زهر : صحّ هذا صحّة لا شكّ فيها . وهو مقاوم لجميع السموم ويخرجها بالقيء كما يفعل الطين المختوم وبه عوض عن الطين المختوم في الترياق مذ انقطع الطين المختوم .

٢٠ . بازهــر : لم يذكر جالينوس حجر البازهر ولا هذا البازهر الذي يقال له البازهر الحيواني وهو الشيء الذي شكله شكل بلّوطة ولونه أخضر مشبع الخضرة وهو يتولّد على جهة التراكم فلذلك نجده قشــرة فوق قشرة . قيل إنّه يوجد في آماق الأيّول في بلاد الشرق ويقال إنّه يوجد في كيس المرار منها وهو الأصحّ .

٢١ . أمّــا البازهــر المعدنــي فهــو حجر موجــود في ديــار مصر وفــي عيذاب وهــو كثير الألــوان وذكر في كتب المتأخّريــن عنه عجائب ولم يصحّ من ذلك شــيء . بــل جميــع أنواع هــذا الحجــر المعدني الموجــود عندنا جرّبتهــا في لســعة عقرب فلم

---

١ شــروطه] شــرطه V | ناعما] نعمة P || ٢ تسع] تسعة E || ٣ وبه . . . المختوم.] O^{1} || ٤ عــن] من P | مذ] منذ MV || ٥ بازهر] باذزهر EG | البازهر] الباذزهر EG | ولا هذا البازهر] om. LP (= אבגדזלמספ) | البازهر] الباذزهر G : هو add. V | البازهر] البادزهر G : الباذزهير E || ٦ شــكل بلوطة] كشــكل البلوطة P || ٧ جهة] وجه L | نجده] أجده L : يؤخــذ E | يوجد في] لا يوجد إلا فــي L : يوحد E | الأيّول] الأيايل EG : الإيّل V | بلاد] om. P (= אבגדזלמספר) || ٨ ويقال] وقيل EGPV | يوجد في] يوخذ من G | كيس] كلس M || ٩ البازهر] البادزهر EG | في ديار] بديار E | ديار] بلد L || ١٠ وذكر . . . عنه] وذكروا المتأخّرون عنه في الكتب E : وذكر المتأخّرون عنه في الكتب GM | في] O^{1} | المتأخّرين] المتأخّرون O | شيء] شيئًا LO || ١١ بل] ان add. M | عقرب] عرقت O : العقرب P

they were not beneficial at all. I gave many of them [to bite victims], but
to no avail. But [what is stated about the beneficial effects of] the animal
bezoar has been proven by experience and confirmed empirically. It should
be prepared in the following manner: Rub[75] it in olive oil on a grind-
stone until it lacks no less than one *qīrāṭ*[76] up to an eighth of a mithqāl.
Let the person who has been bitten or who has ingested a poison lick
this up. One should also rub [some] of it on the site of the bite, and [the
patient] will recover and be saved.

(22) It has been proven by experience beyond any doubt that these
three remedies—I mean lemon seed, emerald, and bezoar—[are effective]
against all [types of] animal, vegetable, and mineral poison.

(23) Serpent root,[77] that is, the root of a plant that can be found in the
vicinity of the Temple, is [a plant] well known for its pods, [and its effective-
ness] has been proven by experience.[78] It should be pulverized and imbibed
in wine or cold water [in a dose] varying from one to three dirhams, and
[the patient] will be saved. It does not have the same strength as the
emerald or animal bezoar, but, nevertheless, one should provide oneself

تنفع أصلا وناولت الكثير منه فلم يفد. وأمّا هذا البازهر الحيواني فصحّ خبرته وثبتت تجربته. صورة العمل به أن يحكّ بالزيت على المسنّ حتّى ينقص منه لا أقلّ من قيراط إلى ثمن مثقال ويلعق للملسوع أو لمن شرب السمّ ويطلى منه أيضا على موضع اللسعة فيبرئ ويتخلّص.

٢٢. فهذه الثلثة أدوية صحّت تجربتها صحّة لا شكّ فيها في جميع السموم الحيوانية والنباتية والمعدنية وهي حبّ الأترجّ والزمرّد والبازهر الحيواني.

٢٣. عرق الحيّة هذا هو أصل نبات يوجد حول البيت المقدّس قد شهرت عينه وصحّت تجربته. يدقّ ويشرب منه بالشراب والماء البارد من درهم إلى ثلثة دراهم فيخلص وليس له قوة الزمرّد ولا قوة البازهر الحيواني. وبالجملة ينبغي للإنسان أن يستعدّ به ويكون

---

١ أصلا] om. EG | يفد] البتة add. M | وأمّا] فأمّا G | البازهر] البادزهر EG | صحّ] صحّت EGM : تصحّ V | خبرته] خبره P || ٢ صورة العمل به] om. M | يحكّ] يحلّ LP (= יותך אבגדזזלמספר) | لا أقلّ] om. EG : الأقلّ V || ٣ قيراط] قراط P | مثقال] مثاقل L | للملسوع] الملسوع EGLMP | لمن] من EM | السمّ] سمّ P | منه أيضا على] أيضا منه M : أيضا منه على EGV || ٤ فيبرئ ويتخلّص] فيتخلّص ويبرأ باذن اللّه عزّ وجلّ M || ٥ أدوية] الأدوية EG | لا شكّ فيها] بلا شكّ L | السموم] om. P || ٦ والبازهر] والبادزهر G : والباذزهر E || ٧ عرق الحيّة] om. M | هذا هو] inv. L | البيت] بيت L | شهرت] اشتهرت EG || ٨ والماء البارد] أو بالماء M : أو الماء البارد P : أو بماء البارد L : أو بالماء البارد E (E[1]) || ٩ البازهر] البادزهر G : الباذزهر E | ينبغي] فينبغي M | يستعدّ به] يستعدّه L

with [this remedy] and always have it available. An expert on plants told me that this remedy is the root of a species of melilot [*Melilotus officinalis*] that is called "the scorpion-like."[79]

(24) Any type of rennet,[80] especially that of a hare, if imbibed with vinegar [in a dose] varying from half a dirham up to one mithqāl, saves from [the fatal effect of] animal and vegetable poisons.

(25) Another remedy that has been mentioned is Greek nard [*Valeriana celtica*].[81] A dose of one dirham should be pulverized and taken in wine. [Other remedies include] the herb agrimony [*Agrimonia eupatoria*] and its seed; it should be pulverized and taken in a dose of two dirhams with wine.

(26) Oil of balsam of Mecca [*Commiphora opobalsamum*], half a mithqāl:[82] it should be taken with fresh milk. Balsam wood, six dirhams: boil it in one and a half *raṭl*[83] of water until one third has evaporated, then

حاضـــرا عنده دائما . وأخبرنـــي من يدري النبات ويميّزه أنّ هذا الدواء هو أصل النوع من إكليل الملك الذي يقال له المعقرب .

٢٤ . الإنفحـــة أيّ إنفحـــة كانت إذا شـــرب منها بخلّ من نصـــف درهم إلى مثقال وبخاصّة إنفحة الأرنب خلّصت من السموم الحيوانية والنباتية .

٢٥ . وممّا ذكر أيضا سنبل رومي زنة درهم يسحق ويؤخذ بشراب . حشيشة غافت وبزره يسحق ويؤخذ منه زنة درهمين بشراب .

٢٦ . دهـــن بلســـان نصـــف مثقـــال يؤخذ مع لـــبن حليب . عود بلســـان ســـتّة دراهـــم يطبـــخ فـــي رطل ونصـــف مـــاء ويطبخ حتّـــى يذهـــب الثلث ويشـــرب وهو

---

١ يـــدري النبـــات] من له خبرة بالنبـــات EG | ويميّزه] om. E | النوع] نـــوع L || ٢ المعقرب] حاشـــية هذه الحشيشـــة هي المخلصة التي عنـــا بذكرها ووصفها والتنبـــه(!) عليها التميمي محمد ابن أحمد ابن ســـعيد وســـمّاها العقربية الزهر وعظّم أمر نفعها وتخليصها الإرواح من السموم الأفاعي الخبيثة ومذ وقفت على الموضع من هذه الرســـالة فطلبت هذه الحشيشـــة إلى أن ظفرت بها وأحضرني منها شـــيئا صالحا الحكيم الموفّق بدمشق سنة ستّمائة وكنت استعملت رسالة التميمي في التّرياق من نسخة الشيخ تاج الدين فلما حصلت الحشيشة استغنيت عن التّرياق وجرّبتها في الديكين فالديك الذي شـــرب منها ســـلم والديك الذي ما شرب منها هلك وهي أقوى من ســـائر المفردات حتّى قامت مقام التّريـــاق الفـــاروق add. E || ٣ إذا . . . مثقال] O^{1} | من . . . الأرنب] om. E || ٤ خلّصت] نفعت E | والنباتية] وبخاصّة إنفحة الأرنب E^{1} || ٥ أيضا] والشربة من نصفم (= نصف درهم) إلى مثقال add. E | يســـحق و–] om. L | حشيشة غافت] om. M || ٦ درهمين] درهمان E || ٧ دهـــن . . . حليب] om. E | نصـــف مثقال يؤخذ مع لبن] يؤخذ منه نصف مثقال بلبن M : يؤخذ منه نصف مثقال مع لبن G | مع لبن] بلبن V | بلسان] يطبخ منه add. EG || ٨ يطبخ] om. EG | ويطبخ] om. L : بالمصري E

imbibe it while it is hot. Garlic: All the physicians agree that it can replace the great theriac for all cold poisons and that it is also beneficial against hot poisons.[84] It should be prepared as follows: Peel [the garlic], crush it, and then take [a dose] varying from one up to two mithqāls and swallow it.[85]

5

(27) Ginger [*Zingiber officinale*] preserve: take two dirhams with hot water. Mandrake root: pulverize and sieve it and take two dirhams of it with one ounce[86] of bees' honey. Chinese cinnamon [*Cinnamomum ceylanicum*]: pulverize and ingest one mithqāl with cold water.[87] Bitter costus [root of *Aucklandia costus*]: pulverize and sieve it and take one mithqāl with wine. One may also take, in the same composition, the same quantity of long birthwort [*Aristolochia longa*] on its own, or of agaric [*Fomes officinalis*] on its own, or of gentian [*Gentiana lutea* and var.] on its own, or of sweet reed [*Acorus calamus*] on its own.

10

حــارّ. الثــوم بإجمــاع الأطبّاء أنّه يقــوم مقــام الترياق الكبيــر لجميع الســموم الباردة وهــو أيضــا ينفع من الســموم الحــارّة. صورة اســتعماله: يقشــر ويهشــم ويؤخذ منه من مثقال إلى مثقالين ويبتلع.

٢٧. زنجبيــل مربّــى يؤخذ منه درهمين بمــاء حارّ. أصل اليبروح يســحق وينخل ويؤخــذ منــه درهمــين بأوقية عســل نحل. دارصــين الصين يســحق ويســتفّ منه مثقــال بمــاء بارد. قســط مرّ يســحق وينخــل ويؤخذ منــه مثقال بشــراب. وكذلك يؤخــذ بهذه الصفة وبهــذا المقدار مــن الزراوند الطويل بمفــرده أو الغاريقــون بمفرده أو الجنطيانا بمفردها أو الوجّ بمفرده.

---

١ حارّ] دهن بلســان يؤخذ منه نصف مثقال مــع لبن حليب add. E | الثوم] om. M | بإجماع] بالاجتمــاع مــن P : بــال بإجمــاع L : فاجتمعت E | أنّــه] om. N | يقوم مقــام] مقاوم E || ٢ وهــو... الحارّة] والحارّة أيضا M : والحــارّة N | من] om. G || ٣ من] om. N | ويبتلع] ويخلــط N : ويبلع E || ٤ مربّى] مبى P | يؤخذ... حارّ] O^1 || ٥ درهمين] درهم نســخة درهمــين E | أصل اليبــروح] أصل يبروح O^1 | أصل... نحــل.] om. N | درهمين] درهمان EP | دارصين] دار الصيني G : دارصيني ELN | الصين] om. N | ويستفّ] ويؤخذ N || ٦ مثقال] مثقالين L | قســط مرّ] om. M | قســط... بشراب (٢٢,٣)] om. N | وكذلك] كذلــك EP || ٧ بهذه الصفة وبهذا المقدار] om. M | الطويل] om. L | أو الغارقون] والغارقون P | أو... بمفرده] om. L || ٨ بمفردها] بمفرده EGV | بمفرده] بهذه الصفة وبهذا المقدار add. M

(28) Iris, that is, the root of Florentine iris [*Iris florentina*]:[88] pulverize two dirhams of it and take it with wine vinegar. Seed of wild carrot [*Daucus carota*]: take two dirhams of it with wine. Celery [*Apium graveolens* and var.] seed, three dirhams: [It should be] pulverized, sieved, and[89] taken with wine.

(29) Cumin [*Cuminum cyminum* and var.]: pulverize four dirhams and ingest it with water[90] or wine. The same should be done with anise. River crabs [*Astacus astacus*]: boil them and drink the soup [prepared from them].

(30) All these remedies can be found easily, except for oil of balsam of Mecca, but[91] this is easily obtainable in Egypt. Hasten to take whatever is available from these remedies immediately after emesis, as I mentioned [previously]. And if a bite victim takes three ounces of heated bees' honey and one ounce of rose oil and ingests it, it is greatly beneficial to him.

٢٨ . إيرسا وهو أصل السوسن الأسمانجوني يسحق منه درهمين ويؤخذ بخلّ خمر . بزر جزر برّي يؤخذ منه درهمين بشراب . بزر الكرفس ثلثة دراهم مسحوق منخول مأخوذ بشراب .

٢٩ . كمّون أربعة دراهم يسحق ويستفّ بماء أو بشراب . كذلك يفعل بالأنيسون . سرطانات نهرية تطبخ وتشرب مرقتها .

٣٠ . فهذه كلّها أدوية سهلة الوجود إلا دهن البلسان لكنه سهل الوجود بمصر . فأيّ هذه كان حاضرا يبادر لأخذه لحينه بعد القيء على ما ذكرت . وكلّ منهوش إذا أخذ ثلاث أواق عسل نحل مسخن وأوقية دهن ورد وشربه نفعه نفعا عظيما .

---

١ إيرسا] om. M || ٢ جزر برّي] جرجير V : الجزر البرّي E | درهمين] درهمان P | بزر . . . بشراب] om. E || ٣ مسحوق منخول مأخوذ] مسحوقا منخولا مأخوذا G | منخول] om. P | مأخوذ] om. L (= אבגדזזלמספר) | مأخوذ بشراب] om. N || ٤ كمّون] يؤخذ كمّون N | بماء] بارد add. M | يفعل] om. E | بالأنيسون] بزر كرفس ثلثة دراهم مسحوقا منخولا مأخوذ بشراب add. E || ٦ إلا . . . بمصر] om. M | إلا . . . الوجود] om. V || ٧ لأخذه] إلا أخذه EG | لحينه] لوقته M | ثلاث] ثلثة EMV || ٨ مسخن] مسخنا EG | وأوقية] بأوقية LP | نفعه] نفع N | عظيما] والأواق بغدادية add. M

(31) All the aforementioned quantities are [recommended] for some-
one who has reached full maturity[92] and is older than twenty years.
Between ten and twenty years the quantities [to be taken] should be
calculated proportionately: The younger the [patient], the smaller the
quantity. I have not seen anyone younger than ten years survive who
suffered from a sting or bite. Nevertheless, he should be given one-quarter
of the above-mentioned quantity of the simple [remedies] and from one-
quarter of a dirham up to one-quarter of a mithqāl of the theriacs,
according to the opinion of the attending physician. One should also
consider the individual temperament and the time [of the year].

٣١ . وهـذه المقادير التي ذكرناها هي لمن بلغ أشـدّه ومن تعدّى العشـرين سـنة .
أمّا من عشــر ســنين إلى عشـرين فيقدّر المقادير على النسـبة وكلّ ما كان السنّ أصغر
نقصت المقادير . ولم نر من تمكّنت اللسـعة أو النهشـة منه دون العشـرة سـنين فعاش .
ومـع ذلك ينبغـي أن يتناول مـن هذه المفـردات ربع المقادير المذكورة ومـن الترياقات
المذكـورة ربـع درهم إلى ربع مثقال بحسـب ما يراه الطبيب الحاضـر ولا بدّ من مراعاة
المزاج الشخصي والوقت الحاضر .

١ هي] .om N | أشدّه] أيّ أربعين سنة E¹ | ومن] ولمن EG || ٢ من] من عمره N | عشر] عشرة EP | فيقدّر] فقدّر M || ٣ ولم نر] ولم يرى P : ويسير L | تمكّنت] منه .add LP | منه] .om LV || ٤ يتناول] يناول EGMV || ٥ المذكورة] من .add EGMV || ٦ الحاضر] والله الموفّق للصواب .add M

The Fourth Chapter of the First Part

On the compound remedies beneficial against [bites and stings]

(32) The most important [compound remedy] is the[93] great theriac: one should take from one-fourth of a dirham up to one mithqāl. Next is the Mithridates [electuary]: one should take from one-quarter of a mithqāl up to one mithqāl. Next is the theriac of four [ingredients]: one should take [from] one dirham up to four dirhams. Its composition: [take] equal parts of myrrh [*Commiphora myrrha*], peeled laurel [*Laurus nobilis*] seed, Roman gentian, and long birthwort, and knead these with skimmed honey [in a quantity] that is three times as large as that of the other ingredients. Each of these four ingredients [is like] a theriac against all poisons. It is the first compound remedy that the ancient [physicians] made, against poisons in general.

الفصل الرابع من النوع الأوّل

في ذكر الأدوية المركّبة النافعة من ذلك

٣٢ . أشرفها الترياق الكبير يؤخذ منه ربع درهم إلى مثقال وبعده مثروديطوس يؤخذ منه ربع مثقال إلى مثقال وبعده ترياق الأربعة يؤخذ منه درهم إلى أربعة دراهم . وصفته : مرّ وحبّ غار مقشـور وجنطيانا رومي وزراوند طويل أجزاء سـواء يعجن بثلاث أمثال الأدوية عسـل منزوع الرغوة . وهذه الأربعة أدوية من كلّ واحد منها ترياق لجميع السـموم وهذا أوّل تركيب ركّبته الأوائل للسموم عامّة .

---

١ من النوع الأوّل] om. L || ٢ ذكر] om. O | النافعة] om. E | من] في G || ٣ أشـرفها] من ذلك أشـرفها G || ٤ ربع] من ربع EGMV | مثروديطوس . . . وبعده] om. L | ربع] من ربع EGMV | ترياق الأربعة] حاشـية من منافع ترياق الأربع لسـمّ دولت(؟) السـموم خصوصا سـمّ العقارب وينتفع للعلل البلغميـة والريح الغليظ في المعدة والأمعا ووجـع الكبد والطحال 〈 . . . 〉 add. E | منه] من add. EGMV || ٥ مقشور] مقشر L | وجنطيانا] وجنطيانة P | بثلاث] بثلاثـة EGP : ثلاثـة M : بثلثـة V | أمثال الأدوية] أمثالها EG || ٦ عسـل] عسـلا G : نحل add. V | الأربعة أدويـة] الأدوية الأربعة E | من] om. EGMV || ٧ وهذا . . . عامّة] E[1] | ركّبته] ركّبه P : ركّبت M

(33) Also, the asafetida theriac, which al-Rāzī recommends against all cold poisons, is [a theriac] with which one should provide oneself. Its composition: [take] one ounce each of myrrh, leaves of dried rue [*Ruta graveolens* and var.], costus, dried mint, black pepper [*Piper nigrum*], and pyrethrum [root of *Anacyclus pyrethrum* DC], and one and a half ounces of asafetida; dissolve the asafetida in wine and pulverize; sieve and knead the dry ingredients with skimmed, well-thickened honey. Take from one dirham up to two dirhams in hot countries and from two dirhams up to four [dirhams] in cold countries.[94]

(34) Likewise the walnut [*Juglans regia*] theriac, which is a great theriac, is [a theriac] with which one should provide oneself and to which one should accustom oneself for constant [use]. It[95] is said that if someone constantly takes it before meals, poisons will have no effect on him. It consists of four ingredients: Figs, walnuts, salt, and rue. As to their quantities, Galen mentions the following: twenty parts[96] of rue leaves, two parts of the heart of walnuts, five parts of salt, two parts of dry figs;[97] all these [ingredients] should be mixed through crushing [them].

(35) Al-Rāzī prefers the following [composition]: One part of peeled dried walnuts, one-sixth of a part of coarsely ground salt and of leaves of dried rue, and white figs in a quantity equal to all [the other ingredients]. One should divide it into rather[98] large [portions] like walnuts, and [the patient] should take one portion of it.[99]

٣٣ . وأيضا ترياق الحلتيت الذي ذكره الرازي لجميع السموم الباردة ينبغي أن يستعدّ به . صفته : مرّ وورق سذاب يابس وقسط وفوذنج يابس وفلفل أسود وعاقرقرحا من كلّ واحد أوقية حلتيت أوقية ونصف يحلّ الحلتيت بالشراب وتسحق الأدوية اليابسة وتنخل ويعجن الجميع بعسل منزوع الرغوة قد أجيد عقده ويؤخذ منه في البلاد الحارّة من درهم إلى درهمين وفي البلاد الباردة من درهمين إلى أربعة .

٣٤ . وأيضا ترياق الجوز هو ترياق جليل ينبغي الاستعداد به وأن يتعاهد دائما . قيل إنّ من تعاهد أخذه قبل طعامه دائما لا تؤثّر فيه السموم وأخلاطه أربعة : تين وجوز وملح وسذاب . فأمّا مقاديرها فالذي ذكره جالينوس : ورق سذاب عشرين جزء قلب جوز جزئين ملح خمسة أجزاء تين يابس جزئين يجمع الكلّ بالدعك .

٣٥ . والذي اختاره الرازي هو هكذا : جوز يابس مقشّر من قشرته جزء ملح جريش وورق سذاب يابس من كلّ واحد سدس جزء تين أبيض قدر ما يجمع الكلّ ويجعل أكبر مثل الجوز والذي يتناول منه واحدة .

---

١ ينبغي] وينبغي M || ٢ صفته] وصفته P | مرّ . . . أربعة .] يؤخذ من ورق السذاب اليابس وقسط وفوذنج يابس(om. R) وفلفل وعاقرقرحا وقردمانا أجزاء سواء (بالتسوية R) حلتيت مثل ربع الجميع عسل ما يجمع به يسقى منه مقدار بندقة (إلى جوزة add. R) QR | وفوذنج] وفوتنج E || ٣ حلتيت أوقية ونصف] E¹ || ٤ قد] وقد V || ٥ أربعة] دراهم add. E || ٦ وأيضا] om. EG | وأن] أن LOPV || ٧ أربعة] om. E || ٨ عشرين جزء] عشرون درهما M : عشرون جزء V || ٩ جزئين] جزءان MV | جزئين] جزءان MV | الكلّ] الجميع M || ١٠ هو] om. E | قشرته] قشوره L | جريش] جرئين G || ١١ وورق سذاب] ditt. M | يابس] om. P | الكلّ] الجميع P | أكبر] أكبره M : بنادق كبارا G : بنادق كبار E : أكثر L ?V || ١٢ مثل] من P : في قدر EG

(36) The venerable Abū Marwān b. Zuhr, may God have mercy with him, mentions the garlic theriac,[100] and experience has proven for him that it is beneficial against any bite of a poisonous animal. Its composition is four ounces of peeled garlic; one ounce each of [the fruit] of the strawberry tree [*Arbutus unedo*],[101] gentian, black pepper, white pepper,[102] long pepper [*Piper longum*], and ginger; half an ounce each of the[103] female species of agaric and lavender [*Lavandula stoechas*]; and two dirhams of opium. Steep the opium in wine[104] until it becomes soft, pulverize the dry ingredients, and knead everything with skimmed, well-thickened honey. The [dose] to be taken is from[105] one up to three dirhams.

(37) All these theriacs should be taken with wine or an anise decoction, as I noted [above]. The calculation of the quantities to be taken of each theriac, from the smallest to the largest, should be according to the age, severity of the symptoms, time [of the year], and country.[106] In cold seasons and in cold countries [human] bodies tolerate strong medications while in hot [seasons and countries] the opposite [is the case].

٣٦ . وذكر الشيخ أبو مروان بن زهر رحمه اللّه ترياق الثوم وصحّحته له التجربة نافع من نهش كلّ حيوان سمّي وصفته : ثوم مقشور أربع أواق ورق قاتل أبيه وجنطيانا وفلفل أسود وفلفل أبيض ودار فلفل وزنجبيل من كلّ واحد أوقية غاريقون أنثى وأسطوخودس من كلّ واحد نصف أوقية أفيون درهمين. ينقع الأفيون في الشراب حتّى يميع وتسحق الأدوية اليابسة ويعجن الجميع بعسل منزوع الرغوة قد أجيد عقده. المأخوذ منه من درهم إلى ثلثة دراهم .

٣٧ . وهذه الترياقات كلّها تؤخذ بشراب أو بطيخ أنيسون كما ذكرت. وهذا التقدير بين أقلّ مقدار يؤخذ من كلّ ترياق منها وبين أكثره يكون بحسب السنّ وبحسب شدّة الأعراض وبحسب الزمان والبلد . فإنّ الزمان البارد والبلدان الباردة تحتمل الأبدان فيها أخذ الدواء القوي والحارّة بالعكس.

---

١ بن] ابن G | رحمه اللّه] om. M | اللّه] تعالى add. E | ترياق] درياق L | التجربة] بالتجربة P || ٢ سمّي] سمّي ترياق الثوم G | أربع] أربعة E | أواق] أواقي G | أبيه] om. V || ٣ أوقية] غاريقون أوقية add. L | وأسطوخودس] وأسطوخودوس GP || ٤ أفيون] أفربيون EG : أفيون E¹ | درهمين] درهمان EP : درهمين E¹ | الأفيون] الأفربيون EG : الأفيون E¹ | الشراب] خلّ صادق الحمضة قدر ثلاث أواقي z | يميع] يماع EG : يميع E || ٥ الأدوية] بالأدوية P | من . . . دراهم.] من درهمين إلى ما حول ذلك z || ٦ دراهم] om. P (= אבגדזזלמספר) || ٧ الترياقات] الدرياقات L | كلّها] جميعها M || ٨ ترياق] درياق L | وبين] ومن LP || ٩ الأعراض] الأمراض E : الأعراض E¹ | والبلد] والبلاد L

(38) Ibn Sīnā mentions an electuary that is good for any bite; its composition is three dirhams each of nigella [*Nigella sativa* and var.], harmel [*Peganum harmala*] seed, and cumin; one and a half dirhams each of gentian and round birthwort [*Aristolochia rotunda*]; and three-quarters [of a dirham] each of white pepper and myrrh. All these [ingredients] should be kneaded with skimmed honey and [then] one should take a dose of half a dirham.[107]

(39) Galen mentions a remedy which is beneficial against all fatal animal bites, extremely severe pains,[108] and hysterical suffocation: Take four mithqāls each of hemlock [*Conium maculatum*] juice and henbane [*Hyoscyamus albus*, var. *niger*] and one mithqāl each of castoreum, white pepper, costus, myrrh, and opium; pulverize all these [ingredients]; and pour three ounces of sweet wine over them. Pound[109] this in the sun and leave it there until it solidifies. Prepare pastilles[110] from it about the size of an Egyptian bean.[111] Take a dose of one pastille with three ounces of sweet wine.

(40) Says the author: Using the earlier and later physicians' writings, I have selected from the generally beneficial compound remedies those that can be prepared with the least effort and that are most beneficial. One should provide oneself with whatever one wishes.

٣٨ وقد ذكر ابن سينا معجونا ينفع لكلّ نهشة وصفته: شونيز وبزر حرمل وكمّون من كلّ واحد ثلثة دراهم جنطيانا وزراوند مدحرج من كلّ واحد درهم ونصف فلفل أبيض ومرّ من كلّ واحد نصف وربع يعجن الجميع بعسل منزوع الرغوة والشربة منه نصف درهم.

٣٩. وذكر جالينوس دواء ينفع من نهش جميع الحيوان القتّال والأوجاع الصعبة جدّا ولاختناق الرحم وصفته: يؤخذ من عصارة الشوكران والبنج من كلّ واحد أربع مثاقيل ومن الجندبادستر والفلفل الأبيض والقسط والمرّ والأفيون من كلّ واحد مثقال يدقّ جميع ذلك ويصبّ عليه شراب حلو ثلث أواق ثمّ يسحق في الشمس ويترك فيها حتّى يجمد ويتّخذ منه بنادق مقدار الباقلا المصري. الشربة بندقة بثلث أواق شراب حلو.

٤٠. قال المؤلّف قد التقط من هذه المركّبات العامّة النفع من كلام من تقدّم ومن تأخّر من الأطبّاء أسهلها مؤونة وأعظمها نفعا وأصحّها تأثيرا فيعتدّ الإنسان منها بما أراد.

---

١ ذكر] ذكرت OV : الرئيس add. E | ابن] om. O | ابن سينا] om. V | معجونا] معجون O | ينفع] om. V || ٣ وربع] درهم add. EV || ٤ منه] om. M || ٥ دواء] om. G : ترياق E | الحيوان القتّال] الحيوانات القتّالة أجمه E | والأوجاع] om. LP (= אבגדזלמספר) || ٦ وصفته] صفته EG || ٧ أربع] أربعة ELMV | الجندبادستر] الأبيض add. M || ٨ ويصبّ] ويصفّى P | حلو] P[1] | ثلث] ثلاث G : ثلثة E | أواق] أواقي EG | يسحق] يسخن P (= יתחמם אבגדלמספ) || ٩ مقدار] بقدر EGV : om. L || ١٠ بثلث أواق شراب حلو] بثلاث أواقي شرابا حلوا G : بثلثة أواقي شرابا حلوا E || ١١ التقط] التقطت LMV || ١٢ فيعتدّ] فليعتدّ EG : فيعتاد P | بما] ما EP | أراد] والله الموفق للصواب EG

The Fifth Chapter of the First Part

Concerning the specific treatment
of someone bitten by a certain animal

(41) The scorpion:[112] One should begin with the general treatment which I mentioned above: incision, suction, and ligature, and then applying a poultice with one of the simple remedies specified for scorpion bites to the site of the bite. Also let [the patient] ingest one of the simple or compound remedies which are specific for scorpion bites, whatever is available of those I will mention in this chapter.

(42) Leaves of *badharanjūya:*[113] One should ingest three dirhams of [this remedy] and rub the spot of the bite with it. Lemon[114] seed: One should drink two dirhams of it. Colocynth [*Citrullus colocynthis*] root is an extremely powerful remedy for scorpion bites. The maximum amount to be ingested is two dirhams; it should also be applied as a poultice on the spot of the bite. If it is fresh, it should be pounded and rubbed on the spot [of the bite]; and if it is dried, it should be pulverized, kneaded with vinegar and honey, and applied as a poultice to the spot [of the bite]. Asafetida:[115] it should be dissolved in olive oil and applied as a poultice to the spot [of the bite].

الفصل الخامس من النوع الأوّل

في علاج خاصّ بمن نهشه حيوان معلوم

٤١ . العقــرب : يبتدئ بمــا ذكرته في العلاج العامّ من الشــرط والمصّ والرباط وبعد ذلك يضمّد موضع اللسعة بأحد هذه المفردات الخاصّة بلسعة العقرب . ويسقى أيضا أحد المفردات أو المركّبات الخاصّة بلسعة العقرب أيّها حضر ممّا أذكره في هذا الباب .

٤٢ . ورق الباذرنجوية يشــرب منه ثلثة دراهم ويحكّ به موضع اللسعة . بزر الأترجّ يشــرب منه درهمين . أصل الحنظل دواء عظيم جدّا للســعة العقرب ، أكثر ما يشرب منه درهمين ويضمّد به أيضا موضع اللسعة ، إن كان رطبا يدقّ ويحكّ به الموضع وإن كان يابسا يســحق ويعجن بخلّ وعسل ويضمّد به الموضع . الحلتيت يحلّ بزيت ويضمّد به الموضع .

---

٢ بمن نهشه] في نهشة M : لمن نهشه L || ٣ العقرب] أوّلا العقرب E || ٤ المفردات] أو المركّبات add. M || ٥ الخاصّة] ال< . . . > L | بلسعة العقرب] بلسعتها EG || ٦ الباذرنجوية] الباذرنبوية LP : الباذرنجبويــة E | ويحكّ] ويحلّ G | الأتــرجّ] حمّاض الأترجّ EGV || ٧ درهمين] وزن درهمان E : درهمان V | للســعة] للســع V | درهمين] درهمــان PV | أيضا] om. PV (= אבגדזלמספ) | إن] وإن V || ٨ الموضــع] المــكان E | الحلتيــت . . . (٢٩,١) الموضع] om. GP (= אבגדזלמספ)

Seed[116] of bishop's weed [*Ammi visnaga*]: One ounce should be boiled in two *raṭl*s of water until its strength is extracted and applied as a fomentation to the spot of the bite. Also sulphur[117] and resin[118] [of *Pinus sp.* and var.]: One part of each should be kneaded with vinegar and applied as a poultice to the spot. Similarly, salt and linseed, one part of each, [and] two parts of garlic should be pulverized and applied as a poultice to the spot. The theriac of four [ingredients] is most effective against scorpion bites; one should take one to four dirhams thereof.

(43) Galen mentions a theriac which is especially effective against scorpion bites and stings by the *rutaylāʾ*. One makes it by [taking] four mithqāls of birthwort [*Aristolochia clematis*], two mithqāls of pepper, one mithqāl of opium, and three mithqāls of pyrethrum; knead this with honey and make pastilles from it the size of an Egyptian bean. One should take two pastilles of this [theriac] with three ounces of pure wine.[119]

(44) One should not take any[120] of these remedies for scorpion [bites], whether simple or compound, except with strong pure wine, because [scorpion poison] is a very[121] cold poison that kills through its coldness. If someone cannot take it with wine, he should [take it] with an anise decoction, as I mentioned before.

بـزر نانخـواه يطبخ منه أوقية في رطلين ماء حتّى تخرج قوته وينطل به موضع اللسـعة. وأيضـا كبريت وراتينج من كلّ واحد جزء يعجنـان بخلّ ويضمّد به الموضع. وأيضا ملح وبـزر كتّـان من كلّ واحد جزء ثوم جزآن يدقّ الجميع ويضمّـد به الموضع. ترياق الأربعة أخصّ شيء بلسعة العقرب، يؤخذ منه من درهم إلى أربعة دراهم.

٤٣. وقد ذكر جالينوس ترياقا خاصّا للسـع العقرب ونهش الرتيلاء وصفته زراوند أربع مثاقيل فلفل مثقالين أفيون مثقال عاقرقرحا ثلث مثاقيل يعجن بعسل ويعمل منه بنادق بقدر الباقلى المصري والشربة منه بندقتين مع ثلث أواق شراب صرف.

٤٤. ولا ينبغي أن يؤخذ شـيء من هذه الأدوية التي للعقرب مفردا كان أو مركّبا إلا بالشراب الصرف القوي لأنّه سمّ بارد جدّا يقتل ببرده، وإن لم يمكن أخذه بالشراب فبطيخ الأنيسون كما ذكرت.

---

١ بزر . . . اللسعة] om. GP | نانخواه] نانخوه O : ناخواه L | وينطل] ويغسل L || ٢ كبريت] كرنـب E | وراتينج] ورازيانج LP (= אבגדזזלמספ) | يعجنان] ويعجنان P || ٣ ثوم] وثوم V | الموضـع] الحلتيت يحلّ بزيت ويضمّد به الموضـع add. G | ترياق الأربعة] om. M : وأيضا ترياق الأربعة P (= בגדזמספ) : درياق الأربعة L || ٥ ترياقا] ترياق E | خاصّا] om. EG : خالصا LP | للسـع] للسـعة L || ٦ أربع] أربعة EGP || ٧ ثلث] ثلثة EGM | مثاقيل] مثقال E | يعجن بعسل] يغسل M | ثلث أواق شراب صرف] ثلاث أواقي شرابا صرفا G : ثلاث أوق شـراب صرف P : ثلثة أواق شـرابا صرفا E : ثلاث أواق شـراب صرف V || ٨ ولا] لا P | شيء] om. LP (= אבגדזזלמספ) || ٩ جدّا] om. P (= אבגדזזלמספ) | ببرده] ببرودته M | فبطيخ] فيطبخ P

(45) Another proven [remedy] is to take one mithqāl of frankincense [*Boswellia carterii* and var.], pounded and sifted, with one *raṭl* of wine. Another [remedy] tried by later [physicians] is [the following]: Take green glasswort,[122] pulverize and sift it in silk, mix this with clarified cow's butter and knead it with bees' honey, and administer an amount of two mithqāls to someone stung by a scorpion, and it alleviates the pain immediately.[123] In the same manner, Ḥunayn says: "If one smears white naphtha on the spot of the bite, it alleviates the pain immediately."[124]

(46) Says the author: The poisonous animal that is mentioned in the medical writings and called *al-jarrārāt*[125] is a kind of scorpion that has a small body and does not bend its tail over its body as scorpions do, but drags it over the earth. Therefore, these scorpions are called *jarrārāt*. It is found in Eastern countries, and it is—as is said—more harmful than the scorpions found in our region, but anything beneficial against the latter is also beneficial against the former.

(47) *Al-rutaylāʾ*:[126] This[127] name applies to many species of animals. Some say that there are six species of it, and according to others there are eight. All of them are [different] species of spiders.[128] According to the physicians[129] the worst [species] of them all is the Egyptian one.[130]

٤٥ . وممّـا جـرّب أيضـا أن يؤخذ من الكندر مثقال مسـحوق منخـول مع رطل شـراب . وممّا جرّبـه المتأخّرون هو أن يؤخذ أشـنان أخضر اللون يـدقّ وينخل بحريرة ويلـتّ بسـمن بقر ويعجن بعسـل نحل ويعطـى منـه وزن مثقالين لمن لسـعته العقرب فيسـكّن ألمـه فـي الحال . وكذلـك قال حنـين إنّه إن طلـي على موضع اللسـعة نفط أبيض سكّن الألم على المكان .

٤٦ . قـال المؤلّـف : هـذا الحيوان السـمّي المذكور فـي الكتب الطبّية المسـمّى الجـرّارات هـو نوع مـن العقارب صغير الجـرم لا يقـوس ذنبه على جسـمه كما تفعل العقارب بل يجرّه على الأرض جرّا ولذلك سـمّيت هـذه العقارب الجرارات وهي توجد فـي بلاد الشـرق وهي قالـوا أنكى من هذه العقـارب الموجودة عندنـا وكلّ ما ينفع من لسعة هذه ينفع من تلك .

٤٧ . الرتيلاء : هذا الاسم يقع على أنواع كثيرة من الحيوان قيل إنّها ستّة أنواع وذكرت وقيل إنّها ثمانية وهي كلّها أصناف من العنكبوت . وذكر الأطبّاء أنّ شرّها كلّها المصرية . أمّا

---

١ وممّا] om. M | مسحوق] مسحوقا EG | منخول] om. G : منخولا E[1] || ٢ شراب] شرابا G | جرّبـه] جرّبته P : جرّبوه L | هو] om. EGV || ٣ بقر] البقر G || ٤ وكذلك] كذلك E || ٥ على المكان] om. M | المكان] المقام L || ٦ السـمّي] المسـمي V | الكتب الطبّية] الطبّ E || ٧ العقارب] العقرب P (= אבגדזלמסם) | على جسـمه] om. M || ٨ هذه] om. EG | العقارب] العقرب LP | توجد . . . وهي] E || ٩ وهي قالوا أنكى] وقالوا إنّها أنكى M || ١٠ هذه] العقارب add. V | من] لسعة add. P (= אבגדזמסם) | تلك] om. M || ١١ الرتيلاء . . . العقرب (٣١,٩)] quoted in d | هذا . . . العنكبوت] قالو إنّها ستّة أنواع وهي من أصنـاف العنكبوت N | الحيـوان] الحيوانات E || ١٢ قيل] قالـو N | وذكرت] om. dP : وذكـر V | وقيل] om. V | أصناف من] من أصنـاف LP (= אבגדזלמסם) | وذكر] وذكروا EN | الأطبّاء] حذاق الأطبّاء d | شرّها] أشرّها ENP | كلّها] E : الكلية V

As[131] for the two species which are found in the houses in most districts—one of which is the spider with long legs and a short body which spins many[132] black webs between walls and ceilings, while the other has a larger body and shorter legs and spins thick[133] white webs similar to a[134] cloth prepared from silk and linen on the ceilings—the harm caused by these two species is minor; sometimes[135] one does not feel the bite of either of them, and often one is bitten by one of them during the night without feeling it. However, in the morning the [affected] spot is swollen and red. But if one puts chewed bread or flour boiled in olive oil and salt on it, it dissolves the swelling on the same day.

(48) The other species of the *rutaylāʾ* are[136] found in the countryside. It is said that one of them has downy hair, namely, the species which is called *abū ṣūfa* [father of wool] in Egypt. The [treatment of the] bite of all these species is similar to the [treatment of the] bite of the scorpion. Anything that is beneficial for the sting of the scorpion is also good for the bite of [the different species] of the *rutaylāʾ*.

النوعان منها الموجودان في البيوت في أكثر البلاد وأحدهما العنكبوت الطويل الأرجل الصغير الجثّة الذي ينسج بين الحيطان والسقوف نسجا كثيرا أسود والآخر الذي هو أكبر جثّة منه وأقصر أرجل وهو ينسج في السقوف نسجا أبيضا سفيقا شبه الثوب النصافى فإنّ هذين النوعين نكايتهما قليلة وقد ربّما لا يحسّ الإنسان بعضّهما وكثير ما يعضّ أحدهما الإنسان بالليل فلا يشعر به لكن يصبح الموضع وارما أحمر. وإذا جعل عليه خبز ممضوغ أو دقيق مطبوخ بزيت وملح حلّله من يومه.

٤٨. وأمّا بقية الأنواع الآخر من الرتيلاء فإنّها توجد في الأرياف. ومنها قالوا ما له زغب وهو هذا النوع الذي يسمّى بمصر أبو صوفة. ونهش هذه الأنواع كلّها قريب من لسع العقرب وكلّ ما ينفع من لسعة العقرب ينفع من نهش الرتيلاء.

---

١ النوعان] النوعين N | منها الموجودان] inv. V | الموجودان] الموجودين N | البلاد] البلدان M | وأحدهما] أحدهما N : فهما d | الطويل... نوعين] om. d || ٢ الذي] التي P | ينسج] العنكبوت add. P (= אבגדזלמספ) | نسجا كثيرا أسود] نسج أسود كثير N | أسود] سودا L | الذي هو] om. P (= אבגדזלמספ) : الذي L | جثّة منه] منه جثّة LN || ٣ أرجل] أرجلا V | وهو] وهما LP | ينسج] ينسجا O : ينسجان LP | نسجا أبيضا سفيقا] نسج أبيض سفيق N | أبيضا] أبيض EGM | سفيقا] om. M : شفيفا LP | شبه] شبيها EG : شبيه M | الثوب] om. G | النصافى] الأبيض M : بالنصافى المتّخذة من القطن G : بالنصافى المتّخذ من القطن E : الصافي البيضة N || ٤ وقد] om. V | وقد... يومه.] om. d | بعضهما] بعضها P : بعضهم L | وكثير] وكثيرا EGM | يعضّ] بعض add. M || ٥ الموضع وارما أحمر] موضع القرصة أحمر وارم E || ٦ بزيت وملح] بملح وزيت EG | من] في N || ٧ الآخر] om. N | توجد] غالبا add. d | قالوا] om. N | ما] من N || ٨ زغب] وغب L | وهو هذا] وهذا هو L | وهو... صوفة] وهو يسمّى أبو صوفة في مصر N | الذي يسمّى] المسمّى E | أبو] بو M | لسع] نهش N || ٩ العقرب] العقارب N | لسعة] لسع EGN | العقرب] العقارب N | نهش] نهشة P : لسع N

(49) I have found some specific remedies against the bite of the *rutaylā*ʾ. Amongst them is asparagus [*Asparagus officinalis*] root: take five dirhams of it and boil it in six ounces of wine and drink it. Likewise the[137] leaves of *badharanjūya:* drink one to four dirhams of it and apply it as a poultice to the spot of the bite. Fruit of the tamarisk [*Tamarix gallica*]: drink from two to six dirhams of it. Mulberry [*Morus alba,* var. *nigra*] leaves: crush them and press out their juice and drink ten dirhams of it. All these should be consumed in wine or an anise decoction. Likewise, one mithqāl of nigella, pulverized, in cold water. A poultice to be applied to the site of the bite may also be prepared from myrtle [*Myrtus communis*] extract in wine. Equally, milk of garden[138] lettuce [*Lactuca sativa*]. Whatever of these is available should be applied promptly after the incision and sucking [of the wound].

(50) Bees and wasps: [Good against their sting] is the ingestion of five dirhams of marshmallow seed; it should be boiled in half a *raṭl* of water and one ounce of wine and then ingested. Another [remedy is] thyme [*Satureja calamintha* and var.]: one should drink one mithqāl of its leaves in two ounces of the oxymel beverage. Also [good] is an equal

٤٩ . وقـد وجدت أدويـة خاصّة بنهش الرتيلاء من ذلك أصـل الهليون يؤخذ منه خمســة دراهم ويطبخ بستّة أواق شراب ويشــرب . وأيضا ورق الباذرنجوية يشرب منه من درهم إلى أربعة دراهم بشــراب ويضمّد به موضع النهشة . ثمر الطرفاء يشرب منه من درهمين إلى ســتّة . ورق التوت يدقّ ويعصر ماؤه ويشــرب منه عشـرة دراهم . وكلّ هذه تشــرب بشراب أو بطبيخ أنيسون . وأيضا مثقال شونيز مسحوق بماء بارد . وممّا يطلى به موضع النهشــة عصارة الآس بالشــراب . وأيضا لبن الخسّ البستاني . أيّ هذه حضر بودر به بعد الشرط والمصّ .

٥٠ . النحل والزنابير : ممّا يشرب بزر خطمي خمسة دراهم يطبخ في نصف رطل ماء وأوقية خمر ويشرب . آخر النمّام يشرب من ورقه وزن مثقال بأوقيتين شراب سكنجبين .

---

١ بنهــش] لنهــش MN || ٢ بســتّة] بســتّ GMP | أواق] أواقــي EG | شــراب] شــرابا GM | ويشــرب] om. L | وأيضــا . . . النهشــة .] om. M | ورق] om. LP (= אבגדזלמ) | الباذرنجويــة] الباذرنبويــة LP : الباذرنجبويــة G : الريحــان الاترونجــي N || ٣ درهم] درهمين G : درهمان E : درهم E[1] | به] E[1] | موضع النهشة] الموضع N | ثمر . . . ســتّة] om. N | مــن] om. EGV : وزن P (= ג) || ٥ بشــراب أو] om. N | أنيســون] الأنيســون EMN | وممّا . . . والمصّ] om. N || ٦ الخسّ] الخشخاش M | بودر به] O : يبرد P || ٨ النحل والزنابير] om. M : وللذع النحل والزنابير N | يشرب] لها add. M : לרפואתם אבגדזלמסם add. | خطمي] الخطمية N | خمر] خمرا E || ٩ آخر] om. MN | وزن] نصف M | بأوقيتين] بوقيتين O

amount of dried coriander [*Coriandrum sativum*] and sugar: one should pulverize one mithqāl of this and take it with cold water. One may also take cold vegetables such as lettuce, endive [*Cichorium endivia* and var. or *Cichorium intybus*], purslane [*Portulaca oleracea*], and cucumber [*Cucumis sativus*].[139] All [these ingredients] are beneficial. It is also good to drink a pomegranate beverage or a beverage of unripe, sour grapes.

(51) [A remedy] to be rubbed on the site of the sting of bees and wasps is that prepared with clay in vinegar. Likewise, duck-weed [*Lemna minor*] in vinegar. Also, a piece of cloth soaked in vinegar, camphor [*Cinnamomum camphora*], and rose water, applied to the site. One can also apply a poultice from mallow [*Malva silvestris*], or fresh coriander, or sempervivum [*Sempervivum arboreum*], or leaves of Christ's thorn [*Rhamnus spina Christi*], or honey, vinegar, and salt.

(52) Snakes:[140] It is well known that there is nothing more effective than the great theriac for all deadly poisons and for the bite of all [kinds of] vermin,[141] especially for the bite of vipers. Because of their extreme danger to man, ancient philosophers and physicians have devoted much attention to their case and gathered so much experience over the years that they [were finally able] to compose the great theriac.[142] Should it not be available, one should hasten to take Mithridates' electuary, and if this is not available, hasten to take bitter vetch [*Vicia ervilia*] pastilles.

وأيضا كزبرة يابســة وسكّر بالسوية يسحق منهما مثقال ويؤخذ بماء بارد . وكذلك تتناول البقــول الباردة كالخسّ والهندباء والرجلة والخيار كلّ ذلك نافع . وكذلك شــرب شــراب الرمّانين أو شراب الحصرم بماء بارد نافع .

٥١ . وممّــا يطلــى بــه موضــع لســعة النحــل والزنابيــر الطــين بالخــلّ . وأيضا الطحلــب بالخــلّ وأيضــا خرقة قد غمســت في خلّ وكافــور ومــاء ورد توضع على الموضــع . ويضمّــد أيضــا بالخبّــازى أو الكزبــرة الخضــراء أو بحــيّ العالــم أو بورق السدر أو بعسل وخلّ وملح .

٥٢ . الحيّــات : قــد شــهر أنّ ليــس ثمّ أبلغ مــن الدريــاق الكبير لجميع الســموم ولنهــش الهــوامّ كلّهــا وبخاصّة نهــش الأفاعــي لأنّ الأفاعي لشــدّة نكايتها للإنســان أطالت القدماء من الفلاسفة والأطبّاء الفكرة في أمرها وكثّروا التجارب على مرّ السنين حتّى ألّفوا لها الدرياق الكبير . فإن لم يحضر فيبادر بأخذ معجون مترود يطوس وإن لم يحضر فيبادر

---

١ وأيضــا] om. N | كزبرة] البزر add. L | بماء] مــاء P (= בגדלמפ) | بارد] ورد N || ٢ وكذلــك تتناول] ويأكل N | وكذلك . . . نافع] om. L | وكذلك شــرب شــراب] وشــراب N | شــرب] يشرب O || ٣ بارد] ورد N | نافع] om. N || ٤ به] om. G | لسعة النحل] اللســعة التــي النحل P | والزنابير] والزنبور N || ٥ قد غمســت] تغمــس N | في خل] بخلّ M | خلّ] خمر add. N || ٦ الموضع] موضع اللسعة M | ويضمّد] به add. P | ويضمّد . . . الكزبرة] ويضمّد بالكزبرة N | الكزبرة] بالكزبرة MV | أو بحيّ العالم] om. G | أو بورق السدر] om. N || ٧ وملح] O || ٨ شهر] اشتهر EG | الدرياق] الترياق EGMPV || ٩ ولنهش] ونهش EG | الهوامّ] الحيوان LP (= אבגדזלמספ) | وبخاصّة] وخاصّة E | لأنّ الأفاعي] om. L | للإنسان] في الإنسان G : في بدن الإنسان E || ١٠ أطالت] أمالت P || ١١ لها] له P | الدرياق] الترياق EGMPV | فإن . . . مترود يطوس] E[1]

Its composition: [take] equal parts of lotus,[143] round[144] birthwort, wild rue, and bitter vetch flour; knead this with wine vinegar, and prepare pastilles from it. Let [the patient] take one mithqāl in one ounce of old wine.[145] It is said that it can serve as a substitute for the[146] great theriac for viper bites; for this reason one should have it at hand. It is said that maidenhair [*Adiantum capillus Veneris*], if boiled with wine and then ingested, is beneficial for viper bites.[147] It is also said that six dirhams of the root of the white[148] vine, boiled with wine and ingested, is beneficial for viper bites.[149] It is said that agaric acts as a theriac against viper bites; one should take one mithqāl sieved in half a *raṭl* of old wine, and it saves from viper bites.[150] A [remedy] especially for the site of the bite once it has been incised and sucked out is to take cabbage juice, mix it with wine, and apply it as a poultice to the site of the bite.

(53) Galen mentions a poultice for viper bites which has the following composition (in his own words): [Take] one mithqāl each of sagapenum, asafetida, and opopanax [*Opopanax Chironium* KOCH], and two mithqāls each of galbanum [gum resin of *Ferula galbaniflua*] and sulphur[151] untouched

بأخذ أقراص الكرسنّة صفتها : حندقوقا وزراوند مدحرج وسذاب برّي ودقيق الكرسنّة بالسوية ، يعجن بخلّ خمر ويقرص ويسقى منه مثقال بأوقية شراب عتيق . قيل إنّ هذا يقوم مقام الدرياق الكبير في نهش الأفاعي فلذلك ينبغي أن يستعدّ به . وقيل إنّ كزبرة البئر إذا طبخت بشراب وشرب تنفع من نهش الأفاعي . وقيل إنّ أصل الكرمة البيضاء إذا طبخ منه ستّة دراهم بشراب وشرب نفع من نهش الأفاعي . وذكر أنّ الغاريقون درياق من نهش الأفاعي يؤخذ منه مثقال منخول بقدر نصف رطل شراب عتيق فيخلّص من نهش الأفاعي . وممّا هو أيضا خاصّ بموضع النهشة بعد الشرط والمصّ أن تؤخذ عصارة الكرنب وتخلط بشراب ويضمّد بذلك موضع النهشة .

٥٣ . وذكر جالينوس ضماد نهش الأفاعي صفته بلفظه : سكبينج وحلتيت وجاوشير من كلّ واحد مثقال ومن القنّة والكبريت الذي لم يدنو من النار من كلّ

---

١ صفتها] om. M : وصفتها GP | حندقوقا] حندقوق P | مدحرج] طويل P (= אגדבלמ) | برّي] om. G || ٢ مثقال] من مثقال E | بأوقية] om. P O^1 | قيل] فقد قيل E || ٣ الدرياق] الترياق EGLMPV | الكبير] الفاروق E | فلذلك] وكذلك M | فلذلك ينبغي] فينبغي G || ٤ بشراب] وزيت add. M | وشرب] ذلك add. M | تنفع] نفع LMV | الأفاعي] الهوامّ E | إنّ] om. M | الكرمة] الكرسنّة M : الكرم LP | منه] منها MV || ٥ وذكر] أيضا add. EGMV | درياق] ترياق EGMPV || ٦ منخول] منخولا EG | شراب عتيق] شرابا عتيقا G | من نهش الأفاعي] E^1 | نهش] نهشة V || ٧ أيضا] om. M || ٩ ضماد نهش] ضمادا لنهش EGMPV | الأفاعي] الأفعى M | صفته بلفظه] inv. O | بلفظه] بنصّه V | سكبينج] سكنجبين LO || ١٠ يدنو] يدن EGMV : يدنوا P

by fire; pulverize the dry ingredients; sieve them in a fine sieve; then dissolve the resins in wine and mix this with the dry ingredients[152] until it assumes the consistency of a salve. Apply this as a poultice to the site of the bite; then cover it with fig leaves or Roman nettle [*Urtica pilulifera* and var.] leaves.[153]

(54) Mad dogs:[154] The physicians have mentioned many symptoms of mad dogs;[155] all these are correct and there is no need to mention them at length in this treatise, because a human being instinctively flees from them when he sees them, just as he flees from a scorpion and a viper. Even [healthy] dogs flee from them. One always sees them walking alone, stumbling and staying close to walls, without barking. There is no doubt that people everywhere hasten to kill them when they recognize their condition. But sometimes [a mad dog] bites before being recognized. And sometimes someone is bitten in the dark by a dog and cannot tell if it was a mad [dog] or not. Every remedy that we find mentioned for the bite of a mad dog is only beneficial if it is applied before hydrophobia sets in. If it is applied after the [onset of] hydrophobia, no one has ever been seen to survive. A person bitten by a mad dog does not suffer greater pain than the pain of the bite of any other dog. Rather, the serious symptoms which indicate rabies only begin to appear in most cases after eight days, and sometimes only appear after a [long] period. Therefore, anyone bitten by a mad dog or by a dog whose condition is unknown should promptly receive the general treatment that I mentioned: ligature, incision, suction,

واحد مثقالين، تدق الأدوية اليابسة وتنخل بمنخل ضيّق، ثمّ تحلّ الصموغ بشراب وتلقى على الأدوية اليابسة حتّى تصير في قوام المرهم ويضمّد به موضع النهشة، ثمّ يغطى بورق التين أو بورق الأنجرة.

٥٤. الكلب الكلب: قد ذكرت الأطبّاء من علامات الكلب الكلب علامات كثيرة كلّها حقّ ولا أحتاج إلى التطويل بذكرها في هذه المقالة لأنّ الإنسان بطبيعته ينفر منه عند ما يراه كنفوره من العقرب والأفعى حتّى أنّ الكلاب تهرب منه. ولا يرى أبدا هذا الكلب الكلب إلا وحده يمشي ويعثر ويلصق بالحيطان ولا ينبح. ولا شكّ أنّ الناس في كلّ موضع يبادرون بقتله عند ما يتميّز أمره. لكنّه قد يسبق فيعضّ قبل أن يعلم به. وقد يعضّ الإنسان كلب في الظلام فلا يعلم هل هو كلب أو غير كلب. وكلّ دواء نجده مذكورا لعضّة الكلب الكلب فليس ينفع ذلك إلا إذا عولج به قبل أن يفزع من الماء. أمّا بعد الفزع من الماء فما رئي من عاش. وهذا الذي يعضّه الكلب الكلب ليس يجد عند ما يعضّه ألما زائدا على ألم كلّ عضّة كلب. وإنّما يبتدئ ظهور تلك الأعراض الرديئة الدالّة على أنّه كلب بعد ثمانية أيّام على الأكثر وقد لا يظهر إلا بعد مدّة. فلذلك ينبغي لكلّ من عضّه كلب كلب أو كلب مجهول الحال أن يبادر بالتدبير العامّ الذي ذكرته، أعني الرباط والشرط والمصّ وتسييل

---

١ مثقالين] مثقالان P | ضيّق] صفيق EGLMP || ٢ اليابسة] وتعجن add. EGMV || ٥ كلّها] om. V | أحتاج] حاجة EG : احتياج V | بطبيعته] بطبعه P || ٦ والأفعى] والحيّة M || ٧ الكلب] om. M | ويعثر] ويعث P | ويلصق] ويلتزق M : ويلزق GV | موضع] صقع P || ٨ بقتله] إلى قتله EG | يعضّ] يعط O || ٩ كلب] كلب كلب P (= אבגדזלמספ) | دواء] ما P | مذكورا] مذكور E | لعضّة] لعظة O || ١٠ فليس] وليس L | به] om. EG | من الماء] om. EM || ١٢ كلب] غير كلب add. E | كلب] كلب add. M || ١٣ كلّ من] لمن قد M | كلب كلب أو] om. P (= אבגדלמ) | أو كلب] om. L || ١٤ يبادر] يبتدئ L

copious bleeding from the site [of the bite] by means of cupping glasses, emesis, and ingestion of the theriac. He should also be treated with whatever is available of those remedies that are specific for [the bite] of a mad dog, both ingested and topical, that I am going to mention now in this chapter, according to the aim of this treatise.

(55) One of these is Indian lycium:[156] one should drink half a mithqāl in cold water every day. Another remedy is pulverized and sifted nigella: one should ingest two dirhams every day in cold water. Another[157] remedy is asafetida: one should ingest half a dirham every day in cold water. Another remedy is pulverized and sifted gentian: one should drink one mithqāl of it every day in cold water. More effective than all these are burnt river crabs: they should be pulverized and sifted; their ashes should be sprinkled on water [and then be taken] daily in a measure of one dirham.

(56) According to Galen and others, of the compound remedies whose efficacy was proven by experience is the following theriac for the bite of a mad dog; its composition is thus: one part of frankincense, five parts of gentian, and six[158] parts of the ashes of river crabs.[159] Grind these into a powder and drink two dirhams of it in cold water on the first day, and increase [the dose ingested] by half a dirham every day until it

الدم الكثير بالمحاجم من الموضع والقيء وشرب الدرياق. ويتدبّر أيضا بما أمكن وجوده من هذه الأدوية الخاصّة بالكلب الكلب التي أذكرها الآن في هذا الباب بحسب غرض المقالة مشروبة وموضعية.

٥٥. من ذلك الحضض الهندي يشرب منه نصف مثقال كلّ يوم بماء بارد. دواء آخر شونيز مسحوق منخول يستفّ منه كلّ يوم درهمين بماء بارد. دواء آخر حلتيت يشرب منه كلّ يوم نصف درهم بماء بارد. دواء آخر جنطيانا مسحوق منخول يؤخذ منه كلّ يوم مثقال بماء بارد. وأبلغ من هذه كلّها السرطانات النهرية محرقة تسحق وتنخل ويذرّ من ذلك الرماد على الماء كلّ يوم وزن درهم.

٥٦. ومن المركّبات التي صحّت لجالينوس وغيره تجربتها وهو درياق لعضّة الكلب الكلب صفته: كندر جزء جنطيانا خمسة أجزاء رماد السرطانات النهرية ستّة أجزاء يسحق الجميع كالكحل ويشرب منه في أوّل يوم درهمين بماء بارد ويزيد في كلّ يوم نصف

---

١ الدرياق] الترياق EGMPV || ٢ الكلب] om. LM | التي] الذي L || ٣ وموضعية] وموضوعة G || ٤ الحضض] الحضيض M : الحصص O | نصف... بارد.] كلّ يوم نصف مثقال بماء بارد EGMV : نصف مثقال بماء بارد كلّ يوم P | دواء آخر] om. M || ٥ يستفّ] يؤخذ P (= אבגדלמספ) | درهمين] وزن نصف E : درهمان V | دواء] om. E || ٦ دواء آخر] om. M | دواء... بارد] om. LP (= אבגדלמספ) | دواء آخر] om. M : آخر E | منخول] ومنخول M | يؤخذ منه كلّ يوم] يؤخذ كلّ يوم منه G || ٧ هذه] الأدوية add. G | السرطانات النهرية] سرطانات نهرية GEM : سرطانات PV | تسحق وتنخل] تنخل V || ٨ وزن] زنة GMV | درهم] ويشرب add. M || ٩ درياق] ترياق EGMPV || ١٠ صفته] om. GM | رماد السرطنات النهرية] om. P (= אבגדלמ) || ١١ كالكحل] سحقا جيدا M | في] om. P | درهمين] درهمان GPV

reaches six dirhams on the ninth day. Thereafter [only] increase the dose by[160] small amounts. Another compound remedy proven by experience: one dirham each of gentian and myrrh and two dirhams of the ashes of burnt river crabs; this should be ingested every day in cold water.

(57) From the simple remedies to be applied as a poultice for the bite of a mad dog after [the application of] general [remedies] that attract [the poison], I will mention the following: flour of bitter vetch, to be kneaded with wine and applied as a poultice. Another remedy: bitter almonds, to be pounded with bees' honey until it becomes like a salve and to be applied as a poultice. Another remedy: leaves of fresh peppermint [*Mentha piperita* and var.] with salt; this should be pulverized and applied as a poultice. Another remedy: take[161] asafetida, moisten it in wine, and fill the spot of the bite with it after enlarging it. Another compound remedy: equal parts of walnut kernels, salt, and onion; they should be crushed in honey until all of it becomes like a salve and then it should be rubbed on the bite. One should hasten [to apply] whatever of these [remedies] is available.

(58) One should continue the treatment of the bite victim with beverages and poultices applied to the spot [of the bite] for a minimum of forty days. Similarly, one should leave the site of the bite[162] open; one should not let it close in any way prior to forty days. If it becomes almost closed up, it should be opened and enlarged by the salves composed to[163] this end. It is well known that, of necessity, [accidents] happen within

درهم حتّى تجيء الشربة في اليوم التاسع ستّة دراهم ويزيد بعد ذلك قليلا قليلا . مركّب آخر صحّت تجربته : جنطيانا ومرّ من كلّ واحد درهم ورماد السرطانات النهرية المحرقة درهمين ، يستفّ هذا كلّ يوم بماء بارد .

٥٧ . وممّا يضمّد به عضّة الكلب الكلب من المفردات بعد الجاذبة العامّة هذه التي أذكرها : دقيق الكرسنّة يعجن بشراب ويضمّد به . دواء آخر : اللوز المرّ يدقّ مع العسل النحل حتّى يصير كالمرهم ويضمّد به . دواء آخر : ورق النعنع الأخضر مع الملح يدقّ ويضمّد به . دواء آخر تأخذ الحلتيت وترطّبه بالشراب وتملئ به موضع العضّة بعد توسيعها . دواء آخر مركّب : لبّ جوز وملح وبصل أجزاء متّساوية تدعك بعسل نحل حتّى يصير الجميع كالمرهم ويطلى على العضّة ويبادر بأيّ هذه حضر .

٥٨ . وينبغي أن يداوم تدبير المعضوض بالمشروبات وتضميد الموضع لا أقلّ من أربعين يوما . وكذلك يترك موضع العضّة مفتوحا لا تدمل بوجه لأقلّ من أربعين يوما . وإن قارب الالتحام فتح ووسع بالمراهم المؤلّفة لذلك . ومعلوم أنّه لا بدّ أن تطرأ أمور في طيّ هذه

---

١ ويزيد] ويز‹يد› G | قليلا قليلا] om. P (= אבגדלמספ) || ٢ صحّت تجربه] O[1] | ورماد] رماد EGPV || ٣ درهمين] درهمان PV || ٤ الجاذبة] الحادثة V || ٥ الكرسنّة] كرسنّة LPV | بشراب] بزيت EG : بشراب E[1] || ٦ دواء] om. E | العسل النحل] عسل نحل E : عسل النحل LV | النحل] الذي النحل P | دواء] om. E | دواء . . . به] om. M | ورق] يدقّ L | النعنع] النعاع O : النعناع G | الملح] ملح V | دواء] om. E | دواء . . .ويضمّد به] om. M || ٧ تأخذ] O[1] : om. LP (= אבגדלמספ) | به] om. E | توسيعها] توسعها P | دواء] om. E | دواء . . .ويضمّد به] om. M | لبّ] om. M || ٨ متّساوية] سوا EGMV | نحل] النحل V | كالمرهم] مرهما EGMV || ١٠ يداوم] يبادر ويداوم E | لا أقلّ] ولا يكون ذلك أقلّ E || ١١ وكذلك . . . يوما] om. P | العضّة] القرحة EGM | لأقلّ] ولا يكون ذلك أقلّ EG : لا أقلّ LO[2] || ١٢ لذلك] E : om. G (=אבגדזלמספ) | أن] وأن LO : أو V | هذه] om. G

these forty days according to the individual temperament and corporeal disposition [of the bite victim], and one must resort to [different kinds of] treatment, such as purgation, bloodletting, or enemas, and different foods and poultices. But this is not within the scope of this treatise. Rather, what I have mentioned is only meant as a [first aid] until a [skilled] physician is present [to attend to the patient], or it may suffice in the case that no accomplished physician can be found who can adequately treat these difficult cases.[164]

(59) As for the bite of domesticated dogs[165] and similarly of human beings or other animals that are not poisonous, it is sufficient to submerse the site [of the bite] in heated olive oil time and again until the pain subsides. Then put raw beans [*Vicia faba*] that have been chewed until they become like a salve and apply this as a poultice to the site of the bite. The same [can be done] with chewed wheat. And if the person who chews the beans or wheat has not yet eaten anything, and the chewing is being done in the beginning of the day, and the chewer is a boy [or] a young man, it is more effective.

(60) Another remedy: pulverize onions, mix them with bees' honey, and apply this as a poultice. [Another[166] remedy]: flour of bitter vetch—knead it with bees' honey and apply it as a poultice. Another remedy—the soft part of leavened bread: chew it and apply it as a poultice. Whichever of these one prepares [and applies] is sufficient.

الأربعين يوما بحسب المزاج الشخصي واستعدادات الأبدان فيحتاج إلى عدّة تدابير من إسهال أو فصد أو حقن وتغيير أغذية وضمادات. وليس هذا غرض هذه المقالة بل هذا الذي ذكرناه هو للمبادرة حتّى يحضر الطبيب أو يكتفى به حيث لا يوجد طبيب كامل يكمل لتدبير هذه الأمور الصعبة.

٥٩. وأمّا عضّة الكلاب الأهلية وكذلك عضّة الإنسان وغيره من الحيوانات التي لا سمّ لها فيكتفى في ذلك بأن يغرق الموضع بالزيت المسخن المرّة بعد المرّة حتّى يسكن الألم، ثمّ تضع على الموضع باقلا نيئا قد مضغ حتّى صار كالمرهم وتضمّد به موضع العضّة. وكذلك الحنطة الممضوغة. وإن كان الذي يمضغ الفول أو الحنطة لم يطعم بعد شيئا وكان المضغ أوائل النهار وكان الماضغ صبيا شابّا كان ذلك أبلغ في نفعه.

٦٠. دواء آخر: يدقّ البصل ويخلط بعسل نحل ويضمّد به. وكذلك دقيق الكرسنّة يعجن بعسل نحل ويضمّد به. دواء آخر لباب خبز مختمر يمضغ ويضمّد به. أيّ هذه فعل كفى.

---

١ يوما] اليوم EG | واستعدادات] والاستعدادات G | عدّة] om. P | تدابير] تداو V || ٢ وتغيير] وتغير PV | أغذية وضمادات] أضمدة وأغذية E | هذه] om. L || ٣ ذكرناه] ذكرته P : ذكرناها L | للمبادرة] المبادرة ELMP | حيث] في موضع P || ٤ يكمل] om. M : مكمل V | هذه] لهذه P || ٥ وأمّا] فأمّا P | عضّة] om. E | وغيره] ونحوه MV || ٦ يغرق] يعرق EGO : تعرق M || ٧ تضع] يوضع MP || ٨ الفول أو الحنطة] inv. P | بعد] O[1] | وكان] أو كان EG || ٩ أوائل] أول E | ذلك] om. E | في نفعه] om. M || ١٠ دواء] om. E | نحل] وخلّ M | وكذلك] دواء آخر LV | وكذلك . . . به.] om. MP (= אבגדזלמ) : آخر دقيق الكرسنّة يعجن بعسل نحل ويضمّد به الموضع E[1] || ١١ دواء] om. E || ١٢ كفى] كافي L

(61) Know that the worst bite is that of a [nonpoisonous animal] that has an empty stomach, and if the biting [animal] has a temperament that is bad for that kind [of animal] or feeds itself with food that is bad for that kind [of animal] and is still hungry, its bite is nearly [as dangerous] as that of a poisonous animal, especially if the bitten person is replete [with food], or [his body] contains bad humors, or the bitten limb is weak. For [such a limb] may putrefy and lead to increased danger [for his life]. But the treatment of such exceptional cases does not fall within the scope of this treatise.

(62) As for bites that happen frequently and are common, and likewise for the bite of those animals that are frequently found in the cities and countryside around them and that we have mentioned [above], what we have mentioned in this treatise is sufficient [for their treatment], God willing.

(63) But beware of not heeding the distinction made in the [medical] books between the bite of a mad dog and that of [a dog that is] not mad,[167] for people have died because of that, as the elders[168] whom I met informed me. Rather, you should know as a precautionary measure that only once you have verified that that biting dog was a domesticated one, you should treat it in the way mentioned [above] and let the wound close. If you are not sure about the dog in question, you should treat the [bite victim] in the way you treat [someone bitten] by a mad dog. A senior, well-known physician told me that he [once] saw in [the city] of Almería a young silk weaver bitten by a dog, and that it was not accompanied by

٦١ . واعلـم أنّ شـرّ العضّات عضّـة الصائم فإن اتّفق أن يكـون الذي عضّ رديئ المـزاج في نوعـه أو يغتذي بأغذيـة رديئة لذلك النـوع وكان مع هذا جائـع فإنّ عضّته تقرب من نهش ذوات السـموم ولا سـيّما إن كان المعضوض ممتلئا رديء الأخلاط وكان العضـو المعضوض ضعيفا . فـإنّ هذا ربّما عفـن وعظم الخطر فيـه . وليس علاج هذه الشواذّ من غرض هذه المقالة .

٦٢ . فأمّـا العضّـات الكثيـرة الوجـود المتعارفة وكذلـك نهش هـذه الحيوانات الكثيـرة الوجـود فـي المدن وفـي أريافهـا التي قـد ذكرناهـا فالذي ذكـر في هذه المقالة كاف فيها إن شاء اللّه .

٦٣ . وإيّـاك والوثاقة بما ذكر في الكتب مـن التفرقة بين عضّة الكلب الكلب والغير كلـب فإنّ قد هلك من أجـل ذلك خلق فيما أخبرني به الشـيوخ الذين لقيتهم . بل وجه الحـزم أن تعلـم أنّـك إن تحقّقت أنّ هذا الكلـب الذي عضّ من الأهليـة فحينئذ تداويه بما ذكر وتدمل قرحه . وإن أشـكل عليك شـخص الكلب فدبّـره تدبير الكلب الكلب . وقد أخبرني شـيخ من مشـاهير الأطبّاء أنّه رأى في المريّة صبيا قـزازا عضّه كلب ولم

---

١ شـرّ] أشـرّ P | الذي] هو الذي P || ٢ جائع] جائعا EGV || ٣ من] om. M | نهش] نهشـة EGMV | ولا] لا EG | ممتلئـا] ممتلئ E || ٤ الخطـر] الخطب EGMV || ٥ هذه المقالة] المقالة MV : om. G || ٦ الوجود] الموجودة EG || ٧ ذكر] قد ذكر M : أذكر E || ٨ كاف] om. E | إن شـاء اللّه] واللّه أعلم E | اللّه] تعالى add. GLP || ٩ وإيّاك والوثاقة] والزيـادة V | والوثاقـة] والرثاقة M : والثقة E | الكتب] الكتاب L | والغير كلب] وغير الكلب EGM || ١٠ فـإنّ] فإنّـه G | من أجل] في ما بين E | أجـل] O | فيما] ممّا LP | الذين] الـذي LP | وجه] الحق add. E || ١١ تعلم] تعرف P || ١٢ ذكر] ذكرو L | قرحه] قرحته EGMPV || ١٣ شيخ] شخص E | قزازا] أذاها add. L | عضّه] عضّة L

any of the symptoms of the bite of a mad dog. The physicians then decided that it was a domesticated dog and let the wound close up after a month or so and the boy recovered. He stayed [healthy] for a long time and carried out the activities of healthy people. Later, the symptoms [of the bite of a mad dog] became apparent in him; he developed hydrophobia and died. Be cautious in such things, [for] analogical reasoning cannot be applied in the case of evil poisons.

تصحبـه أعراض من عضّة الكلب الكلب. فقطعوا الأطبّـاء حينئذ على أنّه كلب أهلي فأدملـوا قرحه بعد شـهر أو نحـوه فبرئ الصبـي. ودام مدّة كبيرة وتصـرّف تصرّفات الأصحّـاء. وبعد ذلك ظهرت فيه الأعراض وفـزع من الماء ومات. فاحذر هذا أنّ غائلة السموم لا يأخذها قياس.

---

١ الكلب الكلب] كلب كلب M | فقطعوا] فقطع EGM || ٢ قرحه] قرحته EGMPV | كبيرة] كثيرة EM | وتصرّف] يتصرّف EGV | تصرّفات] تصرّف M || ٣ هذا أنّ] فإنّ EG : هذه من P || ٤ السموم] عظيمة الخطر add. E | لا يأخذها قياس] E[1] | يأخذها] يملكها G

The Sixth Chapter of the First Part

Concerning the foods to be given to bite victims in general and in particular, and certain [remedies with] specific properties that are fitting for this purpose

(64) All persons who have been bitten and all those who have imbibed whatever poison should be nourished with [different kinds of] *tharīda*[169] with olive oil and clarified butter. One should give them fresh milk to drink, and they should eat large quantities of figs, walnuts, pistachio nuts, hazelnuts, garlic, onion, and rue. All these should be consumed separately or compounded. If one takes only one of these, one should eat it as a seasoning with whatever bread is available. Do not let them have any kind of meat, not even fowl, because the blood produced by meat tends to putrefy because of the gaseous substances of the poison that remain in the blood of the person who has been bitten or who has consumed poison. [Otherwise] all his blood will putrefy and serious [complications] will

الفصل السادس من النوع الأوّل

في ذكر أغذية الملسوعين عموم وخصوص وذكر بعض خواصّ لائقة بهذا الغرض

٦٤. جميع الملسـوعين وكلّ من شـرب أيّ سـمّ كان اجعل أغذيتهـم ثرائدا بزيت وسمن واسـقهم اللبن الحليب ويكثرون بأكل التين والجوز والفستق والبندق والثوم والبصل والسـذاب. كلّ هذه يأخذونها مفردة أو مجموعة. أمّا وحدها فيتأدّمون بما اتّفق منها مع الخبـز وجنّبهم اللحم جملة ولو لحوم الطير لأنّ الدم المتولّد عن اللحوم مهيّأ للعفن من روائح السـمّ الباقية في دم الملسـوع أو الذي يتناول السـمّ فيعفن بذلك جملة دمه ويصيبه أمور

١ الفصل . . . الأوّل] فصل N || ٢ أغذية الملسوعين] الأغذية للملسوعين M | عموم وخصوص] عمومـا وخصوصا EGNPV | بعض] om. FMN || ٣ جميع] اعلم أنّ جميع E | شـرب] يشـرب N : سـمّا add. EGP (= אבגדזלמספ) | اجعـل] O^1 | ثرائـدا] ثرائد أبدا M : ثرائـد NV || ٤ واسـقهم] واسـقيهم LN | ويكثـرون بأكل] ويكون أكلهـم E | بأكل] أكل LMNV | والفسـتق والبندق] inv. E | والبندق] om. V || ٥ هذه] هذا P | أو مجموعة] ومجموعـة MN | مجموعـة] مركّبة P | أمّا وحدهـا] E^1 : om. G | فيتأدّمون] أو يتأدّمون om. EG : فيأدمون L : أيّ يتأدّمون N | بما] بها M | اتّفق] om. MP || ٦ ولو لحوم] أو لحم LP | ولـو . . . صعبة (٤٢,١)] om. N | اللحوم] اللحم G | مهيّأ] متهيّأ LP || ٧ السـمّ] السموم LP | في] من E | أو] من L | جملة] جميع M

afflict him. Put much salt in their dishes, for it will burn and dry out the poison. Honey is not bad either, especially with clarified butter. As for the widespread belief among the people that every bite victim should only eat unleavened bread, I do not know any basis for it, neither rational nor traditional. Let them drink as much wine as they can tolerate and mix it in their dishes, especially [in the case of] someone who was bitten by a scorpion, for the intoxicating effect of wine alone is enough to[170] cure him. Someone bitten by a scorpion should also fill himself with walnuts, figs, garlic, rue, and strong wine, because this immediately relieves his pain so that he does not need any other regimen. This is the regimen for any bitten person who feels extreme cold or tolerable heat.

(65) If you see that someone who has been bitten or who has consumed poisoned food is burning hot and asks for large quantities of water,[171] hasten to feed him only with sour[172] milk and some fresh butter, and let him

صعبة. واكثر في أطعمتهم الملح فإنّه يحرق السمّ ويجفّفه. ولا بأس بالعسل وبخاصّة مع السمن. وأمّا هذا المشهور عند الجمهور من أنّ كلّ ملسوع لا يأكل إلا الخبز الفطير فلا أعلم لذلك أصلا يستند إليه لا مقيس ولا منقول. واسقهم من الشراب ما احتملوا واخلطه في أطعمتهم وبخاصّة من لسعته عقرب فإنّ الشراب المسكر وحده كاف في براءته. وكذلك أن امتلأ من لسعته عقرب من جوز وتين وثوم وسذاب وشراب قوي فإنّه يسكن ألمه لوقته ولا يحتاج إلى تدبير آخر. وهكذا تدبير كلّ ملسوع يجد بردا شديدا أو حرّا محتملا.

٦٥. أمّا من رأيته من الملسوعين أو ممّن أكل طعاما مسموما يلتهب ويستدعي الماء الكثير فبادر بتغذيته باللبن الحامض وحده مع يسير من الزبد ويمتصّ التفّاح الحامض والرمّان

---

١ بالعسل] النحل add. N | وبخاصّة] وخاصّة V || ٢ هذا المشهور] المشهور E | هذا ... أنْ] ما يقول الجمهور إنّ N | أنّ كلّ] اكل G | كلّ ملسوع] الملسوع M | يأكل] يطعم M || ٣ لذلك] لهذا N | أصلا يستند إليه] مستند E : أصل استند إليه N | يستند] مستندا V | لا مقيس ولا منقول] لا مقيسا ولا منقولا GV : لا قياسا ولا نقلا E : om. N | الشراب] الخمرة N || ٤ وبخاصّة] وخاصّة V | لسعته] لسعه N | عقرب] العقرب EGMV | فإن ... عقرب] om. L | براءته] برؤه E : برئه MV : براه G : ذلك P (= אבגדזלמספר) : ابراءه N | وكذلك] ولذلك E || ٥ أن] من N | لسعته] لسعة N | عقرب] فليأكل add. N | لوقته] في وقته N || ٦ محتملا] له add. LP : محتمل N || ٧ ممّن] من G : om. P | طعاما مسموما] سمّا مع طعام E | الماء] البارد add. M || ٨ باللبن] om. LP (= בגדלמסר) | مع] om. G : ومع ELMP | يسير ... الحامض(2nd)] E^{1} : om. G | ويمتصّ] ويمصّ L

suck sour apple, sour pomegranate, and pomegranate juice. And if you see that the [sensation of] burning is extremely severe, let him take cooling vegetables such as endive, lettuce, and cucumber (especially the smaller variety);[173] oxymel beverage is not bad either. Mix the water [that they drink] with a little wine; and garlic, walnuts, and figs are indispensable. But reduce their [quantity] in accordance with the intensity of the heat felt by the bite victim.

(66) As[174] for someone bitten by a mad dog, all the aforementioned foods are good for him except for salt; his food should only contain a very small [quantity] of it. But especially [good] for him is to eat young chicken soup and nutritious fowl, such as turtledove, partridge, francolin, and *ṭayhūj*.[175] He should avoid young pigeon because[176] it is bad foodstuff. He should feed himself with cabbage because it has the specific property of being beneficial against the bite of a mad dog. Feed him with large quantities of onion and garlic, both raw and boiled. Let him also eat salted fish, not continuously,[177] however, but every other day. The best food for him is soup and the meat of river crabs. They are, actually, both medicine and food and are also beneficial for any bite victim because of the specific property which God has bestowed on them. Similarly, acorns, both raw and cooked, are good foodstuff for any bite victim because of their specific property.

الحامض وشراب الرمّانين. وإن رأيت التلهّب شديدا فناوله البقول الباردة كالهندباء والخسّ والخيار ولا بأس بشراب سكنجبين وامزج ماءهم بيسير الشراب ولا بدّ من الثوم والجوز والتين، لكن قلّل من ذلك بحسب شدّة الحرّ الذي يجده الملسوع.

٦٦. وأمّا الذي عضّه الكلب الكلب فكلّ ما تقدّم من الأغذية جيّد له إلا الملح فإنّ لا يكون في طعامه منه إلا أقلّ شيء. وبخاصّة أنّه يشرب أمراق الفراريج والطيور الجيّدة الغذاء كاليمام والحجل والدرّاج والطيهوج ولا يقرب فراخ الحمام لأنّ غذاءها رديء جدّا ويغتذي بالكرنب فإنّه له خاصّية في النفع من عضّة الكلب الكلب. واكثر في أغذيته من البصل والثوم نيئا ومطبوخا ويطعم أيضا السمك المالح ولا يداومه بل يوم بعد يوم وأمراق السرطانات النهرية ولحومها أفضل الأغذية له بل هي الدواء والغذاء وهي أيضا نافعة لكلّ ملسوع بخاصّية خصّها الله به. وكذلك البلّوط نيء ومطبوخ غذاء جيّد لكلّ ملسوع بخاصّية فيه.

---

١ كالهندباء والخسّ] كالخس واالهندباء EGMV || ٢ بشراب] شراب G | سكنجبين] السكنجبين GMV | ماءهم] لهم الماء M | بيسير] يسير P | الشراب] من الشراب E | والجوز والتين] inv. L || ٣ قلّل] قليل M : قليلا EGV | قلّل من ذلك بحسب] om. L | الحرّ] الحارّ L || ٤ تقدّم] يقدم P | جيّد] فجيّد M : جيّدا P | فإنّ] فإنّه LV || ٥ منه] om. EG | أقلّ شيء] القليل V | شيء] يكون add. et del. O : add. LP | وبخاصّة] ويخصّه EG | وبخاصّة أنّه يشرب] ويشرب M | أنّه] ان V | أمراق الفراريج] الأمراق الذي للفراريج L || ٦ لأنّ غذاءها] فإنّه P (= אבגדזזלמספר) | جدّا] om. M || ٧ فإنّه] فإنّ EGMPV | من عضّة] لمن عضه P || ٨ يداومه] كلّ يوم add. P | بل] om. EG (= אבגדזזלמספר) : إلا L | يوم] يوما EGMV | وأمراق] وأمّا L || ٩ الدواء والغذاء] الغذاء والدواء MP || ١٠ بخاصّية] من الخواصّ التي P | وكذلك البلّوط] والبلّوط N | نيء ومطبوخ] نيئا ومطبوخا EGV | جيّد] جيّدا LP

(67) Amongst [the medicines] with specific properties whose effectiveness has been proven empirically by someone who has lengthy experience [with them] are boiled chicken brains, which are beneficial for any bite victim or for someone who took poison. They also improve the intellect of healthy people, just like soup of turtledoves, because such soup sharpens the intellect through its specific property. Lemon peel, if eaten, has the specific property of being beneficial against poisons. The leaves of the lemon tree, if imbibed as a decoction, have a similar effect.[178]

(68) The physicians agree that fumigation with the horn of a stag chases away all kinds of vermin, and especially snakes. They say that fumigation with goat's hoofs, mustard, sulphur, nigella, opium, or human[179] hair has the same effect. When any one of these is used as a fumigant, snakes and other kinds of vermin will flee from its smell. They also say that if one collects [some] scorpions and burns them in a house, all the scorpions [in that house] will flee from that smell.[180]

(69) One should also take precautionary measures and fumigate with them the places where any [kind of] vermin may be found, because[181] the excellence of the human intellect demands that one is constantly cautious and prudent and takes every possible preventive measure to protect the body against afflictions, although there is no real protection but through God's benefactions.[182]

٦٧ . ومن الخواصّ التي صحّت بالتجربة لمن أطال التجربة : أدمغة الدجاج مطبوخة نافعة لكلّ منهوش أو لمن تناول سمّا ويزيد في جودة ذهن الأصحّاء كما تفعل أمراق اليمام، فإنّ تلك الأمراق تذكّي الذهن بالخاصّية. قشر الليمو إذا أكل من خاصّيته النفع من السموم كلّها وكذلك ورق شجرته إذا شرب طبيخه.

٦٨ . وأجمع الأطبّاء على أنّ البخور بقرن الأيّل يطرد الهوامّ كلّها وبخاصّة الحيّات. وكذلك قالوا يفعل البخور بأظلاف المعز أو بالخردل أو بالكبريت أو بالشونيز أو بالأفيون أو بشعور الناس. كلّ واحدة من هذه إذا بخّر به هربت الحيّات وسائر الهوامّ من رائحته. وكذلك قالوا إنّ العقارب إذا جمعت وأحرقت في بيت هربت كلّ العقارب من تلك الرائحة.

٦٩ . فينبغي أيضا أن يستظهر الإنسان بهذه الأشياء ويبخّر بها في المواضع التي يوجد فيها شيء من الهوامّ إذ جودة الفكرة الإنسانية تقضي بالإكثار من التحفّظ والتحرّز والاستظهار في كلّ ما يقي الجسد من الآفات وإن كان لا واقية على الحقيقة إلا بلطائف الله تعالى. كمل النوع الأوّل.

---

١ ومن] من P | بالتجربة] التجربة E | لمن أطال التجربة] لمن أطال التجربة بها E[1] | أطال] أطل P | مطبوخة] المطبوخة E[1] || ٢ منهوش] ملسوع N | أو لمن] ولمن EG | تناول] يتناول LNP | سمّا] سمّ N || ٣ الليمو] الليموا GLM : الليمون NV | أكل] om. P | النفع] نفع E || ٥ وأجمع] وقد أجمع E | وأجمع . . . سمّ (٤٦,١١)] om. L | الهوامّ] O[1] : الحيوان O | وبخاصّة] وبخاصّية E || ٦ قالوا يفعل] om. N | بأظلاف] بأضلاف M | المعز] الماعز P || ٧ بشعور الناس] بشعور الرأس P : بشعر الرأس N (= אבגדזזלמספר) | واحدة] واحد NV | من رائحته] O[1] || ٨ كلّ] om. EGN || ١٠ أيضا] om. N | بها] به P || ١١ إذ . . . الآفات] om. M | جودة] الإنسان add. N | تقضي] تقتضي EGN || ١٢ يقي] بقي N | الجسد] الجسم P | بلطائف] وقاية G : واقية E || ١٣ تعالى] عزّ وجلّ add. G | الأوّل] ولله الحمد والمنّة add. P

The First Chapter of the Second Part

On the prophylaxis against deadly poisons

(70) Says the author: It is appropriate that I first make some introductory remarks which are clear to the physicists but are not well known to the physicians, although Galen may have mentioned some[183] of the remarks included in this introduction. But he mentions them only as far as required by the medical art and does not explain them in a general introduction.[184] It is exactly such an introduction that I want to give now.

(71) It is well known that those bodies which are composed of elements possess color, taste, and smell. All these are undoubtedly accidental, but the rules concerning color are not the same as those concerning taste and smell. Color is an accident of something possessing color, and the perception of that accident by every observer is the same and never

الفصل الأوّل من النوع الثاني

في التحفّظ من السموم

٧٠ . قال المؤلّف : ينبغي أن أذكر أوّلا مقدّمة هي بيّنة عند الطبيعيين غير مشهورة عنـد الأطبّـاء وإن كان جالينوس قـد يذكر بعض ما تشـتمل عليه هـذه المقدّمة لكنه يذكر ذلك بحسـب مـا تقتضيه صناعة الطبّ ولا يوضح تلك المقدّمة العامّة وهذه هي المقدّمة التي أريد الآن ذكرها .

٧١ . معلـوم أنّ هذه الأجسـام المركّبة من الأسطقسـات هـي ذوات ألوان وطعوم وروائـح وهذه كلّها أعراض بلا شـكّ لكن ليس حكم اللون كحكم الطعـم والرائحة . وإنّ اللـون هو عرض ما في ذي اللون والمـدرك من ذلك العرض لكلّ من أدركه هي حالة

---

١ الفصـل ... الثاني] النوع الثاني الفصل الأوّل من النوع الثاني G : النوع الثاني الفصل الأوّل منه
E || ٤ بعض ... يذكر] om. P (= אבגדלמר) || ٥ العامّة وهذه هي المقدّمة [om. P (=
אבגדלמר) | وهذه ... ذكرها] أقول E | هي [om. G || ٧ الأسطقسات] الأستقسات
O || ٨ وهذه] هذه P | لكن] لأنّ P | كحكم] لحكم EM || ٩ وإنّ] فأنّ EG

---

changes. So, for example, the color black: a human being cannot perceive its black form, which effects a contraction of the eye, while another kind of living being perceives its white form, which effects dilation of the eye.[185] Rather, its form is perceived identically by all those who can see.

(72) As for taste and smell, this is not so—one and the same thing can be utterly sweet for one [animal] species and utterly bitter for another. I mean that for one species it would be sweet and pleasant—and this is the meaning of sweet taste [for them]—while another species would have an utterly unpleasant sensation when tasting it, and this can be bitterness, acridity, or astringency [to them], as it is explained in the principles of natural science. Everyone knows that squill[186] [*Urginea maritima*] tastes extremely bitter to human beings, whereas swine find it tasty and eat it greedily. The same applies to the [different kinds] of smell, because one and the same thing can have a pleasant smell for one species and a bad smell[187] for another [species]. For a pleasant sensation of taste and smell depend upon the temperament of the animal species. Anything that suits a certain temperament tastes sweet and smells good for [that species]. Similarly, some plants are proper nourishment for one species but a deadly poison for another species, as is stated and illustrated by Galen.[188]

(73) After this introduction I say that any plant or animal meat which a person finds tasty, that is, sweet and good smelling, is undoubtedly appropriate nourishment and may be eaten safely. But all [the foods]

واحدة لا تتغيّر. فإنّ اللون الأســود مثلا ليس يدرك الإنسان منه صورة السواد الذي فعله بجمـع البصر ويـدرك منه نوع آخر من الحيوان صورة البياض الـذي فعله تفريق البصر بل الصورة واحدة عند كلّ ذي بصر.

٧٢. وأمّا الطعم والرائحة فليسا كذلك بل الشيء الواحد بعينه في غاية الحلاوة عند نوع وفي غاية المرارة عند نوع آخر، أعني أنّ نوعا يستلذّه ويستطيبه وهذا هو معنى الطعم الحلو ونوع آخر يتألّم بذوقه له غاية التألّم وقد يكون ذلك مرارة أو حرافة أو قبض حسب ما يتبيّن في الأصول الطبيعية. قد علم الناس كلّهم شـدّة مرارة العنصل عندنا واســتطاب الخنازير له وشــدّة حرصها على أكله. وكذلك الأمر في الروائح فإنّ الشــيء الواحد بعينه طيّب الريح عند نوع وكريه الرائحة عند نوع آخر لأنّ اســتلذاذ الطعم واستطياب الرائحة راجـع لمزاج نوع من الحيوان. فكلّ ما وافق مزاج ما كان ذلك لذيذ عنده وطيّب الرائحة. وكذلـك صار بعض النبات غذاء موافقا لنوع وهو ســمّ قاتل فـي حقّ نوع آخر كما ذكر جالينوس وأتى من ذلك بأمثلة.

٧٣. وبعد هذه المقدّمة أقول إنّ كلّ شــيء مجهول مــن النبات ولحوم الحيوان يجده الإنســان لذيذ الطعم أعني حلوا طيّب الرائحة فهو غذاء موافق بلا شــك فليأكل الإنسان

---

١ الــذي فعلــه بجمع البصر] التي فعلها جمــع البصر EG || ٢ بجمع] جميــع P | ويدرك . . . البصــر] om. E || ٦ يتألّــم بذوقه] ما لــم يذقه يتألــم P (= אבגדזלמספר) : ما لم بذوقه G | قبض] قبضا EGV || ٧ شــدّة] om. P (= אבגדלמפר) | العنصل] الحنظل P (= אבגדזלמספר) | واســتطاب] واســتطابه EG : واستطياب V || ٩ الرائحة] om. P (= אבגדזלמפר) | واســتطياب] واســتطيابة EG || ١٠ مــزاج] إلى مــزاج EG | نوع] نوع نــوع EGMV | وافــق مزاج] يوافق مزاجا P | مــزاج] مزاجا EG | لذيــذ] لذيذا EGV || ١١ وكذلك] ولذلك MV || ١٣ هذه المقدّمة] ذلك E | شيء] om. EG || ١٤ حلوا] حلو LP

with different tastes, such as bitter,[189] acrid, sour, and other [tastes], and, similarly, all those with a bad smell, one should not taste until one has verified what species they are. For there is a sharp [tasting] plant that one may think is wild radish [*Raphanus raphanistrum*], while [in reality] it is a deadly poison, and similarly, [there is] the[190] fruit of a roundish plant that resembles truffles and changes its color into black but is fatal. One should beware of [plants] with these different [kinds] of taste and with a bad odor and of any [plant] whose species is unknown. One should also beware of different kinds of dishes that are common among us and that are thick and soupy, such as *maḍīra*[191] and *laymūniyya,*[192] and of [dishes] of changing colors such as *summāqiyya*[193] and *rummāniyya,*[194] and of [food] fried with *murrī,*[195] and of [any dish] in which an apparent sour, astringent, or extremely sweet taste is predominant, and of dishes that smell bad such as *al-mutawakkaliyya*[196] and *al-baṣaliyya,*[197] and of that which is cooked with garlic. One should eat nothing from these dishes unless they have been prepared by a reliable person about whom one does not have the slightest doubt, for assassinating someone cunningly can only be done through these kinds of dishes because the taste, the smell, the color, or the consistency of the poison is hidden in them. Meat or fowl cooked in water [only] or roasted cannot be employed cunningly because [even] the smallest tampering therewith changes its taste, color,

منه مطمئنّا . فأمّا سائر الطعوم كالمرّ والحرّيف والحامض وغيرها وكذلك كلّ ما رائحته كريهة فلا ينبغي أن يذاق حتّى يحقّق نوعه . فإنّ ثمّ نبات حرّيف يظنّ به أنّه فجل برّي وهو سمّ قاتل وكذلك ثمر نبات مدوّر يشبه الكمأة مغيّر اللون للسواد وهو قتّال . فيتحفّظ من هذه الطعوم المتغيّرة ومن الروائح الكريهة من كلّ ما يجهل نوعه . وكذلك ينبغي التحفّظ أيضا من ألوان الطعام المعتادة عندنا الخاثرة الأمراق كالمضيرة والليمونية أو المغيّرة الألوان كالسمّاقية والرمّانية وما يقلى بالمرّي أو الذي يغلب عليها طعم ظاهر الحمضة أو ظاهر القبض أو شديد الحلاوة أو الأطعمة الرديئة الرائحة كالمتوكّلية والبصلية وما يطبخ بالثوم . فلا يؤكل شيء من هذه الألوان إلا من عمل من يوثق به ولا يستريب النفس بذلك الشخص أصلا لأنّه لا يمكن التحيّل في الاغتيال بالسموم إلا في مثل هذه الألوان لأنّها يخفى فيها طعم السمّ أو رائحته أو لونه أو قوامه . أمّا المسلوق من اللحم والطير أو المشوي منهما فإنّه لا يمكن الحيلة فيه لأنّ أيسر شيء يعمل فيه يغيّر طعمه أو لونه أو قوامه أو رائحته .

---

١ مطمئنّا] مطمئنّ P | كالمرّ] فالمرّ EGO : والمرّ M : والحلو add. EGMOV (= ג) || ٢ يحقّق] يتحقّق EGM | حرّيف . . . نبات] om. V || ٣ ثمر] ثمّ EMP (= אבגדזלמספר) | للسواد] إلى السواد EG | قتّال] قاتل LP | فيتحفّظ] فليتحفّظ EG || ٤ من] في EG : om. V | التحفّظ أيضا] inv. M : أن يتحفّظ أيضا EG || ٥ أيضا] V^{1} | والليمونية] والليمونة O | الألوان] اللون LP || ٦ الحمضة] الحموضة LPV : الحمض EG || ٧ الرائحة] om. M | كالمتوكّلية] كالمتويلة P (= בגמ) || ٨ فلا] ولا V | إلا] MS G ends here | به] بعمله P (= אבגדזלמספ) || ٩ أصلا] أيضا M | يمكن] يوثق P | لأنّها يخفى] لأنّه يختفي P : لأنّه يخفى؟ L || ١٠ المشوي منهما] المشوية منها P : المشوي منها L || ١١ لأنّ . . . رائحته] لمكان سرعة تغيّره بما يخالطه في الطعم واللون والرائحة والقوام E | يغيّر] ويغيّر P (= אבגדזלמפר) | أو قوامه] om. M | أو قوامه أو رائحته] inv. L

consistency, or smell. Similarly, to use pure water artfully does not work
out well. One should be especially careful not to drink water that was left
uncovered.[198] Poisonous creatures often drink therefrom [and poison the
water] so that someone drinking from it is either killed or suffers severe
afflictions. I have personally observed such incidents and frequently
heard about them.

(74) As[199] for the idea that one can make a deadly poison that does
not smell horrible nor taste bad, and that does not change the color or
consistency of the matter into which one throws it because of the small
amount one uses, but that nevertheless has a deadly effect if one throws
something of it, for instance into water or chicken broth, this idea is
extremely far from [being part of] the medical art and is widely spread
only among the common people. Rather, the truth is that every lethal
or harmful [substance], whatever kind it is, tastes and smells bad,
according to that [particular] kind. Similarly, all the substances which
are harmful to man, even a small amount of them, change the color of
that to which they are added. These substances are especially effective
for assassination [when they are added to] those dishes of whose con-
sumption I have warned, unless those dishes have been prepared by
a reliable [cook]. Assassination can also be easily effected by throwing

وكذلك الماء الرائق لا تصحّ فيه الحيلة. وإنّما يتحفّظ من الماء أن يكون مكشوفا فكثير ما يشرب منه حيوان سمّي فيهلك شاربه وتصيبه أنواع من الأعراض الصعبة. وقد شاهدت من ذلك واقعات وسمعت كثيرا.

٧٤. وأمّا ما يتخيّل أنّ قد يعمل سمّ لا رائحة مكروهة له ولا طعم رديء ولا يغيّر لون ما يلقى فيه ولا قوامه لنزارة ما يلقى فيه منه وهو مع ذلك يقتل إذا ألقي منه شيء في الماء أو في مرقة فرّوج مثلا فإنّ معتقد هذا بعيد جدّا من صناعة الطبّ ولا شهر هذا إلا عند العوامّ. بل بالحقّ أنّ كلّ ما يقتل أو يؤذي نوع ما فإنّه رديء الطعم والرائحة عند ذلك النوع. وكذلك الأشياء المؤذية للإنسان كلّها مغيّرة الألوان واليسير منه يغيّر ما يلقى فيه. وإنّما يتمّ الاغتيال بهذه الأشياء في تلك الأطعمة التي حذّرت أن تؤكل إلا من عمل من يوثق به. وكذلك أيضا يمكن الاغتيال بسهولة

---

١ وكذلك] ولذلك MO^1 | الماء] om. O | تصحّ] يصلح E | فكثير] وكثيرا EP : وكثير L || ٢ من] om. LP (= אבגדזזלמספ) | الصعبة] صعبة E^{2}MOV | وقد] قد V || ٣ واقعات] وقائع E || ٤ ما] من EMV (= אבגדזזלמספ) | يتخيّل] يخيل P | أنّ] أنه V | رائحة مكروهة له] له رائحة مكروهة M : رائحة له كريهة E || ٥ يغيّر] تغيير M | لون... فيه (2nd)] قوام ما يلقى فيه لنزارة E | قوامه] مغير add. L | فيه] om. ELOPV | يقتل] قاتل E | إذا... مرقة] إن خالط الماء أو مرقة فروج مثلا E || ٦ منه شيء في الماء] منه في الماء شيئا P : منه في الماء شيئ L | فرّوج مثلا] مروج قتلا P | بعيد] بعد P : بعيدا E | صناعة] رياضة E || ٧ شهر] اشتهر E | بالحقّ] الحقّ EMPV | نوع] نوعا EV || ٨ والرائحة] أو الرائحة LO || ٩ واليسير... فيه] فاليسير مما يلقى منه فيما يؤكل أو يشرب E | يغيّر] يعسر L | يتمّ] om. LP (= אבגדזזלמספר) : سمّ O^{1}V || ١٠ حذّرت] منها add. P (= אבזלמספר) | يمكن] O

poisons into wine, for wine is [especially] appropriate because it hides the color, taste, and smell [of the poison put into it] and also assists in [the poison's] reaching the heart. And if someone also takes wine when [he knows that] they want to assassinate him, he has undoubtedly lost his power of discrimination.

(75) But it seems to me that it is highly unlikely that bread can be used for such a trick. Nevertheless, someone who is afraid that they want to assassinate him with something that can be eaten or drunk should only take [such things] from someone whom he can completely trust. For it is far from difficult to take a [poisonous] liquid, simple or compound, with which one can carry out one's criminal plan, [and to put it] into any foodstuff or drink. Any [poisonous] liquid, even if it does not kill, is harmful [for the victim]; there is no protection except by God.

بإلقاء السموم في الخمر فإنّ الخمر مهيّأة لذلك لأنّها تخفي اللون والطعم والرائحة وهي أيضا تعين في وصول السمّ إلى القلب. والذي يتناولها أيضا عند ما يراد أن يغتال قد اختلّ تمييزه بلا شكّ.

٧٥. وأمّا الخبز فبعيد عندي جدّا أن تمكن فيه الحيلة ومع هذا كلّه ينبغي أن لا يتناول من يخاف أن يغتال بشيء ممّا يؤكل ويشرب إلا ممّن يوثق به غاية الوثاقة. فما يبعد أن يعسر أخذ الشراب على مفرد أو مركّب تتمّ به الحيلة في كلّ طعام وكلّ شراب فإن لم يقتل فقد يؤذي ولا عصمة إلا بالله.

---

١ بإلقاء] om. LP : ما ألقي من V | لذلك] كذلك M | لأنّها] فإنّها LP || ٢ وصول] وصل L | يتناولها] يتناوله P | ما] O^2 | يراد] يراه P (= אבדזמספ) | يغتال] بلون add. E || ٣ بلا شكّ] وتكدّرت حواسّه التي تميّز بها ما يرد عليه من ذلك add. E || ٤ أن تمكن فيه الحيلة] إمكان الحيلة فيه E | لا] om. E || ٥ بشيء] شيئا V | يوثق] يثق V | الوثاقة] الوثوق M : الثقة E | أن] أو P | يعسر أخذ الشراب] يغير أحد الشراب M : يغير أحد الشرار E : أو عسر(E^1?) : أن يعثر أحد الأشرار V || ٧ بالله] تعالى add. EMV

The Second Chapter [of the Second Part]

Concerning the regimen in general of someone
who took a deadly poison or who suspects that he took it

(76) Anyone who took poisoned food or suspects that what he took
was poisoned should first of all hasten to vomit the food by means of hot
water in which aneth [*Anethum graveolens*] has been cooked and over which
much olive oil has been poured. He should drink it lukewarm and purge[200]
everything that is in his stomach therewith. Then he should drink a large
quantity of fresh milk and vomit it. Then[201] he should wait awhile, drink
[more] fresh milk, and vomit it. Then he should wait awhile and drink
milk[202] and fresh butter and vomit it. It is said that excrements of roosters
have a specific property to eliminate every poison by vomiting. This also

الفصل الثاني من النوع الثاني

في تدبير من تناول سمّا أو اتّهم ذلك على العموم

٧٦. ينبغي لكلّ من تناول طعاما مسموما أو اتّهم ما قد تناوله أن يكون مسموما أن يبادر أوّلا بقيء الطعام بماء حارّ قد غلي فيه شبثّ ويصبّ عليه زيتا كثيرا ويشربه وهو فاتر وينقّي به كلّ ما في معدته. وبعد ذلك يشرب لبنا حليبا كثيرا ويتقيّأه. ثمّ يصبر قليلا ويشرب اللبن الحليب ويتقيّأه. ويصبر قليلا ويشرب اللبن والزبد ويتقيّأ ذلك. ولخرء الديوك قالوا خاصّية في إخراج كلّ سمّ بالقيء. فينبغي أيضا أن

١ الفصل . . . الثاني] om. M || ٢ تناول] يتناول MO | اتّهم] تهم E || ٣ تناول] يتناول E | اتّهم] تهم E || ٤ غلي] أغلى ELPV | ويصبّ] وصبّ E | زيتا] زيت EL || ٥ كثيرا] كثير LO | وينقّي] يتقيّأ EMV || ٦ ويتقيّأه] كلّ ما في معدته add. and del. by O | ثمّ . . . ويتقيّأه] om. EP | ثم . . . ويتقيّأ] om. L | ويتقيّأه . . . اللبن] om. E | اللبن] السمن P (= אבגדלמספר) || ٧ ويتقيّأ ذلك] ويتقيّأه E | ولخرء الديوك قالوا] وقيل إنّ لخصي الديوك E : وقالوا إنّ لخرء(؟) M | كلّ سمّ] السمّ L | فينبغي . . . درهمين] وينبغي أن يؤخذ منه أيضا درهمان E

should be taken with hot water in a dose of two dirhams, and it will induce vomiting. Then one should eat *thurda*[203] with much clarified butter or fresh butter. And when the food has settled in his stomach for an hour, he should vomit it, for the oils, milks, and fat neutralize the harmful effect of the poison and form a barrier between [the poison] and the parts of the body.

(77) Then one should take the remedies[204] that save from poisons (antidotes) in general, either compound or simple—one should hasten to take one of whatever is available—and[205] I will describe [their composition]. And after the remedy leaves the stomach after some hours, as I have mentioned in the case of bite victims,[206] you should feed him with exactly those kinds of food that I mentioned in the sixth chapter of this treatise. Let him follow that regimen[207] and prevent him from sleeping, as I mentioned to you [previously], until his food is digested. And if you see his condition improve, delay[208] his sleep [even further] and continue to feed him with those foodstuffs that[209] I mentioned for two [or] three days. And then administer to him one of the [life]-saving remedies (antidotes), compound or simple, as[210] a precautionary measure. When the remedy has left his stomach, nourish him with chicken and young chicken soup, and[211] [thus] make him regain his normal state. But if, after all these

يؤخــذ منــه وزن درهمين في ماء حــارّ ويتقيّأ به . وبعد ذلك يطعم ثردة بســمن كثير أو زبد . فإذا اســتقرّ الطعام في معدته ســاعة يتقيّأه فإنّ الأدهان والألبان والدســم يكســر عادية السمّ ويحجب بينها وبين الأعضاء .

٧٧ . وبعد ذلك يتناول الأدوية المخلّصة من الســموم على العموم إمّا المركّبة أو أحد المفردات أيّها حضر يبادر بأخذه وسـأصفها . وإذا خرج الدواء عن معدته بعد ســاعات كما ذكرت في أمر الملســوعين فغذه بتلك الأغذية بعينها التي ذكرتها في الفصل الســادس مــن هذه المقالة . ودبّره بذلك التدبير وامنعه النوم كما ذكرت لك حتّى ينهضم طعامه . فإن رأيت الأحــوال صالحة فتؤخّر النوم ودم على تغذيته بتلــك الأغذية المذكورة يومين ثلثة . وناوله بعد ذلك دواء من الأدوية المخلّصة إمّا مركّب أو مفرد على جهة الاستظهار . فإذا خــرج الدواء عن معدته فغذه بأمراق الدجــاج والفراريج وردّه لعادته . فأمّا إن حدث بعد

١ وزن] om. V | درهمــين] درهمان V | يطعم] تطعمــه ELPV | أو زبد] وزبد MLP || ٢ يتقيّأه] تقيّأه V | يكســر عادية] يفســد لأذية L || ٣ السمّ] الســموم EMV || ٤ الأدوية] الأغذيــة LP (= בגדזלמר) || ٥ حضــر] حاضــر L | وســأصفها] في ســاعتها P (= אבגדלמסר) | بعد] ستّة add. E || ٦ فغذه] تغذه E || ٧ بذلك] بتلك E || ٨ فتؤخّر النوم] فابح له النوم E (= אבגדלמספר) : فبوّحه النوم M | النوم] الثوم L | تغذيته] V[1] | المذكورة] المركبــة P (= אבגדלמרס[1]) | يومــين ثلثة] يومين أو ثــلاث P : يومين ثلاث L || ٩ مركّب] مركّبا EPV | مفرد] مفردا EV | الاســتظهار] الاستعداد P (= בגדלמספר) | فإذا] وإذا V || ١٠ فغــذه] فغذيــه L | وردّه] حتّــى تــردّه P (= אבגדלמספר) : وردّ M : وردته L | لعادته] إلى عادته P | حدث] وجدت P (= אבגדלמ) | بعد] ذلك add. M

efforts, [the patient] is afflicted by a severe pain in his stomach, or pain in the abdomen, or a colic, or easy vomiting, or diarrhea, the treatment of all these afflictions and other ones which tend to happen to him [requires] a very detailed and lengthy discussion, but that is not within the scope of this treatise.

كلّ ما بادر بعمله ألم شديد في المعدة أو وجع في البطن أو مغص أو سرعة قيء أو إسهال فــإنّ تدبير كلّ هذه الأعراض وغيرها ممّا شــأنه أن يحدث فيه تفصيل كثير وتطويل وليس هذا من غرض المقالة.

١ كلّ ما بادر بعمله] ما أكل E : فبادر بعمله add. and del. by E | بادر] بادرت V | ســرعة] درعة M : صرعة V || ٢ كلّ] om. M | شأنه] شابه O | وليس] ليس L

The Third Chapter [of the Second Part]

Concerning the simple and compound remedies that are
generally beneficial for someone who took poison

(78) Says the author: The simple or compound remedies that have
the specific property of saving from any poison in all the possible varieties
of poisons are those that are called "useful against poisons in general."
They are also called "[life]-saving [remedies]" (antidotes), and they are
also called "*al-pādāzhariya.*"[212] It is well known that the best compound
remedy which saves from all deadly poisons is the great theriac,[213] fol-
lowed by Mithridates'[214] electuary, followed by the theriac of four [ingre-
dients]. The best simple [remedy] is the emerald;[215] it is an excellent theriac
for every poison one takes and for every poisonous animal bite. More-
over, it has the specific property of strengthening the heart, if kept in

الفصل الثالث من النوع الثاني

في ذكر الأدوية المفردة والمركّبة النافعة لمن تناول سمّا على العموم

٧٨ . قال المؤلّف : الأدوية المفردة أو المركّبة التي من خاصّتها أن تخلّص من أيّ سمّ اتّفق على اختلاف أنواع السموم هي التي تسمّى النافعة من السموم على العموم وتسمّى أيضا المخلّصة وتسمّى أيضا الفادازهرية وهو اسم فارسي . وقد علم أنّ أفضل الأدوية المركّبة المخلّصة من جميع السموم الدرياق الكبير وبعده معجون مثروديطوس وبعده درياق الأربعة وأفضل المفردات الزمرّد وهو درياق فائق لكلّ سمّ يتناول ولكلّ نهشة حيوان سمّي وله مع ذلك خاصّية في تقوية القلب ولو يمسكه في الفم وينفع

---

١ الفصل . . . المفردة] om. M || ٢ والمركّبة] E^{1} | تناول] يتناول O || ٣ خاصّتها] خاصّيتها E | أن] أي E || ٥ وتسمّى أيضا المخلّصة] E^{1} : om. L | الفادازهرية] البازهرية P : الفاذازهرية M : الفاذزهرية E || ٦ الدرياق] الترياق ELMPV | الكبير] E^{1} : om. P (= אבגדלמר) | معجون مثروديطوس] المثروديطوس P : معجون مثريديطوس M : معجون مثرديطيس E | درياق] ترياق EMPV || ٧ درياق] ترياق ELMPV | يتناول] تناول P : يتنا<..> M | ولكلّ] لكلّ P || ٨ القلب] القلوب L | ولو يمسكه] وله مسكه P : ولو أمسكه E : ولو مسكه M | وينفع] أيضا add. M

the mouth, and it is good for pain in the stomach if it is hung on the
stomach from the outside. It strengthens the teeth when it is held in the
mouth. All this was mentioned and verified by the venerable Abū Marwān
b. Zuhr, may God have mercy on him, with his lengthy experience, because
he was the greatest among men in testing drugs and one who devoted
himself to this more than any other. He was able to do so more than
any other because of his great wealth and his skill in the medical art.
Everyone I met from his students and friends told me that, whether[216]
on the road or at home, he would always have at hand a silver bowl con-
taining the great theriac and a piece of fine emerald, because he felt,
may God have mercy on him, very suspicious about deadly poisons.

(79) After[217] the emerald comes the animal bezoar, and after that
lemon seed, and then serpent root. I have already mentioned all of these
and have determined [the dose] that should be taken from them and with
what they should be taken. And among the simple [remedies] that are use-
ful for everyone who takes an unknown poison and that are common [are
the following]: wild[218] tribulus, of which one should take two dirhams
in wine; seed of wild or garden rue, of which one should take one mithqāl in
wine; all the different mint varieties, whatever is available—if it is fresh,
boil one ounce thereof in half a *raṭl* of wine and drink it, and if it is dry,

مـن ألـم المعدة إذا علق على المعدة من خارج ويقوّي الأسـنان إذا مسـك في الفم. كلّ هـذا ذكر وصحّحه الشـيخ أبو مروان بـن زهر رحمه اللّه بطول تجربتـه لأنّه كان أعظم النـاس تجربة للأدوية وأكثرهـم انفرادا لذلـك وأقدرهم عليه لامتداد مالـه ومهارته في صناعـة الطـبّ. وأخبرني كلّ من لقيته مـن تلامذه وأصحابه أنّه ما بـرح قطّ على يده في السـفر والحضر قعيبة فضّة فيهـا الترياق الكبير وقطعة زمرّد فائـق. فإنّه رحمه اللّه كان كثير التوهّم من السموم.

٧٩. وبعد الزمرّد البادزهر الحيواني وبعده بزر الأترجّ وبعده عرق الحيّة. وقد تقدّم لنا ذكـر هذه كلّها وتقدير ما يؤخذ منها وبماذا يؤخذ. من المفردات أيضا العامّة النفع لكلّ من يتناول سمّا مجهولا وهي كثيرة الوجود الحسك البرّي يؤخذ منه زنة درهمين بشراب وأيضا بزر السـذاب برّيا كان أو بستانيا يؤخذ منه مثقال بشراب وأيضا أصناف الفوذنجات كلّها أيّها حضر إن كان أخضر يغلى منه أوقية في نصف رطل شـراب ويشـرب وإن كان يا بسا

---

١ ألم] آلام EMV | مسك] أمسك EM || ٢ بن] ابن V | اللّه] تعالى add. E | بطول] لطول L || ٣ للأدويـة] الأدوية E | لذلك] بذلك E || ٤ صناعة الطبّ] صناعته الطبية P | لقيته] لقيت P | تلامذه وأصحابه] أصحابه وتلامذه M | على] om. P || ٥ في السفر والحضر] أو أين حضـر أو P (= אבגדלמספר) | والحضر] أو الحاضر L : أو add. O | قعيبة] أوقية E : قصيبا L | الترياق] الدرياق L | وقطعة] من add. LP | فإنّه] لأنّه M : om. L || ٦ التوهّم] التخيّـل M || ٧ البادزهـر] البازهر MP || ٨ كلّها] om. P | مـن] ومن V | أيضا] E[1] || ٩ يتناول] تناول V | وهي كثيرة] وهو كثير L | وأيضا] om. E : شـراب add. L || ١١ إن كان أخضر] om. M | أخضر] O[1]

pulverize it, sift it, and swallow three dirhams with wine—and all[219] [the different kinds of] rennet, especially that of a hare: take from whatever is available from half a dirham to one and a half dirhams in some sips of wine vinegar, for this also counteracts any poison. Moreover, all these [remedies] are easily available and extremely useful.

يدقّ وينخل ويستفّ منه ثلثة دراهم بشراب وأيضا الأنافح كلّها وبخاصّة إنفحة الأرنب يؤخذ من أيّها حضر من نصف درهم إلى درهم ونصف بجرعات خلّ خمر فإنّ هذا أيضا يقاوم كلّ سمّ وهذه أيضا كلّها سهلة الوجود عظيمة المنفعة.

١ ثلثة] ثلث P | وأيضا] om. E | وبخاصّة] وخاصّة M | الأرنب] الأرانب P || ٢ فإنّ هذا] فإنّها LP || ٣ يقاوم] تقاوم LP | سهلة] سرعة L | عظيمة المنفعة] عظيمة الخير والمنفعة E | المنفعة] النفع M

The Fourth Chapter of the Second Part

*On the regimen for someone who knows
which [poison] he took*

(80) I have already said before that I will only mention [those sub-
stances] of the kind that one can eat without knowing their [specific]
nature or with which one can easily assassinate [someone]. Among
these is ox blood, and it is easy to assassinate [someone] with it if one
mixes it into a dish to thicken it or into an omelet (egg fritter) prepared
with meat; it is a deadly poison. And when someone knows that [the
substance] with which they tried to assassinate him is ox blood, he
should hasten to induce vomiting by means of rennet and wine vinegar,
and then he should vomit by means of two dirhams of natron and boiled
wine vinegar. Then he should take two dirhams of cabbage seed, one
dirham of asafetida, and one dirham of borax; he should swallow all of
it in boiled[220] wine vinegar. If he vomits it, that is good, and if it remains
[for some time] in the stomach and [then] passes into the intestines, it

الفصل الرابع من النوع الثاني
في تدبير من علم الشيء الذي تناوله

٨٠. قد قدّمت أنّي لا أذكر من هذا القبيل إلا ما يمكن أكله جهلا بطبيعته أو يسهل الاغتيال به. من ذلك دم الثور هذا هو سمّ من السموم ويسهل الاغتيال به بأن يخلط في ما يخثر به الطعام أو في عجّة تعمل بلحم وهو سمّ قاتل. فإذا علم الإنسان أنّ الذي اغتيل به دم الثور فيبادر ويتقيّأ بإنفحة وخلّ خمر وبعد ذلك يتقيّأ بدرهمين نطرون وخلّ خمر مغلي. وبعد ذلك يتناول بزر كرنب درهمين حلتيت درهم بورق درهم يستفّ الجميع بخلّ خمر مغلي. فإن تقيّأه فذلك جيّد وإن بقي في معدته ونفذ

---

١ من النوع الثاني في] om. M || ٢ تناوله] يتناوله M || ٣ قدّمت] من القول قبل هذا add. E | يمكن] أمكن E || ٥ وهو سمّ قاتل] om. M | فإذا] وأيّ دم P || ٦ اغتيل] اغتال P | به] om. P | الثور] ثور P | فيبادر] om. L | ويتقيّأ] ويقيّئ V | وبعد ... خمر] om. M || ٧ يتناول] تناوله EPV : يناوله L || ٨ مغلي] om. P (= אבגדלמספר) | جيّد] om. EMO

is good as well, and it saves [him]. Then one should purge him with agaric and *hiera,*[221] according to [his] age[222] and condition as [observed by] the physician. And then he should take one of the [life]-saving remedies[223] (antidotes) which I mentioned in the previous chapter.

(81) Says the author: If a skilled physician thinks about the [right] treatment of [a patient who has taken] a poison that is necessarily fatal and with which one can easily assassinate [someone], it becomes clear to him how difficult this is and how far he is from [realizing] his aspiration. A small quantity of the mineral poisons, such as litharge, verdigris, and arsenic, even if their smell is not perceptible in foodstuffs, changes the color of a large quantity of food, and the amounts [that one needs] of these poisons to kill [someone] are large.

(82) But a small [amount] of some vegetable poisons, such as opium, even if it does not change the color, greatly changes the smell, while other [poisons] belonging to those that do not perceptably change the smell nor the color, such as the milk of latex[224] plants and the honey of the marking-nut [*Semecarpus anacardium*],[225] [can by] a small quantity produce a clear change in taste.

(83) Next to this difficulty for the physicians we find that some men are assassinated by [their] women[226] by means of the food [they take] and die after one day or some days,[227] or suffer from what is far worse than death, namely suppurating elephantiasis, which results in the limbs falling off.

في أمعائه فهو جيّد أيضا ومخلّص. بعد ذلك يسهله بغاريقون وإيارج بحسب السنّ والحال الذي يباشره الطبيب. وبعد ذلك يتناول أحد الأدوية المخلّصة التي ذكرتها في الفصل الذي قبل هذا.

٨١. قال المؤلّف: إذا فكّر الطبيب الماهر في تدبير سمّ يقتل ضرورة ويسهل الاغتيال به تبيّن له عسر ذلك وبعد مرامه. وذلك أنّ السموم المعدنية كالمرتك والزنجار والزرنيخ وإن كان لا تبين رائحتها في الأطعمة بيانا يشعر به فإنّ القليل منه يغيّر لون المقدار الكثير من الطعام والمقادير أيضا التي تقتل من هذه الأدوية هي مقادير كثيرة.

٨٢. وبعض السموم النباتية كالأفيون وإن كان لا يغيّر اللون فإنّ اليسير منه يغيّر الرائحة تغييرا عظيما وبعضها ممّا لا يغيّر الرائحة ولا اللون كألبان اليتّوعات وعسل البلادر فإنّها وإن لم تغيّر لونا ولا رائحة تغييرا يشعر به فإنّ اليسير منها يغيّر الطعم تغيّرا ظاهرا.

٨٣. ومع عسر هذا عند الأطبّاء نجد عدّة أشخاص من الناس قد اغتالتهم إمرأة بطعام فماتوا بعد يوم أو أيّام أو أصابهم ما الموت خير منه بكثير وهو الجذام المتقرّح الذي سقطت منه الأعضاء.

---

١ جيّد] جيّدا P | أيضا] ال<...> E | بعد] وبعد V | السنّ] العادة add. P (= אבגדלמספר) || ٢ الذي] التي LMOV | الأدوية] الأغذية P (= אבגדלספר) || ٣ الذي] ذكرت add. and del. by O || ٤ يقتل] قاتل E | ويسهل] يسهل E | به] om. P || ٦ كان] كانت EMV | تبين] تتبين P : يتبين L | رائحتها] روائحها V || ٧ والمقادير] والمقادرير O | التي] الذي P | هي] من E || ٩ كألبان] كالابان O | البلادر] البلاذر EV || ١٠ فإنّها] O^1 | تغيّرا] تغييرا E || ١١ هذا] ذلك E : جدّا add. E | عند] V^1 | اغتالتهم] اغتيلوا E : اغتالهم FLPV | إمرأة] مرة EFM : من وثقوا له V || ١٢ أيّام] يومين EFM (= אבגדלמספר) : أو أكثر add. E | ما] ماذ L | خير] واطر L | بكثير] om. E : الأعضاء add. and del. by O | وهو الجذام] كالجذام FM | المتقرّح] المقرّح F || ١٣ سقطت] تنثر E : يسقط N

(84) In every city I passed through I have seen some men suffer from [this illness]. And what I and others have heard about it is too much to be summed up [here]. Those senior physicians whom I met told me in their own name and that of their teachers that they had looked into this matter thoroughly and carefully until they learned from those adulterous women themselves what [substance] they had used to assassinate so-and-so, and their stories are well known. And they learned from them that [the substance] with which they [had tried to] assassinate [their husbands] was menstrual blood that they took from the beginning of the menses—even a small amount—which they put into the food and which then caused the observed afflictions. This is something that is not mentioned in any medical book that I read with this end in view; how then could one devote a chapter to the treatment of [such a kind of poisoning]? Similarly, those physicians informed me that they had saved many men from this affliction in the beginning of their condition, after the general treatment, that is, the mentioned emesis,[228] by means of the following simple and compound remedies: rennet, borax, natron, asafetida, cabbage seed, ashes of the fig tree, and juice of the leaves of the mulberry tree. The doctor should administer from these [remedies], simple or compound, according to the age [of the patient]. I do not have experience in any of these things, but I saw it as my duty to mention what I know about it so that others may benefit from them and try them out to the best of their ability.

٨٤. وقد رأيت عدّة أشـــخاص في كلّ بلد مررت به ممّن أصابهم ما ذكرت. وأمّا ما ســـمعته أنا وغيري من ذلك فأكثر من أن يحصى. وأخبرني من لقيته من شـــيوخ الأطبّاء عن أنفسهم وعن شيوخهم أنّهم بحثوا عن هذا بحثًا شديدا بعناية حتّى علموا من النساء الزانيات أنفسهم ما هو الشيء الذي اغتلت به فلان وفلان المشهور خبره. فعلموا الأطبّاء منهنّ أنّ الذي يغتلن به هو دم الحيض يأخذن من أوّل شيء يدرّ منه ولو اليسير فيلقينه في الطعام فيفعل ما رأي من تلك البلايا. وهذا شـــيء لم يذكر في كتاب من كتب الطبّ التي قرأتها إلـــى هذه الغاية فكيف أن يوضع لعلاجه بابا؟ وكذلك أخبرني أولائك الأطّبّاء أنّهم قد خلّصوا كثيرين من هذه البلية في أولية حالهم بعد التدبير العامّ أعني التقيئة المذكورة بأن داوموهـــم بهذه الأدوية مفردة ومجموعة وهي إنفحة بورق نطرون حلتيت بزر كرنب رماد خشـــب التين عصارة ورق شجر التوت. يســـقي الطبيب من هذه مفردة أو يركّب بعضها بحســـب السنّ. وليس لي في شيء منها تجربة لكن رأيت من الواجب أن أذكر ما علمته من هذا لتحصّل الفائدة للغير ويجرّب الإنسان ما أمكنه.

---

٢ وغيري] غيري F | من أن] ممّن E | وأخبرني] أخبرني FM || ٣ أنفسهم] نفوسهم M | بعناية] بغاية F || ٤ الزانيات] الزواني E | أنفســـهم] أنفســـهن P | اغتلت] اغتلن FMPV : تحيلت E (= אבגדלמספר) : يقتلـــن E^1 | فلان وفلان] فلانا وفلانا EFMV | خبره] خبرهم FV || ٥ منهـــنّ] منهم EFM : ذلـــك add. L | يأخذن] يأخذ L | مـــن] om. V | فيلقينه] فيلقونه L || ٦ البلايـــا] البغايـــا E : البلايا E^2 | الطبّ] الأطبّاء FM || ٧ يوضع] نضع EMV : يضع F | لعلاجه] لعلاجها L | بابا] باب FM : مفردا add. E | أخبرني] أخبروني V || أولائك] O^1 : هؤلاء om. F del. O || ٨ قد] om. P | كثيرين] كثيرا E | البلية] البلايا E | التدبير] ذلك التدبيـــر EFMV | التقيئـــة] التنقية EM | بأن] فان P || ٩ رماد] رمان V || ١٠ خشـــب] حـــب V | مفردة] ومجموعة add. V | يركّب] مركّب (= אבגדלמספר) E : يركّبها L || ١١ منها] من هذا V | لكن] ولكني EM : لكني V || ١٢ لتحصّل] فتحصل EMV

(85) Likewise, someone who wants to guard himself against someone [else] whom he suspects should not eat from his food until the suspect [first] eats a fair quantity from it. He should not be satisfied with eating only a mouthful, as I have seen done by the cooks of kings in their presence.

(86) It is also easy to assassinate [someone] with hemlock and henbane. When a person knows that this is the case (i.e., that he has been poisoned by one of these), he should hasten to take [some] bark of the mulberry tree, boil that in vinegar, and first induce vomiting with that and then with milk. Then he should finish [his therapy] with that which I mentioned [above] under the general treatment.

(87) Similarly, the weight of one mithqāl of the metel nut [*Datura metel*] is fatal, especially the Indian variety, which is cold. It[229] is said that it kills the same day with cold perspiration and cold breathing. It is a common poison with which one can easily assassinate [someone] because it changes the taste or the smell or the color only in such a degree as is imperceptible in foodstuffs. If someone finds out that he has ingested it, he should hasten to induce vomiting with natron, hot water, and olive oil; then he should eat much clarified butter; and then he should drink much wine onto which he sprinkles pulverized pepper and Chinese cinnamon.

٨٥ . وكذلك ينبغي لمن أراد التحفّظ ممّن يتّهمه أن لا يأكل من طعامه حتّى يأكل منه المتّهم قدرا صالحا ولا يقنع بأكل لقمة واحدة كما رأيت يفعل طبّاخو الملوك أمامهم.

٨٦ . وممّا يسهل الاغتيال به أيضا الشوكران والبنج . فعند ما يعلم الإنسان بذلك فيبادر بأخذ قشر شجرة التوت ويغلي ذلك في الخلّ ويتقيّأ به أوّلا وبعد ذلك باللبن ويتمّ العمل على ما ذكرت في التدبير العامّ .

٨٧ . وكذلك جوز ماثل يقتل منه زنة مثقال وبخاصّة الهندي منه وهو بارد . قالوا إنّه يهلك من يومه بعرق بارد يسيل ونفس بارد وهو دواء كثير الوجود ويسهل الاغتيال به لأنّه لا يغيّر طعم ولا رائحة ولا لون إلا تغيير يخفى مثله في الأطعمة . فمن علم أيضا أنّه قد شربه يبادر بالقيء بالنطرون والماء الحارّ والزيت ثمّ يطعم سمنا كثيرا ثمّ يشرب شرابا كثيرا ويذرّ عليه فلفل ودارصيني مسحوقين .

---

١ وكذلك] ولذلك V | التحفّظ] om. L || ٢ منه] V[1] | المتّهم] O[1] | واحدة] أو لقمتين add. E | رأيت يفعل طبّاخو الملوك] رأينا طبّاخي الملوك يفعلونه E : رأينا يفعل طبّاخون الملوك M || ٣ أمامهم] بين أيديهم EM : فليس ذلك من الاحتراز في شيء add. E || ٤ أيضا] om. E || ٥ قشر] قشرة M | شجرة] O[1] | أوّلا] om. M || ٦ في التدبير العامّ] om. E || ٧ ماثل] ماثلا P | زنة] O[1] | وبخاصّة] بخاصّة EL | منه] om. P (= אבגדלמספר) || ٨ يسيل ونفس بارد] om. M | دواء] om. MV | ويسهل] سهل P : واسهل E | ويسهل الاغتيال به] والاغتيال به كبر L || ٩ طعم] طعما EMV | لون] لونا EM | تغيير] تغييرا MV : تغير P

(88) Mandrake: Some people suck its flesh and it does not harm them; its shell and seeds are harmful to all people. I have often seen women and children eat it in their greed and ignorance about its nature, and they suffered from the afflictions mentioned [in medical literature],[230] namely redness and swelling of the body, itching, and a state of intoxication. Its treatment is the same as that of someone who was given to drink metel nut.

(89) Spanish flies [cantharides]: And among the things with which one can easily assassinate [someone] are Spanish flies; they cause ulceration of the urinary bladder and micturition of blood and a severe colic and inflammation and kill after [some] days. The treatment: Hasten to let [the victim] vomit with the general emetics as I mentioned before in the second chapter of this part. Then he should drink a decoction of dry figs, continuously. Then let him drink mucilage of fleawort [*Plantago psyllium*] seed—and purslane juice with julep has a similar effect—until the inflammation subsides. Then he should be nourished with milk and *thurda* with fresh butter, as I mentioned in the sixth chapter of the first part.

(90)[231] Among the substances that are eaten without knowing their nature are truffles and mushrooms. These two types [of food] are extremely bad and are eaten in large quantities by the people of the West [Maghreb/Spain] and Syria-Palestine [East]. Each of them has a deadly variety, namely the [variety] that has a black color, or a green [color], or that smells bad. But [even] the safe variety of these two [types],

٨٨ . اليبروح: قد يمتصّ بعض الناس جرمه فلا يؤذيه. أمّا قشره وحبّه فيؤذي الناس كلّهم وكثيرا ما رأيت نساء وصبيان أكلوه ولعا وجهلا بطبيعته فاعترتهم الأعراض المذكورة من حمرة الجسم وتورّمه وحكّة وحالة سكر وعلاجه كعلاج من يسقى جوز ماثل.

٨٩ . الذراريح: وممّا يسهل الاغتيال به الذراريح تقرح المثانة وتبول الدم وتحدث المغص الشديد والتلهّب وتقتل بعد أيّام. العلاج: يبادر بقيئه التقيئة العامّة التي تقدّم ذكرها في الفصل الثاني من هذا النوع. ثمّ يشرب طبيخ التين اليابس شربا متتابعا. وبعد ذلك يسقيه لعاب البزرقطونا وماء الرجلة بالجلاب يفعل ذلك حتّى يسكن التلهّب. وبعد ذلك يغذى بلبن وثردة بزبد على ما ذكرت في الفصل السادس من النوع الأوّل.

٩٠ . وممّا يؤكل جهلا بطبيعته فيقتل الكمأة والفطر. هذان النوعان رديئان جدّا ويأكلهما أهل الغرب والشام أكلا كثيرا. وكلّ نوع منهما فيه صنف قاتل وهو الأسود اللون منهما أو الأخضر أو الرديء الرائحة. أمّا الصنف السالم من كلّ واحد منهما فإنّه يولد

---

١ يمتصّ] يمصّ V | يؤذيه] يؤذ به P || ٢ وصبيان] وصبيانا MPV || ٣ فاعترتهم] فاعتراهم L | وتورّمه] وتخمه L | سكر] منكرة EM (= סּפּ) : تنكر V || ٤ يسقى] اسقى MV : سقي E || ٥ وممّا] أيضا ممّا M | الذراريح] om. M (= אבגדלמספר) | المغص] المغس V || ٦ والتلهّب] والتهلب O¹ | يبادر] أن يبادر M | بقيئه] ويقيّئه P | بقيئه التقيئة] بالتقيئة E || ٧ يسقيه] اسقه EV : تسقيه L || ٨ لعاب] O¹ | التلهّب] التلاهب L | يغذى] يغتذي LP || ٩ بزبد] ثريد LP | ذكرت] وصفت P (= בגדמס) || ١٠ الكمأة والفطر] inv. E || ١١ والشام] وأهل الشام E | منهما] منها P | قاتل] قتال L || ١٢ منهما] منها P | أو... الرائحة] والأخضر والرديء الرائحة E

[if used] for a long time, produces angina, which leads to death or a severe colic. If someone eats this safe variety, he should add much pepper and salt to it and drink much undiluted strong[232] wine after it. As for the fatal variety of[233] these two [types], someone who has eaten from it should—as soon as the symptoms develop in him—be quickly given to drink one ounce of barley gruel, two dirhams of borax, and half a dirham of Indian salt. He should wait until this has settled in his stomach and then vomit it. Then he should drink oxymel with juice of radish leaves and vomit it. And then he should be given to drink vinegar and salt and vomit it. Then he should drink a large quantity of milk, wait for an hour, and vomit it. Then let him drink pure wine little by little.

(91)[234] To the [substances] taken by mistake belongs the soporific type of black nightshade [*Solanum nigrum* and var.], for we often prescribe black nightshade juice among the ingredients to be taken for diseases of the internal organs. One of its varieties that has black seeds and that is soporific is [sometimes taken] by mistake when [the seeds] are [still] green, before they turn black. Upon drinking, it immediately causes

خوانيق على الطول تؤدّي إلى الموت أو قولنجا صعبا . وينبغي لمن أكل هذا النوع السالم منهما أن يكثر عليه الفلفل والملح ويشرب بعده شرابا صرفا قويا كثيرا . وأمّا الصنف المهلك منهما فيبادر الذي تناول منه عندما تبدأه الأعراض أن يسقى مرّي شعير أوقية بورق درهمين ملح هندي نصف درهم ويصبر عليه قدر ما يستقرّ في معدته ثمّ يتقيّأه . وبعد ذلك يشرب سكنجبين بعصارة ورق الفجل ويتقيّأه . وبعد ذلك يسقى خلّ وملح ويتقيّأه . وبعد ذلك يشرب لبنا كثيرا ويصبر عليه ساعة ويتقيّأه . وبعد ذلك اسقه الشراب الصرف قليلا قليلا .

٩١ . وممّا يؤخذ غلطا النوع المخدّر من عنب الثعلب وذلك أنّا كثيرا ما نصف عصارة عنب الثعلب في جملة الأشياء التي تتناول لأمراض الأعضاء الباطنة . ومنه نوع أسود الحبّ مخدّر يغلط فيه في حال كونه أخضر من قبل أن يظهر سواده فيشرب فيحدث لحينه

---

١ خوانيق] خوانق MP : الخوانيق E | تؤدّي] وتؤدّي EM | أو قولنجا صعبا] ولو قولنجا صعبا LO : أو لقولنج صعب M : وربّما أحدث قولنجا صعبا E : وإلى قولنج صعب V || ٢ منهما] من أنواعه E | قويا] om. E (= אבגדלמספר) || ٣ المهلك] الهالك L | منهما] om. P (= אבדלמספר) | تناول منه] تناول LO : تناوله M | تبدأه] ابتدأه ELP | أن] بأن EV || ٤ درهمين] درهمان EPV | هندي] V[1] || ٥ خلّ وملح] خلّا وملحا V || ٦ وبعد ذلك يشرب] om. E | لبنا . . . ويتقيّأه] لبن كثيرا ويصبر عليه ساعة ويتقيّأه E[1] | اسقه] O : يسقيه O[1] : يسقى M : اسقيه L | الشراب الصرف] شرابا صرفا E || ٨ ما] ممّا M || ٩ التي تتناول] الذي يتناول E | لأمراض] أمراض M || ١٠ فيه] om. P (= אבגלמספר) | في حال] حال حال E | لحينه] لوقته M

severe dryness,[235] hiccups,[236] and vomiting of blood. Its treatment: hasten to let him vomit by means of the general emetics that have been described before. Then let him vomit for the last time by means of water and honey. Then let him drink a large quantity of water and honey. When he has digested something of it, he should take another drink of water and honey. He should do so for a day and a night. And then he should feed himself as usual. With this size [of the treatise] your servant has, in his opinion, sufficiently executed the order he was charged with. May it fulfil [its] purpose, God—Who is exalted—willing. This is the end [of the treatise], by the grace of God, praise be to Him.

◆

جفافا عظيما وفواقا وقيء دم. العلاج: يبادر بتقييئه التقيئة العامّة التي تقدّم وصفها. ثمّ يقيّأ أخيرا بماء وعسل وبعد ذلك اسقه من الماء والعسل قدرا كثيرا وكلّ ما انهضم شرب ماء وعسل آخر هكذا يوما وليلة. وبعد ذلك يغتذي على عادته. هذا القدر يراه المملوك كافيا بحسب الأمر الذي أمر به ولعلّه وفق الغرض إن شاء اللّه تعالى. كمل بحمد اللّه ومنّه.

---

١ جفافا] خناقا P (= אבגלמספר) : خفافا؟ L | وفواقا] وفاقا M | وقيء دم] ونقي دم L | بتقييئه التقيئة] بتنقيته التنقية M || ٢ يقيّاً] يتقيّاً P | أخيرا] آخرا P | اسقه] يسقى M : اسقيه L | قدرا . . . وعسل] om. L || ٣ ماء وعسل] ماءً وعسلا V | آخر] om. E | يراه المملوك كافيا] راءه المملوك كافيا V : كاف EM | ٤ الأمر الذي] ما E | أمر] أمرت M : أمره L | ولعلّه . . . تعالى] السيّد الأجلّ القاضي الفاضل عبد الرحمن ابن علي رحمه اللّه تعالى E | وفق] وافق MP : يوافق L | تعالى] om. EM : ?L | كمل بحمد اللّه ومنّه] om. MP ?L : تمّت الرسالة في علاج السموم المخالطة لبدن الإنسان باللسع والنهش والسقي وفرغ من نقلها عشية للجمعة للخامس عشر من ربيع الأوّل سنة إثنا عشر وسبعمئة(؟) وللّه الحمد والمنّة وكتبه (ليقه E^1) العبد الفقير إلى اللّه تعالى المعترف بذنبه الراجي عفوه وغفرانه يوحنا ابن الياس بن ابراهيم بن موفك المتطبّب المسيحي الملكي المذهب نفعه اللّه بها فامثال(؟) القاري أن يدعي له بالمغفرة ويسامحه بالغلط والزلل والشكر للّه على أحسانه دائما أبدا E | ٥ ومنّه] الحمد للّه وحده وهو حسبي ونعم الوكيل. قوبلت على نسخة المصنّف الأصل والحمد للّه وحده وصلواته على محمّد وآله أجمعين add. O | قوبلت نسخة الأصل المنقول منها add. V

The Hebrew Translation by Moses ben Samuel ibn Tibbon

(1) אמר משה בן עבד האלהים הקרטבי כבר התפרסם בדורנו ונודע באקלימנו זה ובאקלימים רבים הנהגת אדונינו השופט הנכבד הגדול יאריך השם ימיו והיותו שם כוונתו בעולמו שישפיע כל טוב אשר הטיב האל בו עליו על כל האנשים בכלל וימנע מהם הנזק והמשיך עליהם התועלות תמיד בממונו ומעלתו ושכלו ולשונו בממונו בהוצאתו יתן די סיפוק לעניים ולאמללים ויגדל היתומים ויפדה האסורים ויבנה בתי המדרשים עד שהרבה אנשי החכמה. ובמעלתו הרחבה יוסיף האל התפשטה העשיר בעלי המעלות והמדרגות והביא מזון בעלי הבתים והספיק מהתעסק בעלי הענוה ובמה

---

1 אמר משה] זה המאמר הנכבד מהרב רבינו משה זצ״ל אמר משה פ : מאמר נכבד בסמים אמר משה ז : המאמר בתריאק לרמבם ז״ל אמר משה ס : מאמר מהסמים ג : מאמר אחר בצורת השמירה מן הסמים הממיתים ודרכי הנהגת הנשוכים ועקוצי הארסיים ואפני הרפואה בהם וקראהו המאמר הנכבד ר : מאמר בצורת השמירה מן הסמים הממיתים ודרכי הנהגת הנשוכים ועקוצי הארסיים ואפני הרפואה בהם וקראהו המאמר הנכבד ל | משה] ב .om | בן] ג .om | האלהים] אל אלה ד : הישראלי אלר .add | בדורנו] ביאורנו א || 2 זה] ס[2] : זפ .om | ובאקלימים] אבל באקלימים ב | אדונינו] אדוננו אב[1]ספר : אתנו ב .del | והיותו שם כוונתו בעולמו] והיות כוונתו שם בעולמו והיותו ז || 3 בעולמו] ס[2] | האל] האל ס[2] | בו] ס[2] : אב .om | עליו] זל .om || 4 והמשיך] וימשיך דלסר | התועלות] התועלת ז | התועלות תמיד] תמיד התועלת א | ומעלתו] ובמעלתו גזס : ומעלתו ס[2] | ומעלתו ושכלו] א .inv | ושכלו] ובשכלו ג || 5 בהוצאתו] בהוציאו ס : בהוצאתו ס[2] : לר .om | יתן] לתת ס : יתן ס[2] | די] ז .om | ויפדה] ויפסיק א | בתי המדרשים] בית המדרשים דזמסק : בתי מדרשים ב || 6 המדרשים] في البلاد added by the Arabic text | הרחבה] ס .om | האל התפשטה] א[1] | העשיר] ידעשירו ס(!) || 7 בעלי] בעל [ה]בתימ ז בבעלי ס | המעלות] המעלה לר : המדות ג : המעלות והמדרגות והביא מזון בעלי הבתים והספיק מהתעסק בעלי] פ .om | והביא] והכין ס | בעלי הבתים] בעלי בתים זלסר : בעלי הבתים ג | ובמה] ומה ז

שחננו האל מן הצחות וההפלגה ומפלאות הדבור אשר גבר בו על כל מי שקדמו ממי שידע סגנון המלכים והסגנים ממדותיהם הבחיריות אשר מהם הצדקת תחלת המאמרים הנאמרים מהנסתר וההתחלה לנקמה והדבקת רפואת המנגן ורדיפת התאוה על הסבה המכוונת על אי זה פנים שיהיה והטות לבבם אל נכבדי המדות עד שהציל בו מן המיתה בריות רבות לא אנשים נרמזים לבד רק כיתות רבות ומדינות רבות ושמר על האנשים ממון אשר נלחמו בו הפרשים לשלול אותו והיתה מחשבת השלטונים לבוז אותו וכמה אשי שנאות אשר בין המאמינים כבה וכמה אשי מלחמות על המשתפים הדליק והעיר עד שפתח הבנתם והתפשטה אמונת האיחוד בכל ארצותם ונמלטו העירות החשובות מן הסקילה ונמשכה בהם אמונת היחוד.

(2) וכל זה פעולתו בעזר השם בלשונו וקולמוסו ומחשבתו הנכבדת עשתה התתבולה הרחוקה בהנהגת מלכי האקלימים האילו עד ששער להם דרכי יושר והוראת האמת עד שנתעלה וגבה זכרם ונמשכה מצותם והיתה יראתם עליהם והיתה הנהגת האנשים בעיר הזאת אשר תלך בעצת אדונינו יותר טובה מכל מנהגות המדינות אשר שמענו שמעם. ואילו העניינים פרסומם יספיק מספורם ואין זה המכוון במה שארצה

1 האל] הנאמן ז add. | וההפלגה] והמליצה ס | גבר] גברו פ | על] ב[1] || 2 סגנון] ראץ׳ ען ס[1] (= L) | המלכים] המלאכים פר | ממדותיהם] ממדותם ד | הבחיריות] الأكثرية Arabic text = المختارة? | מהם] בהם ד | המאמרים] כל המאמרים ז || 3 וההתחלה] בערבי אלמבאדרה והוא המהירות ס[1] | והדבקת] זה דבקת גמ ונדבקת ס | והדבקת רפואת המנגן (= واستيصال شفاء الغاني)] واستئصال شأفة الجاني Arabic text | רפואת] רפואות אספ | המנגן] מנגן ב | על (= على P)] لنيل Arabic text || 4 שיהיה] שיקרה גדזלפר | לבבם] לבם ב | המדות] המעלות המדות פ(?) | שהציל] שהצילו א | המיתה] המות לר || 5 בריות] בריאות בגדמפר | רק] אך א | כיתות] om. א | רבות] om. ד || 6 בו] om. ז | אותו] אותם ז | והיתה מחשבת השלטונים לבוז אותו (= P)] وصان حرما ما تحرّكت همّة المتسلّطين Arabic text | מחשבת] לר om. | לבוז] לבזוז ס || 7 אשי] אנשי זס : אישי ס[1] | שנאות] קנאות ל : נאות ר | כבה] נדו ז : והשקיט ס add. | אשי] אנשי בז | המשתפים] השעפים ב : המשתנים ל | והעיר] והבעיר זס || 8 הבנתם] הכיתה ז | והתפשטה] ונתפשט ס | בכל ארצותם ונמלטו העירות החשובות מן הסקילה ונמשכה בהם אמונת איחוד] סז om. | החשובות] הגדולות א || 9 הסקילה (= الرجم)] الرجس Arabic text | בהם] בידם מ : בהן א || 10 פעולתו] פעל אותו ס | בעזר] בעזרת לר | השם] השי״ת ס | וקולמוסו] בקולמוסו ז | ומחשבתו] ד om. || 11 הרחוקה] החזקה ב[1] | מלכי] ז om. | יושר] היושר ס | והוראת האמת] והוראתה אמת פ || 12 וגבה זכרם ונמשכה מצותם והיתה יראתם עליהם] וגבה מצותם עליהם א | זכרם] זכרו ס | מצותם] מצותו ס : מצותה ל | יראתם] יראתו ס : (= رعاية) الرعايا Arabic text | הנהגת] בהנהגת ז || 13 תלך] הלך ז : הלכה ס | אדונינו] אדוננו אבספר | מנהגות] מנהגי אבגדזספ || 14 פרסומם] א om. | יספיק] מדורם גדמ add. | במה שארצה לדבר בו הנה] הנה במה שארצה לדבר בו ב

לדבר בו הנה כי הנה קצרו שנות המשוררים מדורנו ושמו שכלם לספר במוסר אדונינו ולא הגיעו אל התכלית ואולם זכרון המביא לעשות זה המאמר הביא להציע ההקדמה הזאת בזה הדבור אשר אני מתעסק בו עתה.

(3) וזה כי אדונינו יתמיד השם מעלתו להתעסק מחשבתו הנכבדת בתיקון העם כמו שזכרתי צוה הרופאים במצרים שיעשו התריאק הגדול ומרקחת מתרודוטוס ועשיית שתי אילו במדינת מצרים קשה מאד כי מעט מה שימצא בארץ הזאת מן העשבים הנכנסים בתריאק זולתי הכשכאש והביא הסמים במצוותו העוברת מקצות המערב והמזרח ועשה שני המרקחות האילו והמציאם ונתנם לכל מי שאמרו הרופאים שהוא יקבל תועלת בהם כי שני אילו לא ימצאו ברוב אוצרי המלכים וכל שכן בשווקים ובחנויות וכאשר הוציא הנעשה מהם או קרב להכלות שם לעשות אחר כל זה רוחב מחשבתו הנופלת על כל יושר בתועלות האנשים.

(4) וכאשר היה היום שנת חמשה ותשעים וחמש מאות אמר לקטן עבדיו אני חשבתי אמש במי שנשכו חיה ארסית קודם שיגיע אלינו ויקח התריאק כבר התפשט הסם בגופו וימות וכל שכן אם נשכו בלילה שלא יגיע אלינו עד בקר. ועוד היות שני

1 לדבר בו] inv. פ | בו הנה] om. ז | קצרו] קצת ז | שנות] (= سنّ) ألسن Arabic text : לשונות ألسن ס[1] | מדורנו] om. א | ושמו] עצמו א | אדונינו] אדוננו אבזספר || 2 אל התכלית] לתכלית ז | לעשות] ל- ס : לעשות ס[1] || 3 הזאת] om. ב | מתעסק] om. ז || 4 וזה] om. א | אדונינו] אדוננו אבספר | יתמיד] התמיד ז : יגדיל ר : יאריך ד | להתעסק מחשבתו הנכבדת] שם מחשבתו הנכבדת להתעסק ס | מחשבתו] במחשבתו ז || 5 שיעשו] לעשות ד | התריאק] האלתריאק לר | מתרודוטוס] מיטרידאטוס ז : מתרידיטוס א : המטרודיטוס ס : מתרודיטוס בפר : מתרידטוס ל | ועשיית] ועשות ז || 6 שתי] שני אבגדזלספר | במדינת מצרים] במצרים גלסר | שימצא] שנמצא א | בארץ הזאת] במצרים ס || 7 בתריאק] הגדול ז add. | זולתי] זולת אבזלספר : אלא גד | הכשכאש] הר"ז הפאפוירי מ[1] : הכשכש זפ : הכשרש ב : הכבאשו ס : כשכאש ר"ז הפאפאויר ס[1] | הסמים] הסמנים אזס || 8 שני המרקחות האלו] שתי מרקחות האלו ב : שני אלו המרקחות זס : שתי המרקחות האלו אלר | שאמרו] שיאמרו דלסר || 9 בהם] בזה זס | כי] והנה אלר : om. ג | ימצאו] נמצאו ס | אוצרי] אוצרות אלר || 10 להכלות] להכלית ז | שם] צום א : כוונתו ס add. : מחשבתו ב add. | כל זה] om. ב | רוחב] מרוחב ס : (= وسعا) سعيا Arabic text || 11 בתועלות] בתועלת אזלספ || 12 היה] om. זס | היום] om. פ | אמר] אמרו ב | עבדיו] מעבדיו ז || 13 במי] במה מ | חיה ארסית] om. in Arabic text | התריאק] הטריאק ד : תוריאק ג | כבר התפשט הסם בגופו וימות] כבר התפשט החום בגופו וימות ב[1] | התפשט] יתפשט ס || 14 וכל שכן אם נשכו בלילה שלא יגיע אלינו עד בקר] וכל שכן אם נשכו בלילה עד שלא יגיע אלינו עד אור הבקר ב[1] | אלינו] אצלנו ס | בקר] אור הבוקר ז : הבוקר לפר | שני אילו המרקחות] אילו שני המרקחות ב

אילו המרקחות עם קשי עשייתם יוצאו בעניינים קטנים כמו נשיכת העקרב ועקיצת הארנייש אשר יספיק להם תריאק הארבעה וזולתו. ולכן אצוך שתשים מאמר קטן השיעור וקצר המלה במה שיתחיל בו הנשוך מן ההנהגה ותזכור רפואותיו ומזונותיו ותזכור קצת התריאקת הכוללים לתועלות הנשוכים זולתי שני אילו התריאקות הגדולים כדי שישמרו שני אלו לעניינים לא יספיק בהם זולתם. ואין ספק כי כבר ידע אדוני כי הרופאים הקודמים כולם והחדשים בזה העניין חברו ספרים והאריכו בו. וכבר הגיע לפני כבודו רוב מה שאמרו בעברו על ספרי הרפואות. ואולם היתה כוונתו יתמיד האל ימיו ללקוט מאשר אמרו היותר קרוב והיותר קל לעשותו ולזכרו ויפורסם ידיעתו אצל רוב האנשים.

(5) והתחלתי למלאות מצותו ובקשתו וחברתי זה המאמר וקראתיהו המאמר הנכבד ואין עם לבבי בכוונה הזאת לדבר זר לא נכתב ולא אל נכרי לא נזכר ואמנם היתה הכוונה מן העניין הכולל ללקט המאמרים קטני המספר רבי התועלת. וכאשר אזכור הרפואות הנפרדות המועילות במאמר הזה לא אזכור כל מה שנזכר מהם כי מזה היתה הבריחה כי ריבוי הרפואות יחייב שלא יזכרו ושיקשה לאדם לקחת אותם מן הספר בעת הצורך וקיצורם יחייב זכירתם.

---

1 קטנים] קשים ל || 2 הארנייש (aranies)] הארינש פ : האורנייש ס : האריינאש א : האניי העכביש ג | להם] בהם אבגדזלפר | תריאק הארבעה] התריאק לר טריאק הארבעה ד : תריאק הארבע פ : תוריאק הארבעה ג | אצוך] אני אצוה אותך ס | שתשים] שתסדר ס || 3 המלה] המלאכה ב[2] | שיתחיל] שהתחיל ז | בו] ב .om | רפואותיו ומזונותיו] מזונותיו ורפואותיו ז || 4 קצת] ב .om | התריאקת] התריאקות אגלסר : התריאקאת ב : הטריאקות ד | הכוללים] הכוללות ס | לתועלות] לתועלת אבגזספ | זולתי] זולת אבספ | זולתי שני אילו התריאקות הגדולים] ד .om | התריאקות] התריאקים ז : התריאק ב : הטריאקות לר : התריאקת ג || 5 כדי שישמרו שני אלו] אגדזלמספ .om (L =) | אלו] الترياقان الكبيران added by Arabic text || 6 הקודמים] הכוללים ל | בזה העניין חברו ספרים] כבר ספרו (חברו ס[1]) בזה העניין ספורים ס : כבר ספרו בזה העניין ספרים ז : כי כבר חברו בזה העניין ספרים פ : כבר חברו בזה העניין ספרים בלר | הגיע] לי גדזמר .add || 7 בעברו על] על זה ב- ס | יתמיד] יאריך ס || 8 היותר קרוב והיותר קל לעשותו] היותר קל והיותר קרוב כדי שיקל לעשותו זספ || 10 וקראתיהו המאמר] גד .om || 11 ואין] ואני פ | עם] ב .om : על ס | לבבי] לבו לר | בכוונה הזאת] כוונה ס : בכוונה הזאת ס[2] | זר] זה ז | ולא אל נכרי לא נזכר] ב[1] : ולא נכרי לא נזכר לר : ולא נזכר א : ולא אל נכרי ולא נזכר גז || 12 מן העניין הכולל] ב .om || 13 הרפואות] ב[2] : פ .om | הנפרדות] ד .om | מה] פ .om | מהם] זלפר .om : בזה ס : מהם ס[2] | כי מזה היתה הבריחה] גמ .om : ב[1] || 14 הרפואות] התרופות ס : הרפואות ס[2] | ושיקשה] وأن يثقل Arabic text | לאדם] על האדם ס : לאדם ס[2] | אותם] אותה לר || 15 הספר] הסער מס[2] : המספר ז

(6) ואני אכווין לזכור מן הרפואות החזקות מהם בכוונה הזאת ואשר הם יותר קלים להמצא במחוז הזה ופעמים רבים יזכרו הרופאים רפואה נפרדת ויאמרו שתועיל מן הסם ר"ל סם המות או ארס ולא יזכרו צורת עשייתה ולא שיעור מה שיקח ממנה סומכים בו על הרופא היודע בדרכים הכוללים. ולכן אבאר אותו במאמר הזה ביאור מספיק לא יצטרך עמו עמידת הרופא. וכן אזכור מן המורכבים הקלים לחברם והמועילים יותר.

(7) וחלקתי המאמר הזה לשני מינים:

המין הראשון בעקיצת השרפים ונשיכת קצת בעלי חיים

המין השני: במי שלקח אחד מסמי המות

שערי המין הראשון הם ששה שערים

השער הראשון: בהנהגת הנשוך בכלל

השער השני: בזכרון הרפואות המונחות אשר יונחו על מקום הנשיכה נפרדות ומורכבות

השער השלישי: בזכרון הרפואות המועילות מעקיצת כל השרפים

השער הרביעי: בזכרון הרפואות המורכבות ומועילות מזה

השער החמשי: ברפואה מיוחדת במי שנשכו חיה ידועה.

השער הששי: בזכרון מיני הנשוכים בכלל ובפרט וזכרון קצת סגולות ניאותות לכוונה הזאת.

שערי המין השני ארבעה שערים

השער הראשון: בצורת השמירה מסמי המות

השער השני: בהנהגת מי שלקח סם המות או מי שדמה שלקחו בכלל

---

1 מהם] בהן ד | הזאת] לר om. | ואשר] כאשר ב || 2 להמצא] גד om. | במחוז הזה] בזה המחוז ב | רבים] רבות בזס | יזכרו] זכרו לר | ויאמרו] ואמרו הרופאים לר || 3 הסם ר"ל] ס[1] || 4 ממנה] ממנו ז | סומכים בו] שסומכים בה ז | בו] בזה ס : בו ס[2] || 5 ביאור] שעור א | לא] שלא ס : לא ס[2] | עמו] אל ס : עמו ס[2] | מן] ס om. : מן ס[2] | המורכבים] המאמרים ב : המורכבים ב[1] || 8 ונשיכת קצת] ושאר ב || 9 שלקח] שילקח ז || 10 שערי המין הראשון הם ששה שערים] המין הראשון ששה שערים א : המין הראשון הוא ששה שערים ז : שערי המין הראשון ששה שערים בספ : שערי המין הראשון ששה שערים והמין השני ארבעה שערים ד || 11 השער הראשון] בהנהגת הנשוך בכלל] פ om. || 12 השני] הראשון פ : ב' פ[2] | נפרדות ומורכבות] ז om. || 14 הרפואות] הנפרדות ז add. || 15 בזכרון...השער הרביעי] גדלר om. | מזה] לזה ס : בזה ז || 16 במי] למי ב | חיה ידועה] החיה הידועה ב || 17 מיני] أغذية Arabic text | ובפרט] ופרט בר | ניאותות] ואותות ב || 19 שערי המין השני ארבעה שערים] המין השני הוא ארבעה שערים ז : המין השני ארבעה שערים אגדלספר || 21 מי] מה ס : ל om. | שדמה] שידמה אבזס | שלקחו] שלקח ז : ללקחו ב

השער השלישי: בזכרון הרפואות הנפרדות והמורכבות המועילות בכלל למי שלקח אי זה סם שיהיה

השער הרביעי: בהנהגת מי שידע הדבר אשר לקח ולא אזכור דבר בזה השער כי אם קצת הדברים אשר אפשר אכילתם על צד הסכלות בטבעיהם או שיקל הגעתם לאדם לרוב מציאותם כל זה כוונה לקצר שיעור המאמר כאשר אמרתי והשם המדריך אל יושר ידרכני בדרך ישרה אמן.

1 המועילות] והמועילות א || 2 שיהיה] שהיה אגבלר || 3 דבר] ס .om || 4 הגעתם] הגעה מ : הגעת ג : اغتيال Arabic text || 5 כוונה] לכוונה ז | והשם] בעזרת הישר א || 6 אל יושר ידרכני בדרך ישרה אמן] ידרכני אל יושר ז : אל היושר ב : אל היושר יושירני בזה ס : אל יושר יישרנו פ : אל יושר אגלר : אל היושר ינחנו באורח מישור ד

השער הראשון מן המין הראשון בהנהגת הנשוך בכלל

(8) כאשר ינשך הנשוך יצטרך שישתדל מיד לקשור ולעקור מה שלמעלה מן המקום הנשוך אם היה אפשר זה קשר טוב עד שלא יעבור הסם ויתפשט בכל הגוף. ובעת שיקשור המקום הנקשר יהיה אדם אחר יעשה שריטות באזמל על מקום הנשיכה וימצוץ בפיו בתכלית יכולתו וירוק כל מה שמצץ. וראוי שיגרגר בפיו תחלה שמן זית או יין ושמן ואחר כן ימוץ וימשח שפתיו בשמן ויאולטו אם יהיה לו או בשמן זית וישמור המוצץ וחלילה לו מי שימצוץ אם היה בפיו חולי מן החליים או שן נאכלת. והתנו קצת הרופאים שיהיה המוצץ צם והתנו קצתם שלא יהיה צם אבל יאכל מעט ואז ימוץ. ואשר נראה לי שיהיה המוצץ צם יותר טוב בתועלת הנשוך ויותר סכנה בדין מי שימוץ. והיותו כבר אכל יותר רחוק מן הסכנה בעצמו ויותר מעט התועלת לנשוך כי רוק הצם רפואה למקום נשיכת בעלי הארס ולרוב החבורות הגדולות. ואם לא יהיה מי שימוץ ישתדל להניח כוסות המציצה בלתי אש או באש ואשר באש יותר חזקים וטובים כי הם יקבצו בין המשיכה והכויה. ואחרי כן יוציא מה שבאסטומכה מן המאכל

---

2 הנשוך] ספ om. : הנשוך ס[2] : בכלל פ add. | יצטרך] צריך זספ | מיד] ז om. | לקשור] ל[1] : ר om. | ולעקור] ולהדק ס || 3 אם היה] ואם יהיה א אם... וימצוץ בפיו] ויהיה אדם אחר יעשה שריטות על מקום הנשיכה אם היה אפשר והקשר טוב כדי שלא יעבור הסם ויתפשט בכל הגוף ובעת שיקשור המקום הנשוך ימשוך בפיו ס | היה] ג om. | הסם] הסם ההוא פ || 4 המקום] המקום מן המקום א | הנקשר] ז om. | אדם] האדם פ : ד om. | יעשה] שיעשה ז | שריטות] סריטות ר | באזמל] ס om. : באוזמל זלמפ : באזמל על מקום הנשיכה ד om. || 5 וימצוץ] וימוץ פ | בתכלית יכולתו] תכלית לר | וירוק] בפיו ז add. | שמצץ] שימצוץ גס | שיגרגר] שיגרר לר || 6 ושמן] או שמן ויאלט ז | ואחר...וישמור המוצץ] אבר om. | כן] זפ om. | ימוץ] ימצוץ זפ | שפתיו] המוצץ גדמ add. | ויאולטו] ויאולט ז : ויאולש פ : סגלי ס | יהיה לו] ימצא זס || 7 המוצץ] מי שימצוץ זספ | וחלילה לו מי שימצוץ אם היה] שלא יהיה זספ | מי] אבל om. : למי ג | שימצוץ] שימוץ ד || 8 והתנו קצת הרופאים שיהיה המוצץ צם] זס om. | קצת] גד om. | והתנו... המוצץ צם] לר om. | יהיה] המוצץ ס add. | ואז] ואחר פ || 9 ואשר נראה לי] ולי נראה ס | לי] ראוי ג add. | שיהיה] היות זספ | בתועלת] לתועלת ד | סכנה] במה ג : סכנה ג[2] | בדין] בחק ס | בדין...לנשוך] שמוצץ ג | מי] מה א || 10 אכל] יאכל א | מן] ז om. | התועלת] תועלת בס : ותועלת ז | לנשוך] בנשוך א | כי רוק] ורוק ג || 11 למקום] למקומות זפ אל מקומות ס | למקום נשיכת] לנשיכת ד | הגדולות] הרעות זספ | ואם לא יהיה מי שימוץ] (= LP) وإن لم يمكن المصّ Arabic text : ואם יהיה המוצץ אסתניס ס | לא] א om. || 12 שימוץ] שימצוץ ב | ישתדל] יסתכל ל | להניח כוסות] בכוסות ס | בלתי] בזולת ס : אם בלתי ב | או באש] לר om. : באש או בלתי אש ל[1] | ואשר באש] כאשר הם ז : כי אז יהיו ס || 13 בין] מן ס | ואחרי כן] ואחר זלר | שבאסטומכה] שבאצטומכה סר

בקיא הקל ואם יקשה להקיא יקיא בשמן או בחמאה והשמר שלא יקיא בצער. ואחר זה יקח התריאק הגדול אם ימצא או מרקחת מתרודיטוס אם נעדר התריאק או אחד מן המרקחות הגדולים המועילים מסמי המות בכלל אם נעדרו שני אילו או אחת מהרפואות הנפרדות המצילות מנשיכת החיות בכלל. והנה אזכרם ואיך ילקחו.

(9) ואחר כך ישים על מקום הנשיכה אחד מן הסממנים המושכים לסם אם הנפרדים מהם או המורכבים אי זה מהם שימצא. ואחר כך יראה הנשוך אחר שעה ויתבונן מקריו ואם נח כאבו והתחזק הדפק שלו והתחיל המראה להתייפות לא יעשה מעשה אחר אבל ישמרהו שלא יישן כי הנשוך אם ישן ירוץ החום היסודי והחומר אל תוך הגוף ויגיע הסם לעומק הגוף ואם יגיע אל האברים הראשיים ימית. ולכן ראוי שתהיה השמירה תמיד בנשוך שלא ישן ושלא תסתם ותגלד החבורה אבל ישאר מקום הנשיכה פתוח יגר ממנו הלחות עד שיהיה בטוח מן הסם ההוא. ואם ראית אותו מצטער מחוזק הקשירה התירהו מעט.

(10) וכאשר יצאה הרפואה מאסטומכתו ועשתה פעולתה ולא בפחות משמונה שעות תאכילהו המאכלים הניאותים לנשוכים. ואם ראית כאב הנשיכה התחזק והתאמץ קודם האכילה הסיר ממקום הנשיכה הרפואה אשר הנחת עליה ותשחוט בן יונה ותשסע

---

1 יקיא] יהיה ז || 2 הגדול אם ימצא] ז om. | אם ימצא או מרקחת מתרודיטוס אם נעדר התריאק] זלר om. | אם ימצא או] או ימצא ד | מתרודיטוס] מתופדיתוס ב : מטרידאטוס ד : מטרידיטוס ג | נעדר] לא נמצא גס | התריאק] טוריאק ג || 3 בכלל] ד om. | אם... בכלל] אבזספר om. : אם... ילקחו] ל om. | או] יקח מ[2] add. || 4 אזכרם] לך ג add. | ואיך] איך ז || 5 הסממנים] הסמנים אבגדזספר | לסם] להם ז | אם] גלר om. || 6 הנפרדים] נפרדים בגפ | מהם] בג om. | המורכבים] מורכבים ג | שימצא] שיהיה לר | יראה (= يرى P)] يريح Arabic text : ענין ב add. || 7 והתחזק הדפק] ותתחזק הטבע והדפק ז | הדפק] האבר ס : הדפק ס[1] | הדפק שלו] דפקו לר | והתחיל המראה] והתחילה הנהה(?) והמראה ס | לא] ב om. | יעשה] לו ס add. || 8 ישמרהו] ישמר ס | אם ישן] שישן ג | ישן] אם ב add. | והחומר... ואם יגיע] ג om. | אל תוך] לתוך ס || 9 הסם] החום בפ : הארס או הסם ס : הסם ס[1] | לעומק] אל עומק זלר | ימית] ימות אזבספ : וימית ג || 10 שתהיה] א om. : שתהיה השמירה תמיד בנשוך] ישמר מאד ג | שלא ישן ושלא תסתם ותגלד החבורה אבל ישאר מקום הנשיכה פתוח יגר ממנו הלחות] פ om. | ושלא] ולא ב | תסתם ותגלד] יסתם פה ז | ותגלד] ותגלה ס : ותגלא מ : ותגליד בגד : ותגדיל לר | החבורה] פי הנשיכה ד || 11 פתוח] פתוחה א | עד] לר om. | מן] غائلة add. Arabic text | הסם ההוא] הארס ההוא ס : החם הזה פ | מצטער] צעור ב || 12 הקשירה] המשיכה לר | התירהו] התירו א || 13 פעולתה] פעולתו ז | משמונה] מד׳ ב || 14 תאכילהו] האכילהו אדס | המאכלים] הדברים ד | התחזק והתאמץ] התאמץ והתחזק ס | והתאמץ] והתאמת ז || 15 האכילה] אכילה ב | הסיר] תסיר ס | ותשסע] ושסע א

בטנו תכף שחיטתו ותשימהו על מקום הנשיכה. וכאשר ירגיש הנשוך בהתפשר חום בן יונה יסירהו וישים אחר. ואם לא ימצא בן יונה יעשה במקומם התרנוגלים הקטנים או הגדולים או התרנוגלות זביחה אחר זביחה. הנה בזה תועלת גדולה ר״ל שישסע בטנו וישימהו על מקום הנשיכה עד שינוח הכאב כי בזאת ההנהגה ינוח הכאב וימשוך מה שנשאר מן הסם. ומן הרופאים שיקדים להניח אילו העופות הנזכרים ואחרי כן יניח הרפואות המונחות המושכות לסמי המות נפרדות או מורכבות.

(11) ואם לא ימצאו העופות אשר זכרתי ישפוך החומץ על מקום הנשיכה או ישים עליו רטייה מקמח מבושל בשמן זית כי זה ממה שיניח כאבו. ואם לא ינוח הכאב אחר כל מה שעשה אבל התחזק והכבידו העניינים ויתעלפה הנה לדברים ההם הנהגה אינה ראויה בכוונת המאמר הזה אבל יצטרך אז אל רופא מובהק ויעשה בתכלית הדברים לפי הדרכים הכוללים הנזכרים בספרים הרחבים ולפי מזג האיש הנשוך.

---

1 הנשיכה] הנשוך ג | וכאשר ירגיש הנשוך בהתפשר חום בן יונה יסירהו] לא יסור לשחוט מאלו אחד אחד וישסע פ | בהתפשר] התפשר ד : שנתפשר ג | חום] om. ס : لحم add. Arabic text || 2 יסירהו] וישימהו על מקום הנשיכה לא יסור לשחוט מאלו אחד אחד וישסע אז add. | וישים אחר] וישחוט אחר וישימהו על מקום הנשיכה ולא יסור מלשחוט אחד אחד וישים ס add. : לא יסור לשחוט אחד אחד וישסע וישים לר add. | יעשה] ישים לר | במקומם] בחלופם ג : במקומו ס || 3 התרנוגלות] השחוטה ז add. | זביחה אחר זכיחה] שחיטה אחר שחיטה אז : שחוטה תכף לשחיטתה ס | הנה] ואמרו כי זספ | ואמר כי א הנה בזה] وقيل إنّ لابن عرس في ذلك Arabic text | בטנו וישימהו] בטני העופות הנזכרים וישימם בגדזלמר || 4 הנשיכה] لا تزال تذبح من هذه حيوان بعد حيوان وتشقّ بطنه وتضمّد به موضع اللسعة add. Arabic text but for LP | כי בזאת ההנהגה ינוח הכאב] om. ב || 5 הסם] או הארס ס add. | ומן] ויש מן ס | הרופאים] om. פ : מי בלר add. | שיקדים] שיקדימו ס | להניח] om. זפ | הנזכרים (= P)] المذبوحة Arabic text | ואחרי כן] ואחר אזספ | יניח הרפואות] יניחו שם התרופות ס : יסים הרפואות ד || 6 המושכות] om. אגדזלמספר (= L) | לסמי המות] לארס ס || 7 זכרתי (= ذكرت P)] تذبح Arabic text | ישפוך] ימשוך ב | החומץ] مسخن add. Arabic text || 8 רטייה] תחבושת א | זית] om. לר | כי זה] וזה ס | ממה] מטבעה ז | כאבו] הכאב ס | הכאב] כאבו אג || 9 שעשה] שיעשה ז | והכבידו העניינים] והתגבר ס | ויתעלפה] ויתעלף בס : והתעלפה ז | לדברים] דברים לר | ההם] om. א | הנהגה] ההנהגה זפ || 10 בכוונת] om. ד | המאמר הזה] זה המאמר א : במאמר זה ד | הזה] om. בזספ | אל] om. פ : حضور add. Arabic text | ויעשה] om. פ | לפי הדרכים הכוללים] om. ז : לפי הדרכים והדברים הכוללים ס || 11 האיש] om. ג

השער השני מן המין הראשון בזכרון הרפואות המושמות אשר יושמו על מקום הנשיכה נפרדים או מורכבים

(12) והנה הנפרדים אשר ימשכו אי זה סם שיהיה מן הגוף כאשר הושמו על מקום הנשיכה הם אילו: מינטשטרי בלאציקון מתמסאח זבל היונים זבל האנידה שולפרי אסא פיטידא זבל העז דאליום ירוק מלח הנאכל שומים אבן היהודי אי זה שימצא מאילו יודק וילוש בדבש ויעשה ממנו רטייה על מקום הנשיכה אחר המציצה בפה או בכוסות המציצה וימשך. וכן אם עשה רטייה ממרת הבקר ימשוך הסם. זרע האתרוג חמוץ או מתוק כאשר יכתש ויושם רטייה על מקום הנשיכה יציל מן המות בעמדו כנגד כל סם בסגולה נפלאה אשר בו.

(13) ומן המורכבים שיכתוש השום והמלח וזבל היונים חלקים שווים ויושם רטייה על מקום הנשיכה. אחר זרע מלווא ויסקו לח או יבש יכתוש ויעורב בחומץ ושמן ויוטח על מקום הנשיכה. אחר חזק המשיכה חרדל וקלי הוא שודה וסיד חדש חלקים

---

1 הרפואות] התרופות ס | המושמות אשר יושמו] המונחות אשר יונחו ב : המושמות אשר יונחו ס || 2 אשר יושמו] om. ד | נפרדים או מורכבים] נפרדות או מורכבות לר || 3 והנה הנפרדים אשר] om. ב | סם] om. א | הושמו] הונחו ב || 4 הם] om. ב | מינטשטרי] מנטשטרי אזפר : מנטשתרי ב : מנטרשטו ד : מינטרשטו ל | בלאציקון מתמסאח] גלאריקון מתמסח א : בשליקון תמסח ס : בלאציקון מתמסח בד : לאציקון מתמאסח פ : באשיליקון ז : באסיטקון מתמסאח ג : בלאשקון מתאמסוח ר : בלאשקון מתמסח ל || 5 זבל] ומן ס | האנידה] האנידא זלר : האנדה ב : אנאדי א : אניטרב ג : האנידרא ד | שולפרי] גפרית גלסר : סולפרי ד | אסא פיטידא] אשאפיטידה א : אשאפיטידאי ס : אאשידאפאטידא ב : אישאפיטידה פ : אשאפיטידא ז : אסה פיטידה ג : אישאפיטידא ר : אשא פיטידה ל : אשאפיטידה ד | זבל העז] וכל ז(!) | העז] העץ ב : העז ב[1] | דאליום] דיליום א : דליום בספר : דיליאום גל | ירוק] ובלעז דילי ס .add | הנאכל] שוה ס : הנאכל ס[1] | אבן (P =)] القفر Arabic text : ארץ ז | מאילו] מכל אלו ס || 6 בדבש] om. ל | ממנו] גדמ om. | על מקום הנשיכה] גדמ om. || 7 המציצה] om. ג | וימשך] add. Arabic text but السمّ for P | וכן אם עשה] ואם יעשה ס : וכן יעשה אם ז | רטייה] על מקום add. ב | ממרת] ממרירת א : ממררת זלספר || 8 יכתש] תמצא יודק ס : יודק ב | מקום] om. ס | יציל] ינצל ג | מן המות בעמדו כנגד] om. ג | בעמדו] לעמדו אזלר : מצד שמירתו ס || 9 בסגולה] לסגולה פ || 10 שיכתוש] שידוק ב : om. ל || 11 רטייה] om. גדמ | אחר זרע מלווא... על מקום הנשיכה] om. ז | מלווא ויסקו] אלטיאה אלפ : אילתי הוא כטמי ב : אלטיאה הוא כטמי לס מלווא خطمي ס[1] : מלבה ויסקו ג : אלטיה הוא כטמי ר | לח] היה add. ב | יכתוש ויעורב] יודק ב : יכתוש ס : יכתש פ | ויעורב] om. לר || 12 ויוטח] ויושם גסלפר | אחר] דבר אחר ס | שודה] שיודה משוברא ס : רוברא ס[1](?) : סודא ז : שובה א : שינדה ג : שודא לר : שינפא ד | וסיד] ושום ז

שוים יחובר זה בקטראן וימהר לשים אותו בו קודם התפשט הסם בגוף. אחר מלח ואפר עצי התאנים או הגפנים ושלניטרי חלקים שוים יולש בחומץ ומרת הבקר ויחבוש בו. אחר זכרו הראזי וזכר שהוא מנוסה בהניח הכאב מכל נשיכה ומשיכת הסם ותארו סקפי וקשתורון ואשא פיטידא ושולפרי וזבל יונים ומינטשטרי וקלמינט חלקים שוים יולש הכל בשמן ישן ויעורב ערוב טוב ויהיה מזומן לעת הצורך ועשה ממנו רטייה על מקום הנשיכה.

(14) אמר המחבר וכאשר יעדר הקלימינט או יקשה מציאותו יהיה תמורתו קנמון חד. וממה שהוא טוב התועלת גם כן שיבשל המינטשטרי בחומץ ויעשה רטייה על המקום. אילו כולם נקלים להמצא קרובים להלקח גדולי התועלת בזה העניין המסוכן.

---

1 שוים] ב om. | זה] ב om. | בקטראן] בקיטראן ס : בקטרן ז : בקטון **לר** : בפטרוליין ג | לשים] להשים ז | אותו] ב om. | הסם] הארס ס || 2 עצי התאנים] תאנה ס | הגפנים] גפן ס | ושלניטרי] ומלח ניטרי ז : וסליניטרו ד : וסלניטרו ג | יולש] ולושם ז(!) | ומרת] ומררת **אגדבלפר** : ובמררת ס | ויחבוש] ויחובש **אג** || 3 בהניח] להניח ס | הכאב מכל] כאב כל **אגדבזלפ** : הכאב כל ר | נשיכה] נשוך ס | ומשיכת] ומושך ס | ותארו] זה **א** add. || 4 סקפי] סגאפין **א** : סקאפין ז : ספקו **ב** : סכפי ר : סרפין ל : סקורפיאוסה ג | וקשתורון] וקשתורן פ : וקשטרון **בד** : וקשטראן ס : וקשטורי ז : וקשטור **א** : וקשטורן **לר** : וקשט[...] ג | ואשא פיטידא] אשא פיטידה **א** : ז om. : ואשא פטדא **ב** : ואשה פיטידה **לפ** : ואסא פיטידא ד : ואסה פיטידה ג | ושולפרי] וגפרית **גסר** : ושולפארי ד : **זל** om. | וזבל יונים] ז om. : וזבל היונים **אבלספר** | ומינטשטרי] ז om. : ומנטשטרי **אבפ** : ומישטרא <...> ס : ומישטרא ס[1] : ומנטרשטי ד | וקלמינט] וקלמנטי **א** : וקלאמינטי ס : קלמנט **ב** : וקלימינט **פ** : וקלמינטו **גדל** || 5 יולש] ובשל ז : ויולש ס | ישן] قد حلّ فيه زفت add. Arabic text | טוב] יפה **א** | ועשה] עשה **א** : יעשה **בזספ** || 7 הקלימינט] הקלימנט פ : הקלימינט **בר** : הקלאמינטי ס : הקלמנט **א** : הקאלמינטו ד : הקלמינטו **גל** | יהיה תמורתו] ישים במקומו ס | תמורתו] הנה **אבגדלר** add. || 8 גם כן] **לר** om. | המינטשטרי] המנטשטרי **אז** : המשטראנטי ס : המנטשתרי **ב** : המנטרשטי ד : מינטש[...] ג : המנטשרי ר : המינטרשטו ל || 9 המקום] הנשוך ז add. | נקלים] קלים ג | להמצא] ד om. | קרובים להלקח] ג om. | להלקח] להמצא **א** | העניין] המקום ז

השער השלישי מן המין הראשון בהנהגת הרפואות הנפרדות המועילות מנשיכת כל בעלי הארס

(15) זכרו הרופאים רפואות רבות ישתו נפרדות וכל אחת מהן מועילה מנשיכת אי זה בעל חיים בעל ארס נשך והתבונן בהם העבד ומצא כולם חמים ולא אמצא רפואה קרה תועיל מן הנשיכה בכלל כי אם שורש המנדרגולא. ואינו רחוק היות הרפואה החמה והקרה מועילה מכל סם יהיה אותו הסם חם או קר כי אילו הרפואות המצילות אין פעולתם בהצילם מסמי המות באיכותם אבל בכלל עצמיהם כמו שנעלם מן הרופאים או בסגולתם כמו שאמרו. והכוונה בזה לפי מה שבארו הפילוסופים שהם עושים הפעולה בצורתם המיניית. והרפואות אשר זכרו הרופאים מהם מה שיצוו לשתות ביין ומהם במים ומהם בחומץ ומהם בחלב.

(16) ואני רומז על מי שנשכו מי שלא ידע מינו שיעיין ענייניו. ואם מצא חום חזק כמו שימצא מי שנשכו אפעה הטוב לו שיבחר מן הרפואות ההם מה שילקח בחלב או בחומץ ואם מצא קור חזק כמו שימצא מי שנשכו עקרב שיבחר מן הרפואות ההם מה שילקח ביין ומי שלא יותר לו לקיחת היין יקחם בתבשיל האניסון כי האניס הסכימו כל הרופאים שהוא מועיל מכל ארסי בעלי חיים.

---

1 הרפואות] התרופות ס || 2 הארס] ארס פ || 3 זכרו... בעל ארס] om. פ | רפואות] תרופות ס | אי זה] om. אז || 4 בעל] בעלי זס | בעל] בעלי זס | נשך] נשוך ז : om. ס | בהם] בהן ז | ומצא] ומצאם דלר | רפואה] תרופה ס || 5 בכלל] בכל ז | המנדרגולא] המדרגולא ב : מנדרגולה גלפ : המדראגולא ס : המנדראגודא ז : המנדראגולה א : המדרגולה ר | הרפואה] התרופה ס || 6 יהיה] היה בגלסר : היות אזפ | הרפואות] התרופות ס : המועילות ס .add || 7 פעולתם בהצילם] פעולתן בהצילן א | עצמיהם] עצמותם לר | כמו שנעלם מן הרופאים או בסגולתם] om. א | שנעלם מן] يعبّر Arabic text || 8 שאמרו] שאמרנו לר | שבארו] שאמרו מספ | הפעולה] ההיא אבלפר .add : פעולתם ס || 9 בצורתם] om. ז | מה] om. ס | שיצוו] צוו בפ | לשתות] לקחת ולשתות ז : לשתותו לר | ביין] [2]יין ס || 10 במים] [2]מים ס | בחומץ] [2]חומץ ס | בחלב] חלב ס || 11 מי] om. א | מי... קור חזק כמו שימצא מי שנשכו] om. ד | ידע] יוכר ז | ענייניו] בעניניו ב : ענינו אז | מצא] ימצא זס : ימצאנו פ || 12 אפעה... כמו שימצא מי שנשכו] om. לר : יבחר מן הרפואות מה שילקח בחומץ ואם מצא קור חזק כמו ל[1] | הטוב] טוב ב | הרפואות ההם] התרופות ס | מה] מי פ : במה ז | בחלב... מה שילקח] om. זמ || 13 בחומץ] أو بالماء add. Arabic text | מצא] ימצא א | שיבחר] יברור ס | הרפואות] התרופות ס | ההם] om. ס | מה] כל מה א : מי ר || 14 ביין] עם היין ד | לו] om. זפ | לקיחת] לשתות ל : שתית א : add. שתות ר : om. ס | בתבשיל האניסון] om. ל | האניס] אניס ב : האניסון ס : האניסו גדל | הסכימו כל הרופאים] om. לר || 15 שהוא מועיל] שמועיל ב : כי הוא מועיל ס : הוא מועיל לר

(17) ואחר ההקדמה הזאת אזכור מהנפרדות ההם הטובות מהם אצלינו והמפליגות התועלת ומה שנתאמת נסיונו מהם.

(18) מזה זרע האתרוג יעמוד כנגד כל הסמים הממיתים לבן אדם היה הסם שתיה או נשיכה וצורת מעשהו שינקה זרע האתרוג מקליפתו ויקח לב גרעינה ויודק ויאכל ממנו משקל עד שני דרכמונים. ואמר אבן סיני שני שקלים יקח זה ביין או במים קרים ואין הבדל בין זרע האתרוג המתוק או זרע החמוץ.

(19) ממנו מרגדי ומתנאו שיהיה חזק הירוקות ספירי יודק היטב משקל תשע גרים במים קרים או ביין. אמר בן זוהר התאמת זה אמתות אין ספק בו והוא עומד כנגד כל הסמים ויוציאם בקיא כמו שיעשה הטין החתום ובו תמורה מן הטין החתום בתריאק מאחר שנעדר הטין החתום.

(20) באזהר לא זכרו גאלינוס ואבן הבאזהר אשר תקרא הבאזהר החיוני והוא הדבר אשר תמונתו כתמונת הגלאנט ומראהו ירוק חזק הירוקות והוא יתיילד על דרך התעבתו ולכן ימצא קליפה על קליפה. ואמרו שהוא ימצא בקצוי עיני האילים במזרח ואמרו כי ימצא בכיס המררה מהם והוא האמת.

---

1 אזכור] om. ז | ההם] מהם בד | והמפליגות] ומפליגות ב : והמופליגות ס || 3 מזה זרע] מזרע אס | לבן אדם] לגוף האדם זפ : om. ב : לכן ב | היה הסם מאכל] או שיהיה במאכל ג | הסם] הארס ס | שתיה] מאכל אגדזלמספר || 4 וצורת מעשהו] וצורתו גד | לב] om. ס | גרעינה] הגרעין ס : הגרעינה גדר : הגרעינים ל || 5 משקל עד שני דרכמונים] שני דרכמונים במשקל ס | אבן סיני] בן סינא ד : אבין סינה ג | שני] om. לר | יקח זה] מזה יקח ס : קח זה גד || 6 הבדל] הפרש לר | או] om. ג | זרע] om. גזלר | החמוץ] חמוץ ב || 7 ממנו] ומהם ס : om. לר | מרגדי] הר"ז זמירלדו מ[1] : מרקדי אב : מראקדי ס : הר"ז זמירל ס[1] : ומהמרקדי ז : מחנדי ר : הזמירלדו ג : סמיראלדו ד | ומתנאו] ותוארו ג | שיהיה] שיהא ב | תשע] תשעה פ | גרים] גרגרים ז || 8 במים קרים או ביין] ביין או במים קרים א | ביין] יין ב | בן] אבין ג : אבן לר | והוא] om. ב || 9 הטין] הטיט ס : בטין ד : בטיט ג | הטין החתום] הטינה החתומה ב | ובו] ובה ב | הטין] המין ס : طين ס[1] | החתום] om. לר | בתריאק] בתוריאק ג || 10 מאחר] אחר ס | מאחר שנעדר] ובו תמורה ג | שנעדר] שיערד ס | הטין] הטיט ג : בטין ד || 11 באזהר] ובאזדהר ז : בזהר ס | לא זכרו גאלינוס] لم يذكر جالينوس حجر البازهر Arabic text | זכרו] זכר מ | גאלינוס] גליאנוס ל : גליאנו ג : גאליאנו ד | ואבן הבאזהר] ولا هذا البازهر Arabic text | הבאזהר] הזהר ז : הבזהר ס | הבאזהר אשר תקרא] om. ב | הבאזהר] הבזאהר ז : הבזהר דס || 12 הגלאנט] הגלנט ב : הגלאץ ס : הגלאנט ס[1] : הגלאט ז : הגלנץ לר | יתיילד] התיילד מ | דרך] צד ב || 13 התעבתו] התעבותו אב : התערבותו ס : התעבתו ס[1] : om. ז : העבתו לר | בקצוי] בדמעי אבגזמס[1] : בדמעות ד : בקצוי עיני ל om. | עיני] מ[1] | במזרח (= في بلاد الشرق (P Arabic text || 14 כי] כי הוא ס : שהוא גדלר | ימצא] נמצא ז | המררה] המרה א | מהם] om. אז : מהן ד

(21) אבל הבאזהר המחצבי והיא אבן נמצאת בארץ מצרים והיא רבת המראים זכרו בספרי האחרונים ממנה נפלאות ולא התאמת ממנו שום דבר. אבל כל מיני אילו האבנים המחצביים הנמצאים אצלינו נסיתים בנשיכת העקרב ולא יועילו כלל ונתתי הרבה מהם ולא הועיל. ואמנם הבאזהר החיוני התאמת ספורו ונתקיים נסיונו. צורת עשייתו שיותך בשמן על המשחזת עד שיחסר ממנו לא פחות מקראט עד שמינית שקל ויאכלהו הנשוך ויעשה ממנו רטייה גם כן על מקום הנשיכה וירפא וינצל.

(22) אילו הג׳ רפואות נתאמת נסיונם אמתות אין ספק בו בכל סמי בעלי חיים והצמחים והמחצבים והם זרע האתרוג והמרגדי והבאזהר החיוני.

(23) ערק אל חיה והוא שורש צמח ימצא סביב בית המקדש הנה העידו עליו שראו אותו והתאמת נסיונו יכתש וישתה ממנו ביין או במים הקרים מדרהם עד ג׳ דרכמונים וינצל. ואין לו כח המרגדי ולא כח הבאזהר החיוני ובכלל ראוי לאדם שיכינהו ויהיה נמצא אצלו תמיד וספר לי מי שידע הצמחים ויכירם כי זאת הרפואה היא שורש מין מקרונה רייל אשר יקרא אל מעקרב.

---

1 הבאזהר] הבאזוהר ב : הבזהר ס : הבזאהר ז | והיא] והוא בלרפ : שהוא ז : היא ד | נמצאת] נמצא ס | מצרים] وفي عيذاب add. Arabic text | והיא] om. ב || 2 בספרי] הרופאים לר | האחרונים] הרופאים מ | האחרונים] מ[1] | ממנה] om. מ : ממנו בגד | ממנו] ממנה פ : זס om. | שום] om. אבגדזלספר | אבל כל] וכל ר || 3 נסיתים] נשוכים ב | יועילו] הועילו גד || 4 הועיל] הועילו דס : יועיל ב | הבאזהר] הבאזוהר ב : הבזהר דס | ונתקיים] וקוים ב : ונתאמת ד || 5 שיותך (= أن يحلّ P)] أن يحكّ Arabic text | המשחזת] משיחות א | לא פחות מקראט] om. ז | מקראט] מקיראט אפב : מקוראט ס : מקרטו ד : מקראטו ג || 6 הנשוך] أو لمن شرب السمّ add. Arabic text | כן... נתאמת] om. לר | הנשיכה] ויעשה add. ס || 7 נסיונם] ואמנם ז : נסיונות א | ספק בו] inv. ס | בו] om. ז | סמי] om. ל || 8 והמחצבים] והמחצביים זפ | והמרגדי] והמרקאדי ס : והמרקדי זלר : והסמיראלדו ד | והבאזהר] והבזהר דס : והבאזוהר ב || 9 חיה] חוא ס : חיה ס[1] | ימצא] היוצא פ | עליו] om. ז || 10 יכתש] יודש ב | יכתש ו-] om. ס | הקרים] קרים בלס : כשיכתת ס add. | מדרהם עד ג׳ דרכמונים וינצל ואין לו כח המרגדי] om. לר || 11 המרגדי] המראגדי ס : המרגדי ס[1] : הוא סמיראלדו ד[1] | ולא] ולו ל | הבאזהר] הבזהר דס : הבאזוהר ב | שיכינהו] להכינו ס : שיכינסו ר : שיכיסו ל | ויהיה] לאדם add. א || 12 כי זאת הרפואה] om. גד | מין] om. בזלס || 13 מקרונה רייל] הר״ז אזמריש מ[1] : כתר מלכות ס : מקרונה רייל הר״ז אזמריש ס[1] : מקרונה ראיל אפ : מקרונה האל ב : מקרונא האל ז : מקרונה ריאלי ג : הר״ז אזמרית ג[1](?) : מקרונא ריאל ר : מקרונה ריאל ד : מקרונא ריאלי ל | מעקרב] מעקרבי פ : מעקראב לר

(24) הקיבות אי זו קיבה שתהיה כאשר ישתה ממנה בחומץ מחצי דרהם עד שקל וכל שכן קיבת הארנבת תציל מן הסמים החיונים והצמחים.

(25) וממה שנזכר גם כן אשפיק רומי משקל דרהם יודק וילקח ביין. עשב גאפת וזרעו ישחקנו ויוקח ממנו משקל ב׳ דרהם עם יין.

(26) שמן בלשמו חצי שקל ילקח עם חלב שחלבו מיד. עץ הבלשמי ו׳ דרכמונים יבושל בליטרא וחצי מים עד שיחסר השליש וישתה אותו והוא חם. השומים הסכמת כל הרופאים שהוא יעמוד במקום התריאק הגדול לכל הסמים הקרים והוא גם כן יועיל מן הסמים החמים. צורת עשייתו יקלפהו וישחקהו מעט ויקח ממנו משקל עד שני שקלים ויבלענו.

(27) מרקחת זנגביל יקח ממנו שני דרכמונים במים חמים. שורש המדרגולא יודש ויעבירהו בנפה ויקח ממנו שני דרכמונים באונקייא דבש. קנמון הוא דארציני יודש ויאכל מהאבק שני שקלים במים קרים. קושט מר יודק ויעבירהו בנפה ויקח ממנו שקל

---

1 זו] זה בגדספ | קיבה] מהם ד | שתהיה] שיהיה אלר | ישתה] שתה ב : תשתה ז || 2 הסמים] הצמחים לר : הסמים ל[1] | החיונים] החיוניים זבגדספר | והצמחים] והצמחיים בדר || 3 וממה] ומה א | שנזכר] שזכר פ | כן] הוא ס .add | אשפיק רומי] אספיקה רומנה ג | דרהם] ז .om | יודק] אבגלמר .om | עשב... יין] אזפסר .om : עשב גאפת... ס[1] | גאפת] הנשקה ב : גפאת ד : <...>פטוריאו ג[1] || 4 וזרעו] וזרעה ב | ישחקנו ויוקח] יודק וילקח ב | דרהם] דרכמונים ב || 5 בלשמו] בלשמי אבפסר | מיד. עץ הבלשמי] מן העז שבאלשמו ב | הבלשמי] הבלשמו גל : בלשמו ד || 6 שיחסר] שיסור אבזלספר : שיחסור ס[1](?) | השליש] השלישית ס | וישתה אותו והוא חם] וישתהו חם ס | והוא] ג .om || 7 שהוא יעמוד] שהם יעמדו ס | במקום] מקום בדלר : כנגד זספ | במקום התריאק הגדול לכל הסמים הקרים] לכל הסמים הקרים במקום התריאק הגדול א | התריאק] התוריאק ג | והוא גם כן יועיל] ויועיל גם כן ס | מן הסמים] לכל הסמים ד || 8 צורת] תואר ס | יקלפהו וישחקהו מעט] יקלפנו ויקחנו וישחקינו מעט ד | שקלים] שקל מ || 9 ויבלענו] ויבלע אותו אזלפ : ויבלעם ב || 10 מרקחת זנגביל] זנגביל מצי גדמ : זנגביל אב : זנגביל מכי לר | דרכמונים] דרכמות ס | במים חמים. שורש המדרגולא יודש ויעבירהו בנפה ויקח ממנו שני דרכמונים] פ .om | המדרגולא] המנדרגולה אבג : המדרגולה ס : המנדרגולא דל | המדרגולא יודש ויעבירהו בנפה ויקח ממנו] ז .om || 11 באונקייא] באוקייא אבזסר | דבש] א .om | קנמון הוא דארציני] דרציני הוא קנמון ס : צינמו ג | הוא דארציני] ג .om : הוא דרציני ד | יודש] יודק דז || 12 מהאבק] שלו ס .add | במים] מים ב | קושט... ביין] ר[1] | מר] ומר פ

ביין. וכן יקח בתואר הזה ובשיעור הזה מן הארישטלוגיאה לונגה נפרד ומן האגאריקון נפרד או אל גנטיאנה נפרדת או וג נפרד.

(28) אירסא והוא שורש אל סוסן אל אסמנגוני ונק׳ גלביול יודש ממנו שני דרכמונים ולקח בחומץ או ביין. זרע כרפס ג׳ דרהם יודק ויאכל האבק במים או ביין.

(29) כמון ארבעה דרהם יודק ויאכל האבק עם מים או ביין וכן יעשו באניסון. סרטני הנהר יבושלו ויאכל תבשילים.

(30) אילו כולם רפואות נקלות להמצא זולת שמן האפרסמון אבל הוא קל להמצא במצרים. ואי זה מאילו יהיה נמצא ישתדל לקחת אותו מיד אחר הקיא כמו שזכרתי. וכל נשוך כאשר לקח ג׳ אונקיות דבש חם באונקיא שמן וורדים ושתה אותו יועילהו תועלת עצומה.

---

1 בתואר] בשקל א | הזה] om. א | ובשיעור] ובתואר לר | הארישטלוגיאה] האשטלוגיא פ : האירשטלוגיאה א : האשטלוגיה ב : האשטורולוגיא ר : הארסטולוגיאה ג : האסתרולוגיא ד : האריסטלוגיאה ל | לונגה] הארכה לר : om. אגד | נפרד] נפרדת פ : הנפרד ד : om. א | נפרד ומן האגאריקון נפרד או אל גנטיאנה נפרדת או וג נפרד. אירסא] om. ז | האגאריקון] האגריקון אבדלספ : האגריקו ג || 2 או אל גנטיאנה נפרדת או וג נפרד] om. אבגדזלמר : אל גטיאה נפרד אגוז נפרד ס || 3 אירסא] אירבא מ : אירשא פ : אורסא ד | אסמנגוני] אסמאנגובי מ : מנגוני ס : אסמאנגובי ס^1 : סמנגוני בז : אסמרגוני א : אסמאנגוני ג : סמאנגובי ד : סמנגיני ל | גלביול] גלבטל מס^1 : גלבגיל ב : גלפול ז : גלאביול פ : גלבלון ד | יודש] יולש ז : יודק וילקח ס || 4 ולקח בחומץ או] om. אבגדלמר : בחומץ או זס | ביין] بزر جزر برّي يؤخذ منه درهمين بشراب add. Arabic text | ג׳ דרהם] om. אבזלספר | יודק ויאכל האבק במים או ביין] יודש ויאכלנו באבק עם יין פ : יודש ויאכל במים או ביין אבר : יודק ויאכל באבק עם יין ס : שחוק עם יין גדמ : יודש ויאכל אותו באבק עם יין ל | האבק] مأخوذ add. Arabic text but for L || 5 כמון] זרע כרפס ר : זרע ל : שעור ס .add | כמון ארבעה דרהם ויודש ויאכל עם מים או ביין] om. אב | ארבעה דרהם] om. ל | דרהם] דרכמות ס : דרכמונים פ | יודק] ויודש אבגדמר : יודש לפ | האבק] om. אבגדלמסר : באבק פ .add | עם מים] במים גזלספ | עם מים או ביין] ביין או במים ד || 6 הנהר] נהרי זס | יבושלו] יבושל ב | ויאכל תבשילים] ויאכלו תבשילם א : ויאכל תבשילם גדפר : ויאכל תבשיל ז : وتشرب مرقتها Arabic text || 7 כולם] om. ב | נקלות] קלות אזס | להמצא] המציאות ב || 8 במצרים] בארץ מצרים ס | מאילו יהיה] מכולם שיהיה ס | אותו] ממנו ג | אחר הקיא] om. ז | הקיא] המשיחה אבגמר : המשיכה ל : הר״ז הקיא ג^{1}מ^1 | שזכרתי] שאמרתי ד || 9 כאשר] אשר מס | לקח] יקח ז | אונקיות] אוקיות אבספר | באונקיא] באוקיא אבספר | וורדים] וורד ב | ושתה] וישתה פ | אותו] om. ז | יועילהו] זה : מ .add || 10 עצומה] גדולה פ : גדולה עצומה א

(31) ואילו השיעורים אשר זכרנו אותם הם למי שהגיע לקחת החזק ממנו ומי שעבר עשרים שנה. אולם מעשר שנים עד עשרים שנה תשער השעורים לפי הערך וכל מה שהיו השנים יותר מעט תחסר השעורים. ולא נראה מי שהתחזקה בו הנשיכה או העקיצה למטה מעשר שנים וחיה. ועם כל זה ראוי שיקח מאילו הנפרדים רביע השעורים הנזכרים ומן התריאקת הנזכרים רביע דרהם עד רביע שקל לפי מה שיראה הרופא הנמצא בשמירת המזג הפרטי והעת הנמצא.

---

1 ואילו] וכל פ | אותם] om. ד | למי שהגיע לקחת החזק ממנו] لمن بلغ أشدّه Arabic text | שהגיע] שהגיעו ס : שיגיע א | ומי] כמי ל || 2 שנים] שנה ד : om. ג | שנה] שנים לר | תשער] תשנה א | לפי הערך] om. ז || 3 וכל מה] ולפי מה ס | וכל מה שהיו השנים יותר מעט תחסר השעורים] om. ז | שהיו] שיהיו ספ : שהם ל : om. ר | השנים] השעורים ד | מי] למי ב | שהתחזקה בו] שהתיר חזקת ס : שהתחזקה בו ס[1] || 4 מעשר] מעשרה ב | וחיה] om. ס | ועם] om. ס : ועם ס[1] || 5 השעורים הנזכרים. ומן התריאקת הנזכרים רביע] om. ז | התריאקת] התריאקות אדלס : התריאקאת פ : התריאקה ג : הטריאקות ר | הנזכרים] הנזכרות א : הנז׳ ג || 6 בשמירת] וצריך שמירת זספ

השער הרביעי מן המין הראשון בזכרון הרפואות המורכבות המועילות מהם

(32) היותר נכבד התריאק הגדול יקח ממנו רביע דרהם עד שקל ואחריו מתרודיטוס יקח ממנו רביע שקל עד שקל ואחריו תריאק הארבעה יקח ממנו דרהם עד ד׳ דרכמונים ותארו מירא זרע לאורוש ואריסטולוגיאה לונגה וגינציאנה חלקים שוים יולש בדבש שהוסר קצפו משקל כל הסמנים שלשה פעמים ואילו הד׳ סמנים כל אחד מהם תריאק לכל הארסים והוא ההרכבה הראשונה שהרכיבו הראשונים לסמי המות בכלל.

(33) ועוד תריאק אשדא פיטידא אשר זכרו הראזי לכל סמי המות ראוי שיכין אותו תארו מירא ועלי הרודא היבישה וקושט ומינטשטרי יבש ופלפל שחור ופילטרי מ״א אונקיא אשדא פיטידא אונקיא וחצי יותך האשא פיטידא ביין ויודקו הסמנים

---

1 השער] ר .om | הרפואות] התרופות ס || 3 היותר] מהם היותר ל | נכבד] מזה א add. | התריאק] התוריאק ג | רביע] מרביע ס | מתרודיטוס] מתריטוס פ : מתרידאט ז : מסרוטיות ב : מתיוטורידיטוס א : מטריתאטוס ד : המטרידטוס ג : מיתרידטוס ל || 4 עד שקל] ס .om | הארבעה] הארבע פ | עד ד׳ דרכמונים] ז .om || 5 מירא] מירה בגל | לאורוש] לברוש ס : לאורוש דס[1]ר : לורוש ב : לאברו ז : לאוורו לוייה ג : مقشور add. Arabic text | ואריסטולוגיאה לונגה] ואריסטולוגיאה ארוכה זס : ואשטלוגיאה לונגה ב : ואריסטולוגיאה א : ואשטולודוגייא לונגה פ : ואשטרלוגיאה ד : ואשטורולוגיא ר : אריסטולוגיאה ג : ואריסטולוגיאה ארוכה ל | לונגה] גד .om : ארכה ר | וגינציאנה] וגנסיאנה אדספ : וגינסיאנה בזר : גינסיאנה ג : וגוסיאנה ל : رومي add. Arabic text || 6 הסמנים] הסמים ג : הסממנים ל | שלשה] ב׳ גדמ add. | סמנים] סממנים דל | תריאק] תוריאק ג : טריאק ר || 7 והוא] והיא ל | ההרכבה] הרכבה דר | הראשונה] א .om | לסמי] לסימני מ | בכלל. ועוד תריאק אשדא פיטידא אשר זכרו הראזי לכל סמי המות] ב .om || 8 תריאק] תוריאק ג : טריאק ר | אשדא פיטידא] אסא פיטדא ז : אשה פטידה א : אשאפיטידא ס : אשדא פטידא בפ : אסאפיטידה ג : אסאפיטידא ד : אסא פטידא ל | אשר] ר .om | לכל סמי] לסמי ב | סמי המות] الباردة add. Arabic text || 9 אותו] ז .om | מירא] מירה גל | הרודא] הרוטא ז : הרודה אבפ : רודא ס : רוטה ג : רוטא ד : הורדא ר : הורדה ל | היבישה] יבשה גד | ומינטשטרי] ומנתשתרי פ : ומישטראנטי ס : ומינטשטרי ס[1] : ומנטשטרי אב : ומיטשטרי ג : ומנטרשטי דל | ופילטרי] ופליטרי בספ : ופילטרי ס[1] : ופלטרי א : ופילטרו גל || 10 מ״א] ז .om | אונקיא] אוקיא אבסר : אוקיה פ : אוקיא וחצי ז | אשדא פיטידא] אישדא פטידא פ : אשאפיטידא ס : אשה פיטידה א : אשדא פטידא בר : אסא פיטידה ג : אסא ד : אשא פיטידא ל | אשדא פיטידא אונקיא וחצי] ז .om : אשר זכרו הראזי לכל סמי המות ראוי שיכין אותו ותארו מירא ב .add | אונקיא וחצי] חצי אונקיא מ : אוקיא וחצי אבזסר : אוקיה וחצי פ | יותך] תותך ל | האשא פיטידא] האשדא פיטידה פ : האשה פיטידה א : האסא פיטידא ד : האשדא פטידא ר : האספיטידה ג | הסמנים] הסממנים ל

היבישים ויעבירם בנפה ויולש הכל בדבש שהוסר קצפו שהטיב להקפיאו באש ויקח ממנו בארצות החמות מדרהם עד ב׳ דרכמונים ובארצות הקרות מב׳ דרכמונים עד ד׳.

(34) וגם כן תריאק האגוז הוא תריאק נכבד ראוי להכינו ירגילהו תמיד כי מי שירגיל לקיחתו קודם המאכל תמיד לא יפעל בו שום סם ממית. עירובו ד׳ תאנים ומלח ואגוז ורודא ואולם שיעוריהם זכרם גאלינוס: עלי רודא עשרים חלק לב האגוז שני חלקים מלח ה׳ חלקים תאנים יבישים שני חלקים יחבר הכל במרוס.

(35) ואשר בחרו הראזי הוא כן: אגוז יבש מקולף מקליפתו חלק מלח גס ועלי רודא יבשה מ״א שתות חלק תאנים לבנים שעור מה שיתחבר הכל ויחלק בשיעורי אגוז ומעט יותר ויקח מהם אחד.

(36) וזכר בן זוהר תריאק השומים ושהתאמת אצלו בניסיון שהוא מועיל מנשיכת כל בעלי חיים בעלי ארס. תארו שומים קלופים ד׳ אונקיות עלי הורג אביו שנקרא בלעז מטרונה גינטיאנה פלפל שחור ולבן וארוך זנגביל מ״א אונקייא גאריקון נקבה אסטכודוס מ״א חצי אוקייא אופי שני דרכמונים ישרה האופי ביין עד שירכך ותשחוק

1 ויולש] ויולשו מ | שהוסר] מוסר ס | שהטיב להקפיאו באש] א .om | להקפיאו] להקציפו מ | באש] בלר .om || 2 עד] על ר | דרכמונים] דרהם ל || 3 תריאק] תוריאק ג | האגוז] מהאגוז ג | תריאק] תוריאק ג || 4 לא] ג^{2} | יפעל] יזוק ז | שום] לסר .om | סם ממית] סם המות ז : סם גד | ד׳] לר .om || 5 ורודא] ורוטא דז : ורודה אפ : ורוטה ג | זכרם] זכר פ | גאלינוס] גאליאנו ד : גאליאנוס ל | רודא] רוטא דז : הרודה אפ : הרוטה ג : הרודא ל | עשרים חלק] ארבעה חלקים ס : עשרים ס^{1} : עשרים חלקים א | חלק] זפ .om || 6 שני חלקים] חלק אגדהלמר | במרוס] א .om || 7 הראזי] ד .om | כן] גם כן זלספר : כך גד | מקולף] קלוף ב | מקולף מקליפתו] נקלף ס | מקליפתו] בקליפתו א || 8 רודא] רודה א : רוטא דז : רוטה ג | חלק] ד .om | שיתחבר] שיחבר ל | הכל] א .om | בשיעורי] לשיעור ב : בשיעור ז || 10 בן] אבין ג | זוהר] זאהר ד | ושהתאמת] והתאמת ב : ובשהתאמת ז | אצלו] אצלנו ז | שהוא מועיל] שמועיל ב || 11 בעלי] בעל גלר | בעלי חיים] ד .om | בעלי ארס] בעל ארס בגזלמר : ארסיים ס | אונקיות] אוקיות אבספר | הורג אביו] קאתל אביה ס | שנקרא] א .om : שהוא ל : שנקרא בלעז] והוא ס : שנקרא בלעז ס^{1} || 12 בלעז] פ .om | מטרונה] מטרונא דזלר : מטרוניו ס | גינטיאנה] גינסיאנה גסר : גנטיה ז : גינסיאנא ד : יינציאנה ל | פלפל שחור ולבן וארוך] פלפל שחור ופלפל לבן ופלפל ארוך אבגזפ : ופלפל שחור לבן וארוך ל | מ״א] ס .om | אונקייא] אוקייא אבסר : אוקייה פ : אונקיות ל | גאריקון] אגאריקון אגאריק ז : אגאריקון אספ : גריקון גד || 13 אסטכודוס] אסטרודוש מ : אשטיקדוש אס : סטוכדוש ב : אסטונדוס ז : אסטוכודוש ג : אסטוקדוס ר : אסטודידוס ד : ואסטוכדוס ל | מ״א חצי אוקייא] אבגדלמר .om | אוקייא] אוקייה פ | אופי] ואופיאו ג : אם היה לח ויחפף בו המקום ס .add | האופי] האופיאו ג : ס .om | שירכך] שיתרכך פ | ותשחוק] ותדוק ב

הסמנים היבשים ויולש הכל בדבש שהוסר קצפו שהקפיאו על האש והשעור הלקוח ממנו מן דרהם עד ג'.

(37) ואולם אילו התריאקת כולם ילקחו ביין או בתבשיל אניסון כמו שזכרתי. ואילו השעורים בין השיעור הקטון שילקח מכל אחד מהתריאקת והשיעור הגדול יהיה לפי השנים ולפי חוזק המקרים ולפי הזמן והארץ כי הזמן הקר והארץ הקרה יסבלו האנשים בהם לקיחת הרפואות החזקות והחמות בהפך.

(38) והנה זכר אבן ציני מרקחת תועיל לכל נשיכה תארו שוניז שנק' גיט וזרע חרמל הוא שיקודא כמון מ"א ג' דרכמונים גינטיאנה ארישטולוגיאה עגולה מ"א דרהם וחצי פלפל לבן מירא מ"א חצי דרהם ורביע יולש הכל בדבש שהוסר קצפו והלקיחה ממנו חצי דרהם.

(39) וזכר גאלינוס רפואה תועיל מנשיכת כל בעל חיים ממית הקשים מאד ולהחנק הרחם תארו יקח מעצירת שוכראן והבנג' הוא הקניליאדה מ"א ד' שקלים וקשתרון והפלפל הלבן והקושט והמירא והאופי מ"א שקל יודק הכל וישים עליו יין מתוק ג'

---

1 הסמנים] הנגעים א : הסמנים א[1] : הסממנים ל | שהוסר] שהסיר פ | שהוסר קצפו] נקי ס || 2 ממנו] מאלו פ : om. ס | ג'] دراهم add. Arabic text but for P || 3 ואולם אילו] ואלו בלס | התריאקת] התריאקש ס : התריאקאת פ : התריאקות דזלר : התוריאק ג | ילקחו] יקחו א || 4 השעורים] כלם add. א | שילקח] ממנו add. פ : כשיוקח ס : שיקח ד | מהתריאקת] מהתריאק ב : מהתריאקש ס : מהתריאקות דזלר : מהטוריאק ג | יהיה לפי] ילקח כפי ז || 5 יסבלו] יסבלוהו פ || 6 בהם] ההם גלסר | הרפואות] התרופות ס | החזקות והחמות בהפך] החמות והחזקות ובהפך סלר || 7 אבן ציני] בן סנא ס : אבן סינא בדפ : אבן סינה אג : א"ס ז : אבין סינה ג : אבן סיני לר | תועיל] מועיל א : יועיל ג | שוניז] שוניס ר : שוניז שנק' גיט וזרע חרמל הוא] עילו טרע ג(?) | גיט] גאיט ב || 8 חרמל] חרדל ר | הוא] הנק' ס : היא ל | שיקודא] שקודה ב : שיקוטה אז : שקודא פ : או קקודא add. ס : ציקורא ד : ציקוטא ג | דרכמונים] דרכמות ס | גינטיאנה] גנסיאנה ס : גנטיאנה בפ : גישיאנה א : גינסיאנה ז : גינאסיאנה ר : גאנציאנא ד : גינציאה ג : ייניציאנה ל | ארישטולוגיאה עגולה] אשתורלוגיא רדותה פ : אשטרלוגיא רדונה ב : דרובא ס[1] : וריסטולוגיאה עגולה ג : ואשטורולוגיא עגולה ר : אשטרולוייה דרובא זמ : ואריסטולוגיאה עגולה ל || 9 מירא] מיררא ס : מירה גל | חצי דרהם ורביע] חצי רביע בזספ | יולש] יודק ס | שהוסר קצפו] נקי שהוסר קצפו ס : מוסר קצפו ז | והלקיחה] והשתיה ב || 11 גאלינוס] גלאינו ג : גאלאינו ד : גליאנוס ל | בעל] בעלי מ | חיים] הארס פ | ממית] والأوجاع add. Arabic text but for LP | ולהחנק] ולהחוקנה פ : ובהחנק ל || 12 הוא] היא ל | הקנילייאדה] הקנילידה גפ : קנילאדה אז : הקניילאדא ב : הקינילידא דס : הקניליאדה ס[1] : הקנילדא לר | ד' שקלים וקשתרון והפלפל הלבן והקושט והמירא והאופי מ"א] om. ז | וקשתרון] ומקשטוראן פ : ומקשטרון אבד : קשטורן ס : ומקשטורן לר : וקשטוריאו ג || 13 והפלפל... וכל שכן עם החמאה] om. ר | והקושט] והקושטו ג | והמירא] ומירה בג | והאופי] והאופיאו גד | עליו] om. ל

אונקיות ואחרי כן יתחמם בשמש ויונח בו עד שיקפא ויעשה ממנו בנאדק בשעורי פול המצרי. הלקיחה בנדק אחד בג' אונקיות יין מתוק.

(40) אמר המחבר הנה לקטתי מאילו המורכבים הכוללים התועלת מדברי מי שקדם ומי שהתאחר מן הרופאים היותר קלים והבטוחים והיותר מועילים והיותר אמתיים לעשות פעולה ויכין האדם מהם מה שירצה.

1 אונקיות] אוקיות אבזספ | יתחמם (= P)] يسحق Arabic text | עד] שיונחו ס add. | שיקפא] שיקפה א : שיקפאו זפ : שיקפוה ד | בנאדק] הר"ז כדורים גמ[1] : om. ז | בנאדק בשעורי] בנדק בשעור אל : בנאדק בשעור ס : בנדאק בשעורי פ : כדורים ד | בשעורי] בשעור ג || 2 הלקיחה] ממנו add. ז : כדור add. גד | בנדק אחד] conj. Bos : אחת אבזמספר : אחד גד : האחת בדוק אחד מ : om. ל : بندقة Arabic text | אונקיות] אוקיות אבזספ || 3 מאילו] אלו ב || 4 קלים] הקלים גמ | והבטוחים (= مأمونة)] והיותר בטוחים ז : مؤونة Arabic text || 5 מה] מי מ

השער החמישי מן המין הראשון
ברפואה מיוחדת במי שנשכו בעל חיים ידוע

(41) העקרב: יתחיל במה שזכרתי ברפואה הכוללת מן השריטות והמציצה והקשירה ואחר זה להשים הרטייה על מקום הנשיכה. ואחרי כן יתחיל לקחת מאילו הנפרדות המיוחדות בנשיכת העקרב אי זה שימצא מאשר אזכור בזה השער.

(42) עלי הבאדרנגויה היא אירבה סיטרינה ישתה ממנה ג׳ דרכמונים ויחפף בה מקום הנשיכה זרע האתרוג ישתה ממנו שני דרכמונים שורש קולוקינדידיש רפואה גדולה מאד לנשיכת עקרב יותר מה שילקח ממנו שני דרכמונים ויעשה ממנו רטייה על מקום הנשיכה ואם היה לח ויודק ויחפף בו המקום זרע נאנוכה יבושל ממנו אונק׳ בב׳ ליטרי מים עד שיצא בהם כחו וירחץ בהם מקום הנשיכה. וכן שולפרי ושומר מ״א חלק

---

2 במי] למי ז || 3 במה] כמו ז | ברפואה] מן הרפואה מ || 4 ואחר זה להשים הרטייה על מקום הנשיכה] ז .om | להשים] לשים בגדפ : לשום לס | הרטייה] רפואה ס | על מקום] במקום ס | הנשיכה] add. Arabic text بأحد هذه المفردات الخاصّة بلسعة العقرب | ואחרי] ואחר אבדלפ | ואחרי כן] ואחר ס | ואחרי כן יתחיל לקחת מאילו] ويسقى أيضا أحد Arabic text | יתחיל] פ .om | יתחיל לקחת] לשום ס : ישים ז || 5 הנפרדות] أو المركبات .add Arabic text | אזכור] יזכר ב | השער] א .om || 6 עלי] עלה אב | הבאדרנגויה] אלברנגייה ב : הבאדרנגייה ס : הנאדר א : הבאדרנהגוייה ז : הבאדרטיה ל : ג .om | היא] הוא אב : ג .om | אירבה] אירבא לס : ד .om | סיטרינה] סיטרי ב : פיטרינא ז : ציטרינה ג : ציטרינא ד | ממנה] ממנו א : ג .om | ויחפף בה מקום הנשיכה] ס[1] | בה] בו ל : ז .om || 7 זרע האתרוג ישתה ממנו שני דרכמונים] מס .om : זרע האתרוג פ | שני] ג׳ ז | דרכמונים] ויחבוש בו מקום הנשיכה גד .add | קולוקינדידיש] קולוקינטידיש ס : קולוקונטידש א : קולונקטידה פ : קלקונטידא ב : קולוקינטידא ז : קולוקוינטידא גד : קולוקוינטידה ל || 8 מה] ממה מספ | שילקח] שילקחו פ | ממנו] ממנה ס | ממנו] גד .om | רטייה] أيضا add. Arabic text but for PV || 9 ואם היה לח ויודק ויחפף בו המקום] ס .om : ואם יהיו יבישים ויולשו עם חומץ ודבש ויחבוש בהם המקום ס[1] | ויודק] ד .om | המקום] הר״ז ואם יהיו יבישים <…> ויולשו עם חומץ ודבש ויחבוש בהם המקום הר״ז הכל שב אל זרע האתרוג ג[1]מ[1] (= وإن كان يابسا يسحق ويعجن بخلّ وعسل ويضمّد به الموضع Arabic text) : <…> היה יבש <…> האתרוג <…> בחומץ <…> ויחבוש <…> המקום ד[1] : الحلتيت يحلّ بزيت ويضمّد به الموضع add. Arabic text | זרע נאנוכה... וירחץ בהם מקום הנשיכה] ס .om : ואם יבושל ממנו אונקיא בב׳ ליט׳ מים עד שיצא בהם כחו וירחץ בהם מקום הנשיכה. הר״ז הכל (כל זה ג[1]) שב אל זרע האתרוג ג[1]ס[1] | נאנוכה] אלנמנא ז : ואם גדמ : אכוניב א : בל .om | אונק׳] אוק׳ בז : ליטרא א : אונקיה פ || 10 ליטרי] ליטראות ב | בהם] מהם ל | שולפרי] גפרית גלס | ושומר (= ورازيانج LP)] وراتينج Arabic text

ויולש בחומץ ויעשה ממנו רטייה על המקום וכן מלח וזרע פשתן מ״א חלק שום שני חלקים יולש הכל ויעשה בו רטייה על המקום וכן תריאק הארבעה מיוחד יותר מכל דבר בנשיכת העקרב יוקח ממנו מדרהם עד ד׳ דרכמונים.

(43) וכן זכר גאלינוס תריאק מיוחד לנשיכת העקרב ועקיצת הרתילה תארו ארישתולוייה ד׳ שקלים פלפל ב׳ שקלים אופי שקל פליטרי ג׳ שקלים יולש בדבש ויעשה ממנו בנאדק בשיעור הפול המצרי והלקיחה ממנו שנים עם ג׳ אונקיות מיין חי.

(44) אין ראוי שילקח מאילו הרפואות לנשיכת העקרב בשיקחם נפרדות או מורכבות כי אם ביין חי חזק כי הוא ארס קר ממית בקרירותו ואם אי אפשר לקיחתו ביין יבשל האניסון כמו שזכרתי.

(45) וממה שהוא מנוסה גם כן שיקח מן הלבונה שקל אחד שיודק וינופה עם ליט׳ יין. וממה שנסו האחרונים שיקח אשנן ירוק המראה יודק וינופה בנפה דקה מאד וילתת בחמאת בקר ויולש בדבש ויתן ממנו משקל ב׳ שקלים למי שנשכו עקרב וינוח כאבו מיד. וכן אמר חנין אם יעשו רטייה על מקום הנשיכה נפט לבן יניח הכאב מיד.

---

1 ויולש] ויולשו בגלד | ויולש בחומץ ויעשה ממנו רטייה על המקום. וכן מלח וזרע פשתן מ״א חלק] om. ס : ויולש בחומץ ויעשה ממנו רטייה על המקום. וכן מלח וזרע פשתן מ״א חלק זפ .om | ממנו] om. א | וזרע פשתן מ״א חלק שום שני חלקים יולש הכל ויעשה בו רטייה על המקום] ס[1] | שום] שומים ס || 2 המקום] וכן מלח זס .add | וכן] א .om | הארבעה] הארבע גלפ || 3 בנשיכת] אל נשיכת ס | 1יוקח] ילקח ל | דרכמונים] דרהם ס || 4 וכן (= P)] וכבר ב | גאלינוס] גליאנו ג : גאליאנו ד : גליאנוס ל | תריאק] תוריאק ג | לנשיכת] אל נשיכת ס | ועקיצת] ולנשיכת ל | הרתילה] הרטלה ס : הרתילא ל || 5 ארישתולוייה] אשתרוליגיאה ב : אריטולוגייאה פ : ארישטולוגיאה אדזס : אריסתולוייה ג : אריסטולוגיאה ל | פלפל ב׳ שקלים] om. ס : פלפל ב׳ שקלים ס[1] | שקלים] חלקים ל | אופי] אופיו ד : אופיאו ג | פליטרי] פילטרי ג : פלטרו ל || 6 בנאדק] הר״ז כדורים מ[1]ס[1] : ז .om : בנדק אלפ : כדורים גד | והלקיחה] והשתיה ב | שנים] דרכ׳ א .add : שני פולים ס | עם] עד ג | אונקיות] אוקיות אבזספ | מיין] ביין ג : יין ל | חי] חם ד || 7 אין ראוי] ראוי שמה ס | שילקח] شيء add. Arabic text but for LP | לנשיכת העקרב] ד .om : للعقرب Arabic text | בשיקחם] ב .om | בשיקחם נפרדות] נפרדות יקחם גדזלספ || 8 מורכבות] לא יקחם ס .add | קר] جدّا add. Arabic text but for P | ממית] ימית אבגדלס | אי] א .om || 9 ביין] מ<...>חזק ג .add | האניסון] האניסו ג || 10 גם] פ om. | גם כן] ז .om | וינופה עם ליט׳ יין. וממה שנסו האחרונים שיקח אשנן ירוק המראה יודק] ב om. || 11 האחרונים] הוא אזפ .add | אשנן] אשנאן גזפ : אשנאון א : אנש ס : אשנן ס[1] : אשנו ג[1] | ירוק המראה] ג .om | המראה] ס .om | וינופה] ויעבירהו ב | דקה מאד] حريرة Arabic text || 12 משקל ב׳ שקלים] שני שקלים גדמס : משקל שקלים ז | למי] לפני מי א || 13 חנין] חנון מפ : חנן גדזס | יעשו] יעשה ז : עשו ב | רטייה] מכה ב | נפט לבן] אב .om : מנפט לבן ד | יניח] ינוח לס | הכאב מיד] ז .inv

(46) אמר המחבר זה הבעל חיים הארסי הנזכר בספרי הרפואות הנק׳ הרצים הוא מין מן עקרב קטן הגוף לא יעמיד זנבו על ראשו כמו שיעשה העקרב אבל ירוץ על הארץ מאד ולכן נקרא מין זה מן העקרב הרצים והוא נמצא במדינות המזרח ואמרו שהם יותר מזיקים מאילו העקרבים הנמצאים אצלינו וכל מה שיועיל מנשיכות אילו יועיל מנשיכתם.

(47) אל רתילה: זה השם נופל על מינים רבים מבעלי חיים. אמרו שהם ו׳ מינים ואמרו שהם ח׳ והם כולם ממיני עכשוב ועכביש כלומר אראנייש ואמרו הרופאים כי הרעות מכולם הנמצאות במצרים. אמנם שני המינים הנמצאים בבתים ברוב הארצות ואחד מהם העכביש ארוכת הרגלים קטנת הגוף אשר תטוה הטלא בין הכתלים והגגים טויה רבה שחורה והאחרות יותר גדולות הגוף וקצרות הרגלים והם יטוו בגגים טויה לבנה ספירית דמיון הבגד הדק הנק׳ בוקראן הנה שני אילו המינים הזקם קטון ופעמים לא ירגיש האדם בנשיכתם ופעמים שינשוך אחד מהם האדם בלילה ולא ירגיש בו אבל כאשר יבא הבקר ימצא המקום נפוח אדום וכאשר ישים עליו לחם שלעסו בפיו או קמח מבושל בשמן ומלח יתיכהו ביומו.

1 זה] גד om. | הארסי הנזכר] ז inv. | הנזכר בספרי הרפואות] ל om. | הרצים] הארצים פ || 2 מין מן עקרב] מין עקרב ז : מין העקרב א | עקרב (= P) [العقّارب Arabic text | כמו שיעשה העקרב] כמו עקרב ס || 3 מאד] (= جدًّا) جرّا Arabic text | מין זה מן העקרב] זה העקרב ב : מין זה ס | הרצים] חיצים ס || 4 שהם] שהוא ל | יותר מזיקים] אבזלספ om. : יותר מזיקים ס[1] | וכל] וכן פ | מנשיכות אילו יועיל] א om. || 5 מנשיכתם] לנשיכתם ס (= P) : من تلك Arabic text || 6 רתילה] תרתילה ב : רתילא ד || 7 ואמרו... אמנם שני המינים הנמצאים] ז om. | ממיני (= LP) [أصناف من Arabic text | עכשוב ועכביש] עכביש ועכשוב ב : עכשוב ועכביש כלומר עכביש בלע׳ ס : עכשוב ס[1] : עכשוב אל | אראנייש] אריינש פ : ארנייו ג : רניו ד : ארנייש ל | הרופאים] ס om. : הרופאים ס[1] || 8 הנמצאות] הנמצאים ב : נמצאות ל | אמנם] ואולם ס | בבתים ברוב הארצות] בבתים רבים מב״ח ברוב המדינות ז | ברוב] בכל ל || 9 מהם] ל om. | העכביש] הארנייה ב | ארוכת] ארוך גד | קטנת] קטן ד | הטלא] הטילה גס : הטילא דל : התירלא פ : הטאייניאנה א : ארנייה אבז add. : ראנייה ג : ארניינה מ add. : אריינה פ add. : ארנייא לס[1] add. : ראנגיאה ד add. (= العنكبوت P) | והגגים (= والسقوف) [conj. Bos : והגנים אבגדזלמספ : תטווה ז add. || 10 רבה] רכה ס[1] | והאחרות יותר גדולות] והאחרת יותר גדולה א : الذي هو add. Arabic text but for P | יותר] ז om. | הגוף] ממנה ב add. | בגגים (= في السقوف) [conj. Bos : בגנים אבגדזלמספ || 11 הדק] דק למ | בוקראן] בוקאשין ז : בוקשין ג : בוקרן ל | שני אילו] אלו שלשה ס : שני ס[1] : אלו הג׳ ז : אליו שני ל | ופעמים] ולפעמים א || 12 שינשוך] ינשוך גד | שינשוך אחד מהם האדם] שינשוך האדם אחד מהם ל | בלילה] ד om. || 13 הבקר] בבקר ז | אדום] מאד פ : זס om. | ישים] ישית זס | עליו] אדם ד || 14 ומלח] זס om.

(48) אבל שאר המינים מן העכביש הרתילה הנה הם ימצאו בחרבות. ומהם אמרו שיש להם זנב וזה הוא אשר יקרא במצרים אבו צרפה. ונכישת אילו המינים כולם קרוב מנשיכת העקרב וכל מה שיועיל מנשיכת העקרב יועיל מנשיכת הרתילה.

(49) והנה מצאתי רפואות מיוחדות לנשיכת הרתילה מהם שורש האספרגוס יקח ממנו ה׳ דרכמונים ויבושל בו׳ אונקיות יין וישתה וכן האירבה סיטרי ישתה ממנה מדרהם עד ד׳ דרכמונים ביין ויעשה רטייה ממנה על מקום הנשיכה. פרי תמריץ ישתה ממנו ממשקל שני דרכמונים עד ששה. עלי התותים יכתשו ויעצר מימיו וישתה מהם י׳ דרכמונים וכל אילו ישתה ביין או בתבשיל האניסון וכן שקל משוניז הוא גיט בלעז שהודק במים קרים. וממה שיעשה רטייה על מקום הנשיכה עצירת ההדס ביין וכן חלב המרור אשר בגנים אי זה מאילו שמצא אחר השריטה והמציצה.

(50) הדבורים והצרעה ממה שישתה לרפואתם זרע אלטיאה ה׳ דרכמונים יבושל בחצי ליטרא מים ואונקייא יין וישתה אותו. אחר באלשמיטא הוא אלנמאם ישתה

---

1 מן] om. א | העכביש] om. אבפ | הרתילה] הרתילא ד : om. זלס | הם] om. ב | ימצאו] נמצאים ד || 2 זנב (= ذنب)] زغب Arabic text | וזה הוא] והוא ב | וזה הוא אשר יקרא] ותקרא ד | אבו] אבן ג | אבו צרפה] טרנטולה ג[1]מ[1] : והיא טרנטולה ד add. | צרפה] צרפא דזס : صوفة Arabic text | כולם קרוב] קשים ס || 3 העקרב וכל מה שיועיל מנשיכת העקרב יועיל מנשיכת] om. ז | וכל מה שיועיל מנשיכת העקרב] om. ב | הרתילה] הרטילה ס : הרתילא בד || 4 והנה מצאתי רפואות מיוחדות לנשיכת הרתילה] om. ס : והנה מצאתי לנשיכת הרתילא רפואות מיוחדות פ | לנשיכת] מנשיכת ל | הרתילה] הרתילא בד | שורש] om. א | האספרגוס] הר״ז האשפארג מ[1] : האשפרגוס אלס : הספרגוס ז : האספרג ד : איספרג ג || 5 ויבושל] ויבושלו ז | אונקיות] אוקיות אבזספ | יין] om. בס | וישתה וכן האירבה סיטרי ישתה ממנה מדרהם עד ד׳ דרכמונים ביין] om. ז | וכן] עלי ספ add. (= ورق) | האירבה] עשב ס : אירבה ס[1] : ארבא ד : האירבא ל | סיטרי] סיטרינה פ : ציטרי א : סטריטה ס : סיטרי ס[1] : ציטרה ג : ציטרא ד : סטרינא ל | ממנה] ממנו ס || 6 דרכמונים] דרכמון ס | ביין] om. ד : ויבושל בששה אונקיות יין ד | רטייה] om. זפ | רטייה ממנה] inv. לס | ממנה] ממנו ז : om. ג | תמריץ] הטמריץ זספ : הטמאריץ א : טמריץ ב || 7 ממנו] om. ב | ממשקל] משקל ג (= P) | שני] ג׳ ס : שני ס[1] | עד ששה] om. א | ששה] דרכמונים פ add. | התותים] מורייר בלע׳ ב | יכתשו] יודש ב : יכתש א : יכתתו ס | מהם] ממנו א || 8 ישתה] ילקחו זספ | וכן שקל] וכל שכן ל | משוניז] משונים ד | הוא גיט בלעז] om. ג || 9 על] אל ס | ביין. וכן חלב המרור אשר בגנים אי זה מאילו שמצא אחר] om. ז || 10 המרור] הכשכש הוא פפביר ספ | אשר] ימצא א add. | שמצא] שימצא אגספ : بودر به add. Arabic text || 11 לרפואתם] missing in Arabic text | אלטיאה] אילטה מ : הר״ז מלווא ויסקו מ[1] : אלתיא ב : מלבה ויסקו ג : אלטיאה הוא מלוואביסקיו ד : אלטה למ || 12 ואונקייא] ואוקייא אזבס : ואוקייה פ | באלשמיטא הוא אלנמאם] om. אגדבלמ : בלשמיטה הוא אלנמץ ס : בלמיטה הוא אלנמאם פ

מעלים שלו משקל שקל בשני אונקיות משקה אוקשימל. וכן הכזבור הוא סיליינדרי יבש וסוכר בשוה יודק משניהם שקל ויקח מים קרים וכן לקיחת הירקות הקרות כמרור והלינצוש והבורטולייגש והקישואים כל זה מועיל. וכן שתיית משקה הרימונים או משקה הבוסר במים קרים מועיל.

(51) וממה שיעשה רטייה על מקום נשיכת הדבורים והצרעה הבול בחומץ והטחלב הוא לינטילייש דבלאט בחומץ וכן חתיכת בגד בלולה בחומץ וכנפר ומי וורדים תונח על המקום ויעשה רטייה גם כן במלואש והכזבור הלח או בוובה קורבינה ונקראת סימפריויוה או בעלי אל סדרא או בדבש וחומץ ומלח.

(52) החיות הנה העידו שאין דבר טוב מן התריאק הגדול לכל סמי המות ולנשיכות בעלי החיים כולם וכל שכן לנשיכת האפעה כי לחוזק הזקו לאדם הפליגו לשים הקודמים מן הרופאים והפילוסופים מחשבתם בעניינו ובחרו הניסיונות באורך השנים

---

1 מעלים] מעלה אב : מעלי גדלמפ | אונקיות] אוקיות אבזפ : אוקיא ס | אוקשימל] אוסימילי ד : אושמיל ג : אוקשימיל ל | הכזבור הוא] om. ב | הכזבור] add. Arabic text يابسة | הוא] om. ס | סיליינדרי] סליאנדרי אב : צליאנדרי פ : קוריאנדרי ז : סיליינדרי ס[1] : קוליאנטרא ד : קולאנדרו ל : om. גס || 2 וסוכר] וסוכרי זפ : וסוכרי קשה ב : וסוכרי יבש א : וצוקרי ד : וצוקרו ג : וסוכרו ל | מים] במים אזס | הקרות] הקרים ב : om. ל | כמרור] המרור א || 3 והלינצוש] הר"ז והאינדיבא מ : והלקשונט ס : והלינצוש ס[1] : והלקצונש ז : והלייטינצוש פ : והליינשוש בל : והאינדיביאה גד : om. א | והבורטולייגש] והפורקקלא מ[1] : והבורטוליגאש אב : והבורדולאגש ז : והלגלוגות ס : והפורקאקלי ד : והפורקקלה ג || 4 משקה] om. ז || 5 הבוסר] האייגרש ב | הבול] הבויל גמ : הר"ז הטיט ג[1]מ[1] : בכלל א : om. בס : הכויל ס[1] : הטכול ז | והטחלב] והתחלב ל : om. ס : והטחלב ס[1] || 6 לינטילייש דבלאט] עדשי המים אלז : ליינטילש דבלט ב : עדשי התבואה ס : לינטילייש דבלאט (צ"ל דביאד [biade] ?) ס[1] : ליטילאש דבלאט פ : לינטילייש דבאלאט ד : om. ג | דבלאט] דבאלאט ד | בחומץ] om. א | וכן חתיכת בגד בלולה בחומץ] om. ד | בלולה] בשמן add. א | בחומץ] om. ל | וכנפר] וכנפורא ס : וכנפאר ב : ונינופר אל : וכפור ז : וכנפורה ג | וורדים] וורד ג | תונח] יונח ל || 7 במלואש] om. בגדלמ : במלויש ז : במלווש ס | והכזבור] והכסבור ס : מן הכזבור א : והסילאנדרי ב | בוובה] בויוה גז : בניוה דמ : בויוא פ : בוויה ס : בניוה ס[1] : ברנה א : בויוא קורבינא ל : בוובה קורבינה (= בוובה קנינה) (Uva canina) | קורבינה ונקראת] או ג || 8 סימפריויוה] סימפריויוא פ : שינפריביבא ס : שמפרויוא אל : שמפריויבא ז : שמפרויבא ב : סינפירביוו ד : סינפרי וויבו ג | בעלי] בעלה ס : בעלי ס[1] : עלי ד | אל סדרא] אלהנדבא ז : אל סדרה א : אסנדרא ס : אל סדרא ס[1] : אלסרא ל | ומלח] או במלח ס || 9 החיות] מנשיכת החיות א : הנחשים ס : החיות ס[1] | התריאק] הטוריאק ג | הגדול] om. פ | ולנשיכות] ולנשיכת א : ונשיכות ב || 10 בעלי החיים (= LP الهوامّ Arabic text) | שכן] om. ז | לחוזק] חוזק ב | לשים] om. ז : לשום לס || 11 הרופאים והפילוסופים] הפילוסופים והרופאים בס | מחשבתם] מחשבתו ב | ובחרו (= واختاروا)] בארו פ : وكثّروا Arabic text

עד שחברו לו התריאק הגדול ואם לא ימצא ישתדל לקחת מרקחת מתרודיטוס ואם לא ימצא יקח טרוציש פאני קאונו ותארם חנדקוקה הוא טריפוליון וארישטלוייאה עגולה ורודה מדברית וקמח כרשינה הוא אירש מ״א בשוה יולש בחומץ ויעשה טרוציש ויקח ממנו שקל באונקייא יין ישן. אמרו כי זה יעמוד במקום התריאק הגדול בנשיכת האפעה ולכן ראוי להכינו. ואמרו כי אירבה דפוץ הוא כזברה אל ביר אם נתבשלה ביין ותשתה תועיל מנשיכת האפעה. ואמרו כי שורש הגפן הלבן כאשר יבושל ממנו ו׳ דרכמונים ביין ושתה אותו יועיל מנשיכת האפעה. וזכרו כי האגריק תריאק מנשיכת האפעה יקח ממנו שקל אחר שינופה בשיעור חצי ליט׳ יין ישן ויציל מנשיכת האפעה. וממה שהוא מיוחד לחבוש במקום הנשיכה אחר השריטה והמציצה שילקח עצירת הכרוב ויעורב ביין ויעשה ממנו רטייה על מקום הנשיכה.

---

1 שחברו] בחרו ז | התריאק] טוריאק ג | ישתדל לקחת מרקחת מתרודיטוס. ואם לא ימצא] זס
om. : ישתדל לקחת מרקחת מתרודיטוס. ואם לא ימצא ס[1] | מתרודיטוס] מיטרידאטו ד : מטרידטוס
גל || 2 טרוציש] טרוסישקוס ס : טרוי א[2](?) : טרוצישק ז : טרושיץ ב : טרושיסקי ד : טורציסקי
גל | פאני קאונו] פניקלט פ : פניקבט ב : פניקלד ל : זס .om : פאניקאבט א : פאני קאונו ס[2] : טובים
ג | חנדקוקה] חנדקוקא ד | הוא] היא ס | טריפוליון] טריפול ס : טריפולין אבפ : טריבולין
ז : טרופולין גד : טריפוליו ל | וארישטלוייאה] ואשתרוגייא פ : ואשטורוליא ב : וארישטולוגיאה
אזס : ואריסטולוגייאה גד : ואריסטולוגיאה ל | עגולה] ארוכה אבגדלמ (= P) : רדונה וחדה פ ||
3 ורודה] ורוטא זל : ורודא ד : ורוטה ג | כרשינה] כרסינה ב : כרסינא זפ : כרסנה לס : כרשינא
ד : וויצה ג | הוא אירש] ג .om | אירש] אורש א : איריש ז : איוש ל | בחומץ] بخلّ خمر
Arabic text | טרוציש] טרוסישקש ס : א .om : טרוציסק ז : טרושיץ ב : טורשיסקי ד : טורציסקי
גל | ויקח] וישתה ב || 4 באונקייא] באוקייא אבזספ : אונקיא ל | יין] ביין ל | התריאק]
טוריאק ג || 5 ולכן] ולזה ב | אירבה דפוץ] הר״ז קפילו וינירו מ[1] : אירבא די פונטש ס : קפיל
ויניירי ס[1] : ארבה דפוס ב : ארבה דאפוס ד : עשב הנקרא קפיל וינרו ג || 6 דפוץ] דפיץ ל | הוא]
היא ל | כזברה אל ביר] כזבורת אל ביר פ : כזברה אל בור א : כזבור אל בור ז : כזברא אל ביר
בד : כזברה אל בירם ל : כסבור אל ביר ס : כזברה ס[1] : ג .om | אם] ל .om | נתבשלה] נתבשל
זס | ותשתה] וישתה ס | הגפן הלבן] ווינולבה ג || 7 ביין] בס .om : ביין ס[1] | ושתה] וישתה
גזס | אותו] ממנו ז : פ .om | וזכרו] ואמרו בס : וזכרו כי האגריק תריאק מנשיכת האפעה]
א[1] | האגריק] האגאריק בז : האגריקו גדל | תריאק] טריאק ל | יקח ממנו שקל אחר שינופה
בשיעור חצי ליט׳ יין ישן] א[1] : וישתה א[1] .add || 8 שינופה] שיונף בנפה ב | ויציל] ויועיל
זפ | ויציל מנשיכת האפעה] אס .om || 9 ויעורב] ואז יעורב ב

(53) וזכר גאלינוס רטייה לנשיכת האפעה תארו בלשונו: סכפי ואשדא פיטידא ואפופונאק מ"א שקל ומן הקינה והשולפרי אשר לא קרב לאש מ"א שני שקלים יודקו הסמים היבישים וינופו בנפה דקה ויותכו השרפים ביין ויושלכו על הסממנים היבישים עד שישוב בעצמות המרהם ויעשה רטייה ממנו על מקום הנשיכה ואחר כן יכסה אותו בעלי תאנה או בעלי אורטיגה.

(54) הכלב השוטה: כבר זכרו הרופאים כי מופתי הכלב השוטה מופתים רבים כולם אמת ואיני צריך להאריך זכרם במאמר זה כי האדם בטבעו ירחק ממנו כאשר יראהו כהתרחקו מן העקרב ומן האפעה עד כי הכלבים יברחו ממנו. ולא יראה לעולם זה הכלב שילך כי אם לבדו ויעוות דרכו ויתחבר אל הכתלים ולא ינבח ואין ספק כי האנשים בכל מקום ישתדלו להמיתו תכף שיכירו עניינו אבל פעמים יקרה שינשוך קודם שיודע בו ופעמים ינשוך האדם כלב בחושך ולא יודע אם הוא כלב שוטה או בלתי שוטה. וכל מה שתמצא אותו שזכרו לנשיכת הכלב השוטה לא יועיל כי אם

---

1 גאלינוס] גאליאנו ד : גליאנו ג : גליאנוס ל | רטייה] ל .om | סכפי] ה"ז סרפינו מ[1] : סרפי אזספ : הר"ז סרפינו ס[1] : סרפינו גד : סרפין ל | ואשדא פיטידא] ואשאפיטידא ס : ואשדא פטידא פ : ואשה פיטידה א : ואסא פיטידא דז : ואספיטידה ג : ואסא פטידה ל || 2 ואפופונאק] ואפיפנק ב : ואופופונאק ז : ואפופונג פ : ואופופונקו דל : ואפופונקו ג | הקינה] הקינא ל : הר"ז גלבנו מ[1] : הקיוה ז : אל קנא ב : הר"ז גלבנו قنة ס[1] : הגלבאנו ד : וגלבנו ג | והשולפרי] והגפרית ס : והשולפרי ס[1] : ושולפארו ד : וגפרית ג | שקלים] חלקים גד || 3 הסמים] הסמנים אבגדזספ | וינופו] וינופה ב : ויונפו ד | וינופו ויותכו השרפים ביין ויושלכו על הסממנים היבישים] פ .om | בנפה דקה] אגדזמספ .om | ויושלכו] ויושלך אבגדזס | הסממנים] אבק הסמים לס : הסמנים אבגדז : הסממנים ס[2] || 4 שישוב] שוב ס : שישוב ס[2] | בעצמות] לעצמות ס | המרהם] ב .om | ממנו] ז .om | יכסה] יכסו ל || 5 בעלי] בעלה אבפ | בעלי] בעלה אבפ | אורטיגה] אורטיגא זלס : אורטיקא ד || 6 הכלב השוטה] נשיכת כלב שוטה ג | הרופאים] החכמים א | כי] מ- ל | מופתי] אותות ס : מופתי ס[2] | השוטה] פ .om | מופתים] ס .om : מופתים ס[1] || 7 אמת] אמתיים ד | להאריך] אבלס .om : להאריך ס[1] | זכרם] בזכרם גדלפ : לזכרם אזס : זכרם ס[1] | במאמר] במקום ב | במאמר זה] בזה ד | זה] הזה בזלפ || 8 כהתרחקו] להתרחקו גדמ : בהתרחקו אב : התרחקו ל | יראה] ימצא ל || 9 שילך] ז .om | ויעוות] ויתעות ל | ויתחבר] ויחבר פ | ולא ינבח] ולא ינוח וינבח ז : ולא יחרץ ב : ולא יוכל לנבוח ג || 10 בכל מקום] בכלל אל | מקום] יכלתם זס : מקום ס[1] : ל .om | תכף שיכירו עניינו] כאשר יראוהו א | שיכירו] בו ב .add | עניינו] אותו ס | פעמים] רבות ז .add | שינשוך] שישוך גז || 11 קודם] טרם ד | שיודע] שידעו ז : שיכיר ד | כלב] ב .om | כלב שוטה] = كلب كلب P | או בלתי שוטה] או לא ג : ב .om || 12 בלתי] א .om | אותו] ס .om | שזכרו] זכרו ס | לנשיכת] לרפואת ס | השוטה] ס .om | כי אם כאשר] אלא אם ג : אלא א"כ ס

כאשר ירפאו בו קודם שיפחד מן המים אבל אחר שיפחד מהמים לא ראיתי מי שחיה. וזה אשר נשכו הכלב השוטה לא ימצא כאשר ינשך כאב נוסף על כאב כל נשיכת כלב אחר. ואמנם יתחילו להראות אותם המקרים הרעים המורים על כי הוא שוטה אחר ח׳ ימים על הרוב ופעמים לא יראו רק אחר זמן. ולכן ראוי לכל מי שנשכו כלב שוטה או כלב בלתי נכר עניינו שישתדל בהנהגה הכוללת אשר זכרתיה ר״ל הקשירה והשריטה והמציצה והזלת הדם הרבה בכוסות המציצה מן המקום ההוא והקיא ושתיית התריאק ויתנהג גם כן במה שאפשר מציאותו מאילו הרפואות המיוחדות בכלב השוטה אשר אזכרם עתה בזה השער לפי כוונת המאמר לקוחות או מושמות.

(55) מהם חצץ הנדי הוא ליסיאום ישתה ממנו חצי שקל בכל יום במים קרים. רפואה אחרת שוניז הוא גיט שחוק ומנופה יקח ממנו שקל בכל יום במים קרים. רפואה אחרת חלתית יקח ממנו בכל יום חצי אוק׳ במים קרים. אחרת גינטיאנה שחוקה ומנופה יקח ממנו בכל יום שקל במים קרים. וטוב מכל אילו סרטנים מנהר שרופים ויודקו וינופו ויתן מן האפר על המים בכל יום משקל דרהם.

---

1 כאשר] אשר מ | ירפאו] ירפאום פ : ירפאוהו ס | בו] אותו ג | שיפחד] שפחד גד | מהמים] בזפ .om | מי] איש ז | שחיה] שיחיה זס || 2 הכלב השוטה] אותו הכלב שוטה ג | כאשר] באיש ב | ינשך] ינשוך אותו **אבגדזפ** | כל] מ .om | כלב אחר] כל כלב ב || 3 אותם] ל .om | על] עליו ס || 4 הרוב] קרוב ג : ל .om | אחר] לאחר ס | ולכן ראוי] וראוי ד | שוטה או כלב (= P)] **אבגדלמ** .om : שוטה או ס || 5 נכר] ידוע ספ | הכוללת] ל .om | זכרתיה] זכרתי ג | והשריטה] והסריטה ס || 6 והמציצה] גד .om | מן המקום] במקום ל | והקיא] ובקיא גמ | ושתיית] ובשתיית ג | התריאק] התיריאקה ג || 7 בכלב] לכלב ס | בכלב השוטה] בנשיכת כלב שוטה ג || 8 אזכרם עתה] אזכור ג | בזה השער] ב .om | השער] המאמר מ | מושמות] מונחות ב || 9 מהם] מזה ב | חצץ] **בגדמס** .om | חצץ הנדי] ז .om | ליסיאום] ליציאום **אגלס** : אם ג .add | חצי] ז .om | בכל יום] ל .om || 10 רפואה... גינטיאנה שחוקה ומנופה יקח ממנו בכל יום שקל במים קרים] ג .om | רפואה אחרת] אחר ד | יקח (= P)] يستفّ Arabic text | שקל] חצי אוקי׳ פ | בכל יום] **אל** .om | רפואה אחרת חלתית יקח ממנו בכל יום חצי אוק׳ במים קרים (= LP)] **אבגדלמספ** .om || 11 אחרת] רפואה אחרת **אבזלפ** : אחרת... במים קרים] ד .om | גינטיאנה] גינסיאנה ל || 12 ממנו] ממנה **בזל** | בכל יום שקל] שקל בכל יום ל | יום] ז .om | מכל אילו] מאלו כלם ב | סרטנים מנהר] סרטנים **אבגדלמ** : סרטני נהר ובלעז קמאריש והם נקראים קרנקש ס : נהריים ג[1] || 13 ויודקו] ז .om | ויתן מן האפר על המים] ומן האפר יקח ס | מן האפר] פ .om | על המים] ל .om | יום] א .om | דרהם] במים ס .add

(56) ומן המורכבות אשר התאמת לגאלינוס וזולתו נסיונם והוא תריאק לנשיכת כלב שוטה תארו לבונה חלק גנציאנה ה׳ חלקים אפר סרטני נהר ו׳ חלקים יודש הכל ככחול וישתה ממנו ביום הראשון ב׳ דרכמונים במים קרים ויוסיף בכל יום חצי דרהם עד שהגיע השתייה ביום התשיעי ו׳ דרכמונים ויוסיף אחר זה. מורכב אחר התאמת ניסיונו: גינציאנה מירא מ״א דרהם אפר הסרטנים מהנהר הנשרפים ב׳ דרכמונים יאכל האבק בכל יום במים קרים.

(57) וממה שיעשה רטייה בו על נשיכת הכלב השוטה מן הנפרדות אחר המושכות אילו אשר אזכור: קמח כרסנה הוא אירש יולש ביין ויחבוש בו. אחרת שקדים מרים יכתשו עם הדבש עד שישוב עב ויחבוש בו כלומר שיעשה ממנו תחבושת. אחרת עלי המינטא הלחה עם המלח תכתש ויחבוש בו. אחרת אשא פיטידא ירטב אותה ביין וימלא

1 לגאלינוס] לגליאנו גז : לגאליאנו ד : לגליאנוס ל | וזולתו] וזולתם א | נסיונם] נסוהו ס : מנוסים ג | והוא] ס .om | תריאק] תוריאק ג || 2 שוטה] ז .om | חלק] ז .om | גנציאנה] גנסיאנה אלס : גנטיאנה פ : גינסיאנה גד | אפר סרטני נהר ו׳ חלקים] אפר סרטנים אשר מנהר ששה חלקים פ : אפר הסרטנים נהריים ו׳ חלקים ז : אבגדלמ (P =) .om | יודש] יודק אבזלפ || 3 ככחול] בכחול גדלמ באבק זפ : כאבק עיניים ב : באבק הסמים ס : העינים א .add | במים קרים] אב .om | בכל יום... ו׳ דרכמונים] א[1] | בכל יום... ויוסיף] אב .om || 4 עד] ס .om | השתייה] פ .om | התשיעי] השביעי מ | ו׳] ז .om | ויוסיף אחר זה] ולא יוסיף אחר זה מ : ויוסיף אחר זה מעט אחר מעט זפ : ויוסיף אחר זה מעט מעט ס : ולא יוסיף ס[1] | זה] قليلا قليلا add. Arabic text but for P || 5 גינציאנה] גינטיאנה אזפ : גנטיאנה ב : גנסיאנה לס : גינסיאנה ד | מירא] ומירה אבל : מירה ג | הסרטנים מהנהר] סרטני נהר ס | מהנהר] הר״ז היאוריים מ[1] : נהריים ז : מהיאורים ד : יאוריים ג | הנשרפים] ס .om | ב׳] ז .om | יאכל האבק] אכל ז || 7 נשיכת הכלב השוטה] הנשיכה ג | השוטה מן הנפרדות] ל .om | המושכות] המורכבות ב : הכוללות זס .add || 8 אילו] הם אלו ס : האלו אל | קמח] צמח ב | כרסנה הוא אירש] כרשינא ליט׳ איריש ז : כרשינה אירש א : כרסינה לעז (הוא ס[2]) אריש ס : כרסנה ליטרא ארש בפ : כרסינא הוא אירש ד : כרסנה היא <...> ג | הוא] לטי׳ ל | ויחבוש בו] ויושם עליו ס | אחרת] רפואה אחרת בגזל : אחר ד | אחרת... שיעשה ממנו תחבושת] פ .om : שקדים מרים <...> א[1] || 9 שישוב] שובו ס | ויחבוש בו כלומר שיעשה ממנו תחבושת] ויעשה ממנו תחבושת ס | כלומר שיעשה ממנו תחבושת] ל .om | אחרת] רפואה אחרת אבגזלפ : אחר ד | עלי] עלה ב || 10 המינטא] המינטה ז : המנטה אבפ : מינטה ג : המנטא ד | בו] בזה ס | אחרת] רפואה אחרת אבגלפ : אחר ד | אחרת... אחר שיתרחב] ז .om : تأخذ add. Arabic text but for P | אשא פיטידא] אשטא פטידה א : אשדה פטידה פ : אשדא פטידא ב : אסאפיט <...> ד : אספיטידה ג : אסא פטידה ל | ירטב] ישרה ג

בה מקום הנשיכה אחר שיתרחב. אחרת לב האגוז ומלח ובצל חלקים שוים יגיס אותם בדבש עד שישוב הכל כמו המרהם ויחבוש ממנו על הנשיכה וישתדל באי זה מאילו שימצא.

(58) וראוי שיתמיד הנהגת הנשוך במשקים והרטיות למעוט מ׳ יום. וכן יניח מקום הנשיכה פתוח לא יסתם בשום פנים קודם מ׳ יום ואם קרב להסתם יפתחהו וירחיבהו במראהם המחוברים. וידוע שהוא בלתי אפשר שלא יקרו עניינים בתוך אילו המ׳ יום לפי המזג הפרטי והכנות הגופות ויצטרכו אל ההנהגה משלשול או הקזה או חוקן הוא קלישתירי ושנות מאכלים והרטיות ואין זה כוונת המאמר הזה אבל אילו שזכרתי הוא ההתחלה עד שימצא הרופא או שיסתפק בו כאשר לא ימצא רופא שלם ישלים ההנהגה לאילו העניינים הקשים.

(59) ואולם נשיכת הכלבים הבייתים וכן נשיכת האדם וזולתו מבעלי חיים אשר אין סם להם יספיק בזה בשימשח המקום בשמן החם פעם אחר פעם עד שינוח הכאב. ואחר כן יושם על המקום פול נא כבר לעסו בפיו עד ששב כמו המרהם ויחבוש בו מקום הנשיכה. וכן החטה הלעוסה ואם היה הלועס הפול או החטה לא טעם דבר עדיין והיתה הלעיסה בתחלת היום והיה הלועס נער או בחור יהיה זה יותר מפליג בתועלת.

(60) אחרת ידוש הבצל ויעורב בדבש ויחבוש בו. אחר קמח איריש הוא כרסנה יולש בדבש ויחובש בו. אחרת לביבות לחם חמץ ילעוס ויחבוש בו אי זה מאילו יעשה יספיק.

---

1 שיתרחב] שהתרחב ב | אחרת] רפואה אחרת אבגזלפ : אחר ד | אותם] אותה לפ : אותו ב || 2 שישוב] שוב ס | המרהם] הדרה׳ ב | ממנו] בו פ || 3 שימצא] שמצא אלפ || 4 הנהגת] בהנהגת ג | והרטיות] וברטיות ס | למעוט] במיעוט ב | יום] כן פ | וכן... מ׳ יום] ד om. | מקום] ז om. || 6 במראהם] הר״ז במשיחות מ[1] : במראים ב : במרהמים ס : במרהם אל : במראיהם פ : בדברים ז : במשיחות גד | המחוברים] لذلك add. Arabic text but for G | אפשר] ד om. | יקרו] יקח גדמ : יקרה ז | בתוך] תוך ס || 8 או חוקן הוא קלישתירי] ל om. | חוקן] או פתילה ז | הוא קלישתירי] ס[1] : הוא קלישטירי פ : או קרישטירו ד : אבז om. | הזה] א om. || 9 הרופא או שיסתפק בו כאשר לא ימצא] ד om. | ההנהגה] ההנהגות ל || 12 סם] ארס אס | יספיק] להם ס add. | בשימשח] שימשח ז : משיחת ס | בשמן החם פעם אחר פעם עד שינוח הכאב. ואחר כן יושם על המקום] ג om. || 13 כן] ל om. | פול נא] גריסין של פול ז | כבר לעסו בפיו] שנלעס בפה ס : שילעסו קודם בפיו ג | בו] אותו ב || 14 היה... בחור] ילעוס הפול או החטה כשהוא צם או בחור ס : היה הלועס לא טעם דבר עדיין והיתה הלעיסה בתחלת היום והיה הלועס נער ס[1] | החטה] הלעוסה ז add. | והיתה] ויהיה ג || 15 יהיה] היה א : והיה ז | יותר] ז om. | מפליג] מופלג גד || 16 אחרת] רפואה אחרת אגדזלפ : אחר ס | אחר קמח איריש הוא כרסנה יולש בדבש ויחובש בו] רפואה אחרת קמח איריש הוא כרסלה יולש בדבש וחומץ ויחבוש בו פ : אבגדזלמ (= MP) om. || 17 אחרת] רפואה אחרת אבגזלפ : אחר דס | לחם] ז om. | בו] זס om. | יעשה] שיעשה ב | יספיק] ויספיק בזפ

(61) ודע כי החזקה שבכל אילו הנשיכות נשיכת הצם ואם קרה שיהיה הנושך ממזג רע במינו או שנזון במאכלים רעים למין ההוא והיה עם זה רעב הנה נשיכתו קרובה מנשיכת בעלי הארס וכל שכן אם היה הנשוך מלא ולחותיו רעות והיה האבר הנשוך חלוש כי זה אפשר שיעופש ותגדל הסכנה בו. ואין רפואת אילו הזרויות מכוונת המאמר הזה.

(62) ואולם הנשיכות הנמצאות הרבה הנודעות וכן עקיצת אילו הבעלי חיים הנמצאים הרבה פעמים במדינות ובמגרשיה אשר כבר זכרנו אותם הנה אשר נזכר במאמר הזה מספיק בו בע"ה ית'.

(63) ושמור מאד שתהיה בטוח ובריא במה שנזכר בספרים מההבדל בין נשיכת הכלב השוטה ובלתי שוטה כי כבר מתו בעבור זה אנשים רבים לפי מה שספרו לי זקנים אשר ראיתי פניהם. ולכן ראוי שתדע ושיתאמת לך כי זה הכלב אשר נשך בלתי שוטה ואז תרפאהו כמו שזכרנו ותסתום חבורתו. ואם נסתפק לך הכלב שלא תדע בו הניהגהו בהנהגת הכלב השוטה. והנה ספר לי זקן מיודעי הרופאים כי הוא ראה בבית האורגים נער אורג נשכו כלב ולא התאמת בו מקרה מנשיכות הכלב השוטה ודנו

1 אילו] גדל om. | הצם] הסם א : הסם האדם שלא אכל קודם הנשיכה הסם דמס[1] : האדם שהוא רעב היא סם ג || 2 שנזון] שנזוק ז | רעים] ז om. | רעב] רע ז || 3 קרובה] קרוב ב | מנשיכת] כל א add. | היה] פ om. || 4 הנשוך] הנושך ב | הנשוך] ס om. | הסכנה] התכונה ז | בו] אב om. | רפואת אילו הזרויות] אלו הרפואות הזרויות ז | הזרויות] ס om. : הזרויות ס[1] : הטסות א(?) | מכוונת] ל[2] || 5 המאמר הזה] זה המאמר ס : מזה המאמר ל || 6 הנמצאות הרבה] הרבות המציאות ב || 7 הנמצאים] הנמצאות ב | ובמגרשיה] ובביותיה ב : ובמגרשיהן ס | כבר] ג om. | אשר] כבר ל add. || 8 בו] גז om. || 9 ושמור] והשמר ב | מאד] בפ om. | בטוח ובריא] בריא ובטוח ז | בין] מן ד || 10 רבים] ז om. | שספרו] שזכרו ז || 11 לך] ז om. | כי זה] שזה א || 12 כמו] במה ז | שזכרנו] שזכרתי ז | שלא] שהוא פ | שלא... הכלב] ז om. | בו] אותו ד : לס om. || 13 הניהגהו בהנהגת הכלב השוטה] תהיה הנהגתו כמו משוטה ס | בהנהגת] הנהגת ס | מיודעי] מידועי בפ | כי הוא] שהוא ב | בבית האורגים] في المريّة Arabic text || 14 ולא התאמת בו מקרה מנשיכות הכלב השוטה ודנו הרופאים אז שהוא כלב בייתי] א om. : ולא התאמת אצלו מקרה מנשיכות הכלב השוטה ודנו הרופאים אז שהוא כלב בייתי א[1] | מקרה] מהרה ס[1] : ב om. | מנשיכות] מנשיכת ספ : מי נשכו ב | הכלב השוטה] כלב השוטה פ : ב om.

הרופאים אז שהוא כלב בייתי וסתמו חבורתו אחר חודש או יותר מעט ונתרפא הנער ועבר זמן רב ועשה פעולות הבריאים ואחר זה נראו בו המקרים ופחד מן המים ומת והשמר מזה כי תגבורת הארסים לא ילקח בהם הקש.

1 חודש] ימים ס add. | מעט] גד om. || 2 רב] ס om. : רב ס[1] | פעולות הבריאים] פעולת הבריא ב | זה] זמן ז : פ om. | המים] המות אגספ : המים א[2] || 3 מזה] מאד ס add. : גד om. | כי] ז om. : מן ל add. | תגבורת] غائلة Arabic text | הארסים] הסמים ל

השער הששי מן המין הראשון בזכרון מזון הנשוכים בכלל ובפרט וזכרון קצת סגולות ניאותות לכוונה הזאת

(64) כל הנשוכים וכל מי ששתה סם המות אי זה סם היה ישים מזונותיו שופש פתים בשמן וחמאה ותשקה אותם החלב תכף שחלבו וירבה לאכול התאנים והאגוזים והפוסתק והאווילנש והשומים והבצלים והרודא כל אילו יקחם נפרדים או מורכבים או אחד מהם יתמיד לאכול עם הלחם. והרחיקהו הבשר בכלל ובשר העופות כי הדם המתיילד מהבשר מוכן לעיפוש מפני רוח הארס הנשאר בדם הנשוך או מי שאכל הסם הנה יתעפש בעבורו כל דמו וימצאוהו עניינים קשים. והרבה המלח במאכליהם כי הוא ישרוף הסם או הארס וינגבהו והוא צריך אל הדבש וכל שכן עם החמאה. ואולם המפורסם אצל העם אשר כל נשוך לא יאכל כי אם לחם מצה הנה לא אדע לו שורש שראוי לסמוך בו לא הקש ולא מקובל. והשקה אותם מן היין מה שיסבלו וערב אותו במאכלם וכל שכן מי שנשכו עקרב כי היין המשכר לבדו מספיק בו. וכן מי שנשכו עקרב יתמלא מאגוזים ותאנים ושומים ורודא ויין חזק הוא יניח כאבו מיד ולא יצטרך להנהגה אחרת. וזאת הנהגת כל נשוך ימצא קור חזק או חום בלתי חזק.

2 הנשוכים] om. ג | בכלל] בכל ז | ובפרט] ופרט בפ || 4 ששתה] שישתה ב | סם המות] = EGP | סם] om. מ | היה] שיהיה לס | שופש] שופאש ס : om. אבזלפ : שופש בלע' פ[1] : סופש ד : סופ<...> בלעז פיתים ג || 5 פתים] פעם ז : om. לס : פתים ס[1] | אותם] אותו בז | שחלבו] שנחלב גז : שחלבה ל | לאכול] om. גדמ || 6 והפוסתק] והפוסתקי ד : והפיסתקי ג : והפישטוקש ל | והאווילנש] והווילניש מ : הר"ז נוקלי מ[1] : והאבלנש ב : והאיולאנש א : והאווילניש ז : ולוזים ס : ווילניש <נוק>לי ס[1] : והאוילנש פ : והאבולאני ד : והאווילאני ג | והרודא] והרודה אדפ : והרוטא ז : והפיגם הוא רודה ס : והרוטה ג || 7 או] أمّا Arabic text | יתמיד (= يديمون)] فيتأدّمون Arabic text : ירבה ג : om. ב | לאכל] הנמצא מהם זספ add. : om. ב | עם הלחם] om. זס | והרחיקהו] והרחק מהם ס : וירחיק ג | ובשר] om. ל || 8 לעיפוש] להתעפש לס | רוח] ריח ס : רוח ס[1] : כח ז || 9 הנה] om. ז | יתעפש] יתעפשו פ | כל דמו] om. ב | וימצאוהו] וימצאהו ס | והרבה] והרבות ז || 10 הסם או הארס] ב inv. || 11 אצל] כל מ add. | העם] ההמון ס | הנה] om. בס || 12 בו] עליו ס | הקש] הקשי אבדלספר | מה ... כי היין] om. ז | וערב אותו] ויערבהו ס | אותו] אותם במ || 13 במאכלם] במאכלים בזמפ | כי... עקרב] om. ד | בו (= في ذلك P)] في براءته Arabic text | וכן] אם גזל add. || 14 ורודא] ורוטא ז : ורודה אבפ | הוא] om. ב : הנה ז || 15 להנהגה] הנהגה ס | הנהגת] ההנהגה ב | נשוך] נושך ד

(65) ואולם מי שראית אותו מן הנשוכים או מי שאכל מאכל שיש בו סם המות יתלהב ויבקש המים הרבים השתדל להאכילו הדברים החמוצים לבדם עם מעט מן החמאה וימוץ התפוחים החמוצים והרימונים החמוצים ואשרוב משני הרמונים ואם ראית התלהבות חזק האכילהו הירקות הקרות כמו האינדיבא הלינצונש והמרור והקישואים ולא יסתפק מבלתי משקה האוקשימל ולמזוג המים אשר ישתה במעט יין ולא יסתפק מבלתי אכילת האגוזים והתאנים אבל מעט מזה לפי חוזק החום אשר ימצא הנשוך.

(66) ואולם מי שנשכו הכלב שוטה כל מה שקדם מן המזונות טוב אליו מאד זולת המלח שלא ישים במאכלו ממנו כי אם מעט מזער. ובסגולה שישתה מרק התרנוגלים הקטנים והעופות הטובים כתורים והפרדיץ והטיהוג ולא יקרב בני יונים כי הם רעים מאד. ויזון בכרוב כי יש לו סגולה בתועלת לנשיכת כלב שוטה והרבה במאכלו הבצלים והשומים בלתי מבושלים או מבושלים ותתן להם הדגים המלוחים ולא יתמיד אותם יום אחר יום. ומרק הסרטנים אשר בנהר ובשרם יותר טוב מכל המזונות אבל הם הרפואה

---

1 ואולם] אמנם ס | מי שראית אותו] מה שראית ב | שראית... ואולם מי] om. א | מאכל שיש בו] ב .om || 2 הרבים] ל .om | הדברים החמוצים לבדם (= بالحامض وحده LP)] הלחם החמוץ לבדו זספ : החמוצים ס[1] : باللبن الحامض وحده Arabic text | לבדם עם מעט מן החמאה וימוץ התפוחים החמוצים והרימונים החמוצים ואשרוב משני הרמונים] ל .om | מן החמאה] חמאה גד || 3 והרימונים] ומן הרימונים פ | ואשרוב משני הרמונים] ומשקה הרימונים בזספר : ושירופו משני הרמונים ד : ומשקה הרימונים גדמ .add : משני ס[1] .add | ואם ראית התלהבות] ואם ההתלהבות ס || 4 האינדיבא] האינדיביאה ג : האינו<...> ד : בזסלפ .om | הלינצונש] הלוקצונש ז : הליישטנש פ : הליינשוץ ב : הליישונץ ל : הליינצונץ ר : הליקשונש <...>צוניש ס[1] : גד .om || 5 משקה האוקשימל... ולא יסתפק מבלתי] ס[1] | האוקשימל] האוסימילי ד : האושמל ג : האוקשימילי ל | ולמזוג] ומזג ב || 6 אכילת] الثوم Arabic text | אבל מעט] אבל יאכל מעט מעט ס | מזה] זפ .om | חוזק] כובד פ || 7 הכלב שוטה] הכלב השוטה אבדזלר : כלב שוטה גספ | אליו מאד] ב .inv | זולת] מלבד ס || 8 שלא] לא ב : ולא ל | ממנו] ז .om | והעופות] הקטנים לר .add | הטובים] الغذاء Arabic text .add | כתורים והפרדיץ והטיהוג] كاليمام والحجل والدرّاج والطيهوج Arabic text || 9 והפרדיץ] והפרליץ מ : הפרליץ ס[1] | והטיהוג] והטיהור אלמס[1]ר : והטיהג פ : ב .om : והטורדי ג | יקרב] יגע ס | בני יונים] לבני יונה א : בבני יונה ס : אל בני יונים ג : לבני יונים לר | כי הם (= فإنّه P)] لأنّ غذاءها Arabic text || 10 סגולה] נפלא פ .add | בתועלת] ותועלת לסר | לנשיכת] נשיכת אב | כלב שוטה] הכלב השוטה אבזלפר : הכלב ס | והרבה] וירבה לר | במאכלו] במאכל ב : במאכלות א || 11 בלתי מבושלים או] ס[1] | או מבושלים] לר .om | מבושלים] או דגים ס .add | ותתן] ותן ג | אותם] بل .add Arabic text || 12 הסרטנים אשר בנהר] סרטני נהר ס | ובשרם] הנה בשרם ב | יותר] ס .om | המזונות] אליו ב .add | הם] הוא ב | הרפואה והמזון] רפואה ומזון זס

והמזון והוא גם כן מועיל לכל נשוך בסגולה בו מן הסגולות אשר יחדם האל. וכן הגלאנץ נאים ומבושלים מזון טוב לכל נשוך בסגולה שבו.

(67) מן הסגולות אשר התאמתו בניסיון מוחות התרנגולות מבושלות מועילות לכל מי שנעקץ ולכל מי שאכל סם המות וייטיב שכל הבריאים כמו שיעשה מרק התורים כי המרק ההוא יזכך השכל בסגולה. קליפת הלימון כשתאכל מסגלתה התועלת מן הסמים כולם וכן עלי אילנו כאשר ישתה תבשילו.

(68) והסכימו כל הרופאים כי העשון בקרן האיל יבריח בעלי הארס כולם וכל שכן הנחשים. וכן אמרו שיעשה העשון בצפרני העזים ובחרדל ובשולפרי או בשוניז הוא גיט או באופי או בשיער הראש כל אחד מאילו כאשר עשנו בו הבריחו החיות ושאר בעלי הארס מפני ריחם. וכן אמרו כי העקרבים כאשר התחברו ונשרפו בבית יברחו כל העקרבים מן הריח ההוא.

(69) וראוי גם כן שיקדים האדם באילו הדברים ויעשן בהם במקומות אשר ימצא בהם דבר מבעלי הארס כי טוב המחשבה האנושית ישפוט הבחירה אל השמירה וההצלה והביטחון מכל מה שיקרה אל הגוף מן הפגעים. ואף על פי שאין בטחון אמתי כי אם בהשגחת האל ית'.

---

1 והוא גם כן מועיל] וגם כן יועיל ס | בסגולה בו מן הסגולות] בסגולה בו בסגולה ג | בסגולה בו מן הסגולות...לכל נשוך] om. ז | בו] om. ל | מן הסגולות אשר יחדם האל] ג[1] || 2 הגלאנץ] הגלנץ בלר | בסגולה... בניסיון] om. ב | שבו] om. אבגדלמר || 3 מן] ומן זס | בניסיון] add. Arabic text لمن أطال التجربة | התרנגולות] התרנוגלות מ || 4 שנעקץ] שיעקץ ז : שנושך א | ולכל מי] ולמי ב || 5 התורים] התרנגולים ז | הלימון] הלימוני ג | מסגלתה] סגלתה ל | התועלת] בתועלת ל || 6 עלי] עלה א | אילנו] אילן שלו ס | תבשילו] תבשילם א || 7 העשון] העשן למ || 8 אמרו] אמר ב | העזים] הארנבת פ | ובשולפרי] ובגפרית זלסר : ובסולפרו גד | בשוניז הוא גיט] בנילו ג || 9 הראש (= NP)] Arabic text الناس | עשנו] יעשנו ס | הבריחו] יבריח ס : יבריחו ג || 10 ושאר בעלי הארס מפני ריחם. וכן אמרו כי] om. ז | אמרו כי העקרבים כאשר התחברו ונשרפו בבית] om. ב | העקרבים] וכל העקרבים ז | בבית] om. ס : בבית יברחו כל העקרבים] om. ז || 11 כל] om. ב : כל העקרבים] om. ס | מן] מפני ב || 12 וראוי] om. ב | וראוי גם כן שיקדים האדם] וראוי לאדם שיקדים ד | ויעשן בהם] וירבה בו אבגדלמר | במקומות] מקומות לסר : במקום ז || 13 הבחירה (= اختيار)] Arabic text إكثار | הבחירה אל] הבריחה מ- ב || 14 אל] add. כל מ | אל הגוף] לגוף ס : אל כל גוף ס[1] | כי אם] אלא ד || 15 בהשגחת האל] בשם ד

השער הראשון מן המין השני בשמירה מסמי המות

(70) אמר המחבר ראוי שאזכור תחלה הקדמה היא מבוארת אצל הטבעיים בלתי מפורסמת אצל הרופאים ואם גלינוס היה כבר זכר קצת מה שתכלול אותו זאת ההקדמה אבל הוא יזכור אותו לפי מה שישפוט מלאכת הרפואות ולא יבאר ההקדמה ההיא הכוללת וזאת היא הידיעה אשר ארצה לזכור אותה עתה.

(71) ידוע כי אילו הגשמים המורכבים מן היסודות הם בעלי צבעים וטעמים ומיני ריח ואילו כולם מקרים בלא ספק כי אין משפט הצבע כמשפט הריח והטעם. ושהצבע הוא מקרה בבעל הצבע והמורגש מהמקרה ההוא לכל מי שישיגהו הוא עניין אחד לא ישתנה. כי הצבע הזה השחור דרך משל לא ישיג האדם ממנו צורת השחרות אשר פעולתו בו קבוץ הראות וישיג ממנו מין אחר מבעלי חיים צורת הלובן אשר פעולתו פזור הראות אבל הצורה אחת אצל כל בעל ראות.

(72) ואולם הטעם והריח אינם כן אבל הדבר האחד בעצמו בתכלית המתיקות אצל מין אחד ובתכלית המרירות אצל מין אחר ר״ל כי המין האחד יערב לו וימתק לו וזה הוא עניין הטעם המתוק ומין אחר לא יוכל לטעום אותו ויצטער בו תכלית הצער ופעמים יהיה זה מרירות או חום או קויצות כפי מה שהתבאר בשרשי הטבעיות. כבר

---

3 הקדמה] ההקדמה ספ | היא] שהיא ס || 4 ואם גלינוס היה כבר זכר קצת מה שתכלול אותו זאת ההקדמה אבל הוא יזכור אותו] ואם היה (יהיה לר) גאלינוס (גליאינוס ל) כבר זכרה אבגדלמר (= P) | זאת ההקדמה] ההקדמה הזאת זפ || 5 יזכור] חבר ז | הרפואות] הרפואה ס | ההיא הכוללת וזאת היא הידיעה] לר .om || 6 הכוללת וזאת היא הידיעה] אבגדמ .om | הידיעה] הידועה פ (Arabic text المقدّمة) | אותה] ג .om : ר[1] | עתה] א .om || 7 ידוע] ידענו ס : ידוע ס[1] | אילו] כל ס | המורכבים] גדמ .om | ומיני ריח] ובעלי הריח ז : וריחנים ס : ומיני ריח ס[1] || 8 כי (= P)] لكن Arabic text | כמשפט... בבעל הצבע] ס[1] | ושהצבע] והצבע ב || 9 מקרה] אחד זפ .add | בבעל] בעל ד | והמורגש] והמוחש ס : והמורגש ס[1] : והמורגל ג | מהמקרה ההוא] מהמקרים ההם ס : מהמקרה ההוא ס[2] | לא... קבוץ] א[1] || 10 דרך] ודרך פ | אשר] כי ז | אשר... אבל] נ״ל מנחם אשר פעלתו בו קבוץ הראות וישיג ממנו מין אחר מבעלי חיים צורת הלובן אשר פעלתו פזור הראות אבל זה נראה נ״ל והוא נכון למביני הדבר כי הוא עמוק ר[1] || 11 בו] בס .om : כי ר | פעולתו] בו פ .add || 12 פזור] פסור גמס[1] : פרוד ב | הצורה אחת] פעולתו בהכרח אחד אלמרס[1] : פעולתו בגד || 13 כן] ז .om || 14 אחד] ב .om | ר״ל] כי ר : פ .om || 15 לא יוכל לטעום אותו ויצטער בו (= P)] يتألّم بذوقه له Arabic text : לא יטעם בו ויצטער בו ב | אותו] ס .om : אותו ס[1] : ממנו ד | תכלית] בתכלית ד || 16 ופעמים] והנה זפ ו- ס : ופעמים ס[1] | זה] ז .om | חום (= حرارة)] حرافة Arabic text | חום או קביצות] צער ב : קביצות או חום ס | קויצות] קביצות אבדלספר[1] : קר ז | בשרשי הטבעיות] בשרשים הטבעיים ס | הטבעיות] הטבע א

ידעו האנשים כולם חוזק מרירות הקולוקינטידש אצלנו וערבותם אצל החזירים ורוב השתדלותם לאכלם. וכן הענין במיני הריח כי הדבר האחד בעצמו טוב ריח אצל מין אחד ונמאס הריח אצל מין אחר כי ערבות הטעם וטוב הריח שב למזג מין מבעלי חיים כי כאשר יאות למזג אחד ימתק לו ויערב ריחו. וכן היה קצת צמחים מזון ניאות למין אחד והוא סם ממית למין אחר כמו שזכר גאלינוס והביא מזה משלים.

(73) ואחר זאת ההקדמה אומר כי כל דבר מושכל מן הצמחים או מבשר בעלי חיים ימצאהו אדם ערב בטעם ר״ל מתוק וטוב הריח הוא מזון ניאות בלא ספק ויאכל האדם ממנו בבטחון. ואולם שאר הטעמים כמר והחד והחמוץ וזולתם וכן כל מה שריחו רע אין ראוי שיטעום אותו עד שיתאמת לו מינו כי יש צמח חד יחשב בו שהוא צנון מדברי והוא סם ממית וכן יש צמח דומה לכמהים נוטה במראה לשחרות והוא ממית וישמר מאילו הטעמים המשתנים וכן מיני הריח הרעים מכל מה שלא ידע מינו וכן ראוי השמירה גם כן מצבעי המאכלים הנהוגים אצלינו עבי המרקים כמצרייה ואשר יכנס בהם לימונש או המשונים במראים כמאכלים שיש בהם סומאק או מי רימונים ומה שיבושל במורייס ואשר יגבר עליו טעם נראה בחומץ או נראה בקויצות או חזק

1 האנשים] גד .om | חוזק] אבגדלמפר .om (= P) : מזה ז | הקולוקינטידש (= الحنظل] العنصل Arabic text : הקולוקונטידאש א : הקולוקונטידש בר : הקולוקואינטיד ז : הקלונטידש פ : הקולוקיינטידא ד : הקולוקווינטידה גל | אצלנו] אגלר .om אצלם ס | וערבותם] וערבותה ל || 2 השתדלותם] השתדלם א | לאכלם] לאכלה לר[1] | כי הדבר האחד בעצמו טוב ריח אצל מין אחד ונמאס אצל מין אחר] אצל מין אחד פ | כי... שב למזג מין מבעלי חיים] שב למזון מן הב״ח ז | טוב ריח] בתכלית המתיקות אגדלמר || 3 ונמאס] ומאוס ס | ונמאס אצל מין אחר] מ .om | הריח] אבגדזלפר .om (= P) | הטעם] גדמ .om | מבעלי חיים] בעלי חיים פ || 4 כאשר] אשר לר | היה] יהיו ס : ב .om || 5 ממית] המות ז | כמו] כאשר פ | גאלינוס] גאלאינו ד : גלאינו ג : גליאינוס ל | מזה] בזה א || 6 מושכל] מוסכל בספ : מושכל ס[1] : مجهول Arabic text || 7 אדם ערב] ערב האדם לר | בטעם] בטבע ז | בלא] בלי אזס || 8 ממנו] א .om | בבטחון] לבטחון ז | כמר] והמתוק ג .add || 9 שיתאמת] נסיונו ג .add | יחשב] יחשבו ס || 10 ממית] מסמי המות ז | יש (= ثمّ EMP)] ثمر Arabic text : א .om | צמח] مدوّر .add Arabic text | לכמהים] לצמחים ז | נוטה] דומה ד | במראה לשחרות] למראה השחרות ב : למראה בשחרות לר || 11 וישמר] וישאר ב | וכן] ומן בזספר | מכל מה] וכן מכל מי ס || 12 השמירה] להשמר ס | אצלינו] אצלנו ספ | עבי המרקים כמצרייה] מן המרקחים המצריים ד || כמצרייה] כמצרייג ז : כמצרויה ב | ואשר] וכאשר מ || 13 יכנס] יקרה ד | בהם] בה ג | לימונש] לימוש זלר : לימוניש דס : לימוני ג | המשונים במראים] המשנים הנראים במראים לר | בהם] להם ב | סומאק] סומק דלסר : סומאק או מי רימונים] חמוץ כרמונים ז || 14 במורייס] באלמורי ס : במורייס ס[1] | עליו] עליהם ג | בחומץ] בחמוץ אבגדזלפר | נראה] אס .om | בקויצות] בקביצות אבדזלס : בכויצות ר

המתיקות או המאכלים שיש להם ריח רע כמו המתוליה ואשר בהם בצל ומה שיבושל בשומים לא יאכל דבר מאילו המאכלים כי אם מיד מי שיבטח במעשהו ולא יהיה לו שום זרות עמו כלל כי לא יתכן התחבולה להזיק בסמים כי אם בדמיון אילו המאכלים כי יתעלם בהם טעם הסם או ריחו או מראהו. אולם המבושל במים לבד מן הבשר והעופות או הצלוי מהם הנה אי אפשר התחבולה בהם כי מעט דבר יעשה בו וישנה טעמו או מראהו או עצמותו או ריחו. וכן המים הזכים לא יתכן בהם תחבולה ואולם ישמר האדם מלשתות מים המגולים כי פעמים רבים ישתה בהם בעל חיים שיש לו ארס וימית השותה אותם וימצאוהו מיני המקרים הקשים. והנה ראיתי זה ושמעתי פעמים רבות.

(74) ואולם מי שידמה כי יעשה סם ממית אין לו ריח זר ולא טעם רע ולא ישנה צבע הדבר שיושלך בו ולא עצמותו למיעוט מה שיושלך בו ממנו והוא עם זה ימית כאשר הושלך ממנו במים כלום או במרק התרנוגלים הנה מי שיסבור זה רחוק מאד ממלאכת הרפואות ולא התפרסם רק אצל עם הארץ. אבל האמת כל מה שימית או שיזיק אי זה מין שיהיה הנה הוא רע הטעם והריח אצל המין ההוא. וכן הדברים המזיקים

---

1 להם] בהם ס | רע] א om. | המתוליה (= P)] المتوكّلية Arabic text : המתוקנים בחומץ זספ : המותליה לר : המתוליה ס[1] : המתליוה ד : א om. | ואשר] אשר זס | בהם] מהם ב | ומה שיבושל] או המתוקנים ס : ומה שיבושל ס[1] || 2 יאכל] אדם ס add. | המאכלים] ג om. | מיד] בז om. | במעשהו (= بعمله P)] به Arabic text | ולא יהיה לו שום זרות] ولا يستريب النفس Arabic text | לו] ב om. || 3 יתכן] תתכן ל | כי] לפי ש- ס : מפני ש- לר || 4 יתעלם] יתערב ז : יתעלה ד | בהם] מהם ב | מראהו] أو قوامه add. Arabic text || 5 מהם] ז om. : מהנה פ | בהם... יתכן בהם תחבולה] א om. | כי] אם ז add. : עם ס add. | וישנה (= P)] ישנה ס || 6 לא יתכן] אי אפשר ס | יתכן] תתכן לר | ואולם ישמר האדם] ואולם <...> פעמים רבות ישמר האדם ג | ישמר] בהם ד add. || 7 מלשתות] לשתות גמ : משתית ס : מלשתותו פ : أن يكون Arabic text | מים] ז om. : המים אבלספר | רבים] רבות גדזס | ישתה בהם בעל חיים] ישתו בהם בעלי חיים ד | לו] להם ד | וימית] וימות ז || 8 מיני] من add. Arabic text but for LP | המקרים] המינים מ[1] | זה ושמעתי] ושמעתי זה ל | ושמעתי] בהם א add. : זה ר add. || 9 מי (= EMV)] ما Arabic text | כי יעשה] שיעשה זלר | אין] שלא יהיה ג | לו ריח] ל inv. | זר] ג om. | ולא טעם רע] לר om. | רע] זר פ : ג om. | ולא ישנה צבע הדבר] ולא מראה או צבע משונה(?) שישנה הדבר ג || 10 בו] ל om. | עצמותו] עצמיותו ס | בו] ב om. | ימית] ממית זס || 11 הושלך] יגע ב : יושלך א | כלום] כלל ס : א om. | מי] מה ג | מאד] ז om. || 12 הרפואות] הרפואה לר | רק] זה גדמ : כן ז : זה רק בלר : זה אלא ס | עם הארץ] הרקים ב | האמת] ז ends here | מה] מי במ | שיזיק] יזיק אזלר || 13 מין] לר om. | הנה] גד om. | הדברים] דברים פ

לאדם כולם משנים המראה והמעט ממנו ישנה מה שיושלך בו. ואולם התחבולה באילו הדברים במאכלים ההם והשמירה מהם שלא יאכלם כי אם מיד מי שיבטח בו. וכן גם כן אפשר התחבולה ונקל לשים הסם ביין כי היין מוכן לזה כי הוא יעלם בו המראה והטעם והריח והוא גם כן יעזור להגיע הסם אל הלב. ואשר יקחהו גם כן כאשר יראה מקום מוכן להערים עליו כבר הפסיד הכרתו בלא ספק.

(75) ואמנם הלחם הוא רחוק אצלי מאד שיהיה אפשר בו התחבולה ועם כל זה ראוי שלא יקח אותו מי שיפחד שיערימו עליו בדבר ממה שיאכל וישתה כי אם ממי שיבטח בו תכלית הבטחון. ואינו רחוק הוא וקשה להשקות הסם במאכל או משקה נפרד או מורכב תשלם בהם התחבולה בכל מאכל ובכל משקה ואם לא ימית יזיק ואין הצלה כי אם בשם.

1 ואולם (= LP] يتمّ add. Arabic text | התחבולה (= الاحتيال] الاغتيال Arabic text | באילו הדברים] om. פ || 2 מהם (= P] om. גד (= Arabic text) | מי] מה פ || 3 התחבולה (= الاحتيال] الاغتيال Arabic text | ונקל] בקלות ב | ביין] גם אומ׳ גוליילמו בספרו ששתיית היין המגולה סכנה וזה <...> להשרצים הארסיים נהנים מריח היין הרבה ולפעמים נופלים בתוכו ומתים שם ולפעמ<ים> שותים ממנו הרב<...> ומקיאים אותו מ<...> הכלי ולכן טוב לנסות החביות והכלים שיש בו היין ר[1] | הוא] om. ס | בו] כי ר || 4 והטעם והריח] inv. ס : והריח ל : והריח והטעם והריח ר | יראה (= يراه P] يراد Arabic text : om. לר || 5 מוכן] יוכל א | להערים עליו] להערימו ב : (= أن يحتال) أن يغتال Arabic text | עליו...שיהיה אפשר] om. ג | הכרתו] כוונתו ס : הכרתו ס[1] | בלא] בלי אס || 6 ואמנם] ואולם לר | הוא] om. ב | אצלי] אצלו מ | אפשר] om. פ | כל] ס[1] : כל זה] זה כלו אדלפר || 7 יקח אותו] יקחהו ס | מי] ממי אס : מיד מי ג | שיערימו עליו (= أن يحتال] أن يغتال Arabic text : שיערימוהו עליו לר | ממי] מיד ס || 8 תכלית] בתכלית גד | ואינו רחוק] ורחוק אבגדלמ | ורחוק הוא וקשה להשקות הסם במאכל או משקה נפרד] ואינו רחוק או קשה לאחד מן האנשים הרעים לשום סם נפרד ס : ואינו רחוק או קשה לאחד הרעים להשים הסם על נפרד פ : ורחוק הוא קשה להשקות בהם במאכל או משקה לר | וקשה] om. ב | להשקות הסם במאכל או משקה] أخذ الشراب Arabic text | נפרד] גד om. | או מורכב] אבל במורכבות אבגדלמרס[1] || 9 בהם] בו ספ : בהם ס[1] | ובכל משקה] או משקה ב : וכל משקה לר | כי אם] אלא ג

השער השני מן המין השני בהנהגת מי שיאכל סם או חשב שאכלו בכלל

(76) ראוי לכל מי שיאכל מאכל שיש בו סם המות או שפחד שיהיה במה שאכל סם המות שישתדל תחלה להקיא המאכל במים חמים שהרתיח בהם אניט ויצוק עליו שמן הרבה וישתהו פושר וינקה בו כל אסטומכתו ואחר כן ישתה חלב שנחלב מיד הרבה ויקיא אותו ואחר כן ימתין מעט וישתה החמאה והזבד ויקיא אותו. ואמרו כי לזבל התרנגולים סגולה להוציא כל סם בקיא. וראוי גם כן שיקח ממנו משקל שני דרכמונים במים חמים ויקיא בו ואחר כן האכילהו פתים בחמאה הרבה וזבד. וכאשר נתעכב המאכל באסטומכתו שעה אחת יקיא אותו. הנה השמנים והחלבים והשומן ישברו שנאת הסם ויגינו בינו ובין האברים.

(77) ואחרי כן יקח הרפואות המצילים מן הסמים בכלל אם המורכבים או אחד מן הנפרדים אי זה שנמצא מהם ישתדל לקחת אותו מיד. וכאשר תצא הרפואה מאסטומכתו אחר שעות כמו שזכרתי בעניין הנשוכים השיבהו במזונות ההם בעצמם אשר זכרתי בשער הששי מזה המאמר והנהיגהו בהנהגה ההיא ומנע ממנו השינה כמו שזכרתי לך עד שיתבשל מאכלו. ואם ראית ענייניו טובים תתיר לו השינה והתמיד לזון אותו

---

3 שיאכל] שאכל ספר | שיאכל] שאכל גר | בו סם המות או שפחד שיהיה] om. ג || 4 המות] ממית ס | שפחד] שיפחד ס | המות] ממית אבגדלספר | תחלה] om. גס | להקיא] תחלה add. ב | בהם] בו פ | אניט] אניטי גד : אניסו ל : אניס ר | עליו] בהם ס || 5 וישתהו] וישתה זמ : וישתה אותו ס | כל] כל מה שב- ב : om. ד | אסטומכתו] אצטומכתו אספ | כן] om. ספ | הרבה] om. א || 6 ויקיא אותו] ויקיאנו ס | ואחר כן ימתין מעט וישתה החמאה והזבד ויקיא אותו] om. דמ | החמאה (= P)] Arabic text اللبن | ויקיא אותו] ויקיאנו ס || 7 להוציא כל סם בקיא] להקיא כל סם א | ממנו] מעט add. לר || 8 חמים] om. פ | ויקיא בו] om. ב | כן] זה אבדס | האכילהו] תאכילהו לר | פתים] לובש ב : פתיתים ס : om. פ | וזבד] ועמד גדמ : וזבד מ[1]ס[1] : ודבש ס : om. א : וזבאד לר | נתעכב] נתאחר ב : נתעכל ס || 9 באסטומכתו] באצטומכתו אס | יקיא אותו] יקיאהו ס | הנה] כי ס || 10 ויגינו] ויגן ב : om. לר || 11 יקח] יאכל ד | הרפואות] המאכלים בגדזלמר : הרפואות מ[1] : רפואות ס | המצילים] המצילות אס | הסמים] סמי המות ב | אם] או פ : אם מן ס || 12 שנמצא] שימצא גס : שמצא אבדפ | שנמצא מהם] מהם שמצא לר | מיד (= P)] Arabic text وساصفها : om. פ | מאסטומכתו] מאצטומכתו אבס || 13 שעות] ח׳ שעות ס | שזכרתי] שזכרנו גד : בשער הששי add. פ | השיבהו] הנהיגהו אלמר[1]ס[1] : Arabic text فغذه || 14 מזה המאמר] מן המאמר הזה ס : בזה המאמר ב || 15 טובים] הטובים מ | תתיר (= EM)] Arabic text فتؤخّر : תהיה ג : תתיר ג[1] | והתמיד] ותתמיד ס

במזונות ההם הנזכרים ב׳ ימים או ג׳ ותן לו אחר זה רפואה מן הרפואות המצילות אם מורכבת או נפרדת על צד ההכנה. וכאשר יצאה הרפואה מאסטומכתו זון אותו בתרנגולות ובתרנגולים הקטנים עד שתשיבהו למנהגו. ואולם אם התחדש אחר כל מה שהשתדלת לעשותו כאב חזק באסטומכתו או כאב בבטן או טרינקדש או קיא או שלשול הנה להנהגת כל אילו המקרים וזולתם ממה שדרכו שיתחדשו בו פנים רבים ואריכות ואין זה מכוונת המאמר.

---

1 ההם ב om. | הנזכרים] המורכבים אבגדלמס[1] (= المركّبة P) | רפואה] אחת ב add. || 2 אם מורכבת או נפרדת] או מורכב או נפרד ב : אם מורכבת אם נפרדת פ : נפרדת או מורכבת ס : מורכבות או נפרדות ל : מורכבות אם נפרדות ר | ההכנה (= P)] الاستظهار Arabic text : ההנהגה א | הרפואה] התרופה ס : ההכנה ב | מאסטומכתו] מאצטומכתו בס : מהאצטומכה א | זון] יזון ס || 3 בתרנגולות] בתרנוגלות מ | בתרנגולות ובתרנגולים הקטנים] בתרנגולים הקטנים ובתרנגולות א : بأمراق الدجاج والفراريج Arabic text | ובתרנגולים] ובתרנוגלים מ | הקטנים] קטנים לספ | עד שתשיבהו (= P)] ورده لعادته Arabic text | ואולם] ואמנם ס | התחדש] מצא אבגדלמר (= P) || 4 שהשתדלת] שהשתדל אלר | באסטומכתו] באצטומכתו בס : באצטומכה א : באצטומכא ד : לאסטומכהא לר | בבטן] לבטן דמס[1] | טרינקדש] פונטורא דמ[1]ס[1] : מגץ ב : נרנקדש פ : משברים ס : טרינקדש פונטורא טירנקדאש א : פונטורה ג : עוות לר || 5 להנהגת] הנהגת ב | שדרכו שיתחדשו בו] שדרכו להתחדש ס : שדרכו בו פ : שדרכו שיתחדש בו א | שיתחדשו בו] להתחדש בוספ | פנים] אופנים אלספר | ואריכות] ב om. : ואריכיות לר || 6 מכוונת] כוונת ד

השער השלישי מן המין השני בזכרון הרפואות הנפרדות והמורכבות המועילות למי שאכל אחד מן הסמים הממיתים בכלל

(78) אמר המחבר הרפואות הנפרדות או המורכבות אשר מסגלתם שיצילו מאי זה סם שקרה עם חילוף מיני הסמים הם אשר נקראו המועילים מסמי המות ויקראו גם כן המצילים ויקראו גם כן אל באזהריה והוא שם פרסי. והנה נודע כי הטובה שבכל הרפואות המורכבות המצילות מכל הסמים הממיתים התריאק הגדול ואחריו אל מתרודיטוס ואחריו התריאק אל ארבעה. והטוב שבכל הנפרדות המרגדי והוא תריאק מיוחד לכל סם שנאכל ולכל נשיכת בעל חיים ארסי וכן יש לו סגולה לחזק הלב ובלבד שיעמידו בפיו ויועיל מכאב האסטומכה כאשר תלה אותו על האסטומכה מחוץ ויחזק האדם כשיעמידהו בפיו. כל זה זכר ואמתו בן זוהר באורך נסיונותיו כי היה גדול האנשים בניסיון הרפואות ויותר התעסק בזה והנה לו יכולת עליו לרוב עשרו ובקיאותו במלאכת הרפואות מכולם וספרו לי כל אשר הגיעוני מתלמידיו וחביריו שהוא לא מנע

2 הרפואות] התרופות ס || 3 הסמים] הסמאנים ל || 4 הרפואות] התרופות ס | או] א om. || 5 שקרה] שיהיה ס | המועילים] המועילות ס | ויקראו גם כן המצילים] ד om. || 6 המצילים ויקראו גם כן] פ om. | ויקראו] ונקראו א | באזהריה] בזהריה בספ : בזהריא ד | נודע] ידוע א || 7 הרפואות] התרופות ס | הממיתים] הוא ס add. : ה"ה פ add. | הגדול] אבגדלמר om. (= P) | אל מתרודיטוס] אל מתרידוס פ : מתריטאטו ד : הנטרידטוס ג || 8 מתרודיטוס] אלמתרידטוס ל | התריאק אל ארבעה] תריאק אל ארבע אפ : תריאק אל ארבעה ב : תריאק הארבעה דלר : התריאק הארבעה ג | והטוב] והטובה ס | הנפרדות] הרפואות הנפרדות דל | המרגדי] המרקדי א : המראגדי גדפ : המרקאדי ס : המרגדי ס[1] | והוא] כי הוא ס | תריאק] תוריאק ג || 9 מיוחד לכל] מועיל מכל ס : מועיל לכל פ | סם שנאכל] שאוכל ב | בעל חיים ארסי] ב"ח ארסיים ג | וכן] ס om. | סגולה] רפואה ל | הלב] פ om. || 10 שיעמידו] שיעמידנו בפ : שיעמידהו ס | בפיו] בפה ד | ויועיל מכאב האסטומכה] מחוץ ויחזק פ add. | כאשר תלה אותו על האסטומכה] פ om. | תלה אותו] יתלהו ס || 11 האדם (= الإنسان)] الأسنان Arabic text | כשיעמידהו] כשיעמידו א : שיעמידנו בס : ל om. | זכר] זכרו ל | ואמתו] الشيخ add. Arabic text | בן] אבין ג : אבן לר | באורך נסיונותיו] בנסיונותיו בס : באורך נסיונותיו ס[1] | כי] הוא ס add. || 12 הרפואות] התרופות ס | ויותר] מי ס add. | התעסק בזה] התחזק והתעסק מהם ב | והנה] והיה גדלר | ובקיאותו] מכולם לר add. || 13 הרפואות] הרפואה א | מכולם] בלר om. | וספרו] וספר ב | לי] במפ om. | הגיעוני] הגיעני ב : לר om.

מעולם שלא יהיה בידו בכל מקום שיהיה בו כלי כסף אשר בו התריאק הגדול וחתיכה מן המרגאדי הטוב כי היה מאד מפחד מן הסם הממית.

(79) ואחר המרגאדי אל באזהר החיוני ואחריו זרע האתרוג ואחריו ערק אל חייה וכבר קדם לנו זכרון אילו כולם ושיעור מה שילקח מהם ובמה זה ילקח. מן הנפרדות גם כן הכוללות התועלת לכל מי שאכל סם בלתי ידוע והם נמצאים הרבה: אל חסך המדברי הוא אטריפל מרי ילקח ממנו משקל שני דרכמונים ביין וכן זרע הרודא המדברית או הגנית יוקח ממנו שקל ביין. וכן מיני המינטשטרי אי זה מהם שמצא. ואם היה לח ירתיח ממנו אונקיא בחצי ליטרא יין ואם היה יבש יודק וינופה ויאכל מן האבק ג׳ דרכמונים ביין. וכן הקיבות כולם וכל שכן קיבת הארנבת יקח מאי זה מהם שמצא מחצי דרהם עד דרהם וחצי בגמיעות מחומץ יין כי הם גם כן יעמדו כנגד כל סם. ואילו כולם קלים להמצא גדולי התועלת.

1 בכל מקום שיהיה בו (= P)] في السفر والحضر Arabic text | שיהיה] שיש ב | בו] בם ס | התריאק] תוריאק ג || 2 המרגאדי] המרקדי א : המרגדי בדלפר : המראקדי ס | כי] לו ב | מאד] om. פ : מאד מפחד] inv. אלסר | הסם הממית] סם המות ג || 3 המרגאדי] המרקדי א : המרגדי בדלפר : המראקדי ס : המראגדי ג | אל באזהר] הבזהר ס : אל בזהר בגד : הבאזהר א | ערק אל חייה] הר״ז זיעת הנחש מ[1]ס[1] : ערוק אל חייה אפ : אל חייה בל : זיעת ה<...> ד || 4 ילקח] ילקחו א | גם כן] om. בס | גם כן הכוללות] om. ד || 5 לכל] ל- דמ | מי] ר om. | אל חסך המדברי] הר״ז ווסא פירי מ[1]ס[1] || 6 אטריפל מרי] טריפל מריני ד : הטריפליו מרי ל | ממנו] om. ס | משקל] om. בס | הרודא] הרוטא ד || 7 המינטשטרי] המינטשטרש ב : המינטשטריש ס : המנטרשטו ד : המינטשטרו ג : המינטרשט ל : המינטרשטריש ר | מהם] ב om. | שמצא] שימצא ס || 8 אונקיא] אוקיא א : אוקיה פ : אוקי׳ בסר | ויאכל מן האבק] ומן העפר יאכל ס | מן האבק] ממנו אבק ב || 9 כולם] כולן ר | יקח] גד om. | מהם] מהן אלר | שמצא] שימצא ס : מצא ב || 10 מחומץ] מ om. | גם כן] ב om. | כל סם] הסם ד

השער הרביעי מן המין השני בהנהגת מי שידע הדבר אשר אכל

(80) כבר אמרתי שאני לא אזכור רק מה שאפשר לאכלו והוא לא ידע בטבעו או שיקל להערים בו. מזה דם השור זה הוא סם מן הסמים ונקל לרמות בו כשיעורב במה שיעבה בו התבשיל או בעוגה תעשה מבשר והוא סם ממית. וכאשר ידע האדם כי אשר רמוהו בו דם השור ישתדל להקיא בקיבה וחומץ יין אחר שהרתיחו ואחר כן יקיא בשני דרכמונים שלניטרי וחומץ יין אחר שהרתיחו ואחר כן תאכילהו זרע כרוב שני דרכמונים אשא פיטידא דרהם בורק הוא שלניטרי דרהם יאכל הכל אבק בחומץ יין ואם יקיא אותו טוב ואם נשאר באסטומכתו ועבר אל מעיו הוא טוב גם כן ומציל. ואחר כן ישלשלהו באגאריק וגירא פיגרא לפי השנים והמנהג והעניין אשר יראה הרופא ואחר כן יאכילהו אחד מן הרפואות המצילות אשר זכרנו בשער אשר לפני זה.

(81) אמר המחבר כאשר יתבונן הרופא המהיר בהנהגת סם ימית בהכרח ויקל להערים בו יתבאר לו קושי זה ודוחק מחשבתו. וזה כי הסמים המחצביים כמו המרתיק

2 בהנהגת] om. פ || 3 ידע] om. פ | בטבעו] בטבע פ || 4 להערים (= الاحتيال] الاغتيال Arabic text : להערימו בגדלמספר | בו] om. בס | זה הוא סם מן הסמים] om. פ : זה הוא מן הסמים ב : זה מן הסמים הממיתים ס | ונקל] וקל ב | לרמות (= الاحتيال] الاغتيال Arabic text | בו] om. מ | בו כשיעורב] כמה שיעורב ל || 5 בעוגה] בטלוגה אבמספ : בטליגה לר : הר״ז בעוגה מ[1]ס[1] : העוגה ד | כי] om. פ || 6 אשר] כאשר ב : om. לר | רמוהו בו (= الاحتيال] الاغتيال Arabic text אכל אבגדלמרס[1] : כי זה פ add. | דם] הדם ב | ואחר כן יקיא בשני דרכמונים שלניטרי וחומץ יין אחר שהרתיחו] om. מפ || 7 שלניטרי] סאלוניטרי ד : סלניטרו ג : מלח ניטרי ס : נטרון ב add. || 8 אשא פיטידא] אשה פיטידה א : אשדא פיטידא בר : אשדא פיטידה פ : אסאפטידא ד : אספיטדה ג : אסאפטידא ל | שלניטרי] סאלינטרי ד | דרהם] om. א | יאכל הכל אבק] אבק כל זה יאכל ס | בחומץ יין] مغلي add. Arabic text but for P || 9 יקיא אותו] יקיאנו ס | טוב] יהיה ס add. | באסטומכתו] באסטומכה א | אל] עד ד | הוא] om. אבס || 10 באגאריק] באגריג ב : באגריקון א : באגריק פ : באגריקו גדל | באגאריק וגירא פיגרא] בגירא פיגרא ואגריק ס | וגירא] ויירה ג : ויירא ל | פיגרא] פיקרא ר | והמנהג (= P] om. Arabic text || 11 אחד] om. לר | הרפואות] המזונות אבגדלספ (= P) || 12 כאשר] כל אשר לר | ימית] ממית ב || 13 להערים (= الاحتيال] الاغتيال Arabic text | לו קושי זה ודוחק] ממנו א | ודוחק] והתרחק ממנו לר | המרתיק] המרטק ס : המרתיק ס[1] : המרתק פ : התמאריק ד : המרתך ד[1]ל : המרתיך ג

והווירדיט והאורפומינטי ואם לא יתבאר ריחם במאכלים ביאור ניכר הנה המעט ממנו ישנה צבע שיעור גדול מן המאכל. השעור גם כן אשר ימית מאילו הסמים הוא שעור גדול.

(82) וקצת הסמים מן הצמחים כאופי ואם אינו משנה המראה הנה המעט ממנו ישנה הריח שינוי גדול וקצתם שלא ישנו הריח ולא המראה כחלב הליושקליש ודבש הבלאדור אבל המעט מהם ישנה הטעם שינוי ניכר.

(83) ועם קשי זה אצל הרופאים תמצא אנשים רבים מן העם כבר הערימו עליהם נשותיהם במאכל ומתו אחר יום או שני ימים או הגיע מה שהמות טוב ממנו מאד והוא הצרעת המורסי שיפלו בו האברים.

(84) והנה ראיתי אנשים רבים בכל עיר שהלכתי בה שמצאו מה שזכרתי ואולם מה ששמעתי גם כן מזולתי הרבה מאשר יסופר. וספרני מי שפגשתי מן הרופאים עצמם ומזקניהם שהם חקרו חקירה גדולה בהשתכלות עד שידעו מן הנשים הזונות עצמם מה הוא הדבר אשר הערימו בו פלוני ופלוני הידוע ספורו. וידעו הרופאים מהן כי אשר

---

1 והווירדיט] והורדט ב : והוירדיט סם : והורדיט א | והאורפומינטי] והזרניך ס : והאורפומינטי ס[1] : והאבר פומנט א : והאורפימינט בפ : והאורפומינטו ד : והאורפימינטו ג : והאורו פומינטו ל : והאורפומינט ר | לא] om. פ || 2 שיעור] בשיעור ל : ושיעור ר | מן...שעור גדול] om. ג || 3 כאופי] כאופיאו ג || 4 שינוי] שעור ס | שלא] לא ב | הריח] שנוי גדול add. ל : שעור הריח add. ר | הליושקליש] הליישקולס א : הלוישקליש ב : הלויישקלש פ : הלגושקלאש ס : הליושקליש ס[1] || 5 הבלאדור] הבאלדור מ : הבלדור בג | ישנה] ישנו ב || 6 תמצא] ימצא ס : תמצא ס[1] | מן העם] om. ס : מן העם ס[1] | הערימו עליהם (= احتالتهم)] اغتالتهم Arabic text || 7 שני ימים (= EFM)] أيّام Arabic text | הגיע] הגיעם פ : שהגיע ל : אליהם add. ס | מאד] om. גלסר || 8 הצרעת] הצרעות מר | המורסי] המורסית א : הוא add. ד | שיפלו] שיפילו מ | שיפלו בו] שיפלו מן המאכל המקובל ס | בו] ממנו ב || 9 שמצאו] שמצאם ס || 10 ששמעתי] ששמעתיו אבלספ | גם כן] om. ב | הרבה מאשר יסופר] לא יסופר מרב ס : הרבה מאשר יסופר ס[2] | מאשר] מה ש- ב | וספרני מי שפגשתי מן הרופאים] וספרני מה שפגשתי מן הרופאים מ : וספרני מה שפגעתי מן הרופאים ב : וספרו לי הרופאים שמצאתי סם : וספר לי מי שפגעתי מן הרופאים א : וספרני מי שפגשתי מן הרופאים ס[2] : וספר לי מה שפגעתי מן הרופאים ג : וספרני מי שפגעתי מן הרופאים ד : וספרני מי שפגעתיו מן הרופאים לר | עצמם] מעצמם אלספר : מהם ב || 11 ומזקניהם] om. פ | חקרו חקירה גדולה בהשתכלות] שמו חקירה בהשתכלות פ : חקרו זה חקירה גדולה בהשתכלות א : חקרו חקירה גדולה בהשתכלות נמרץ ס | הזונות] emendation Bos (= الزانيات) : המזונות אבגדלמספר | עצמם] עצמן ב || 12 אשר הערימו] ס[1] | הערימו בו (= احتلت به cf. E)] اغتلت به Arabic text | פלוני] מפלוני ס | פלוני ופלוני הידוע ספורו. וידעו הרופאים מהן כי אשר] om. א | מהן] מהם בגדלסר | אשר] באשר סם

הערימו בו הוא דם נידות יקחו מדם תחלת נידותם ואפילו המעט וישליכוהו בתבשיל ויעשה מה שנראה מהצרות ההם. וזה דבר לא נזכר בספר מספרי הרפואות אשר קראתי אותם עד היום כל שכן שהונח לרפואתו שער. וכן ספרוני הרופאים ההם שהם הצילו רבים מן הצרה ההיא בתחלת עניינם אחר ההנהגה הכוללת ר״ל הקיא הנזכר ושרפואתם באילו הרפואות נפרדות ומחוברות והם קיבות בוראק נטרון הוא שלניטרי זרע כרוב אפר עץ תאנה עצירת עלי אילן התותים ישתה אילו נפרדות או מורכבות קצתם בקצת לפי השנים ואין לי בדבר מזה ניסיון אבל ראיתי מן המחוייב שאזכור מה שידעתי מזה כדי שתגיע התועלת לזולתי וינסה האדם מה שיוכל.

(85) וכן ראוי לכל מי שרצה להשמר ממי שיחשדהו שלא יאכל ממאכליו עד שיאכל ממנו האיש הנחשד שיעור רב לא יספיק לו אכילת לוגמא כמו שראיתי שעשו מבשלי המלכים לפניהם.

(86) וממה שיקל להערים בו גם כן אל שוכראן ואל בנג׳ ושניהם מיני שלפוניאקה וכאשר ידע האדם בו ישתדל לקחת קליפת עץ התותים וירתיחהו בחומץ ויקיא בה תחלה ואחרי כן בחלב וישלים המעשה כפי מה שזכרתי בהנהגה הכוללת.

---

1 הערימו בו (= يحتلن به] يغتلن به Arabic text | הוא דם נידות] הם הנדות ל : דם נידות ר | מדם] ממנו ד : הנדות לר add. | נידותם] נידותן ס | וישליכוהו] וישליכו מ || 2 מהצרות ההם] מהם ב || 3 קראתי אותם] קראתים ס | אותם] אותו אבלר | עד] לר om. | שהונח] שיונח בס | ספרוני] ספרו ב : ספרו לי אס || 4 ההיא] והיא ס | ההנהגה] אותה הנהגה ס : אותה ההנהגה פ | ר״ל הקיא] והקיא לר || 5 ושרפואתם] ושרפאו אותם לס : ושרפו אותם בפ | בוראק] בורק אבדלספר | שלניטרי] ניטרי א : סאלינטרי ד : حلتيت add. Arabic text || 6 עץ] עצי ס : עלי לר add. | עצירת] גדמ om. | עלי] עלה א | ישתה] שתה ד : يسقي الطبيب Arabic text | מורכבות (= E) يركب] Arabic text || 7 בקצת] בקצתם ס : עם קצתם ד | ואין לי בדבר מזה ניסיון] ואין בדבר מזה ניסיון אצלי ס | בדבר מזה] בדבר הזה א || 8 מזה] ל om. | שיגיע] שתגיע ל | לזולתי] מזה ב | וינסה] וירחיק בגדמ || 9 לכל מי] למי ס | שרצה] שירצה לס | שיחשדהו] שלא יבטח בו ב || 10 הנחשד] שחשדו ב | אכילת] אכילתו פ | שעשו] שיעשו אבלספ || 11 מבשלי] מבשולי לר || 12 להערים (= الاحتيال] الاغتيال Arabic text | בו] בלר om. | שוכראן] סכאן ב : שוכרן לר | בנג׳] בנאג׳ מ : בורק לר | שלפוניאקה] שלפניקה פ : הר״ז יושקיאמו מ[1] : שלפינייקרא ב : שלמוניאק ס : שלפוניאקה הר״ז יושקיאמו ס[1] : שלפינאיה א : שלפוניאקא ד : שלפריאנקה לר || 13 וירתיחהו] וירתיח א : וירתיחה לר || 14 ואחרי כן] ואחר ס : ואחר כן אפר אחר כן ל | בהנהגה הכוללת] ס[1]

(87) וכן גוז מאתל הוא מין מארמודקטיל ימית ממנו משקל שקל וכל שכן ההנדי והוא קר אמרו שהוא ימית ביומו בזיעה קרה יגר ונשימה קרה והוא סם נמצא הרבה ונקל להערים בו כי הוא לא ישנה הטעם ולא הריח ולא המראה כי אם שינוי נסתר שעורו במאכלים. ואם ידע כי כבר שתה אותו יתחיל מיד להקיא בסלניטרי והמים החמים והשמן ואחר יאכל חמאה הרבה ואחרי כן ישתה יין הרבה וישליך עליו פלפל וקנה בושם שחוקים.

(88) המנדראגלא הנה ימוצו קצת האנשים אותם ולא יזיקם ואולם קליפתם וגרעיניהם יזיקו האנשים כולם וראיתי רבים נשים וקטנים אכלו אותם מבלי ידיעה והכרה בטבעם וקרה להם המקרים הנזכרים מאדמימות הגשם וצבותו וחכוך ועניין שכרות ורפואותו כרפואת מי שאכל גוז מאתל.

(89) קולוקינטידש ממה שיקל להערים בו כי הם יעשו חבורות במקוה ויסבבו להשתין הדם ויחדשו הקטריקאדש החזקות וההתלהבות וימות אחר ימים. הרפואה

---

1 מאתל] מאתא בגמס[1] : מאתאל פ : מאתיל א : מתא דלר | מין] ממיני ס .add | מארמודקטיל] מארמודאטיל מ : מארמודאיטיל פ : מארמויינטיל ב : מארמוד״קטיליש ס : מארמודאטולו ד : ארמודטולי ג | ההנדי] منه add. Arabic text but for P || 2 ונשימה] ונפש אבגדלמפר : ונפש ס[1] || 3 ונקל] והוא קל לר | להערים (= الاحتيال] الاغتيال Arabic text | שינוי] כנוי ר || 4 שעורו] שערו בלר : مثله Arabic text | ואם] השותה ס .add | כי כבר] שכבר לסר : כבר גפ | בסלניטרי] בשלניטרי אבלפר : במלח ניטרי ס : בסלניטרו ג : בסלינטרו ד || 5 חמאה] לר .om | ואחרי] ואחר אבלפר || 7 המנדראגלא] המנדראגולש ב : המנדראגולאש א : והדודאים ס : המנדראגלא ס[1] : המנדרגולש לפ : המנדרגולה ג : המנדרגולא ד : המאנדארגולש ר | יזיקם] יזיקום לר | ואולם] ואולי ס | קליפתם וגרעיניהם] קליפתו וגרעינו ב || 8 כולם] ס[1] | אכלו] יאכלו לר | מבלי ידיעה והכרה] ولعا وجهلا Arabic text || 9 וקרה] וארעו ס : וקרו לר | וצבותו] והנפח ב | וחכוך] וחתוך ר || 10 שכרות] נמאס ספ : שכרות ס[1] | ורפואותו] ורפואתו לר | כרפואת מי שאכל גוז מאתל] ברפואות הסמום מ : כרפואת מי שלקח גז מתאל פ : כרפואת ממי שאכל ברפואות הנזכרות למעלה א : כרפואת מי ב : ברפואות הסמים גד : מי לר | גוז מאתל] הסמום ס[1] || 11 קולוקינטידש] הר״ז הקנטרילי מ[1] : קולוקונטידש גר : קנטירידאש הר״ז הקנטרילי ג[1]ס[1] : קולוקונטדיש פ : קולקונטידאש א : الذراريح Arabic text | להערים (= الاحتيال] الاغتيال Arabic text | בו] الذراريح add. Arabic text but for M | חבורות במקוה] inv. ס || 12 הטריקאדש] הר״ז העקיצות מ[1] : הטירנקדאש א : המשברים ס : הטריקאדש הר״ז העקיצות ס[1] : הטרנקדש בלר | החזקות] החזקים ס | וימות] ויהרגו ב : וימותו ספ : וימיתו לר

ישתדל להקיא הקיא הכולל אשר קדם זכרו בשער השני מזה המין ואחר כן ישתה תבשיל התאנים היבישים שתייה נמשכת ואחר כן ישקוהו ריר השיליום ומי הבורטוליגאש במשקה הסוכר והמים יעשה כן עד שינוח ההתלהבות ואחר כן יזון בחלב ופתים בחמאה כפי מה שספרתי בשער הששי מן המין הראשון.

(90) וממה שיאכל מבלי הכרה בטבעו והם ממיתים הם הכמהין ופטריות כי שני אילו המינים רעים מאד ויאכלו אותם אנשי המערב והמזרח מאד וכל מין מהם יש בו מין ממית והוא השחור המראה מהם או הירוק או מה שריחו רע. ואולם המין הטוב מכל אחד מהם הנה הוא יוליד אסכרה כשיתמידו אכילתו יביא אל המות או אל הקולון הקשה. וראוי למי שיאכל זה המין השלם מהם שירבה עליו הפלפל והמלח וישתה אחריו יין חי שעור רב. ואולם המין הממית ישתדל מי שאכלו כאשר יתחילוהו המקרים שישתה המוריס אונקיא במשקל ב׳ דרכמונים מלח אינדי חצי דרהם וימתין עליו שעור מה שיתעכב באסטומכתו ואחרי כן יקיא ואחרי כן ישתה אוקשימל בעצירת עלי צנון ויקיא ואחרי כן ישתה יין חי מעט מעט.

---

1 הכולל] כולל פ || 2 השיליום] השיליוש ד : סילאו ג : השילאום ל | ומי הבורטוליגאש] ומהברדולגש ס : ומי הבורטוליגאש הם פורקקיא ס[1] || 3 הבורטוליגאש] הבורטולייגש בלפר : הבורטולייגאש א : הבוטולאגיש ד : הם פורקקלא מ add. | הסוכר] צוקרו ג : הסוכרי לר | והמים] לר om. || 4 ופתים] ופתיתים ס | בחמאה] יתוקן אבגדלמר | שספרתי (= P)] שזכרתי אלפר || 5 שיאכל] אותם ד add. | והם ממיתים הם] וימית אבלספר | הכמהין] כמהין אבלספ | ופטריות] והפטריות ד : ד ends here || 6 והמזרח] מהם מ add. || 7 מראה מהם] לר inv. | מהם] משניהם ספ : מהם ס[2] | ואולם] ואמנם ס || 8 מכל אחד] ס om. | הוא] ב om. | אסכרה] אסכרא מ | יביא] יביאו למס : ויביא אס || 9 וראוי] ואין ב | למי] לכל מי לר | שיאכל] שאכל בפ | זה] פ om. | השלם] הטוב ס | מהם] מהן ל | שירבה] שיתמיד ס || 10 אחריו] פ om. | חי] רב מ : قويا add. Arabic text | המין] לר om. : השני מ add. | הממית] منهما add. Arabic text but for P | יתחילוהו] יתחילו ס : ינחילוהו ב : יתחילו לו א : יתחילהו פ : יתחילו בו לר || 11 המוריס] מרק השעור אגדלמספר | אונקיא] אוקיה בספר | במשקל (= بوزن)] بورق Arabic text | ב׳ דרכמונים] ב׳ דרכמון ס : אגמ om. | אינדי] הנדי ס || 12 שיתעכב] שיתערב ב | באסטומכתו] באצטומכתו אבספ | ואחרי] ואחר אבלפר | ואחרי] ואחר אבלפר | אוקשימל] אוקשימיל ס : אושמיל ג : אוקשימילי ל | עלי] עלה א || 13 ויקיא] وبعد ذلك يسقى خلّ وملح ويتقيّاه. وبعد ذلك يشرب لبنا كثيرا ويصبر عليه ساعة ويتقيّاه add. Arabic text | ואחרי] ואחר אבלפר | ישתה] ר om. | חי] רב ס[2] | מעט] ב om.

(91) וממה שילקח בטעות המין הנפרד ממורילה וזה כי פעמים רבים נזכיר עצירת
המורילה בכלל הדברים אשר יאכלו לחליי האברים הפנימיים. וממנו מין שחור הגרעין
עכור ילוקט בעת היותו לח קודם שתראה שחרותו וישתו אותו ויחדש מיד אסכרה גדול
ושנגלוט וקיא מדם. הרפואה ישתדל בקיא הקיא הכולל אשר קדם סיפורו ואחרי כן יקיא
פעם אחרת במים ודבש ואחרי כן תשקה אותו מן המים והדבש שעור גדול וכל אשר נתעכל
ישתה מים ודבש אחר כן יעשה יומם ולילה ואחרי כן יזון כפי עניין מנהגו. זה השיעור
יראה העבד מספיק לפי העניין אשר צוה בו ואולי יספיק לכוונה בעזרת האל יתעלה.

5

---

1 וממה] ומה פ | המין] om. פ | הנפרד] הנפרד (= المفرد؟) المخدّر Arabic text | ממורילה] ממבריילה
א : הר"ז מעִנבי השועל מ¹ס' : עִנבי השועל ג¹ | רבים] רבות אס | נזכיר] ס¹ || 2 המורילה]
מבריילה אלר | יאכלו] אכלו גמ | הגרעין] הגרעינים בס || 3 עכור (= كدر)] ס¹ : مخدّر
Arabic text | ילוקט (= يلتقط)] ילקוט פ : يغلط Arabic text : ילקח לר | וישתו] וישתה
ב | מיד] ממנו ג | אסכרה (= P)] אסכרא מ : جفافا Arabic text : גדול] גדולה אגפ ||
4 ושנגלוט] ושרגלוט מ : ופוקות ס : וסינגלוצו ג : ושונגלוט ל | בקיא] להקיא ב | הקיא] לספר
ס¹ : om. | סיפורו] זכרו א || 5 ואחרי] ואחר אבפ | ואחרי כן] ואחר לר | ואחרי]
ואחר אבלפר | תשקה] השקה לפר | תשקה אותו] השקהו ס : תשקה אותו ס² || 6 מים
ודבש] המים והדבש ל | אחר כן] וכן ס : אחר כן ס' : אחריו כן ל | יומם] יום אבלספ :
יומם ס¹ | ואחרי] ואחר אבלספ | יזון] יאות א | השיעור] השיעור פ || 7 לכוונה] בכוונה
ל | יתעלה] יתברך א : ויתברך נשלמו המאמרים לרבנו משה אבן מימון זצ"ל והעתיקו החכם ר' משה
בר' שמואל אבן תבון נ"ע מלשון הקדר הקודרת אל הזהב והאדרת פ. add. : העתקתי מאמר הנכבד הזה
מלשון הגרי ללשון העברי אני משה ב"ר שמואל ב"ר יהודה בן תבון צבי מרימון ספרד בדח ליבא בנלך
ואעי א. add. : יתברך ויתעלה אמן סלה ס : נשלם המאמר הנכבד אשר חברו החכם הגדול רב' משה
ב"כ ה"ה ר' מימון זצ"ל והעתיקו מלשון הגרי אל לשון עברי ר' משה בר' שמואל בן תבון ז"ל מרמון
ספרד ס. add. : תם מאמר הסמים ג : ית' וית' ל : נשלם המאמר הנכבד אשר העתיק החכם הפילוסוף ר'
משה תבון בן החכם הפילוסוף הידוע ר' שמואל תבון עש"י בר' יהודה תבון רי"ת מרמון ספרד ל. add.

The Anonymous Hebrew Translation (Zeraḥyah ben Isaac ben Sheʾaltiel Ḥen)

הקדמת מאמ' הנכבד בתריאקאת לר"מ ז"ל

(1) מפורסם הוא בדורנו ובאקלמנו אבל באקלמים רבים מנהג אדוננו יושב על המשפט היקר הנכבד כי כל ימי<ו> היתה כוונתו בעולמו לאסוף אליו כל נעימות ינעים עליו האלהים וזה על כל האנשים בכלל וימנעֹ מהם הפגעים ויביא עליהם התועלות תמיד בממונו ובקרבתו למלכות ובמחשבתו ולשונו. אמנם בממונו בהוציא אותו בהספקת הנצרכים והדלים והגדיל היתומים ופדיון השבויים ובנות בתי מדרשים בערים והרבות אנשי החכמה והמשכילים. ובקרבתו למלכות המעולה יוסיף עליו האל עלוי הרחיק מבני אדם איש התלאות והוסיף להם המעלות והגיע הקנינים לבעלי בתים ומנוע ההוצאות מן הגדולים. ובמה שחנן אותו האל ממתיקות הלשון וההלצה ומפלאות הדבור אשר גבר בזה על הקדומים מנע המלכים והשלטונים ממדותיהם הגוברים על יצרם אשר מהם אמנת ראשון המדברים לשון הרע על הנסתרים והקדימם להיותם נוקמים ונוטרים והקריב אליהם שפת חלקות והמדמים ולכת אחר שרירות לבם על איזה צד יקרה והטה לבותם אל המדות הנכבדים עד שהציל בזה מן המות עם רב לא אישים יקירים בלבד כי אם משפחות אנשים וערים רבים. ושמר עליהם ממונם ורכושם אשר לא נלחמו הגדודים כי אם לגזול אותם והיתה מחשבת המלכים לאספם וכמה אש

1 הקדמת מאמ' הנכבד בתריאקאת לר"מ ז"ל] אמר משה בן עבד קטן לאל הישראלי הקרטבי ה || 2 בדורנו] בדורות ה | ובאקלמנו] ובאקלמים ה | אדוננו] אדונינו ה || 3 נעימות] נשמות ה || 4 וזה על] ועל ה || 6 מדרשים] מדרשות ה || 9 הגדולים] ובמה שחנן אותו האל ממתיקות הלשון וההלצה מן הגדולים כה .add : ובמה שחנן אותו האל ממתיקות הלשון וההלצה מן הגדולים ובמה שחנן אותו ממתיקות הלשון וההלצה מן הגדולים ה .add | ומפלאות] ומשך אות ה || 11 והקדימם] והקדמים ה || 12 נוקמים] עקמים ה | על] אל ה || 14 ורכושם] ורכוש ה || 15 אשר לא] עד שלא ה | המלכים] המלאכים ה

איבה נתבערה בין המאמינים וכבה אותה וכמה אש מלחמה עורר והגדיל על המשתפים עד שהשכיל לבותם ופשט דבור האחדות בכל ארצותם והציל הארץ הקדושה ונתפשט בה דברת האחדות.

(2) ועשה כל זה בעזר האלהי בלשונו וקולמוסו ומחשבתו הנשאה והביא תחבולות מרחוק בהנהגת מלכי הארץ הלזו ומזה האקלים עד ששיער להם סדרי צדק ומשפט בהם התנשא זכרם ונתפשטו אמרותם והצליחו מעשיהם וענינם וענין הנלוים אליהם והיו מנהגי אנשי הארצות האלה אשר התנהגו בעצת אדוננו מנהגים מפוארים יותר מכל המדינות אשר הגיע אלינו שמעם. ואלה הדברים פרסומם יספיק מבלי צורך לתארם ואין זה ממה שרצוננו לדבר בו עתה כי כבר לאו לשונות משוררי דורנו ונסתתרה בינתם ממה שתארו ממנהג אדוננו ולא הגיעו לתכליתם. ואמנם זכרנו מי שהביא לחבר זה המאמר והוכרחנו להניח זאת ההקדמה על זה האופן אשר יבוא.

(3) וזה כי אדוננו יתמיד האל הסתירו תחת צלו נתעסק במחשבתו הנכבדת בהצלחת העם כמו שצוה לרופאים במצרים שיעשו התריאק הגדול ומרקחת המתרדיטוס ומעשה אלו במצרים קשה מאד כי לא יצמחו באלו הארצות דבר מן העשבים הנכנסים בתריאק כי אם הכשכש. והובאו הסמים במאמרו הגובר מקצות המערב והמזרח והוא עשה אלו השתי מרקחות והכין אותם לכל מי שיאמרו הרופאים שהם מועילים לו כי אלו לא ימצאו ברוב אוצרות המלכים כל שכן בחנויות וכאשר יכלה הנעשה מהם או קרוב לכלות התעסק מחשבתו בעשות דבר אחר כל זה הולך במחשבותיו על כל דבר אמיתי ומועיל לבני אדם.

(4) ולפי שהיה בזה הזמן והוא חדש מרמצאן שנת חמש מאות ותשעים וחמשה אמר לקטן הנקנים אליו אנכי חשבתי אמש על משכבי במי שינשך עד שיבואו אליו ויקח התריאק יהיה כבר נתפשט הסם בגופו וימות ביחוד אם נשכוהו בלילה ולא יגיע אלינו עד הבקר וגם כן היות אלו השתי מרקחות עם קושי העשותם תהיה הוצאתם בדברים קלים כמו נשיכת העקרב או רתילה שיספיק בהם תריאק הארבעה וכדומה. ולזה נצוך שתחבר מאמר קטן הכמות קצר המלות במה שימהר אליו הנשוך מן ההנהגה ותזכור מזונות וסמים ותזכור קצת התריא׳ כוללי התועלת לנשוכים זולת אלה השני מרקחות

1 וכבה] ומה ה | אותה] אותם ה || 2 הארץ] האש ה | 4 והביא] והיא ה || 5 הלזו] om. ה | צדק] בדק ה || 7 אדוננו] אדונינו ה || 8 שמעם] שמעתם ה || 9 שרצוננו] שרצונינו ה || 10 אדוננו] אדונינו ה || 12 אדוננו] אדונינו ה || 13 המתרדיטוס] המתרידטוס ה || 14 באלו] באל כ || 15 אם] om. ה | הכשכש] הנשכש ה || 17 המלכים] המלאכים ה | בחנויות] בחוניות ה || 18 במחשבותיו] במחשבתו ה || 20 חדש] חדוש ה || 21 לקטן] ללקטן ה || 24 נצוך] נצטרך ה || 26 מזונות] כ end of MS

הגדולים בעבור שישמרו וישארו אלו התריאקיים הגדולים לדברים לא יספיק זו להם. ואין ספק כי כבר ידע אדונינו שהרופאים הקדמונים והחדשים כבר חברו בזאת הכוונה ספרים רבים והאריכו בהם. וכבר < . . . > על שכלו הנשא רוב מה שאמרו אצל השגחת<ו> בספר<י> הרופאים. ואמנם היתה כוונתו יתמיד האל ימיו שנלקוט היותר נקל ממה שאמרנוהו והיותר קרוב למען יקל עשיתו ושמירתו ותתפרסם ידיעתו אצל כל האנשים.

(5) והנני מקדים להשלים הצווי המקביל והנחת<י> זה המאמר וקראתי שמו המאמר הנכבד ואין עמי בזאת הכוונה דבר זר שלא נכתב ולא דבר נפלא שלא נזכר ואמנם היתה כוונת מאמרו המעולה שיתלקטו מאמרים מעטי המספר רבות התועלת. †כל זה† הסמים הנפרדים המועילים בזה השער לא אזכור כל מה שנזכר מהם כי מזה היתה הרחקה לפי שהרבות הסמים יחייב שלא יזכרו ושיבטח האדם על הספר כשיגלם אצל הצורך ומיעוט הסמים שיזכרו וישמרו.

(6) ואני אכוון לזכור מן הסמים היותר חזקים בזאת הכוונה והיותר קלות להמצא באלו הארצות ופעמים רבות יזכרו הרופאים סם נפרד ויאמרו יועיל מסמי המות ולא יזכרו אופן בהשתמש בו ולא שעור מה שילקח ממנו וזה לבוטחם על הרופא החכם בסדר<ים> הכוללים ולזה אבאר זה גם כן בזה המאמר ביאור מספיק לא יצטרך עמו [להצניאם לה] להמצא שם רופא וכן אזכור מן המורכבים יותר קל החבורה ומיגעי התועלת . . .

---

3 והאריכו] והארכיו ה || 5 ותתפרסם] ותתרפסם ה(?)

The Latin Translation by Armengaud Blaise

Incipit tractatus rabi Moyses cordubensis de medicinis contra venena translatus barchinone a magistro Ermengaldo Blasii in honore reverendissimi summi pontificis Clementis quinti ab incarnatione verbi M°.ccc°.v°. Deo gratias. (**S172ra**)

Inquid translator: Ubi sunt maiora pericula magisque perniciosa, maior et potior exigitur medicina et nullo quis violentius dolosiusve ledatur quam venenis. Idcirco ego magister Eymengaldus Blasii de monte pessulano dedi diu est operam quantum potui ad colligendum medicinas tiriacales sive liberantes a venenis et evadere facientes ab eisdem nec inveni quemquam qui efficacius pleniusve locutus fuerit de predictis raby Moyse cordubensi, propter quod tractatum quem super hiis compilavit ad laudem et gloriam Dei et honorem reverendissimi et devotissimi summi pontificis domini Clementis quinti transferre decrevi ab arabico in latinum.

(1) Inquit Moyses cordubensis filius servi Dei: palam factum est moderne generationis tempore in nostro climate et aliis multis regimen domini nostri iudicis strenuissimi et verendi—cuius dies augmentet Dominus. Liquet etiam intentionem eius esse et non aliam nisi quod

1 incipit tractatus rabi Moyses cordubensis de medicinis contra venena translatus barchinone a magistro Ermengaldo Blasii in honore reverendissimi summi pontificis Clementis quinti ab incarnatione verbi M°.ccc°.v°. Deo gratias] S : incipit raby Moises de venenis O : raby Moyses contra venenum Pe || 5 ubi sunt] OPe : quoniam ubi S || 6 exigitur] SPe : erigitur O | quis] SPe : que O | dolosiusve] S : et dolosius ne OPe || 7 ledatur] S : ledantur Pe : ledantus O | Eymengaldus] S : dyamengandus OPe || 8 est] S : *om.* OPe | quantum] S : quam OPe || 9 sive] S : seu OPe || 10 pleniusve] S : planius et plenius Pe : plenius et planius O | locutus] OPe : loqueretur vel locutus S || 11 predictis] OPe : premissis S | quod] S : quem OPe || 15 inquit] *add.* O raby | servi Dei] S : sui domini Pe : sui dei O || 16 regimen] *scrips.* : regnum S : regum OPe || 18 non aliam nisi] S : natura al. nomen ad OPe

intendit dum vivit ad influendum universaliter omne bonum quod Deus super homines bonificavit—et non nunquam ut vitet ab eis omne dampnum—divitiis, strenuitate, intellectu, et suo claro ingenio atque lingua. Divitiis (expensis videlicet propriis) subvenit pauperibus et egenis, orfanos refocillat, redimit sive liberat carceratos, scolarium domos edificat adeo quod scientiarum viros insimul copulavit; strenuitate vero dilatata—quam Dominus magnificet et augmentet—ditavit graduum homines necnon strenuos et insignes, fecitque domorum dominis cibum ferri, mansuetos adimplevit ne oporteat eos ad exteriora distrahi sive diverti. In hoc autem quod grandiloqua et stupenda facundia eum Dominus gratum fecit, quo in eo super omnes eius antecessores gradum tenet, siquidem (**S172rb**) altiorem ex eis, videlicet qui ritus et modos electos ex modis regum et principum agnoverunt, quibus scilicet verificatio et iustificatio fit verborum occulte et in enigmate pro latore ultionis initium antidotorum sive medicinarum pauperum coniunctio et quoquomodo contingat eius quod obstat vel intendit adeptio animarum predictarum inclinatio ad mores nobiles, adeo quod plurimos a mortis laqueo liberavit; nedum taxat ad oculum particulariter demonstratos, verum societates quamplures et conventicula quin immo etiam multas villas. Custodivitque hominibus merces suas quibus invicem milites condempnebant ut eas eisdem spoliarent, quas etiam volebant sive imaginabantur barones et comites devastare. Ha. Quot credentium expulit pugnatores quotque bellantes adversus credentes et colentes deos duplices animavit in tantum quod denique eorum mentem aperuit necnon per totam eorum terram fidem unicam dilatavit, unde ex villis plurime strenue et nobiles seu insignes fuerunt absolute siquidem et immunes, fuitque sic ab eis unitas fidei et divini cultus persecuta.

(2) Hec ergo sunt omnia opera eius, altissimo ipsius calamo auxilium inferente, ordinavitque sua in illustri mente et perspicua regum

---

1 intendit] SPe : interrogavit O | universaliter] S : unde OPe || 2 vitet] S : videt OPe || 3 intellectu] SPe : intellectum O | claro ingenio] SPe : ingenio claro O || 5 liberat] OPe : alterat S || 6 insimul] SPe : adeo O | copulavit] OPe : compulanum S || 7 dilatata] OPe : dilatate S || 8 strenuos] SO : strenues Pe | dominis] *scrips.* : dominus S : domus OPe || 9 distrahi] SPe : detrahi O || 10 grandiloqua] OPe : grandioliquus S | stupenda] *scrips.* : stupida SOPe || 14 pro latore] OPe : prolatorum S || 15 antidotorum] SO : antitodar. Pe || 18 liberavit] SPe : *om.* O || 19 et conventicula] SPe : *om.* O || 20 custodivitque] O : custodivit qua S : custodiunt que Pe | merces] S : mentes OPe || 24 deos] SPe : deus O | mentem] *scrips.* : intentionem SOPe || 25 eorum] *add.* O intentionem et | fidem] OPe : fidam S || 27 divini] S : diu OPe | persecuta] S : persecutus OPe

horum climata a longinquis ea propter eos in semita et fervore iusticie et veritatis regulavit, adeo quod nomen et iussum eorum multipliciter sublimavit, unde timor eorum sive reverentia dilatatur, principatus namque et regimen hominum huius ville que regno domini nostri Iesu Christi regulatur elegantius et melius est regiminibus ceterarum villarum nobis hucusque ab (**S172va**) aliquo relatarum. Horum autem omnium declaratio et notitia notior et manifestior est in se quam verbis vel sermonibus exprimere valeamus. Sunt enim modernorum inventorum rethorice anni breves eorum qui dederunt opera eius nobilitatem totis suis viribus dilatare; finem namque debitum attingere nequiverunt. Hec autem non est intentio eius quod hic volumus reserare.

(3) Quod tamen induxit nos ad hoc ut dictum prohemium scriberemus est quia dominus noster—cuius nobilitatem magnificet Dominus et continuet—mentem sollicitus ad utilitatem gentium, sicut prescripsi, precepit medicis in egipto ut tiriacam magnam componerent et electuarium quod dicitur metridatum, quarum compositio in hac villa egipti est difficilis et austera. In hac regione herbarum pauca quantitas reperitur, ex hiis videlicet que compositionem tiriace ingrediuntur, dempto papavere vel excepto, fecitque deferri has medicinas duas ab oris occidentis usque ad extrema orientis, iussu sui, cui obeditur et favetur. Fecit igitur confici has duas confectiones et tenuit eas promptas deditque hominibus quos medici utilitatem inde consequi asserebant. Hee autem due confectiones in thesauris regum plurium non habentur, quanto minus in theatris et plateis. Cum autem erant consumpte aut prope, faciebat eas confeci statim iterato. Et hec quidem omnia sunt mentis eius latitudo decenter et laudabiliter ad utilitatem gentium declinantis.

---

1 semita et fervore] S : semitam et fervorum et OPe || 2 regulavit] SO : relavit Pe | multipliciter] SO : multiplicare Pe || 4 regimen] OPe : regnum S | que] *scrips.* : quoque SOPe | regno] *scrips.* : regnum S : regum OPe || 5 regulatur] SO : regulantur Pe | elegantius] SPe : elegantibus O | regiminibus] S : regibus OPe || 6 aliquo] OPe : alico S || 7 omnium] S : cum OPe || 9 rethorice] OPe : rethorica S | eorum] SPe : *om.* O | nobilitatem] SO : mobilitatem Pe || 10 nequiverunt] SO : nequierunt Pe || 12 scriberemus] S : scribemus OPe || 13 Dominus] S : *om.* OPe || 14 sollicitus] SPe : sollicte'us O | prescripsi] S : scripsi OPe || 17 pauca] SO : paucarum Pe || 19 deferri] SO : differi Pe | has medicinas] S : *tr.* OPe | oris] O : horis S : ore Pe || 20 iussu] SPe : iusinu O | sui] S : suo OPe | obeditur] *add.* OPe meritis || 21 promptas] S : preciosas OPe | deditque] *add.* eas OPe || 22 utilitatem inde] S : *tr.* OPe | consequi] OPe : assequi S || 23 thesauris] *scrips.* : theatris Pe : talamis O : th'is S || 24 erant] OPe : *tr.* S *post* prope | faciebat] *scrips.* : faciebant SOPe || 25 confeci statim iterato] OPe : iterato statim confeci S || 26 declinantis] SO : declinans Pe

(4) Die autem ista, scilicet nonagesima quinta anni quingenti sunt arabum, dicit dominus servorum suorum minimo: Cogitavi (inquit) nocte preterita possibile esse ut venenum in corpore eius dispergatur quem momordit aliquod animal venenosum, et antequam ad nos accesserit et tiriacam receperit, moriatur, et presertim si eum (**S172vb**) de nocte invaserit cum nequeat ad nos usque in crastinum accedere sive venire. Rursus (inquit) has duas confectiones adeo ad componendum difficiles in casibus levibus sive facilibus expendere non est bonum, ut pote in morsu scorpionis et aranearum, in quibus scilicet tiriaca ex .iv. sufficiens asseretur, quin immo alia plurima preter ipsam. Quo circa iniungimus tibi ut tractatum in quantitate parvum et verbis brevem sive compendiosum debeas compilare in quo referas a quo regimen illius qui mordetur debeat inchoari et facias in eodem memoriam medicinarum et ciborum opem et iuvamentum conferentium; faciasque tiriacarum aliarum rememorationem, exceptis magnis generaliter conferentium tibi dictis, talium scilicet quod sine eis non valeant relevari. Non autem dubito nosse dominum meum quin omnes medici moderni et antiqui compilaverunt super hoc libros multos et sermones multos protulerunt; oblatum est autem plurimum eius quod dixerunt, reverentie ipsius et honori, cum libros cucurrerent medicine, et veracior eius intentio—cuius dies continuet Dominus et protegat—est ad colligendum levius et utilius eius quod dixerunt, quatinus facilius sit fieri et memorie commendari et ut sit amplius pluribus manifestum.

(5) Incepi ergo iussum eius et quodcumque fuerit alacriter adimplere, compilavique tractatum istum quem tractatum nobilem volui nuncupari. Nec est intentio mea in ipso non scripta et inaudita recitare, sed intendo potius in eo pauca numero et utilibus plurima revelare, nam cum hoc referam medicinas simplices necnon omnium earum quarum relatio est facta ab antiquis memorabor. Hoc enim totaliter fugiendum

---

2 cogitavi] S : cogitavit OPe || 4 momordit] SPe : memordit O | in corpore . . . venenosum] OPe : *mg.* S || 5 receperit] S : acceperit OPe || 6 nequeat] S : venerat Pe : venerit O | in] SPe : ad O | sive] SPe : vel O || 8 casibus] SPe : casubus O || 9 aranearum] O : aran. S : aranarum Pe || 10 sufficiens] S : sufficienter OPe | asseretur] S : afficitur O : affetur Pe || 12 debeas] OPe : debeat S | illius] SPe : istius O || 14 faciasque] *add.* OPe ibidem || 17 quin] SO : quoniam Pe || 19 quod] S : et OPe || 20 cucurrerent] Pe : cucurrent S : currerent O || 22 quod] S : et OPe || 23 manifestum] SO : manifestio Pe || 24 incepi] *scrips.* : incep' S : incepit OPe | alacriter] SPe : alacter O || 25 quem tractatum] SPe : *om.* O || 27 pauca] Pe : pauco SO | utilibus] SO : utilia Pe | plurima revelare] SPe : revelare plurima O || 28 hoc] Pe : hic SO | necnon] S : nec OPe || 29 memorabor] SO : rememorabor Pe || totaliter] *add.* OPe est | fugiendum] *add.* Pe quod

decrevi, et hoc quia medicinarum multitudo cogit etiam merito ne ad
(**S173ra**) memoriam reducantur, hominem induratum sive pigrum faci-
unt, ne detrahantur a libro tempore oportuno; et etiam earum compen-
dium et brevitas habilitat ut quis earum de facili recordetur.

(6) Intendo nichilominus ex eis scribere fortiores magisque in hac   *5*
regione faciles ad habendum. Cum etiam faciant medici interdum men-
tionem alicuius simplicis medicine, asserentes eam protegere hominem
ab aliqua medicina corrosiva vel etiam a veneno, et modum composi-
tionis dosimque eius non exprimant, confidentes de medico opus excur-
rente qui videtur scire universales canones sue artis, hinc quidem est   *10*
quod illud sufficienter declarare proposui in hoc loco quod ita scilicet
quod cum ipsa medicina instantia exigatur, et cum hoc etiam quod
faciam rememorationem compositorum, magis scilicet conferentium in
hoc casu et potissime eorum que de facili magis componuntur.

(7) Erunt autem tractatus huius due partes. Pars prima erit de   *15*
regimine eorum quibus ab extra venenum occurrit; pars secunda erit
de regimine eorum et cura qui venenum per os interius assumpserunt.
Prime partis erunt .vi. capitula. Primum capitulum erit de regimine
eius qui mordetur in generali. Capitulum secundum de medicinis sim-
plicibus et compositis specialibus et propriis loco morsure apponendis.   *20*
Capitulum tertium erit de medicinis simplicibus et usu earum con-
ferentibus in morsuris omnium animalium venenosorum. Capitulum
quartum erit de tiriacis et medicinis compositis conferentibus et liber-
antibus a venenis antedictis. Capitulum quintum de medicina speciali
et propria ei quem momordit aliquod animal venenosum. Capitulum   *25*
sextum de relatione ciborum convenientium eis qui mordentur in gen-
erali et etiam in speciali necnon de quibusdam proprietatibus conveni-
entibus in hoc casu.

Partis vero secunde erunt (**S173rb**) .iv. capitula, cuius primum erit de
cautela et custodia sive preservatione a venenis; capitulum secundum de   *30*

---

1 multitudo] *add.* O co ‖ 2 induratum] S : indurant OPe ‖ 3 detrahantur] S :
decrepantur OPe ‖ 6 faciant] OPe : faciunt S | mentionem] SPe : rationem O ‖
7 asserentes] SPe : afferentes O ‖ 8 aliqua] SO : a'a Pe ‖ 9 exprimant] SPe :
exprim't O ‖ 11 illud] S : istud OPe ‖ 12 exigatur] SPe : erigatur O | quod] S :
quem O : *om.* Pe ‖ 13 conferentium] OPe : circumferentium S ‖ 14 de facili magis]
S : magis de facili (facile Pe) OPe ‖ 15 pars] SO : *om.* Pe | de regimine . . . secunda
erit] S : *om.* OPe ‖ 17 assumpserunt] SO : sumpserunt Pe ‖ 19 capitulum secundum]
Pe : secundum capitulum SO ‖ 20 compositis] *add.* OPe et ‖ 22 animalium] Pe : *om.*
SO ‖ 25 mormordit] SO : memordit Pe ‖ 30 cautela] OPe : cautificatione S | capit-
ulum secundum] S : *tr.* OPe : *add.* O erit

regimine eius qui assumpsit seu timet assumpsisse in generali. Capitulum tertium de medicinis simplicibus et compositis conferentibus ei qui sumpsit aliquod venenum in generali. Capitulum quartum de regimine eius qui scit determinate speciem veneni.

---

2 ei qui sumpsit] OPe : eis qui sumpserunt S

Capitulum primum prime partis
De regimine eius qui mordetur in generali.

(8) Decet ut cum quis mordetur aliquo animali venenoso ut immediate ligetur bene locus super morsuram existens, si possibile fuerit, taliter ne scilicet venenum per corpus eius dispergatur; et tunc scarificetur locus morsus, et facta scarificatione sugat scarificator quanto plus poterit ore proprio locum morsum, demum quod suxerit spuat. Decet tamen ut ante suctionem predictam solum oleum commune per se vel cum vino mixtum gargarizet, et cum oleo violato si possit haberi, vel in defectu eius cum communi oleo labia propria liniat sive inungat, et consequenter sugat sicut diximus. Caveat autem sibi debens sugere ne dentem corrosum sive corruptum aut alium ex morbis oris aliis patiatur. Quidam etiam medicorum asseruerunt quod non decet sic sugentem esse ieiunum sed potius comedat primo aliquantulum et postea sugat. Michi autem videtur quod ille qui mordetur consequatur amplius iuvamentum si sugens fuerit ieiunus, sed tamen sugens maiori periculo exponeretur et econverso, quoniam si sugens comederit, minus periclitabitur et morsus minus etiam multum iuvabitur; saliva enim ieiuni medicinalis est plurimum morsuris venenatis necnon etiam fissuris et (**S173va**) ragadiis multis. Quod si non affuerit qui sic sugat, superponantur ventose cum igne vel sine igne; cum igne tamen utiliores sunt et magis efficaces. Et post hoc provocetur ad reiciendum quod habet in stomaco vomitu levi et facili, si possibile fuerit. Si tamen cum difficultate vomat, provocetur vomitus in eo cum oleo vel butiro—caveatur tamen ne ad laboriosum vomitum provocetur—et consequenter sumat ex tiriaca vel aliqua ex nobilioribus confectionibus generaliter protegentibus a venenis. Ego autem referam qualiter sumi debeant convenienter.

(9) Et postea superponantur morsure aliqua ex simplicibus medicinis vel compositis conferentibus in hoc casu et post per .i. horam attendatur

---

4 morsuram] SPe : morsuraram O || 5 dispergatur] OPe : diffundatur al. dispergatur S || 6 quanto plus . . . ore proprio] SO : ore proprio quantum plus poterit Pe || 7 suxerit] SO : suggerit Pe || 10 oleo] OPe : *om.* S | propria] S : proprio O : *om.* Pe || 12 aliis] *scrips.* : animal SOPe, *corr.* S *mg. ad* aliis || 17 comederit] SO : commederet Pe || 18 minus] SO : *om.* Pe || 19 plurimum] SPe : plurimis O | etiam] OPe : et S || 20 superponantur] SO : superponatur Pe || 21 utiliores sunt] SO : *tr.* Pe | magis efficaces] SO : efficaciores Pe || 22 stomaco] SO : facto Pe || 24 vel] SO : et Pe || 25 aliqua] O : alica S : alia Pe || 28 ex] OPe : de S || 29 compositis conferentibus] SO : confectionibus compositis Pe

diligenter de accidentibus, scilicet patientis, an scilicet mitigetur dolor et
pulsus eius roboretur et calor eius naturalis iam incipiat reparari; nam
si sic, nichil amplius erit faciendum nisi quod ille qui est morsus quan-
tum poterit vitet sompnum. Si enim dormiret, calor naturalis ex fluxu et
5   reditu suo ad interiora faceret utique venenum in profundum corporis
pervenire; quod si tunc ad membra principalia pertingeret, interficeret
proculdubio patientem, pro quanto decet ut iugiter attendatur ne dorm-
iat. Quod si morsus est compressus, attendatur etiam ne claudantur rag-
adie vel scissure, ne in eis crustale fieri permittantur sed dimittantur,
10 ut nociva fluant inde, et hoc donec morsus securus fuerit a nocumentis
veneni illius. Et si etiam violentia ligature molestetur, dilatetur et ampli-
etur aliquantulum.

(10) Postquam autem medicina assumpta ab eius stomaco exiverit
et opus (**S173vb**) suum perfecerit—adhuc autem exiguntur ad minus
15 .viii. hore—reficiatur patiens cibis congruis in proposito. Verum si dolor
patientis augeretur valde et fortificaretur postquam comedat, medicina
morsure superposita celeriter deponatur et columbus immediate post
ipsius interitum per ventrem fissus predicte morsure superponatur;
et quam cito patiens calorem appositi columbi infrigidari vel tepefieri
20 perceperit, tollatur, et alius eodem modo paratus superponatur. Et con-
tinuetur talis columborum appositio donec dolor mitigetur. Qui si non
inveniantur, ponantur loco eorum pulli gallinarum iuvenes vel antiqui
aut galline; ferunt enim in hoc non modicum esse iuvamentum, nam ex
hoc extrahitur venenum exterius et dolor etiam mitigatur. Unde quidam
25 medicorum preponunt appositionem predictarum avium applicationi
medicinarum utilium in hoc casu.

(11) Si vero prefate aves non possint inveniri, infundatur acetum
supra morsum, aut emplastretur cum farina in oleo communi decocta.
Hec enim sunt ex hiis que dolorem mitigant antedictum. Verum si
30 dolor et cetera accidentia post hec omnia non remittantur, sed potius

---

9 scissure] SO : cissure Pe ‖ 10 fluant] SPe : foᶦrmant O ‖ 11 veneni] SPe : venenis
O | si] SPe : *om.* O ‖ 16 postquam] Pe : plus quam SO : priusquam *Ar.* | comedat]
SO : commederit Pe ‖ 17 superposita] SO : superpona Pe | celeriter] S : decenter
OPe | post] SPe : primo O ‖ 20 modo paratus] S : preparatus modo Pe : modo
O | superponatur] SPe : applicetur O ‖ 21 columborum] S : columbarum OPe ‖
22 loco eorum] S : loco eorum vice eorum O : *om.* Pe ‖ 23 non modicum esse] S : esse
non modicum O : non esse modicum Pe ‖ 25 predictarum] SO : dictarum Pe | appli-
cationi] SO : appositioni Pe ‖ 30 non] *add.* Pe mitigentur seu | potius] SO : magis Pe

intendantur, constat quidem quod regimen horum in hoc libro non debeat reserari, unde tunc exigitur et necessarius est prudens medicus qui regat patientem secundum complexionem ipsius et alia particularia, observatis canonibus in libris magnis huius medicine artis memoratis.

1 constat] S : quod stat OPe ‖ 4 observatis] S : et OPe | medicine] OPe : magne S

Capitulum secundum eiusdem partis
Est de medicinis simplicibus et compositis
specialibus et propriis loco morsure apponendis (**S174ra**)

(12) Ex simplicibus quoque medicinis quodlibet venenum a corpore extrahentibus cum super morsuram apponuntur sunt mentastrum, stercus columbinum et anatum, sulfur, asa fetida, sal commune, allia, et lapis iudaicus. Quodcumque igitur ex istis primum inveniatur bene tritum cum melle incorporetur, et post suctionem cum ore factam aut attractionem cum ventosis loco morsure more emplastri apponatur. Unguentum etiam ex felle bovis factum attrahit abinde convenienter venenum. Semen etiam pomi citrini, dulcis vel acetosi, tritum et morsure appositum, liberat a morte patientem quippe cum ipsum obviet omni veneno proprietate mirabili in eodem existenti.

(13) De compositis autem medicinis ad idem conferentibus sunt ut allium, sal tritum, stercus columbinum equis ponderibus assumantur; et ista simul trita, more emplastri morsure apponantur. Aliud: semen altee recens aut succus eius tritum et cum oleo et aceto mixtum morsure superponatur. Aliud vehementis attractionis: sinapis, spica, frumenti viridis, testa et gypsus recens, equis ponderibus assumpta incorporentur et velociter super morsuram apponantur, prius scilicet quam venenum per corpus dispergatur. Aliud: sal nitrum et cinis ficus aut vitium equaliter assumpta cum aceto et felle bovis simul mixta superponantur. Aliud cuius rememorationem fecit Rasis, asserens illud esse expertum in mitigatione doloris cuiuscumque morsure et tractu veneni ab eodem: Recipe serapini, castorei, calamenti, ana partem i; terantur et cum oleo antiquo diligenter incorporentur et morsure superponantur.

(14) Et cum calamentum non poterit (**S174rb**) inveniri, loco eius ponatur cinamomum electum. Ex hiis etiam que conferunt in proposito est ut mentastrum in aceto bullitum et coctum more emplastri super morsuram apponatur. Hec autem omnia haberi et inveniri de facili possunt, et cum hoc perutilia sunt in hoc casu.

---

1 secundum] *add.* O tractatus || 2 partis est] S : *om.* OPe | et] S : *om.* OPe || 4 quoque] OPe : quo S || 6 anatum] Pe : anottum S : anat. O | allia] SPe : altia O || 7 quodcumque] SPe : quicumque O || 8 factam aut. . . loco more] OPe : *mg.* S || 9 more emplastri] SPe : emplastri more O || 10 unguentum] OPe : linimentum S | abinde] S : aliquando OPe || 11 acetosi] Pe : aceti O : ace. S || 12 appositum] SO : superpositum Pe || 16 ista] S : *om.* OPe | morsure] SPe : *om.* O || 18 superponatur] OPe : supponatur S || 21 ficus] SO : *om.* Pe || 22 assumpta] SPe : sumpta O | simul] OPe : si vis S || 28 etiam] SPe : autem O || 29 est ut] SO : 3° Pe

Capitulum tertium

De simplicibus medicinis et usu earum conferentibus in morsuris omnium venenosorum

(15) Iam autem retulerunt medici multas medicinas que interius assumuntur quamlibet ex eis conferre morsui animalis venenosi. Fuit ergo, mi domine, servus tuus attentus super naturam earum, et invenit fere omnes eas calidas, non enim inveni aliquam frigidam de conferentibus morsibus predictis, excepta radice mandragore. Non tamen est impossibile sed absonum rationi quin tam medicina calida quam frigida possit prodesse cuilibet veneno, etiam calido vel frigido existenti, nam operatio harum medicinarum tiriacalium non est per virtutes proprias earum sed potius a tota specie earum sive ab earum proprietate, sicut dixerunt medici. Philosophi autem intendentes declarare istud dixerunt eas habere hanc operationem ab essentia sive tota substantia eorumdem. Harum vero medicinarum quarum medici rememorationem fecerunt, sunt quedam quas iusserunt sumi in potu cum vino et quedam cum aqua et quedam cum lacte.

(16) Ego autem dico ut cum quis fuerit morsus ab aliquo animali venenoso quod ignorat ut attendat diligenter dispositionem suorum accidentium. Si ergo patiatur calorem vehementem intensum, sicut convenit in eo qui mordetur a tiro seu basilisco, erit quidem melius ut eligatur ex predictis **(S174va)** medicinis illa que cum lacte vel aceto propinatur. Si vero frigus vehemens patiatur, sicut convenit in eo quem scorpio pupugnit vel momordit, eligatur illa ex predictis medicinis que cum vino ministratur; cui vero non est permissum sumere ipsam cum vino, sumat ipsam cum decoctione aneti. Concordati sunt omnes medici quod anetum confert omnibus venenis animalium venenosorum.

(17) Post hoc autem preambulum referam meliores ex simplicibus medicinis apud nos repertis maioris iuvamenti in proposito, quarum quidem experientia est a pluribus approbata.

---

2 simplicibus medicinis] S : *tr.* OPe || 3 omnium venenosorum] OPe : *corr.* S *m. rec. ex* omni venenorum || 6 ergo] SO : igitur Pe || 10 prodesse] S : predicte OPe || 12 earum] SO : harum Pe || 14 hanc operationem] SO : has operationes Pe || 16 sunt] SO : sicut Pe || 19 attendat] Pe : attendatur SO || 20 ergo] SO : igitur Pe | vehementem] S : vehement' O : vehementer Pe | intensum] SPe : extensum O || 21 basilisco] S : basilico OPe || 25 ipsam] SPe : *om.* O || 30 quidem] SO : quedam Pe

(18) Ex hiis ergo est semen pomi citrini; ipsum enim resistit efficaciter omnibus venenis corpus virorum necantibus, sive offendit corpus predictum ex morsura animalis venenosi aut que per os interius assumuntur. Est autem modus propinationis ipsius ut ex eo trito et a cortice suo mundato sumantur dr. .ii. cum vino vel aqua frigida, neque est differentia sive sit semen pomi citrini dulcis vel acetosi.

(19) Ex hiis etiam est smaragdus, ex quibus eligatur ille qui vehementis fuerit viroris et dyafoneitatis, et sumatur ex eo bene trito pondus .ix. granorum ordei cum aqua frigida vel cum vino. De quo inquit Avenzoar indubitanter expertum esse de obvia et resistentia ipsius omnibus venenis, pellendo ea cum vomitu sicut facit terra sigillata, unde ponitur vice ipsius in compositione tiriace cum non reperiatur.

(20) Et Galienus quidem rememorationem <non> fecit lapidis bezahar animalis, et est similis glandi in figura et color eius est valde viridis. Efficitur autem vel generatur paulatim ingrossando vel inspissando, et ob hoc reperitur cortex in eo super corticem. Ferunt autem quidam quod generatur in angulis (**S174vb**) oculorum quorumdam arietum versus oriens existentium; alii autem dixerunt quod in sacculo sive bursicula fellis predictorum animalium generatur, quod quidem dicimus esse verum.

(21) Bezahar mineralis est lapis in regione egipti et rupibus eius reperitur, plurium et diversorum colorum, de quo predecessores retulerunt in libris suis mira multa, nichil tamen ex eis est per experientiam approbatum. Ego autem pluries expertus sum omnes species lapidis in mineris et saxis apud nos repertorum in morsibus scorpionum, et nichil prorsus fuerunt. Quod vero de bezahar animalis est probatum per experientiam est multotiens approbatum. Modus autem propinationis et preparationis ipsius est quod ex sekel .i. ex eo quod cum sufficienti oleo dissolutum liquefiat in patella et coquatur donec octava pars ipsorum sit consumpta,

---

1 ergo est] S : igitur est Pe : ergo O | efficaciter] OPe : efficiater S || 2 virorum necantibus sive offendit corpus] SPe : *iter.* O || 4 assumuntur] OPe : assumitur S | est] OPe : et S || 6 semen] OPe : *om.* S | dulcis vel acetosi] Pe : dulce vel acetosum S : dul. vel acc. O || 8 dyafoneitatis] Pe : dyafonitatis O : dyafanitatis S || 10 esse] SPe : est O | obvia] *scrips.* : ovia SOPe || 11 ea] OPe : *corr.* S *ad* eas || 14 bezahar] S : avenzaar O : lexahar Pe || 16 ob hoc] SPe : hec O | corticem] S : cortice OPe || 18 sacculo sive] SO : *om.* Pe || 21 mineralis] SO, *tr.* S *post* lapis : mirabilis Pe || 22 predecessores] S : posteriores OPe || 23 approbatum] SPe : probatum O || 26 fuerunt] SO : profuerunt Pe | animalis] SPe : al' O | est probatum] S : prolatum OPe, *add.* O et || 27 multotiens] S : pluries OPe || 28 ipsius] SO : *om.* Pe | quod] OPe : quidem S

et sorbeat totum ille qui morsus fuerit; et si ex eodem ille morsuram linierit, curabitur et evadet.

(22) Harum autem trium medicinarum est experimentum veraciter approbatum in omnibus venenis, tam animalium quam vegetabilium quam mineralium, et sunt iste: semen pomi citrini, smaragdus, et bezahar animalis.

(23) Et retulerunt certificatum esse experimentum oculata fide radicem huius herbe repertam circa domum sanctam ierusalem (*et quidam dicunt quod sit tormentilla*). Sumat ergo potionatus ex ipsa trita a dr. .i. usque ad dr. .iii. cum vino vel cum aqua frigida, et liberabitur seu evadet—non tamen attingit virtutem in hoc seu potentiam smaragdi, nec etiam potentiam bezahar animalis; pro quanto decet ut quilibet potens hoc habere teneat et habeat ea parata secum. Retulit tamen michi quidam (**S175ra**) cognitor herbarum quod radix predicta esset radix corone regie (*id est mellilotum*).

(24) Rursus autem si sumatur a medietate dr. .i. usque ad sekel .i. de quocumque facto a facto hominis cum aceto, et maxime leporis, liberabit quidem a venenis animalium et vegetabilium.

(25) Ex conferentibus ad hoc est ut sumatur miliala <id est> spice romane cum vino distemperato.

(26) Prodest etiam valde ad hoc si medietas .i. sekel sumatur ex electo balsamo cum lacte protinus mulso. Item dr. .vi. xilobalsami coquantur in lib. sem. aque donec tertia pars sit consumpta, tactu calida in potu offeratur. Concordati sunt omnes medici super alliis quod loco tiriace maioris offeratur venenis frigidis; conferunt etiam et protegunt a venenis calidis. Modus preparationis et propinationis est quod ex dentibus allii bene excorticatis (id est a corticibus mundatis) et cassatis sive contritis offeratur ad glutiendum ab .i. sekel usque ad .ii.

(27) Item sumatur ex zinzibere condito dr. .ii. cum <aqua> calida. Et etiam ex conferentibus ad hoc si sumantur dr. .ii. radicis mandragore trite et cribellate cum unc. .i. mellis incorporate. Item propinentur .ii. sekel ex pulvere darceni cum farina. Item propinetur sekel i ex costo

---

7 oculata] SPe : occulta O || 8 repertam] OPe : repertum S || 9 dicunt] SO : dixerunt Pe | ergo] SO : igitur Pe | trita] *scrips.* : t'ra SOPe | a] SPe : *om.* O || 10 seu evadet] SO : *om.* Pe || 17 fcō a fcō] Pe : scō a scō SO || 19 ex] SPe : et O || 23 coquantur] SPe : coquatur O || 24 alliis] S : aliis OPe || 27 allii] *scrips.* : alii Pe : aliis O : alliis S | mundatis] S : *om.* OPe || 29 item sumatur . . . sumantur dr. .ii.] SPe : *om.* O || 31 trite] SO : terre Pe | item propinentur...cum farina] OPe : *mg.* S || 32 darceni] SPe : draceni O : *dārṣīn Ar.* | sekel .i.] SPe : *tr.* O

amaro pulverizato cum vino; hoc modo et eodem pondere offeratur aristologia longa per se, vel agaricus.

(28) Item offerantur dr. .ii. cum vino vel aceto radicis iris, aut pulvis seminis apii cum vino, vel propinentur dr. .iii. cum vino

(29) vel aqua cimini vel anisi; aut offeratur decoctio cancrorum fluvialium.

(30) Et hee quidem omnes medicine possunt de facili ubique reperiri, excepto balsamo; ipse tamen de facili reperitur in egipto. Quecumque igitur ex hiis reperta fuerit, attendatur qualiter illico post relatum vomitum assumatur. Confert autem multum cuilibet (**S175rb**) morso sive venenoso unc. .iii. mellis calidi cum unc. .i. olei rosati in potu assumpte.

(31) Hee autem omnes quantitates relate sic sunt conferende eis qui assueti sunt recipere eas sive dispositi ad recipiendum eas, sicut habens .xx. annos aut plus. In habentibus autem .x. annos usque ad .xx., mensurande predicte quantitates secundum numerum annorum ipsorum, unde quanto anni ipsorum amplius minuentur, tanto et quantitates predictarum medicinarum amplius minuentur. Nunquam autem visum fuit quod in habentibus minus .x. annorum accidant punctiones vel morsure venenosorum, quod liberarentur seu evaderent ab eisdem. Decet nichilominus quod sumant quartam partem predictarum quantitatum ex predictis simplicibus medicinis et a quarta parte .i. dr. usque ad quartam partem .i. sekel ex tiriacis memoratis, et hoc breviter secundum quod medico videbitur expedire.

---

4 propinentur] SPe : propinetur O || 8 quecumque] SPe : quicumque O || 10 confert] SO : confer't Pe || 11 unc.] OPe : *corr.* S *m. rec. ex* dr. | unc.] OPe : *corr.* S *m. rec. ex* dr. | .i.] S : *om.* OPe | assumpte] OPe : assumpserit S || 12 sic sunt] S : sunt sive OPe || 14 aut] S : vel OPe || 15 predicte] SO : sunt dicte Pe || 16 amplius] SPe : *om.* O || 17 medicinarum] SO : materierum Pe | nunquam] S : nuncquid OPe | autem] S : an' Pe : a' O || 19 venenosorum] Pe : venerorum SO | liberarentur seu evaderent] S : liberaretur seu evadet OPe || 20 sumant] SPe : sumantur O || 21 simplicibus medicinis] SPe : medicinis simplicibus O || 22 memoratis] OPe : memo^{dis} S | hoc] S : *om.* OPe || 23 secundum] S : etiam OPe

Capitulum quartum
De tiriacis et medicinis compositis conferentibus
et liberantibus a venenis antedictis

(32) Nobilior autem ex istis et efficacior est tiriaca magna, ex qua offertur a quarta parte dr. i usque ad .i. sekel, et post ipsam est metridatum, ex quo offerendum est a quarta parte .i. sekel usque ad sekel i. Et post hoc est tiriaca dyatessaron: potest autem dari ex ea a dr. .i. usque ad dr. iiii, cuius compositio est ut sumatur equis ponderibus ex mirra, semine lauri, aristologia longa, gentiana, quibus convenienter tritis incorporentur cum triplicato pondere omnium harum mellis dispumati. Quelibet autem ex medicinis predictis est tiriaca conferens et liberans ab omnibus venenis, pro quanto prima confectio fuit quam priores composuerunt contra omnia venena in generali.

(33) Ex convenientibus etiam est tiriaca ex asa fetida cuius reme(**S175va**)morationem fecit Rasis, asserens conferre vel preesse contra omnia venena, propter quod decet ut in promptu habeatur. Cuius compositio est hec: Recipe foliorum rute sicce, mentastri sicci, costi, mirre, piperis nigre, et piretri, omnium .vi. ana unc. i; ase fetide unc. .i. et sem.; et liquefacta asa fetida in vino et aliis tritis et cribratis, incorporentur omnia simul cum melle dispumato et bene ad ignem inspissato, et sumatur ex ea in regionibus calidis ab .i. dr. usque ad .ii., sed in regionibus frigidis a dr. i usque ad .iv.

(34) Tiriaca etiam ex nucibus composita est insignis et illustris valde in proposito, propter quod decet ut parata habeatur, nam nullum venenum operatur in eo qui sumit eam ante cibum. Et componitur ex ficubus, nucibus, sale, et ruta. Et Galienus quidem metitus est quantitatem cuiuslibet ex predictis, dicens quod sumatur foliorum rute pars .i., nucleorum nucum et ficuum siccarum, ana partes .ii.; salis pars .iv. (*in alio pars .v.*), quibus convenienter tritis incorporentur simul.

5

10

15

20

25

---

3 antedictis] SPe : *om.* O ‖ 5 offertur] SO : offeratur Pe | dr. .i.] SO : *tr.* Pe | ipsam . . . et post] OPe : *om.* S ‖ 7 hoc est] S : hec est Pe : hoc O ‖ 10 tritis] SPe : contritis O | triplicato] SPe : triplato O | omnium harum mellis] S *Ar.* : earum omnium medicinarum OPe | dispumati] S : disp'nti Pe : dis[*vacat*] O ‖ 14 etiam] SPe : *om.* O ‖ 16 quod] SPe : *om.* O ‖ 17 est hec] *tr.* OPe ‖ 18 unc.] OPe : *corr.* S *m. rec. ex* dr. | unc.] OPe : *corr.* S *m. rec. ex* dr. ‖ 22 a] SO : *om.* Pe ‖ 23 insignis et illustris] S : solempnis et insignis OPe ‖ 24 parata] OPe : preparata S ‖ 25 componitur] OPe : composita S ‖ 26 nucibis] *add.* OPe et ‖ 29 alio] SPe : alia O

(35) Rasis tamen dicit: et sumatur nucum siccarum a cortice sua mundatarum pars .i., salis grossi et folii rute sicci, ana sextam partem .i. partis; caricarum albarum ad quantitatem que omnia posita sunt; simul incorporentur et fiant inde partes ad quantitatem nucis valde parve, ex quibus sumatur una tempore oportuno.

(36) Et Avenzoar quidem tiriace cuiusdam composite ex alliis, asserens certificatum esse apud eum per experientiam ipsius iuvamentum contra morsum cuiuslibet animalis venenosi. Compositio hec est: Recipe alliorum excorticatorum unc. .iv., foliorum necantis patrem suum (*id est pentafilon; et secundum alios est oculus christi*), gentiane, (**S175vb**) omnium trium piperum, zinziberis, ana unc. i; agarici favelle, sticados, ana unc. sem.; opii dr. .ii. Opium infundatur et mollificetur in vino, et tritis aliis solidis medicinis, incorporentur omnia simul super ignem cum melle convenienti et dispumato et per decoctionem inspissato; cuius dosis est a dr. .i. usque ad dr. .ii.

[42b] . . . Tiriaca etiam ex .iv. propinatur proprie contra morsum scorpionum, ex qua dandum est a dr. .i. usque ad .iv.

(43) Et Galienus similiter retulit aliam quam prodesse asseruit proprie contra morsum scorpionis et puncturam rutele, cuius compositio est hec: Recipe aristologie sekel .iv., piretri sekel .iii., piperis sekel .ii., opii sekel .i., mellis quod sufficit; incorporentur simul et fiant inde pillule compresse ad quantitatem fabe egiptiace ex quibus propinentur .ii. cum unc. .iii. vini puri.

(44) Non enim decet ut sumatur aliqua ex hiis medicinis simplicibus vel compositis contra morsuram scorpionum ordinatis nisi cum puro vino et forti, hoc namque venenum est adeo frigidum quod sui frigiditate interficit. Verum si potus vini non permittatur, sumatur vice eius decoctio anisi et similium, sicut dixi.

(45) Et de expertis etiam est ut sekel .i. thuris triti et cribrati sumatur. Stercus columbinum viridis coloris etiam teratur, et tritum cribro valde

---

1 nucum] S : nuc. O : nic. Pe | siccarum] OPe : *om.* S | sua] SO : suo Pe || 2 .vi. partem] OPe : .vi. partes S || 3 posita sunt simul] Pe : posita simul S : simul posita O || 6 composite ex alliis] S : ex aliis composite OPe || 8 venenosi] *add.* OPe cuius | est] SPe : *om.* O || 10 secundum] SO : pro Pe | alios] S : quosdam OPe || 12 opium] SO : apium Pe || 13 melle convenienti et] S : convenienti melle OPe || 15 dr. .ii.] SPe : .ii. dr. O || 18 similiter retulit] S : super retulerit Pe : similiter O || 21 pillule] S : pinee OPe || 24 sumatur] SPe : firmatur O || 27 non] SPe : que O || 29 et de…sumatur (sumatur *om.* O)] OPe : *mg.* S || 30 viridis] SO : vii nd Pe | coloris] O : col' Pe : columbe S | etiam] OPe : *om.* S | teratur] SO : tritatur Pe

subtili et denso cribretur et cum butiro vaccino et melle incorporetur; et propinetur .ii. sekel ex eo ei quem pupugit scorpio, nam mitigabit illico dolorem et cruciatum patientis. Dicit etiam Johannitius quod si alkitran albo emplastretur locus morsus, quod inmediate dolor eius mitigabitur.

(46) Inquit compilator: est quoddam animal venenosum cuius rememorationem fecerunt sapientes in libris (**S176ra**) huius artis quod nominaverunt "velociter currens." Est quidem una ex speciebus scorpionum habens corpus parvum, neque tamen caudam erectam tenet super caput suum sicut verus scorpio. Invenitur in regionibus orientalibus, fertur etiam quod ex eis reperientur apud nos. Et breviter quicquid confert puncturis et morsuris aliorum confert etiam puncturis et morsuris istorum.

(47) Et rutela quidem est nomen quod de pluribus animalibus dicitur, et ferunt quidam quod sunt .vi. species ex eis et quidam quod sunt .viii., et harum quidem specierum rutele sive aranee peior est (ut aiunt) illa que reperitur in egipto. Sunt tamen .ii. species ex hiis valde male que in domibus et pluribus regionibus reperiuntur, quarum una parva corpore longos pedes habet, et hoc texit filos longos et nigros; alia autem habet corpus magnum et pedes breves, et texit in tectis telam albam cristallinam panno subtili quod dicitur boukeram simillimam. Nocumentum autem specierum trium superstitum non est magnum, unde interdum sentit sive percipit quis de nocte puncturarum ipsarum et interdum non, sed mane sequenti videtur locus puncture tumidus et rubidus; et cum in hoc casu .i. unc. panis dentibus masticati aut farine et salis in oleo decocte superponitur, dissoluitur rubor et tumor eodem die.

(48) Alie autem species aranee reperiuntur in locis solitariis, et dixerunt quod quedam ex hiis habent caudas sicut ille que in egipto

---

1 cribretur] OPe : cribetur S | incorporetur et propinetur] OPe : incorporentur et propinentur S || 4 albo] S : albo inte liquida Pe : alb'n O || 7 velociter] S : celeriter OPe || 8 parvum] S : per illum Pe : *om.* O | erectam tenet] SPe : tenet erectam O || 10 ex eis reperientur] S : reperientur ex eis OPe || 11 puncturis et morsuris] SO : morsuris et puncturis Pe | aliorum confert... morsuris] Pe : *om.* O : *mg.* S || 14 ex eis] S : eorum OPe || 16 egipto] SO : egiptio Pe | male] SO : mala Pe || 18 longos et nigros] S : nigros et longos OPe | alia autem habet] OPe : etiam S || 19 et] SO : *om.* Pe | breves] S : versos OPe || 20 boukeram simillimam] SPe : bokeran famili'am O || 21 specierum trium] S : trium specierum OPe | superstitum] SO : superfatum Pe || 22 puncturarum] SO : puncturas Pe || 23 sequenti] S : sequentur O : sequentur et Pe | ru(bidus)] S : rub. O : rabius Pe || 25 dissoluitur] S : dissoluetur OPe | eodem] S : eadem OPe || 26 alie] *scrips.* : allie S : aliee O : allia Pe | aranee] *add.* Pe et || 27 dixerunt] S : retulerunt OPe

albonsarsa nominantur. Punctura autem omnium harum specierum puncture scorpionis similis est et propinqua, unde quicquid confert puncture scorpionis confert etiam puncture aranee.

(49) Reperi etiam nichilominus quasdam medicinas speciales et proprias contra morsum aranee, ex quibus est una ut (**S176rb**) dr. .v. radicis sparagi decocte in .vi. unc. vini sumantur in potu. Expedit etiam in proposito si sumatur ex foliis melisse in potu cum vino a dr. .i. usque ad dr. .iiii., et proderit si ex eis locus omnis puncture completur. Confert etiam ad hoc ut sumatur in potu ex fructu tamarisci a dr. .ii. usque ad .vi. Et ex conferentibus etiam in proposito est ut sumantur in potu dr. .x. ex succo foliorum mororum. Hee autem omnes medicine cum vino vel cum decoctione aliqua debent sumi. Nichilominus sekel .i. cimini triti potest in proposito cum aqua frigida ministrari, et de linimentis sive emplastris in proposito convenientibus est linimentum cum vino et succo mirte factum. Confert etiam in proposito linimentum sive emplastrum post scarificationem et suctionem supradictam ex lacte vel succo papaveris ortensis factum.

(38) Et Avicenna quidem retulit confectionem quandam morsure vel puncture cuiuslibet animalis conferentem, compositio cuius hec est: Recipe cinomomi, cimini, et seminis cicute, ana dr. .iii.; gentiane, aristologie rotunde, ana dr. .i. et sem.; piperis albi, mirre, quartam <partem et> sem.; incorporentur omnia cum melle dispumato; cuius dosis est dr. sem.

(39) Galienus etiam fecit rememorationem cuiusdam medicine universaliter conferentis omnibus necantibus et perniciosis animalibus et suffocationi matricis, et est hec: Recipe succi iusquiami sekel .iiii., opii, castorei, piperis albi, costi, mirre, ana sekel i; quibus contritis et pulverizatis, superinfundantur .iii. dr. vini dulcis, et consequenter ponatur

1 albonsarsa] *scrips.* : albōsarsa S : albousarsa O : albonus sarsa Pe, *add.* OPe in arabico : *abū sūfa Ar.* | nominantur] S : nominatur OPe | omnium harum] SO : omniarum Pe || 2 puncture] SO : puncturis Pe || 3 aranee] S : aranearum O : errauce Pe || 4 medicinas] SO : medias Pe | speciales] S : species OPe || 8 dr. .iiii.] SPe : 4 dr. O || 9 ex fructu] SPe : *om.* O || 12 aliqua] anisi *Ar.* | debent sumi] S : dent sumi Pe : dicitur fumi O || 13 cimini] Pe : sinomi S : símí O : *shūnīz Ar.* | triti] *add.* Pe in alia cinomomi triti || 19 compositio cuius] SPe : cuius compositio O | hec est] SPe : est hec O || 21 mirre] S : mirte O : mir. Pe | quartam s(em).] S : iiii seminis Pe : quartam partem dr. unius O || 25 conferentis] S : conferantis Pe : conferentibus O || 27 castorei] OPe : castorum S | mirre] OPe : mirte S | ana] SPe : *om.* O || 28 et] SO : *om.* Pe

ad solem donec totum inspissetur et fiant inde trocisci ad quantitatem fabe magne, et propinetur in tempore oportuno cum unc. .iii. vini dulcis. **(S176va)**

(40) Inquit compilator: ego quidem collegi ex dictis antiquorum et posteriorum huiusmodi medicinas compositas generaliter predictis venenis conferentes, quarum efficacia magis est sensibili effectu approbata, unde propinentur ex eis que magis placent ministranti.

(37) Omnes autem tiriace predicte cum vino vel decoctione <aneti> ut predixi sunt sumende, et doses earum inter maiores et minores medie existentes variande sunt penes etatem patientis et penes intentionem vel remissionem accidentium et penes regiones et tempora anni, nam tempore et regione frigidis possunt patientes sumere fortes medicinas, non autem in calidis.

---

5 generaliter] S : generali OPe || 6 approbata] S : approbat a Pe : approba O || 9 et minores] SPe : *om.* O || 12 frigidis] SPe : frigidas O | fortes . . . calidis] SO : *om.* Pe

Capitulum quintum eiusdem partis

De medicina speciali et propria ei quem momordit aliquod ex animalibus determinate

(41) In morsura igitur scorpionis inchoetur ab eo quod dictum est capitulo primo de regimine istorum in generali, scilicet a ligaturis et suctionibus et superpositionibus emplastrorum super morsuram, et consequenter sumantur quecumque prius reperta fuerunt ex simplicibus medicinis specialibus et propriis contra morsuram scorpionis, quorum scilicet rememorationem faciam in hoc loco.

(42a) Sumantur ergo dr. .iii. foliorum melisse in potu et fricetur locus morsure ex eisdem. Galienus: competit etiam in proposito ut dr. .ii. seminis pomi citrini propinentur in potu. Et radix quidem coloquintide est perutilis medicina contra morsuram scorpionum: maior autem dosis eius est dr. .ii. Expedit etiam ut ipsa trita more emplastri superponatur morsure recenter facte.

(50) De conferentibus autem morsure apum et vesparum est ut dr. .v. seminis altee bulliantur in lib. sem. aque et unc. .i. vini et sumatur in potu. Item sumatur in potu pondus unius (**S176vb**) sekel ex foliis balsamite cum unc. .ii. oximellis. Item recipe coriandri, zuccari, ana sekel .i., et cum aqua frigida distemperentur et in potu sumantur. Ex conferentibus etiam in proposito est esus herbarum frigidarum ut pote rostri porcini, portulace, lactuce, et etiam cucurbite. Proderit etiam ad hoc succus mali granati vel uve acerbe in potu sumptus cum aqua frigida.

(51) Ex conferentibus autem emplastris super morsuram vesparum et apum apponendis est ut bolus armenicus vel lentigo aque cum aceto dissoluta superponatur more emplastri. Confert etiam ad hoc si lintheolus cum aceto et grandine et aqua rosacea inmersus ponatur supra locum; aut fiat emplastrum ex malvis, semperviva, coriandro viridi, aut cum melle, sale, et aceto.

---

4 igitur] SPe : ergo O | scorpionis] S : scorp. O : scorpionum Pe || 5 primo] S : post OPe || 7 reperta fuerunt] S : inventa fuerint O : tacta fuerant Pe || 9 scilicet] SPe : etiam O || 11 ex eisdem Galienus] OPe : *om.* S | competit] S : ponit O : in posu Pe || 13 perutilis] OPe : pertulit S | medicina] OPe : medicinas S || 14 eius est] SPe : est eius O || 15 facte] *add.* S de cura morsure apum et vesparum : *add.* O de cura morsure apum || 18 ex foliis] S : foliorum Pe : fol. O || 20 distemperentur] SO : distemperantur Pe | ex] SPe : et O || 22 etiam] SO : *om.* Pe | proderit] S : prodest OPe || 23 mali] SO : male Pe | in potu sumptus] S : sumptus in potu OPe || 24 autem] S : aut OPe || 25 apponendis est] S : apponendis O : aponendum est Pe | bolus] SO : bonus Pe | vel] SPe : *om.* O || 27 grandine] *kāfūr Ar.* | supra] S : super OPe || 28 locum] *add.* O morsure | fiat] SO : ponatur Pe

(52) Retulerunt autem nichil melius esse tiriaca maiori in venenis et morsibus animalium non ex putrefactione generatorum et etiam morsure tiri. Antiqui enim philosophi et medici fuerunt vehementer attenti in hoc casu propter vehementiam contrarietatis et nocumenti ipsius ad hominem, unde non cessaverunt multis annis querere experientias · 5
in hoc facto, ita quod tandem tiriacam maiorem super hoc elegerunt, in cuius defectu sumantur trocisci quorum compositio est hec: Recipe hendecoca (*fertur esse species trifolii*), aristologie rotunde, rute silvestris, farine orobi, ana partem i; incorporentur bene simul cum aceto et inde parvi trocisci figurentur, ex quibus sekel .i. cum dr. .i. vini veteris sive 10
antiqui. Ferunt enim ipsos prodesse loco tiriace maioris contra tiri morsuram, pro quanto decet ut in promptu habeantur. Dixerunt enim quod vinum decoctionis casbar alon (*id est capilli veneris*) curat hominem a tiri morsura. (**S177ra**) Ferunt etiam quod si vinum decoctionis .vi. dr. radicis vitis albe sumatur in potu, quod protegit hominem a nocumentis 15
morsure animalis predicti. Et concordati sunt quod agaricus sit tiriaca specialis in proposito, unde sumatur ex eo trito sekel .i. cum lib. sem. vini veteris, et proderit contra morsuram predictam. Ex hiis autem que conferunt cum superponitur morsure predicte est ut post scarificationem et suctionem predictam succus a caule expressus et cum vino 20
mixtus desuper liniatur.

(53) Retulit etiam Galienus linimentum conferens contra morsuram tiri, cuius compositio est hec: Recipe balsami, serapini, ase fetide, opopanacis, ana sekel .i.; alcanne, sulfuris vivi, ana sekel .ii.; tritis terendis et gummis electo modo liquefactis, incorporentur bene simul 25
donec substantiam habeant unguenti, et fiat inde supra morsum linimentum et superponatur folium ficus vel urtice.

(54) De morsura canis rabidi. Signa canis rabidi quorum rememorationem fecerunt medici sunt plura, que omnia sunt vera, neque oportet producere sermonem super memoriam eorumdem. Constat quod cum 30
aliquis videt eum, fugit et elongatur naturaliter ab eodem, sicut a morsu

---

2 morsibus] SO : morsubus Pe | putrefactione] SO : petrafactione Pe || 3 enim] S : vero O : *om.* Pe | fuerunt] SPe : ferunt O || 4 hoc casu] SO : occasu Pe || 7 hec] SPe : *om.* O | hendecoca] SO : hendocoe Pe || 8 silvestris] S : sive OPe || 9 incorporentur] OPe : incorporarentur S | simul] SO : *om.* Pe || 10 veteris sive] SPe : *om.* O || 12 enim] S : etiam OPe || 13 casbar alon] S : oris baralbum OPe : *kazbar al-bi³r Ar.* || 15 albe sumatur] Pe : absumatur SO || 16 morsure] SO : morsurarum Pe || 20 expressus] SO : exaratus Pe || 24 .i. alcanne . . . sekel] OPe : *om.* S || 28 morsura] S : morsu O | de morsura canis rabidi] SO : *om.* Pe || 30 memoriam] SO : rememorationem Pe | eorumdem] S : eorummet OPe || 31 aliquis] S : quis OPe

tiri vel etiam scorpionis. Canes etiam isti fugiunt ab homine. Et semper visus est solus canis iste, inceditque per loca in via et parietibus coniungitur, neque latrat, nec dubium est quin ex quo homines percipiunt eius furiam conantur cito eum interficere suo posse. Contingit nichilominus interdum ut mordeat hominem in obscuro, et sic interdum ignoratur an rabidus fuerit nec ne. Nichil autem ex hiis que relata sunt prodesse contra morsuram canis rabidi possunt nisi patiens prius curetur quam ab aqua seu eius intuitu terreatur; **(S177rb)** nunquam enim visum fuit ut quis evaderet postquam ab ea terebatur. Morsus autem a cane rabido non invenit maiorem dolorem quam in morsura canis alterius, verumptamen perniciosa accidentia ipsum esse rabidum protendentia apparent proculdubio post diem octavum, interdum tamen non apparet nisi per longum tempus. Propter quod decet ut cum quis fuerit morsus a cane rabido vel ignoto quod regatur secundum ea quorum rememorationem fecimus capitulo primo de regimine huius in generali, scilicet ligando ipsum, scarificando, sugendo, et a loco cum ventosis egressum sanguinis procurando, vomitum etiam provocando et in potu tiriacam propinando. Regaturque convenienter cum medicinis contra morsus canis rabidi propinandis quarum rememorationem faciam in hoc loco, sumendo interius vel exterius superponendo.

(55) Ex hiis autem est ut omni die sumatur sekel sem. ex licio, scilicet cum aqua frigida distemperata, aut sumatur omni die ex gentiana trita et cribrata sekel .i. cum aqua frigida. Laudabilius autem predictis omnibus et utilius in proposito sunt cancri fluviales convenienter propinati. Propinetur ergo pulvis eorum ustorum et tritorum pondus .i. dr. singulis diebus.

(56) Ex compositis autem medicinis in hoc casu convenientibus, quarum quidem iuvamentum verificatum est per experientiam a Galieno et ab aliis ab eo, est sequens tiriaca cuius compositio est hec: Recipe thuris, gentiane, ana partes .v.; pulverum cancrorum fluvialium ustorum partes .vi.; terantur et in pulverem redigantur, ex quo propinantur prima

---

1 etiam] S : *om.* OPe | isti] SO : illi Pe | fugiunt] SO : fugerint Pe || 3 quin] SO : quoniam Pe || 4 cito eum] O : *tr.* Pe : illico eum S || 5 ut] OPe : quod S | hominem] SO : *om.* Pe || 6 hiis] S : eis OPe || 8 intuitu] SO : *om.* Pe, *mg.* Pe | nunquam] *scrips.* : sicutquam Pe : nuncquid O | nunquam enim . . . ea terebatur (trahatur Pe)] OPe : *om.* S || 10 non] OPe : *om.* S | dolorem] *add.* OPe cum morsus est ab eo || 12 tamen] SPe : enim O || 14 rememorationem] OPe : commemorationem S || 15 scilicet] S : *om.* OPe || 17 procurando] OPe : propinando S || 18 morsus] S : morsum OPe || 21 hiis autem] OPe : autem hiis S | sekel sem. . . . aut] OPe : *mg.* S *m. rec.* || 25 ergo] SO : igitur Pe || 28 quidem] SPe : quedam O || 29 ab] S : *om.* OPe

die dr. .ii. cum <aqua> frigida et augeatur dosis predicta omni die dr. sem. ita quod nona die ad dr. .vi. pervenerit. Alia medicina composita cuius etiam iuvamentum per experientiam est approbatum: Recipe gentiane, mirre, dr. i; pulveris cancrorum fluvialium ustorum dr. .ii., ex quo fiat pulvis ex quo sumatur singulis diebus cum frigida. (**S177va**)

(57) Ex medicinis autem morsure canis rabidi superpositis post generales operationes supradictas utiliores sunt iste, scilicet ut farina orobi cum vino rubificata et malaxata superponatur morsure predicte; aut amigdale amare trite cum melle incorporentur donec sufficientem habeant spissitudinem, et superponatur. Verum terantur folia mente cum sale et morsure apponantur, vel dissoluatur asa fetida in vino et inde morsure ragadie impleantur; aut sumantur nuclei nucum, cepe, et salis, partes equales, et cum melle incorporentur ita quod habeant unguenti substantiam, et superponatur loco morsure. Sic ergo patiens superponere debet quodcumque istorum primo invenerit.

(58) Et oportet quod sic morsus continuet saltim .xl. diebus usum emplastrorum et potuum predictorum, nec permittatur morsura claudi ante diem .xl., immo decet ut cum artabitur sive clausioni appropinquabit, quod emplastris et medicinis ad hoc compilatis aperiatur ac etiam dilatetur. Non etiam est possibile quin infra .xl. dies accidant varia accidentia patientibus, et hoc per dispositionem corporum ipsorum in complexione propria et similibus, quibus indigebunt farmacia, flebotomia, vel clisteri, necnon varietate et mutatione diete in cibis et potibus et similibus. Dare autem artem istorum non est de intentione huius libri; non enim intendimus in hoc loco nisi dare principium artificialis operationis in hoc casu, scilicet quod possit sufficere patienti donec invenerit sufficientem medicum potentem ad huiusmodi difficilia et ardua (**S177vb**) regulare.

(59) In morsura autem canum domesticorum et hominum, necnon etiam aliorum animalium venenum non habentium, sufficit quidem si locus vicissim in oleo calido fomentetur ut dolor patientis mitigetur,

5

10

15

20

25

30

---

1 predicta] SO : *om.* Pe ‖ 3 est] S : *om.* OPe ‖ 4 ex quo] S: *om.* OPe ‖ 6 superpositis] SO : superponendis Pe ‖ 7 utiliores] SO : *om.* Pe ‖ 11 apponantur] S : applicentur Pe : appliceretur O | in] OPe : cum S ‖ 12 nucum] S : nucis Pe : nuc. O ‖ 14 ergo] SO : igitur Pe | patiens superponere debet] SPe : oportet patientem superponere O ‖ 15 invenerit] SPe : venerit O ‖ 16 .xl.] SPe : 4 O ‖ 18 artabitur] SO : arabitur Pe | clausioni appropinquabit] SPe : claudatur O ‖ 19 hoc] OPe : *om.* S ‖ 21 per] S : secundum OPe ‖ 24 non] SPe : *om.* O | de] OPe : *om.* S ‖ 30 etiam] SPe : et O ‖ 31 mitigetur] SO : mitigatur Pe

et convenienter faba cruda tamdiu in ore masticata quod substantiam unguenti vel emplastri habuerit loco morsure apponatur, aut frumentum masticatum; et si masticans fuerit ieiunus et predictorum masticationem in primo die fecerit, iuvabunt quidem amplius medicamina antedicta.

(60) Ex conferentibus etiam ad hoc est ut cepa trita cum melle incorporata superponatur, aut mica panis frumenti masticati.

(61) Et sciendum quod deterior morsuris est mordentis in ieiuno. Et si cum hoc contingat quod mordens fuerit male conditionis in complexione sua, aut usus fuerit cibis contrariis in specie sua, et cum hoc etiam fuerit famelicus, tunc quidem morsura eius erit propinqua in malitia morsuris venenosorum, presertim si mordens fuerit plectoricus et eius humores illaudabiles et membrum debile quod mordetur: possibile enim est ut ipsum tunc corrumpatur et in eo periculum augeatur. Predicte autem medicine sunt preter intentionem nostram in hoc libro.

(62) Verum quod de medicinis tiriacalibus hiis diximus et retulimus contra morsuras et puncturas animalium frequenter contingentes in civitatibus et castris, erit quidem sufficiens cum Dei auxilio benedicti.

(63) Sunt autem diligenter et constanter attendenda dicta sapientum in libris suis de differentia que est inter morsuram (**S178ra**) canis rabidi et non rabidi. Retulerunt enim michi plures ex antiquis oraculo vive vocis quod ob hoc plurimi perierunt. Si ergo constiterit quod canis qui momordit aliquem non fuerit rabiosus, curetur sicut dixi et claudatur postea vulnus eius. Est autem magnum periculum si non cautela fuerit adhibita ut per propria signa certitudo habeatur an fuerit rabiosus vel non. Nam quidem ex antiquis famosis medicis retulit michi quod ipse viderat quendam iuvenem textorem quem momordit canis quidam, nec potuerunt scire medici ex accidentibus patientis an fuisset rabidus, pro quanto opinati sunt ipsum fuisse canem domesticum et

1 in] Pe : *om.* O : *ins.* S || 4 in primo die fecerit] S : fecerit primo die Pe : fecerit O || 6 cepa] OPe : cera S || 7 superponatur] SO : supraponatur Pe | frumenti masticati] OPe : masticati qui sit de frumento S || 8 deterior] *add.* ex Pe || 9 mordens] morsus *Ar.* | conditionis] S : complexionis OPe || 11 etiam] SPe : *om.* O || 12 plectoricus] plectoricum S || 14 eo] *add.* Pe tunc || 23 qui] SPe : quod O | momordit] SPe : momorderit O | aliquem] SPe : *om.* O | rabiosus] OPe : furiosus al. rabiosus S || 24 si non . . . fuerit adhibita] S : *om.* OPe || 25 ut] SO : nisi Pe || 26 vel] S : an OPe | antiquis] SPe : *om.* O || 27 viderat] SPe : viderit O | quendam] OPe : quandam S | quem] OPe : quam S || 28 nec potuerunt scire] S : scire nec poterunt O : nec poterant scire Pe

sanum, et post unum mensem vel parum post clauserunt vulnus eius et tanquam perfecte sanus fecerit longo tempore opera sanorum; tandem apparuerunt in eo opera eius et accidentia que solent accidere ei qui mordetur a cane rabido, et morte extinctus mortuus fuit, propter quod oportet et decet quemlibet esse valde sobrium in hoc casu. Malitia enim venenorum est nulli comparabilis.

2 tanquam] OPe : quamquam S | sanus] Pe : *om.* SO | fecerit] S : constiterit O : constiterat Pe | opera] SO : *om.* Pe || 5 oportet et] S : *om.* OPe

Capitulum sextum

De relatione ciborum convenientium eis qui mordentur in generali et etiam in speciali necnon de quibusdam proprietatibus convenientibus in hoc casu

(64) Quicumque ergo morsus fuerit ab aliquo animali venenoso aut etiam venenum in potu assumpserit, utatur mica panis cum oleo et butiro, et sumat in potu lac recenter mulsum, comedatque frequenter ficus, nuces, avellanas, pistaceas, rutam, cepas, et allia. Continuet igitur esum omnium istorum simul compositorum vel alicuius ex eis per se (**S178rb**) sumpti, quodcumque scilicet primum quod ex eis invenerit. Et vitet omnes carnes in generali, tam ambulantium quam volatilium, nam cibus ex carnibus generatus est dispositus suscipere corruptionem ex ventositate sive vapore a veneno derelicto in sanguine eius qui morsus est ab aliquo venenoso aut qui venenum assumpsit, unde corrumperetur inde totus sanguis eius perniciosaque accidentia pateretur. Utatur etiam multo sale in cibis suis, ipsum namque urit venenum et desiccat. Congruit etiam in proposito esus mellis, et maxime cum butiro. Ignoro autem rationem et causam de qua sit confidendum huius que famosum est apud vulgos, ne scilicet aliquis morsus comedat panem azimum semicoctum, nec etiam inveni testimonium super hoc alicuius sapientis. Congruit ut quantum poterunt vinum bibant, et quod etiam cum eorum cibis misceatur, presertim in eo qui a scorpione morsus est, et vinum inebrians est eis congruum. Si autem morsus a scorpione repleretur et conficeretur nucibus, ficubus, alliis, ruta, et vino forti, mitigaretur illi dolor eius nec alio regimine indiget. Hoc autem regimen congruit cuilibet morso cum eis accidit frigus forte aut calor non fortis sive non violentus.

---

2 de relatione . . . hoc casu] SO : *om.* Pe || 5 ergo] SO : igitur Pe || 6 in potu assumpserit] S : sumpserit in potu O : in potu assumpsit Pe || 8 igitur] SPe : ergo O || 10 ex] OPe : *om.* S | cibus] sanguis *Ar.* || 12 nam cibus ex carnibus generatus] SO : *iter.* Pe || 13 sive] S : sic O : aut Pe || 14 venenoso] *add.* O animali | qui] S : *om.* OPe || 15 inde totus sanguis eius] S : inde totus sanguis O : eius corpus sanguis inde Pe | perniciosaque] SPe : perniciosa O || 16 ipsum namque] *tr. et corr.* S || 17 et maxime] SPe : *iter.* O || 18 autem] SPe : etiam O | confidendum] OPe : confitendum S || 21 poterunt] S : poterit OPe | bibant] SO : bibat Pe || 22 misceatur] Pe : misceantur O : misce'tur S | qui a] S : quia O : qui Pe || 23 scorpione] *add.* Pe debito modo || 24 repleretur et] SO : regeretur Pe | mitigaretur] SO : et mitigare Pe || 26 congruit] SPe : convenit O

(65) Verum si aliquis morsus a venenosis vel ille qui venenum assumpserit et fuerit inflammatus et multam aquam bibere appetit, comedat panem mediocriter fermentatum (**S178va**) per se aut cum modico butiro, et sumat poma acria et mala granata acetosa et sirupum eorum bibat. Et si fuerit vehementer inflammatus, comedat herbas frigidas sicut rostrum porcinum, endiviam, lactucam, et cucurbitam, et sufficiat ei in potu sumere secanabin, et aquam mixtam cum modico vini. Non debet omittere omnino esum nucum et ficuum; sumat tamen parum ex hiis, regulando hoc penes violentiam caloris quem patiens patitur.

(66) Et confert proculdubio ei quem momordit canis rabidus quicquid de cibis dictum est in hoc libro, sale dempto, propter quod modicum est ponendum de eo in cibis et ferculis eius. Et de conferentibus ei ex proprietate est sumere in potu brodium decoctionis parvorum pullorum gallinaceorum et laudabilium avium, sicut turturum, perdicum, et sturnorum. Vitet tamen columbos, nam sunt ei valde illaudabiles et nocivi. Utatur etiam in cibis suis caulibus, nam conferunt ex proprietate contra morsum canis rabiosi. Expedit etiam ut frequenter in cibis suis cepis et alliis crudis vel decoctis utatur, et comedat interdum (non tamen continue) pisces salsos. Caro autem cancrorum fluvialium et ius decoctionis ipsorum conferunt ei amplius ceteris cibis omnibus, unde sunt ei cibus et medicina; conferunt etiam cuilibet morso ex sua proprietate.

(67) De conferentibus etiam sui proprietate experientia probata sunt cerebra gallinarum assata, ipsa enim nedum conferunt morsis a venenosis, sed etiam eis qui venenum aliquod assumpserunt, et cum hoc etiam sanorum rectificant intellectum, sic et ius turturum; hoc enim ius ex sui (**S178vb**) proprietate depurat celeriter intellectum. Cortex etiam limonis comestus confert ex sui proprietate contra omnia venena; idem operatur decoctio ipsius foliorum in potu sumpta.

---

2 inflammatus] *scrips.* : inflatus SOPe | appetit] Pe : appetunt O : appeterunt S ||
5 inflammatus] SPe : inflatus O || 8 omittere] SO : emittere Pe | et] SPe : *om.*
O | parum] OPe : *om.* S || 9 quem] OPe : quam S || 10 momordit] SPe : momorderit
O || 11 de cibis] S : *tr.* OPe *post* dictum est || 13 ex] SO : a Pe || 14 avium] SO : *om.*
Pe || 16 suis] *add.* O omnibus || 17 rabiosi] SO : rabidi Pe || 18 cepis] SO : reperis
Pe | alliis] SO : alleis Pe || 20 omnibus] OPe : *om.* S | unde . . . proprietate] SO :
vacat Pe | sunt] S : super O || 21 et medicina] S : ex foliis m'te O | conferunt] S :
confert O || 23 sunt] Pe : super S : *om.* O | gallinarum] S : galinacea Pe : gallinata
O, *corr.* O *ex* galligata || 24 venenosis] SPe : venenis O | aliquod] Pe : aliquid S : *om.*
O | assumpserunt] SPe : sumpserunt O || 26 celeriter] S : colericum O : *om.* Pe ||
27 ex] S : *om.* OPe

(68) Concordati autem sunt omnes medici quod fumigium factum ex cornu cervino fugat omnia animalia venenosa, et maxime viperas et serpentes. Retulerunt etiam quod fumigium factum ex quolibet sequenti—cineris ungularum caprarum, sinapi, aut sulfure, sinono, opio, aut capillorum—fugat omnia animalia venenosa. Fumus etiam resolutus a pulveribus scorpionum combustis fugat omnes scorpiones abinde.

(69) Fumigentur ergo loca ex predictis in quibus opinabitur esse aliquod animal venenosum, nam electio ex humana previsione directa liberat hominem et protegit a pluribus casualiter contingentibus et obviantibus; non tamen constat de tali protectione nisi quis a Deo cum adherentia protegatur, qui sit benedictus in secula.

Hoc hactenus; ex nunc autem inchoabimus tractatum secundum huius libri.

---

1 autem sunt omnes] S (*del.* S autem *post* omnes *et ins. ante* sunt) : sunt autem omnes OPe ‖ 4 ungularum] Pe : ungulis SO | sinono opio] S : syneno opio Pe : fumigium O | aut capillorum] SPe : ex capillis hominum O ‖ 5 omnia] OPe : *tr.* S *post* venenosa ‖ 6 combustis] SPe : combustus O ‖ 7 esse] *add.* O scorpio vel ‖ 8 previsione] SPe : provisione O ‖ 10 non] S : nec Pe : sicut O ‖ 12 hoc hactenus (accensus Pe) . . . libri] SPe : seculorum amen O

Capitulum primum tractatus secundi
De custodia et preservatione a venenis necantibus

(70) Inquit compilator: decet quidem hic preponere rememorationem cuiusdam preambuli noti naturalibus, non medicis, licet Galienus relationem fecerit ipsius in parte quoniam primo dictum preambulum comprehendit; ipse tamen locutus est in eo secundum opinionem artificum medicine, unde non declaravit preambulum ad hoc necessarium, cuius nunc nos rememorationem faciemus.

(71) Est ergo sciendum quod hec corpora mixta seu ex elementis composita variantur inter se coloribus, saporibus, et odoribus; et hec quidem omnia sunt proculdubio (**S179ra**) in ipsis accidentia, nec est idem iudicium de coloribus, saporibus, et odoribus predictorum, nam sicut color est unum accidens in colorato, sic etiam et quod percipitur a quolibet ex illo accidenti est unum, non varium sed diversum. Verbi gratia, quoniam non sequitur ex colore nigro aliquod individuum in aliqua proprietate alicuius animalis effectum nigredinis, scilicet congregationem visus, et in alia effectum albedinis, scilicet disgregationem visus; immo proculdubio est unus effectus in specie apud quemlibet videns.

(72) Non autem est sic de sapore et odore; immo quod unus erit sapor delectabilis in ultimo apud aliquam speciem animalium, et in ultimo abhominationis et displicentie apud aliam. Hoc est quia placebit valde uni speciei gustus eius, et hoc est effectus saporis dulcis, et alii plurimum displicebit, quia ex amaro sapore pontico vel stiptico convenit, sicut in radicibus et principiis naturalibus est ostensum. Nota est omnibus ultimitas malitie amaritudinis coloquintide apud nos, et earum delectatio et amicabilitas apud porcos ex conatu eorum in esu et comestione ipsorum. Idem etiam convenit in odoribus: odorabilium unum enim et idem erit delectabilis saporis et odoris alicui speciei, alii autem non, et per consequens cibus et nutrimentum, eo quod communicat cum complexione ipsius et alii econverso. Et inde est quod quedam

5

10

15

20

25

30

---

2 de] OPe : *om.* S ‖ 4 noti] *scrips.* : non SOPe, *corr.* S *ad* noti *m. rec.* | medicis] SPe : medicamentis O ‖ 5 ipsius] SPe : *om.* O ‖ 9 ergo] SO : igitur Pe | seu (sive S) ex elementis composita] SO : *om.* Pe ‖ 10 coloribus] SO : colori Pe ‖ 12 saporibus et odoribus] Pe : odoribus et saporibus SO ‖ 15 individuum] SO : indi'm Pe ‖ 16 et in . . . visus] SPe : *om.* O | 17 immo] S : sermo OPe ‖ 19 immo] SPe : item O ‖ 21 displicentie] S : discipline OPe | aliam] SPe : animalia O ‖ 22 hoc] SPe : hic O | et] S : *om.* OPe ‖ 25 amaritudinis coloquintide] S : *tr.* P : colloquintide O ‖ 27 et comestione ipsorum] SO : *om.* Pe ‖ 28 unum enim] SO : *tr.* Pe | saporis et odoris] SO : odoris et saporis Pe ‖ 29 non] Pe : *om.* SO

vegetabilia sunt cibus et nutrimentum conveniens cuidam speciei ani-
malium et alii venenum necans, et horum exempla retulit Galienus.

(73) Et post hoc preambulum dicit quod quicquid ex vegetabilibus
<sive> carnibus animalium fuerit homini delectabile, scilicet laudabi-
lis odoris sapidi et dulcis, quod illud erit quidem cibus et nutrimentum
conveniens, pro quanto poterit ex eo comedere (**S179rb**) cum omni secu-
ritate. Verumptamen non decet ut comedatur ex habentibus sapores
alios—puta amarum, acutum, acetosum, et alios ab istis—nec etiam ex
habentibus odorem illaudabilem, donec cum scit sive quarum fuerit spe-
cierum. Creditur autem de quodam vegetabili acutum saporem habente
quod sit rafanus agrestis, et tamen est quedam species necantium; est
etiam quidam fungus boleto vel cubibus similis, vergens ad nigredinem
quandam, et tamen de genere venenosorum. Propter quod decet ut hui-
usmodi sapores varii et diversi evitentur, et omnia etiam sapores illauda-
biles habentia, quorum operatio virtus et proprietas occultabitur. Decet
etiam ut fercula colorata apud nos assueta spissitudinem habentia evi-
tentur, sicut est ferculum quod ex brodio sive decoctione piscium confici-
tur in egipto, et facta cum succo limonum; et varios et diversos colores
habentia, qualia sunt fercula quorum compositionem ingreditur sumac
aut succus malorum granatorum aut almuri. Vitentur etiam illa in qui-
bus acetosus sapor vel stipticus dominatur, aut valde dulcia aut lauda-
bilem odorem habentia, et que cum aceto et cepis et alliis condiuntur. Nec
sumantur cibaria nisi de manu eius de cuius preparatione et oblatione
confidentia habeatur; non ergo sit forensis sed familiaris potius, bene
notus. Non autem potest quis machinare qualiter posset cuiquam venenis
obesse nisi cum predictis cibis, et hoc quia sapor, odor, vel color veneni
potest in eis occultari. Non autem potest sic in aqua decoctionis carnium
ambulantium (**S179va**) <vel> volantium machinari dictus dolus, nam
modicum cuiusque additum immutat substantiam ipsius et colorem et

Line numbers: 5, 10, 15, 20, 25

2 venenum] SO : rem Pe ‖ 5 illud] S : idem OPe ‖ 6 pro] S : quod OPe ‖ 9 scit]
SO : sit Pe | sive] S : vel O : seu Pe ‖ 11 est] SO : et² Pe ‖ 12 quidam] S : quedam
OPe | boleto] S : bolete OPe | cubibus similis] S : cubililet fili's O : cubilibus Pe ‖
13 quandam] Pe : quemadmodum SO, *post* quemadmodum *vacat* S | quod] SPe : *om.*
O ‖ 14 illaudabiles] SPe : laudabiles O ‖ 16 ut] SPe : *om.* O | spissitudinem] S :
spissitudine OPe ‖ 19 ingreditur] S : nigredinis OPe ‖ 20 vitentur] S : videntur
OPe ‖ 21 dominatur] OPe : dominantur S ‖ 22 aceto] OPe : acepto S ‖ 23 de
manu] SPe : *iter.* O | de] *ins.* Pe : *tr.* S *post* cuius ‖ 24 ergo] SO : igitur Pe ‖ 25–27 non
autem . . . occultari] SPe : *iter.* O ‖ 25 machinare] SO : maginare Pe | qualiter pos-
set] S : quare possit OPe | venenis] SO : veniens Pe ‖ 26 sapor] *add.* Pe et ‖
28 machinari] SPe : *om.* O

odorem et saporem. In aquis etiam limpidis et claris nequit committi talis dolus, et nichilominus cavendum est ne aque discooperte in potu assumantur, nam interdum bibunt in eis animalia venenosa, unde cum bibit quis ex ea moritur protinus, acciduntque inde sinthomata et accidentia perniciosa, sicut frequenter vidi et audivi.

(74) Qui autem opinantur quod medicina interemptiva agat preter quod horribilem odorem habeat et saporem, et preter quod immutet colorem et substantiam predictorum cum infunditur in eisdem, propter sui parvitatem, et quod nichilominus interficiat, talis quidem est ignarus non modicum in hac arte, nec contradicit aliquis huic nisi inscius et idiota. Constat enim quod omne quod interficit seu ex proprietate obest animali alicuius speciei est mali odoris et saporis, immutans colorem odorem et saporem illius in quod infunditur. Est autem cautela in hiis omnibus ut cibi et potus sumantur de manu eius de quo fiducia habeatur. In vino autem potest de facili committi fraus predicta. Ipsum enim est ad hoc valde idoneum, eo quod color et odor et sapor veneni possint in eo de facili occultari; ipsum etiam iuvat ad hoc ut venenum possit ad cor de facili penetrare, pro quanto qui sumit (**S179vb**) eum perdit virtutem cogitativam.

(75) Est autem longinquum apud me et impossibile ut in pane possit machinari dictus dolus. Decet nichilominus ut timens sibi non sumat cibos et potus nisi de manu illius de quo confidentiam habeat ultimatam, nec tamen est impossibile perfidum dolosum in omni eo quod comeditur et in potu sumitur ponere venenum simplex vel compositum, et licet non interficiat assumentem, non modicum obest ei, pro quanto nequit constare cuiquam de evasione et securitate talium nisi a Domino tueatur.

5

10

15

20

25

---

3 bibunt] SO : bibit Pe ‖ 4 quis ex ea] S : quis ex eo O : ex eo quis Pe ‖ 10 non] SO : *om.* Pe | modicum] S : medicine OPe | huic] SO : *om.* Pe ‖ 12 immutans] S : immutationem OPe | colorem odorem] *scrips.* : calorem odorem S : colorem OPe ‖ 14 et potus] S : potusque OPe | sumantur] SPe : sumatur O ‖ 15 committi] SPe : quis committere O | fraus] SO : fravus Pe | ipsum enim . . . valde idoneum] OPe : *om.* S ‖ 16 et¹] SO : *om.* Pe | possint] SO : possunt Pe ‖ 17 in eo de facili] SO : de facili in eo Pe ‖ 19 virtutem cogitativam] *scrips.* : virtutem cognitivam S : [*vacat*] vel cogitativam Pe : cognitionem O ‖ 25 pro] S : quod OPe

Capitulum secundum tractatus secundi
De regimine eius qui sumpsit venenum vel timet assumpsisse in generali

(76) Oportet ergo ut qui sumpsit cibum infectum aut qui credit eum sumpsisse procuret primo et celeriter vomitum et reiectionem etiam cibi sumpti, sumendo in potu tepidam aquam decoctionis aneti cum magna quantitate olei ut mundificetur stomacus eius, quo facto consequenter bibat lac mulsum recenter et postea vomat sive reiciat ipsum; deinde moretur aliquantulum, post sumat butirum et etiam reiciat ipsum consequenter. Fertur autem quod in stercoribus pullorum galline sit proprietas magna provocandi reiectionem veneni assumpti per vomitum, propter quod decet quod dr. .ii. ex eis cum aqua calida sumantur et consequenter vomitus provocetur. Et sciendum quod cepa, olea, pinguedines, et axungie tollunt et superant malitiam et fraudulentiam veneni assumpti et cum hoc (**S180ra**) interponunt se inter membra et venenum assumptum.

(77) Post hec autem omnia sumat ex cibis simplicibus vel compositis protegentibus et liberantibus a venenis; sumat igitur immediate quodcumque prius invenerit ex predictis. Et postquam exierit venenum a stomaco per aliquas horas, inducantur sicut dictum fuit in tractatu eorum qui mordentur a venenosis ad cibos quorum relatio facta est sexto capitulo huius libri, et breviter regatur regimine supradicto et prohibeatur ei sompnus donec cibus eius sit digestus. Et si tunc operationes eius salve et laudabiles videantur, dormire et quiescere permittatur, et cibis memoratis duobus vel tribus diebus nutriatur. Et post hec detur ei aliqua ex medicinis tiriacalibus sive liberantibus, simplicibus vel compositis, secundum quod magis videbitur expedire; que cum ab eius stomaco exierit, cum pullis gallinaceis nutriatur donec ad pristinam redierit sanitatem. Et

---

1 tractatus secundi] S : *om.* OPe || 3 vel timet assumpsisse in generali] Pe : vel timet assumpsisse S : in generali O || 4 ergo] S : etiam O : igitur Pe | sumpsit] *add.* Pe venenum vel || 5 etiam] SO : *om.* Pe || 6 decoctionis] SPe : cum decoctione O || 7 ut] SPe : et O || 10 autem] SPe : etiam O || 12 cum aqua calida sumantur] *scrips.* : cum ca. sumantur SPe : propinentur cum aqua calida O || 13 consequenter] SO : convenienter Pe || 18 igitur] SPe : ergo O | immediate quodcumque] S : immediate quamcumque O : quamcumque immediate Pe || 20 fuit] SO : fuerat Pe || 21 venenosis] SPe : veneno sit O || 25 ei] SO : *om.* Pe || 26 secundum quod magis videbitur] SO : sicud videtur magis Pe || 27 expedire] SO : expe're Pe

si post hec omnia contingerint patienti sinthomata mala, sicut dolor et torsiones in stomaco et ventre vomitus aut fluxus ventris, tunc quidem erunt necessarii multi canones et longi in curatione et regimine accidentium predictorum, de quibus tractare minime intendimus in hoc loco.

1 contingerint] S : contingerit Pe : contingerunt O ‖ 2 vomitus aut . . . erunt necessarii] OPe : *mg.* S | aut] SPe : et O | ventris] SPe : venerit O

Capitulum tertium secundi tractatus

De medicinis simplicibus et compositis conferentibus ei qui sumpsit venenum aliquod in generali (**S180rb**)

(78) Inquit compilator: medicine quidem protegentes et facientes evadere a venenis quibuscumque, tam simplices quam composite, dicuntur tiriacales et bezahar—bezahar autem est nomen persicum. Et constat quod prestantior inter has omnes compositas liberantes ab omnibus venenis necantibus est tiriaca magna electa, et post ipsam metridatum, et post ipsum dyatessaron. Ex simplicibus quoque melior est smaragdus, ipse enim est insignis tiriaca contra venenum omne, tam per os assumptum quam cuiuslibet animalis venenosi; habet etiam proprietatem confortandi cor et hominem si solum ore teneatur, et appensus super stomacum exterius confert dolori ipsius, sicut asseruit Avenzoar. Ipse autem fuit vir potentior inter ceteros experimentatores; ipse enim et diutius et diligentius aliis in certificatione experimentorum laboravit, et potuit hoc adipisci et quia multum dives fuit et quia pre omnibus aliis huius artis certam habuit veritatem. Unde retulerunt michi omnes familiares socii et scolares eius quod nunquam fuit sine instrumento et vase argenteo smaragdum electum et magnam tiriacam electam continente, (**S180va**) et hoc quia ipse timebat sibi plurimum de venenis.

(79) Ex hiis autem simplicibus post smaragdum est bezahar animalis, et post ipsum semen pomi citrini, quorum omnium iam premisimus relationem et doses et usum eorumdem. Ex hiis etiam simplicibus que communiter reperiuntur sunt ut quicumque sumpserit venenum ignotum sumat dr. .ii. tribuli cum vino, aut sekel .i. cum vino ex semine rute, domestice vel agrestis, aut bulliat unc. .i. alicuius aut cuiuscumque ex speciebus mentastri recentis in lib. sem. vini et utatur in potu, aut

---

2 conferentibus] SPe : conferenti O || 5 dicuntur] SO : dicunt Pe || 6 tiriacales] SO : tiriacam Pe || 9 quoque melior est] S : quidem Pe : quoque melior O || 10 insignis] S : magna Pe, *corr.* Pe *ad* magnis : magnus O | tam] S : iam O : *om.* Pe | per os assumptum] O : pars os assumptum S : sumptum per os Pe || 11 cuiuslibet animalis] S : cuiuslibet aliquod O : aliquod cuiuslibet Pe | habet etiam] SPe : habens O || 12 appensus] S : aspensus O : suspensus Pe || 13 Avenzoar] S : Benzoar OPe || 14 autem] SPe : enim O | potentior] S : potior OPe || 15 et[1]] S : *om.* OPe | certificatione] OPe : certificationem S || 17 unde] *add.* O et || 18 socii et scolares] S : scolares et socii OPe || 19 smaragdum] Pe : smarangdum S : smaragdino O | continente] S : continentem OPe || 21 post] OPe : *mg.* S || 22 ipsum] *add.* Pe est | citrini] *scrips.* : citri S : cit'i O : ci. Pe || 26 agrestis] SO : agreste Pe | unc.] S : dr. OPe | cuiuscumque] SPe : cuiuslibet O

sumantur dr. .iii. ex eodem mentastro sicco et pulverizato cum vino. Omne etiam coagulum et singulariter leporis est de conferentibus in proposito; sumatur ergo ex aliquo eorum a dr. sem. usque ad dr. .i. et sem. cum aliquanto sive modico aceti, nam quodlibet ex hiis contrariatur et resistit cuilibet veneno. Et hec quidem omnia sunt in proposito utilia possuntque ubique fere de facili reperiri.

2 etiam] SO : autem Pe || 3 ergo] SO : igitur Pe || 4 sive modico] SO : *om.* Pe || 6 ubique] SO : verbi Pe | fere de facili] SO : de facili fere Pe

Capitulum quartum tractatus secundi
De regimine eius qui scit determinate
speciem veneni assumpti (**S180vb**)

(80) Non autem intendo hic cuiuslibet veneni facere mentionem, sed
5   solum eorum que possent assumi clandestine vel occulte, preter hoc
scilicet quod eorum natura cognoscatur aut etiam illorum quibus pos-
set quis de facili defraudari, non credens ea esse venenosa cum tamen
sint. Ex hiis autem est sanguis bovinus. Ipsum enim est unum de
venenosis quo quis universaliter defraudatur, et presertim si cum cibis
10   spissitudinem habentibus aut cum ovis agitatis usque ad coagulationem
in sartagine decoctis una cum carnibus aut sine assumatur, pro quanto
cum quis opinabitur ipsum assumpsisse, procuret cito reiectionem ipsius
per vomitum cum coagulo et aceto in quo aliquantulum prius deco-
quatur coagulum, dum procuretur adhuc in eo vomitus cum dr. .ii. salis
15   nitri bulliti in unc. .i. vini. Consequenter sumat sequentem pulverem
cum aceto: Recipe seminis caulium dr. .ii., ase fetide, salis nitri, ana dr.
i.; quem sumptum, si reiciat, bonum erit; si etiam ad intestina descen-
derit, laudabile, ipsumque a periculo liberabit. Purgetur nichilominus
consequenter cum agarico et yerapigra secundum (**S181ra**) etatem et
20   consuetudinem patientis et secundum quod medico magis videbitur
expedire; deinde sumat aliquem ex cibis liberantibus a venenis et tiria-
calibus et quorum relationem fecimus capitulo precedenti.
(81) Cum autem medicus laudabilis et boni ingenii intelliget dispo-
sitionem veneni de necessitate necantis et qualiter potest quis per eum
25   sic fraudari, nequaquam occultabitur menti eius quanta sit difficultas
et custodia in protectione sive preservatione ipsius. Quamvis autem in
venenis metallicis, sicut viride eris et auripigmento et similibus, non
percipiatur odor cum miscetur in cibis, tamen sapor eorum immutat
manifeste magnam cibi quantitatem, eorum etiam quantitas necans est
30   quantitas magna.
(82) Sunt etiam quedam vegetabilia que licet non immutant inter-
dum cibi colorem, immutant ipsius nichilominus valde odorem; et
quedam sunt que nec immutant cibi colorem vel odorem, sicut lac titi-

---

1 quartum] S : 4 O : 5 Pe | secundi] S : predicti OPe ‖ 2 determinate] O : determin-
are SPe ‖ 4 mentionem] S : intentionem OPe ‖ 10 spissitudinem] OPe : spissitudine
S ‖ 15 consequenter] SO : convenienter Pe ‖ 19 consequenter] Pe : convenienter
SO ‖ 23 laudabilis] SO : laudabitur Pe ‖ 26 ipsius] S : ipsum OPe ‖ 31 que licet]
SO : quelibet Pe ‖ 32 ipsius] S : ipsi OPe

mallorum et mel anacardorum, verumptamen parva quantitas substantie eorum immutat valde cibi saporem.

(83) Et ex hac difficultate intelligendi et cognoscendi venenum apud medicos convenit plurimis quos eorum uxores deceperant cum quidem uno die vel duobus post (**S181rb**) morerentur aut deterius morte paterentur, ut pote lepram ulcerosam.

(84) Vidi autem quamplures pluries in pluribus ex villis et civitatibus quibus fui, quibus inde predicta sinthomata contigerunt. Quod autem ab aliis a me habui est deterius valde quam dici possit vel referri. Retulerunt enim michi quidam medicorum quod ipsi invenerunt cum magno scrutinio et sciverunt, tam a seipsis quam a suis antecessoribus, quod quedam meretrices deceperunt sic plures manifeste. Fuit autem illud quo fefellerunt eos sanguis menstruus, et in parva quantitate in cibis seu ferculis propinatur et tamen passi sunt cruciatus maximos et labores. Hoc autem nunquam inveni scriptum in libris medicorum usque ad hunc diem <quos> legi et multo minus inveni capitulum speciale de regimine et cura ipsius. Retulerunt nichilominus michi prefati medici quod ipsi liberaverunt plures in principio ab huiusmodi languoribus cum regimine generali supradicto, asserentes quod eorum cura sit si sumant sequentes medicinas per se vel simul mixtas, scilicet coagulum, sal nitrum, semen caulium, semen lini, ficus, succus arboris mori. Acci(**S181va**)piantur ergo per se vel simul mixta secundum exigentiam temporis presentis et etatis. Horum tamen nullam habeo experientiam; videtur nichilominus michi expedire ut reserem ea quibus alii a me possint consequi iuvamentum, unde experiatur quilibet prudens et probet ea secundum quod sibi videbitur expedire.

(85) Et michi quidem videbitur expedire ut non sumatur cibus de manu suspecti nisi prius ipse comederit ex eo in magna quantitate, sicut faciunt coqui quorumdam regum quos ego vidi.

(86) Ex hiis autem quibus potest quis de facili decipi sunt ambe species iusquiami. Cum ergo contigerit, procuretur vomitus cum aceto

5 post] SPe : *om.* O ‖ 8 contigerunt] OPe : contingerunt S ‖ 10 enim] SO : ei Pe ‖ 11 sciverunt] SO : sciunt Pe ‖ 12 quedam meretrices] SPe : quidem O ‖ 13 eos] SPe : *om.* O | menstruus] SPe : emintosum O ‖ 14 propinatur] S : propinatus OPe | tamen] SPe : *om.* O ‖ 18 huiusmodi] SO : huius Pe ‖ 19 cura] SPe : curat O ‖ 21 succus] OPe : succum S ‖ 24 videtur] SO : videbitur Pe | michi expedire] OPe : *corr.* S *ex* expedire michi ‖ 26 secundum] SPe : *om.* O ‖ 27 et michi . . . expedire] SPe : *om.* O ‖ 29 regum] SPe : rerum O ‖ 30 ambe] SO : animalia Pe ‖ 31 iusquiami] S : nsuqunilen O : *om.* Pe | contigerit] Pe : contingerit S : conting't O

decoctionis arboris mori et breviter prosequatur curam eius sicut dictum est in capitulo de regimine talium in generali.

(87) Et sekel .i. etiam cuiuslibet speciei hermodactili que appellatur nux avellana vomica interficit hominem, et magis ea avellana indica frigida. Fertur etiam quod eadem die interficiat, provocando sudorem diaforeticum et egressum (**S181vb**) multi vaporis. Reperitur autem ex ea in magna quantitate, et de facili potest ex ea quilibet defraudari eo quod saporem colorem vel odorem ciborum quibus coniungitur non immutat nisi parva immutatione et occulta. Si igitur quis opinetur et percipiat se eam assumpsisse, procuret primo vomitum cum aqua calida et oleo et sale nitro, et consequenter comedat butirum in magna quantitate, deinde multum vinum cui commixtus fuerit pulvis cinamomi et piperis in potu sumat.

(88) Sunt etiam quidam qui sugunt succum mandragore preter quod sensibiliter obsit eis; semen tamen et cortex ipsius infert magna hominibus nocumenta, unde vidi quosdam mulieres et pueros qui ignorantes naturam eorum comederunt ea, et consecuti sunt inde nocumenta mala et illaudabilia, scilicet rubedinem et tumorem corporis cum pruritu et alia pessima. Horum autem cura est eadem cum cura eorum qui avellanam indicam assumpserunt. (**S182ra**)

(89) Et coloquintida quidem est de illis quibus homo satis de facili potest defraudari. Est enim ex inferentibus ulcerationem vesice et minctum sanguinis, provocantibus et vehementes estuationes et tortiones generantibus, unde biduo aut triduo post sumptionem ipsius cum hiis omnibus interficit. Cura autem ipsius est quod celeriter vomitus provocetur, sicut retulimus capitulo secundo huius partis; deinde sorbeat ficuum siccarum decoctionem et post bibat aquam cum muscillagine psillii post infusionem ipsius in eadem, et aquam sive succum porrorum

---

3 .i. etiam] OPe : et S | hermodactili] hermodact. O : huiusmodi SPe | appellatur] SO : appellantur Pe || 5 die] OPe : *om.* S | interficiat] SPe : interficit O || 10 se eam] S : de equi Pe : eum O | procuret] SPe : *om.* O || 11 consequenter] SO : convenienter Pe || 12 commixtus] SO : mixtus Pe || 13 in potu] SPe : *om.* O || 14 qui sugunt] OPe : sugentes S || 15 infert] S : confert OPe || 16 quosdam] S : quasdam OPe | mulieres] SO : milliores Pe | pueros] S : puerpos O : pl'os Pe || 17 comederunt] S : comedunt OPe | consecuti] SPe : secuti O || 18 illaudabilia] S : illaudabilem OPe || 20 assumpserunt] SO : assumpserint Pe || 21 coloquintida] cantarides *Ar.* | homo] SO : *om.* Pe | de facili] SPe : faciliter O || 23 et] S : *om.* OPe || 28 porrorum] portulacarum *Ar.*

cum iulep, nec cesset ab hoc donec cessent inflammatio et accidentia
antedicta, et regatur cum lacte et pane et butiro sicut ante diximus,
sexto capitulo partis prime.

(90) Fungi etiam sunt venenosi et necantes cum eorum propria
natura ignoratur. Et sunt eorum due species perniciose et illaudabiles,
et comedunt eos habitantes in regionibus occidentalibus et orientibus.
(**S182rb**) Necantes autem in qualibet specie sunt nigri vel viridis coloris
et mali et illaudabilis odoris. Minus autem mali ex eis sunt generantes
squinantiam ad mortem producentem cum forti colica et austera ad
exteriora distrahi sive diverti cum eorum usus continuatur. Videtur
autem michi ut qui comederit ex istis debeat comedere piper multum
cum multo sale et quod consequenter superbibat multum vinum purum.
Verum qui ex multis necantibus comederit, sumat celeriter, inchoanti-
bus malis accidentibus, dr. .ii. salis indi cum unc. .i. aque ordei, et cum
aliquamdiu in stomaco steterint, provocetur vomitus; deinde sumatur
in potu oximel cum succo foliorum rafani et provocetur vomitus iterato,
et deinde bibat vinum purum paulatine.

(91) Et huic conferam quid convenit ex solatro errore ignorantis et
fatui, eo quod nos interdum ponamus succum solatri in medicinis per os
sumendis in curis mem(**S182va**)brorum intrinsecorum. Dico ergo quod
est quedam species ipsius ferens granum nigrum; convenit tamen inter-
dum quod colligatur, priusquam nigredo grani ipsius appareat, et sump-
tus in potu succus vel decoctio ipsius perniciosa infert, squinantiam,
singultum, et sanguinis vomitum. Cuius cura est ut provocetur vomitus
cum generali vomito antedicto, et consequenter secundetur vomitus cum
aqua et melle; deinde sumat in potu iterato mel et aquam in magna
quantitate et continuet sic potum aque et mellis per diem et noctem

1 iulep] SO : iulēp Pe | inflammatio] *scrips.* : inflatō O : inflō SPe || 2 sicut ante] S :
velut OPe || 5 ignoratur] SO : ignorat Pe || 6 orientibus] SPe : orientalibus O ||
7 sunt] OPe : *om.* S || 8 illadaubilis] Pe : illaudabiles S : illaudabil' O || 9 forti colica]
scrips. : forti cal'a O : calida forti S : forti cal'ate Pe || 10 continuatur] S : contineatur
OPe || 11 ut] SPe : quod O | piper multum] S : piperimentum OPe || 13 comederit]
S : comedat OPe || 14 accidentibus] SPe : accidentia O | aque] SO : aqua Pe ||
15 aliquamdiu] SO : aliquantulum Pe | stomaco] OPe : stomachum S || 16 provo-
cetur vomitus] OPe : provocet vomitum S || 19 ponamus] S : ponimus OPe ||
20 membrorum] *add.* S corporis : *add.* OPe eorum || 22 sumptus] *scrips.* : sumatur
SOPe || 23 vel] SO : ill. Pe | perniciosa] SO : perniciosam Pe || 26 aquam] SPe :
aqua O

unum, et tandem cibetur et reficiatur solitis assuetis. Hec ergo videntur sufficere de hiis que servus sumpserat in mandatis perficientque intentum, adiuvante Deo benedicto qui vivit et semper exaltetur. Amen.

Explicit liber raby Moyses cordu(**S182vb**)bensis translatus barchinone a magistro Hermengaldo Blasii in honorem reverendissimi summi pontificis Clementis quinti anno ab incarnatione verbi M°.ccc°.v°.

---

1 reficiatur] SPe : reiciatur O ‖ 2 de hiis] S : hiis Pe *om.* O | servus] S : finis OPe | sumpserat] SO : supersat' Pe | perficientque] SPe : proficientque O | intentum] S : intendent O : intend' Pe ‖ 4 raby Moyses cordubensis] Raby Moises cordubensis SPe : de venis O ‖ 5 Hermengaldo] O : [*eras.*]engaldo S : hmgald. Pe | Blasii . . . M°.ccc°.v°. (1307 Pe)] SPe, *add.* S Deo gratias : quem composuit Raby Moyses cordubensis O | honorem] OPe : honore S | reverendissimi] S : reverentissimi OPe ‖ 6 pontificis] S : pontifici OPe

The Latin Translation by Giovanni da Capua

(1) Inquit Moyses filius Maymonis filii Abdella Cordubensis Yspanus: Iam divulgatum est in tempore nostro et in provinciis nostris et in aliis multis regimen regni domini nostri regis—cuius dies a Deo prolongentur—et quomodo disposuit intentionem suam hominibus regni sui omne bonum affluere ex bonis que sibi Deus administravit eis, prohibere lesionem et procurare eis utilitatem cotidie propria pecunia cogitatione et lingua. Nam cum eius pecunia pauperem et inopem nutrit, pupillos et captivos redimit, et statuit studia in civitatibus, ut ex hoc viri sapientie et speculationis multiplicentur, et cum eius manu copiosa ditavit viros nobiles et fortes belli qui propter ipsum pervenerunt ad honorem et statum hereditatis; et in hoc quod Deus concessit ei claritatem lingue et sermonis excellentiam donec exaltatus est in hoc super omnes predecessores eorum qui continuo extiterunt (**T34va**) <admonuit> regibus

1 inquit] *ante* inquit, *add.* W Incipit tractatus de venenis rabin moysis, *add.* U Tractatus de morsu serpentum et aliorum animalium venenosorum : *post* inquit, *del.* Z tractatus | filius] MTUWZ : filii H | Maymonis] M : mamanis H : ex humanis TUW : ex humaim Z | Abdella] HT : abdela MUW : abdeba Z || 2 in] MTUWZ : *om.* H | tempore nostro] HMTUW : terris nostris Z | in] TUWZ : *om.* HM | provinciis nostris et in aliis multis] TUW : provinciis nostris et multis aliis H : provinciis et multis aliis M : aliis multis Z || 3 regni domini] HMTUW : *om.* Z | cuius] *add.* Z vitam et || 4 disposuit] HMTWZ : disponit U || 5 administravit] HMTWZ : ministravit U | eis] TUW : ab eis Z : eis et H : et M | prohibere lesionem] HM : lesionem auferre Z : lesionem TUW || 6 eis utilitatem] MTUW : eius utilitatem H : utiliter Z || 7 cum] HTUWZ : *om.* M | pecunia] *add.* HM miseretur | pauperem et inopem] TUZ : pauper et inope W : pauperum et inopum et HM || 8 ut] HMTUZ : et W || 9 eius manu] HMTWZ : *tr.* U || 10 fortes belli] HTUWZ : bellicosos M | honorem] HMTUW : honores Z || 11 hereditatis] HMTWZ : heredis U | quod] HTUWZ : *om.* M | ei] HMTUW : *om.* Z || 12 in hoc] MTUWZ : *mg.* H | predecessores] TUWZ : precessores scilicet M : eius predecessores H || 13 continuo] HMTUW : continue Z | extiterunt] TWZ : astiterunt M : extiterint U : asisterunt H

et principibus in suis moribus electis, ex quibus est purgatio principii
sermonum qui dicuntur in futuro et preterito ad vendicandum et remu-
nerandum, et prosequendum voluntatem secundum debitam inten-
tionem, quocumque modo erit possibile, donec reduxit eorum corda
ad morum nobilitatem. Et liberavit per hoc a morte plures, non solum
determinatos homines sed magnam turbam hominum, et conservavit
multis hominibus magnas divitias pro quarum depredatione magni
milites pugnare intendebant, id est conabantur, et cogitatio seu stu-
dium dominorum erat illos rapere. Et quot ignes accensi fuerunt inter
magnos milites et amicos quos extinxit, et quot domus fuerunt disrupte
propter guerras quas liberavit et sustentavit? Et divulgavit verbum fidei
per omnes terras et civitates nobiles a ruina liberavit et ampliata est in
manibus suis fides Dei unius.

(2) Et omnia hec fecit cum voluntate divina propria lingua, penna,
et cogitatione nobili, et statuit remota ingenia in regimine regum huius
provincie donec scripsit eis ordines rectitudinis et confessionis eius cuius
nomen est invocatum, et extensa est eorum lingua et equitas vulgi cum
eis et pervenit regimen hominum in hiis terris ductis post consilium
domini nostri honorabilius regimen et melius quod audiverimus ex aliis
terris. Et ista huiusmodi sunt ita manifesta quod non indigent narra-
tione; verumtamen non est huius nostri propositi nunc in eo quod incepi

5
10
15
20

1 electis] HMTUZ : *om.* W, *mg.* W ellectis ‖ 2 dicuntur in] HMTU : dicuntur Z :
dicunt in W │ remunerandum] HTUWZ, *add.* H aliter eradicandum : remeriandum
M ‖ 4 donec] HTUWZ : nec M │ eorum] TUWZ : ipsorum HM │ corda] HMTUW :
cordia Z ‖ 5 ad morum] HTUWZ : ad malum sed ad morum M ‖ 6 magnam]
HTUWZ : *om.* M │ conservavit] HMTWZ : reservavit U ‖ 7 multis] HMUWZ : mul-
tos ex T │ magnas] HMUW : magnam peccuniam et Z : in magnas T │ quarum]
HMTWZ : quorum U │ depredatione] MTUZ : deprecatione W : dampnatone
H │ magni] HMTWZ : magis U ‖ 8 pugnare . . . conabantur] HTUWZ : conabantur
pugnare M │ intendebant] HMTUZ : intendebantur W │ seu] HMTUW : sive Z ‖
9 illos] HTUWZ : illas M │ rapere] HMTUW : tape Z │ quot] MT : quod HUWZ ‖
10 milites] TUWZ : viros HM │ quot] HMTU : quod WZ ‖ 13 unius] HM : vivi
TUW : vini Z ‖ 14 penna et] HM : penna WZ : plena TU ‖ 15 et] HMTUZ : *om.*
W │ statuit] *add.* H aliter difficilia ‖ 16 eis] *add.* Z regimen │ ordines rectitudinis et]
H : ordines rectitudinis M : ordinem rectitudinis et TU : ordinis rectitudinis et W :
rectitudinis et ordinem Z │ confessionis] HTUWZ, *add.* H al.' laudis : laudis M ‖
18 regimen] MTUWZ : regnum H ‖ 19 regimen] HTUWZ : *om.* M │ audiverimus]
HM : adinvenimus TUWZ ‖ 20 huiusmodi] HMTW : huius UZ │ indigent] HMTUW :
egent Z ‖ 21 huius nostri propositi nunc] TUWZ : nunc hic nostri propositi
HM │ incepi tractare] TUWZ : tractare incepimus M : tractare incepi H

tractare, ex quo omnes lingue fatigate sunt omniumque cantorum huius nostri temporis, et eorum intelligentie fesse redundarent in hiis que narraverunt regiminis domini nostri, et non pervenerunt ad finem; sed narrare illud quod me induxit ad compilandum hunc tractatum et inserere ipsum in hoc presenti tractatu quem intendo nunc est.

(3) Quoniam dominus noster, in eo quod exercuit eius nobilis cogitatio in preparatione populi sui, mandavit medicis egipti quod facerent tiriacam magnam et electuarium metridati, quorum operatio in egipto difficilis est quia non crescunt ibi de huiusmodi herbis que intrant in compositione tiriace nisi papaver. Et apportate fuerunt eius mandato medicine de finibus terre orientis et occidentis, et confecta sunt inde electuaria et exhibebat cuicumque medici dicebant suscipere iuvamen ex eis, nam ista duo non reperiuntur in thesauris regum nedum quod reperiantur in plateis. Et quandocumque consumebatur aliquod istorum predictorum vel accedebat ad consumptionem, apponebat studium innovare illud. Hoc totum est extensum in eius consideratione providente oportuna iuvamentis hominum.

(4) Et cum esset hodie mense ramsan maiori anno quin<ten>gesimo **(T34vb)** nonagesimo quinto, dixit dominus minimo servorum suorum:

---

1 omniumque cantorum huius] M : omniumque cantores H : omnesque cantationes Z : omnesque cantationes huius TUW || 2 redundarent] HTUW : redundarunt MZ || 3 narraverunt regiminis] TU : n'araverunt regiminis W : regiminis narravere Z : narraverunt regimen H : narraverunt de regimine M | domini nostri] H : regis nostri M : *om.* TUWZ || 4 tractatum] HTUWZ : sermonem M || 5 presenti] HTUWZ : *om.* M | intendo] MTUWZ : utendo H | est] HM : *om.* TUWZ || 7 sui] TUWZ : sicut dictum est HM | egipti] MTUWZ : egiptii H | quod] HMTWZ : ut U || 8 tiriacam magnam et electuarium] HTUWZ : tyriacas et electuaria M | operatio] HMTWZ : compositio U || 9 de] HTUWZ : *om.* M | huiusmodi] HMTWZ : huius U | herbis] HTUWZ : herbe M || 10 in compositione] TUWZ : compositionem HM | apportate] HMUWZ : a spertate T | eius mandato] TUWZ : per eius mandatum M : in eius mandato H || 11 de] TUWZ : a HM | orientis et occidentis (occidentem U occidente W)] TUWZ : ex oriente scilicet et occidente M : ex oriente et occidente H || 12 exhibebat] exibebat TU : exhibeat W : exhibebat ea HM : exhibebant Z | cuicumque] *add.* TUWZ et | suscipere iuvamen] TUWZ : recipere iuvamenta M : recipere iuvamentum H || 13 ista] HTUWZ : illa M | regum] HMTWZ : regni U || 14 quandocumque] MTUZ : quantumcumque HW || 15 studium] HMTZ : studio UW || 16 est extensum] TUWZ : productum est M : extensum est H | consideratione provídente] HM : considerationem providentie W : conservacione provincie Z : consideratione provincie TU || 17 oportuna] HMWZ, *add.* M in : optima TU || 18 ramsan] HMTW : ramesan UZ | maiori] HTUWZ : .i. martii M | quin<ten>gesimo] HM : quinquagesimo TUWZ

Cogitavi in nocte preterita in illo qui fuit morsus, quomodo differet donec perveniat ad nos et accipiat tiriacam cum venenum iam est dilatatum in corpus suum et mortuus est, et maxime si contingat ipsum morderi in nocte et non perveniat ad nos usque in crastinum. Preterea cum sint iste due confectiones difficilis compositionis pretereunt in ipsis accidentibus, ut in morsu scorpionis aut animalis quod dicitur reptile, cui sufficit tiriaca quatuor specierum et hiis similia. Idcirco mandamus tibi quod facere procures tractatum parvum et brevem in eius sermonibus quid regiminis oporteat exequi morsum, ponendo eius medicinas atque cibaria, ponendo etiam aliquas tiriacarum communium iuvantium morsum preter has duas magnas tiriacas, ut hee due magne tiriace valeant in aliquibus accidentibus in quibus loco earum nichil aliud possit valere.

Et non est dubium quin novit dominus meus quod omnes antiqui medici et novelli fecerunt super hac intentione libros quibus sermones prolongaverunt, et iam eius intellectus excelsus transivit maiorem partem eius quod dixerunt studendo in illis libris medicorum. Fuit itaque eius intentio—cuius deus sanitatem conservet et dies prolonget—congregare congregationem leviorem aliis omnibus quas dixerunt et propinquiorem, ut eius scientia et operatio sint leves apud quemlibet hominum.

---

1 in] HMTW : *om.* UZ | fuit] HMTUW : sint Z || 2 perveniat] HTUWZ : veniret M | nos] HTUWZ : me M | et accipiat . . . ad nos] MTUWZ : *om.* H | cum] HMUWZ : cui T | iam est] HMUWZ : *tr.* T || 3 suum] HTUWZ : eius M || 4 morderi] HMTUZ : mordi W | in] HMTZ : ad UW || 5 iste] HTUW : i'e M : ille Z | compositionis] *scrips.* : operationis HMTUWZ | pretereunt] TUW : preterent Z : pretereunt vel differunt in H : defi'nt M || 6 ut in] HMTW : in U : ut Z | scorpionis] HMTWZ : scorpionum U | reptile] HTUWZ : reptilie M || 7 cui] HMTUW : cum Z | sufficit] HTUWZ : fi't M | similia] TUWZ, *add.* Z et : simile HM || 8 tractatum parvum] MTUWZ : *tr.* H | eius] HTUWZ : huiusmodi M || 9 morsum] *add.* TUW morsui || 10 ponendo etiam] HTUWZ : et M | iuvantium morsum] MT : iuvamentum morsuum UW : morsuum iuvamentum prebentium Z : iuvantium morsos H || 11 ut] HMTWZ : et U || 12 in quibus loco earum] HTUWZ : loco quarum M | aliud] HM : *om.* TUWZ || 13 possit] HMTUZ : possint W | valere] HMTUW : habere Z || 14 quin] HM : quod TUWZ || 15 hac intentione] HMTUW : hoc Z || 16 et iam] HMTUW : etiam et Z | excelsus] HM : excessus TUW : extensus Z || 17 eius] HMTUW : ipsius Z | itaque] HMTUW : enim Z || 18 intentio] TUWZ : intentionis HM | deus sanitatem conservet et dies prolonget] HM : dominus sanitatem prolonget TU : deus sanitatem prolonget W : sanitatem deus prolonge Z || 19 congregare . . . propinquiorem] HTUWZ : *om.* M | leviorem] TUWZ : *om.* H | aliis omnibus] TWZ : *tr.* HU | et] HTUW : *om.* Z || 20 hominum] HMTUW : hominem Z

(5) Et apponens curam eius mandatum adimplere, compilavi hunc tractatum cuius nomen intitulavi tractatus nobilis, quia non reservavi apud me in hac intentione aliquid extraneum quod non scripserim, nec aliquod novum quod non dixerim, et fuit intentionis mandati nobilis compilare verba pauci numeri et multi iuvamenti. Et ideo cum fiat a me memoratio medicinarum simplicium iuvantium in hoc capitulo, non ponam totum quod positum est de hac materia, quia multitudo medicinarum imponit difficultatem homini ut eas non valeat scire mentetenus et difficile erit eas ex libris capere in hora necessitatis, sed ipsarum paucitas inducit facilitatem sciendi eas mentetenus.

(6) Et intendo ponere medicinas efficaciores in hoc negotio et levioris inventionis in hiis locis. Multotiens scribunt medici medicinam simplicem, dicentes ipsam iuvare venenis et toxicis, non tamen scribunt modum administrationis eius nec quantum debet recipere; habent etenim respectum ad medicum scientem ordines regulares. Et propter hoc dico quod processus huius tractatus est sufficiens determinatio non requirens alium medicum. Similiter quoque narrabo ex compositis que sunt levioris compositionis et iuvamenti sublimioris.

(7) Et dividimus hunc tractatum in duo genera: primum genus est de morsu serpentum et aliquorum animalium; secundum **(T35ra)** genus est de eo qui sumpsit aliquod venenum.

---

1 apponens curam] HM : apud omnes curam W : apud omnes curantes TUZ | mandatum] HTUWZ : manifestam M || 3 in hac intentione] HMTUW : *om.* Z || 4 aliquod novum] HU : aliquod bonum M : aliquid novum TW : aliquid novi Z | mandati nobilis] HTUWZ : *om.* M || 5 et] HMTUW : *om.* Z | cum] HMTWZ : cui U | a] HTUWZ : aput M || 6 memoratio] HMTUW : memoror Z | capitulo] HTUWZ : casu M || 7 hac materia] HTUZ : hac m^{a}e W : illa materia M || 8 homini] HTUWZ : hominibus M | valeat] HTUZ : valeas W : valeant M | scire] MTUWZ : *om.* H || 9 erit] HTUWZ : est M | ipsarum] HMTUW : earum Z || 10 inducit] HMTUW : facit Z | eas] HMTUZ : *om.* W || 12 inventionis] M : intentionis HTUWZ | multotiens] *add.* HM siquidem || 13 ipsam] HMTU : ipsas W : ipsos Z | iuvare] HM : iuvari TUWZ | venenis] HU : magis venenis T : medicinis WZ : venena M | toxicis] UZ : tossicis HW : toxica M : totosicis T | scribunt] *add.* M in ea || 14 modum administrationis eius] TUZ : eius modum administrationis HW : modum administrationis M | debet] HMTW : debent UZ | recipere] *add.* M patiens || 15 etenim] HTUW : enim MZ | respectum] MTUWZ : ad aspectum H | medicum] HMTUZ : modicum W || 16 huius] MTUWZ : huiusmodi H || 17 requirens] HMWZ : requirentes TU | similiter] HMTWZ : consequenter U | quoque] HTUWZ : quecumque M | ex compositis que] HTUW : ex compositis M : expositis que Z || 19 hunc tractatum] HMTUZ : *tr.* W | genus] HTUWZ : *om.* M || 20 serpentum] MTUWZ : serpentium H | aliquorum] HTUW : aliquarum Z : quorundam M || 21 eo] HM : morsu eorum eo W : morsu eorum et TU : hiis Z | sumpsit] HMTUW : sumpserunt Z | venenum] TUWZ : veneni HM

Capitula primi generis sunt .vi. Capitulum primum est de cura morsi universaliter. Capitulum secundum est de memoratione medicinarum ponendarum super locum morsus simplicium et compositarum. Capitulum tertium est de memoratione medicinarum iuvantium morsui omnium generum serpentum. Capitulum quartum de memoratione composite medicine huic iuvative. Capitulum quintum de propriis medicinis hiis qui morsi sunt a certis animalibus. Capitulum sextum de memoratione ciborum convenientium omnibus morsis generaliter et specialiter, ponendo quasdam proprietates huic negotio pertinentes.

Secundum genus habet .iiii. capitula. Primum est quomodo sit cavendum a veneno. Secundum capitulum est de curatione illius qui sumpsit venenum vel universaliter opinatus est recepisse illud. Tertium de memoratione medicinarum simplicium et compositarum iuvativarum universaliter unicuique qui sumpserit venenum, quodcumque fuerit

---

1 capitulum primum] HT : primum capitulum UW : primum MZ | est] HMUWZ : *om.* T | cura] HMTWZ : genere cure U || 2 morsi universaliter] MTUW : morsus universaliter H : morsus in generali Z | capitulum secundum] T : secundum HMUZ : secundum genus W | est] MUWZ : *om.* HT || 3 ponendarum . . . morsus (supra T)] HTUWZ : localium que apponi debent loco morso M || 4 capitulum] HTUWZ : *om.* M | est] MTUZ : *om.* HW | iuvantium morsui] HTUWZ : simplicium conferentium M || 5 omnium] HTUW : omni Z : omnibus M | generum serpentum (serpentium Z)] HTUWZ : generibus venenosorum animalium M | capitulum quartum] HTUWZ : quartum capitulum est M || 6 composite medicine] HTUW : medicinarum compositarum M : medicinarum Z | huic iuvative] H : iuvative huic TUW : huic conferentium M : huic iuvantium Z | capitulum quintum . . . morsi sunt] HTUWZ : quintum de propria medicina morsus M || 7 a certis animalibus] W : a ceteris animalibus H : proprii animalis M : a ceteris TU : ab aliquibus animalibus Z | capitulum] HTUWZ : *om.* M || 8 memoratione ciborum convenientium (competentium M)] HMTUW : cibis convenientibus hiis qui morsi sunt scilicet Z | morsis] HMTUW : *om.* Z | generaliter . . . pertinentes] HTUWZ : universaliter et particulariter cum memoratione quarundam proprietate huic conferentium M || 9 ponendo] HTUW : patiendo Z | quasdam] HMWZ : quosdam TU || 10 secundum genus habet] M : capitulum primum continet TUWZ : genus i[us] continet H | primum est] HMUWZ : capitulum primum T | sit cavendum a veneno] HTUWZ : preservetur quis a venenis seu toxicis M || 11 secundum capitulum] HMW : capitulum secundum T : secundum UZ | est (*om.* H est) de curatione illius] HTUWZ : est de cura eius M || 12 universaliter opinatus est (fuerit H) recepisse illud] HTUWZ : qui suspitatur hoc sumpsisse M | tertium] HMW : tertium est UZ : capitulum tertium T || 13 iuvativarum] HTUWZ: *om.* M || 14 universaliter] *add.* M competentium | unicuique qui] TUWZ : cuicumque M : quicumque H | sumpserit] HMW : sumpsit TUZ | venenum quodcumque fuerit illud] TUZ : quodcumque venenum fuerit HW : quamcumque rem venenosam M

illud. Quartum de curatione eius qui noverit rem quam sumpsit. Et non ponam hoc etiam in hoc capitulo nisi aliqua que contingit hominem sumere per modum nature ignorantie ipsorum, vel quod homo incidit in ea propter eorum multitudinem. Totum hoc quia nostre intentionis est tractatus substantiam abbreviare iuxta id quod mandatum est ei super hoc. Et Deus eligat nobis modum convenientem.

5

1 quartum] HMUWZ, *add.* UZ est : capitulum quartum T | curatione] HMTUW : cura Z | qui] *add.* H non | quam sumpsit] H : sumptam M : sumpsisse TUWZ || 2–5 et non ponam…convenientem] *om.* M || 2 hoc etiam] HTUW : etiam hic Z | aliqua que] HTU : aliqua W : quedam que Z | contingit] HWZ : convenit U : contingunt T || 3 ignorantie] HTZ, *tr.* H *post* ipsorum : ignorantem UW || 4 quia] TUWZ : quod H || 5 iuxta id] H : supra id TU : iuxta illud Z : materia id W || 6 modum convenientem] TUZ, *add.* Z etc. : convenientem W : modum conveniendi H

[1.1]

(8) Quando fuerit homo ab aliquo morsus, oportet quod ligetur desuper locum morsus si possibile est ligatione optima ut venenum non extendatur per totum corpus. Et facta ligatione, scarificetur locus morsus et sit ibi aliquis qui sugat locum morsus ore proprio toto eius posse et expuat totum quicquid sugerit. Et oportet quod primo abluat os suum cum oleo vel cum vino et oleo, deinde sugat; et ungat eius labia cum oleo violato vel oleo communi saltim. Et caveat qui sugat non habere aliquid egritudinis in ore vel dentem corrosum. Et medicorum quidam sunt qui imponunt ei qui debet sugere non debere comedisse, et aliqui sunt qui imponunt debere iam comedisse et postea sugere. Sed quod michi videtur in hoc loco est quod sugere ieiune melius est pro morso, et maioris timoris ei qui sugit. Qui vero comedit, proculdubio minoris timoris est in se ipso et minoris iuvamenti ipsi morso, nam sputum suum est medicina loco morsus et multis vulneribus fraudulentis. Sed si non fuerit aliquis qui sugat, apponantur ei ventose sine igne vel cum igne—sed cum igne melius et fortius est, quia coadunant inter attractionem et cocturam. Deinde sumat de **(T35rb)** tiriaca maiori, si invenitur, vel de electuario metridati si non invenitur tiriaca, vel aliquam maiorum confectionum iuvantium venenis generaliter si ista ambo defecerint, vel aliquam medicinarum simplicium liberantium a morsu animalium universaliter. Et ego quidem totum hoc narrabo et quomodo sumatur.

(9) Postea vero ponatur super locum morsus aliqua medicinarum attrahentium venenum, compositarum vel simplicium, quecumque illarum inveniatur penes ipsum. Deinde vero respiciatur conditio morsi

1 quod] HMW : ut T || 3 ligatione] *add.* T optima || 5 sugerit] TW : suxerit H : fuerit in ore eius M || 6 vel cum vino . . . cum oleo] *om.* M : *om.* T deinde . . . oleo || 8 medicorum quidam sunt] TW : medicorum sunt H, *add.* HW aliqui : sunt quidam medicorum M || 10 qui imponunt] TW : imponentes ei HM | iam] HMW : *om.* T || 12 comedit proculdubio minoris] M : comedit procul HT : comederit procul W || 13 timoris est] MT : timoris W : timoris magis sit H || 14 suum] M : sani HT : san. W || 15 sed] TW : quod HM | apponantur ei ventose] TW : apponatur ei ventose H : ventose apponantur M || 16 sed cum igne] HMW : *om.* T | melius et fortius] TW : fortius et melius HM || 17 cocturam] HT : torturam W : coarturam M || 18 maiori . . . invenitur tiriaca] HM : *om.* TW || 19 aliquam] TW : aliquid HM || 20 ista ambo] TW : ambo illa M : ambo ista H | aliquam] HMT : aliqua W || 22 sumatur] HMW : sumantur T || 25 illarum] TW : ipsarum M : earum H | inveniatur] HM : inveniuntur TW | vero respiciatur] TW : inspiciatur HM

et eius accidentia considerentur, nam si dolor quieverit et pulsus confortatus fuerit et color melioratus, non faciat inde aliud. Sed custodiat illum a dormitione, nam si dormierit, profundabitur eius calor ad interiora corporis et perveniet venenum ad profunditates corporis interius, et perveniens ad membra principalia interficiet, et ideo erit necesse ut sit semper sollicitudo circa morsos ut non dormiant. Et non administretur in eorum vulnere aliquid quod faciat crescere carnem vulneris, sed remaneat orificium vulneris apertum, ut fluant ex eo materie donec reddat se fidum a malitia veneni et eius lesione. Quod si videris ipsum conquerentem de dolore stricture ligationis, mollifica ipsam.

(10) Et quando exierit medicina a stomaco et operata fuerit eius operatione et non minus .viii. horis, ciba ipsum cibo convenienti morsis. Quod si videris dolorem morsi augmentari ante comestionem, auferas a loco morsus medicinam quam posuisti super ipsum, et iugula pullos columbinos et scinde eos per ventrem statim cum fuerint iugulati, et eos appone supra locum morsus. Et quandocumque sentiet patiens deficere caliditatem primi columbini, auferatur ille et alius apponatur. Quod si non habuerit pullos columbinos, operare illud idem cum pullis gallinarum et gallorum, unum post aliud ponendo. Abenaron habet in hoc magnam proprietatem, scilicet ut aperiatur per ventrem et apponatur supra locum morsus donec sedetur dolor. Hoc regimen sedat dolorem et attrahit residuum materiei et doloris. Quidam vero medicorum sunt qui primo ponunt huiusmodi animalia antequam apponant medicinas que apponende sunt supra locum, attrahentes venenum, simplices vel composite.

(11) Et si non habuerit aliquod predictorum animalium, effundat acetum calidum supra locum, vel emplastret ipsum cum farina cocta cum oleo olivarum; habet enim hoc sedare dolorem. Si vero non quieverit

---

1 quieverit] M : evenerit TW : qui evenerit H || 3 illum] TW : eum HM || 5 perveniens] HT : pervenis W || 6 ut] TW : quod HM || 7 aliquid] *add.* HTW circa morsos || 8 materie] *scrips.* : mea M : mat'ie T : ma'e H : m^{a}e W || 9 reddat] HM : redeat W : reddeat T || 11 operatione] HW : operationem MT || 12 .viii. horis] horis HM : horarum in octava T : horarum octava W | ipsum] *add.* HM cum | morsis] HMT : morsus W || 13 morsi] HM : morsus TW | auferas] TW : auffer HM || 14 et] HMT, *add.* T tunc : *om.* W || 15 ventrem] *add.* T et | et] HMW : *om.* T || 16 sentiet] TW : senserit HM || 17 primi columbini] TW : primi columbi H : columbi M || 19 et gallorum] M : et gallinarum H : *om.* TW | unum post aliud (alium W) ponendo] TW : ponendo unum post aliud H : procedendo ad unum post alium M | abenaron] TW : et animal quidem dicitur haben haro^{m} al' arabice M : habenharorum H || 20 aperiatur] MT : aperiantur HW | apponatur supra] M : apponantur supra H : ponatur supra T : aponantur super W || 22 materiei et] TW : m^{e}a et M : materie et H | primo ponunt] TW : prius apponunt HM

dolor postquam facta fuerint omnia hec, sed augmentatur egritudo et peiorantur accidentia aut accipiet ipsum sincopizatio, omnia hec habent certam curationem non habentem locum in hoc tractatu; sed oportet tunc habere peritum medicum qui operetur omnia que debent operari secundum ordines regulares narratos per predictos in copiosis libris et secundum complexionem ipsius morsi individui. (**T35va**)

1 egritudo] HMW : dolor T || 3 habentem] HM : habentia TW || 4 debent] HMT : debet W || 5 per predictos] T : predictos W : *om.* HM | et] HM : *om.* TW || 6 morsi individui] HM : individui morsi T : in morsi individui W

[1.2]

(12) Medicine vero simplices que attrahunt quodcumque sit venenum a corpore quando ponuntur supra locum morsus hee sunt, scilicet mentastrum fluviale, basilicon (tamsah, et latine calcadris), stercus columbarum, stercus anatis, sulfur; ylthit, stercus caprinum, bdellium, sal, allium, lapis iudaicus. Quodcumque ipsorum habuerit, teratur et distemperetur cum melle et emplastretur locus morsus postquam fuerit suctus cum ore aut cum ventosis. Similiter si ungatur locus cum felle bovis attrahitur venenum. Et semen citri acetosi aut dulcis, si teratur et emplastretur cum eo locus morsus, liberabit a morte, quia eius proprietate sublimi dividit omne venenum.

(13) Ex compositis vero teratur allium et sal et stercus columbinum, ana partes equales, et emplastretur cum eis locus morsus. Aliud: semen malvavisci, humidi et sicci, teratur cum aceto et oleo et ungatur cum eo locus morsus. Aliud fortis attractionis: Recipe sinapis, salis alcali, et calcis nove et nucis, ana partes equales; coadunentur cum alkitran (id est terebentina), et acceleret ponere ipsam antequam venenum extendatur per corpus. Aliud: salis, cineris de lignis ficus vel de lignis sarmentorum, et nitri, ana partes equales; conficiantur cum aceto et felle bovis et ungatur cum ipso. Aliud quod composuit Rasis, et dixit quoniam est medicina experta in sedatione doloris in omni morsu et punctura et attrahit venenum, et hic est modus eius: sechbineg, castorei, hiltith, sulfuris, stercoris columbini, mentastri, mascatramasir (id est calamenti), ana partes equales; distemperentur hec cum oleo veteri calefacto et

---

2 ponuntur] T : ponitur HW : ponitur aliqua M || 3 tamsah] M : temsah H : tet'air? T : tesayt W || 4 ylthit] TW : asafetida heltich H : asa fetida M | bdellium] HMT : bdellii W || 5 sal] HMT : salis W | allium] *scrips.* : aleum M : alea HTW || 7 aut] HM : vel T : et W || 8 attrahitur] HMW : attrahit T | et] TW : *om.* HM || 9 liberabit] HM : liberabitur TW || 11 ex] HMT : et W, *ins.* W ex *post* et | alleum et sal et] HM : oleum sal et T : sal alium et W || 13 teratur] MT : terantur W || 14 sinapis salis alcali] M : sinapis calidi TW : [*vacat*] cali H || 15 partes equales] TW : partem equalem HM | coadunentur] HMT, *add.* HM hec : coadunantur W | alkitran id est] alkitran .i. T : chitran .i. M : citran .i. H : alchitran W || 16 acceleret] HMT : acellerat W | ponere ipsam] TW : apponere ipsum HM || 18 et nitri] HW : nitri T : vitis M | partes equales] HMT : p. equalis W || 19 composuit Rasis] TW : posuit alras' M : posuit alrasis H || 21 sechbineg] seghbineg H : sechbineg id est serapini M : serbeg T : se'beg W | hiltith] H : iltit T : yltit W : hiltich M || 22 mascatramasir] T : mascatramasit W : maschatramasir M : masciaciamasir H | id est calamenti] M : *om.* H : *tr.* TW *ante* mascatramasir || 23 partes equales] MT : partem equalem HW | distemperentur] TM : distemperetur HW

agitetur bona agitatione et conservetur ad tempus necessitatis, cum qua ungatur locus morsus.

(14) Inquit auctor: Si defecerit mascatramasir (id est calamentum) aut erit difficilis inventionis, ponatur loco eius cinamomum mordicativum. Ex qua magni iuvamenti sunt est quando coquitur mentastrum cum aceto et emplastretur cum eo locus. Hec omnia sunt levis inventionis, propinqua ad inveniendum de ipsis, et sunt valde iuvativa in hoc periculoso accidente.

3 mascatramasir] T : mascatrams' W : mascaciamasir H : *om.* M || 5 qua] TW : hiis que HM | magni iuvamenti] T : maximi iuvamenti HM : iuvamenti magis W || 7 propinqua ad inveniendum] M : propinqua ad accipiendum H : nimis accipiendo W : non nimis capiendo T | ipsis] HMW : eis T || 8 periculoso accidente] MT : periculoso accidenti W : periculos accidenti H

[1.3]

(15) Narraverunt medici multas medicinas quarum si quelibet per se bibatur iuvat a quocumque veneno, cuiuscumque animalis sit. Et cum respexerit in illis servus, inveniet eas omnes calidas esse, nec inveni medicinam frigidam iuvativam morsui animalis venenosi nisi radicem mandragore. Nec est impossibile esse medicinam calidam vel frigidam iuvativam omni veneno, calido vel frigido, ex quo talium medicinarum liberativarum non est operatio in liberando a venenis in ipsarum qualitate sed in tota earum substantia, sicut dicunt medici, vel ipsarum proprietate, (**T35vb**) sicut dicunt. Intentio huius est, secundum quod philosophus determinavit, quoniam operatur hoc in earum formis specificis. Sed medicinarum aliquas iubent medici sumere cum vino, aliquas cum aqua, aliquas cum aceto, aliquas cum lacte.

(16) Ego quidem dico apud illum quem momordit ignotum animal quod respiciatur circa eius accidentia. Nam si senserit vehementem calorem, sicut ex morsu vipere solet sentiri, tunc in talibus melius est eligere ex medicinis que cum lacte vel aceto sumuntur. Sed si senserit frigus vehemens, quemadmodum ex punctura scorpionis sentiri solet, tunc eligantur ex medicinis que cum vino capiuntur; et qui non potest capere illas cum vino, capiat cum decoctione anisi, nam universi medici concordaverunt esse anisum iuvativum omni veneno cuiuslibet animalium.

(17) Et post hanc precedentem regulam ego narrabo ex illis simplicibus que meliores sunt apud nos et magis iuvative. Sed quod verificatum est experimento

(18) sunt grana citri; dividunt enim et resistunt venenis interimentibus corpus humanum, sive sit venenum illud modo sumptionis vel

---

1 quelibet per se] MW : per se quelibet T : unaqueque per se H || 2 iuvat] *add.* T et liberat | cuiuscumque animalis] T : cuiuslibet animalis M : cuiuscumque animalium HW | sit] T : sint W || 3 inveniet] TW : invenit HM || 4 morsui animalis venenosi] M : morsum venenosi animalis H : corpori animalis TW || 5 medicinam] HMT : materiam W || 6 quo] HM : qua WT || 7 liberativarum] HMT : liberatarum W | venenis] HMW : veneno T || 9 dicunt] *add.* W medici : *add.* T etiam medici || 10 determinavit] HMT : determinaverit W | quoniam operatur hoc] quoniam operantur hoc HM : quoniam operatur hic W : quod operantur hoc T | in earum] TW : suis M : illis H || 11 medici sumere] H, *post* sumere *del.* H non : sumere M : medici TW | aliquas] *add.* HW vero || 12 lacte] *add.* T exhiberi || 13 quidem] TW : autem HM || 14 accidentia] *add.* TW id est condiciones || 15 calorem] H : dolorem MTW | ex] TW : de HM || 16 sumuntur] HM : sumitur W : sunt T || 22 sed] TW : sed et H : et dico quod id M || 25 sit venenum illud modo] H : illud sit venenum modo M : sit venenum T, *add.* T *mg.* illud : sit illud W | sumptionis] HMW : assumptionis T

morsus. Et modus administrationis granorum est ut accipiatur granorum citri et excorticentur a suis corticibus et terantur eorum medulle et comedat de illis ab uno methal usque ad .ii. dr.—et dixit Avicenna aur. .ii.—et accipiat ea cum vino vel aqua frigida; et non differt sive sint grana acetosi citri sive dulcis.

(19) Et ex proprietatibus lapidis smaragdi cum fuerit viridis coloris valde et bene splendidus; quod teratur optime et sumat ex eo ad pondus granorum .ix. cum aqua frigida vel cum vino. Inquit senex Avenzohar: Certificatum est hoc cum veritate, in qua nullum dubium est, quod smaragdus resistit venenis omnibus et educit ea cum vomitu, sicut facit terra sigillata, et valet loco eius tiriaca quando terra sigillata defecerit.

(20) Non scripsit Galienus lapidem bezaar qui dicitur lapis bezaar animale, et est illud cuius figura est sicut figura glanet et habet colorem viridem valde et generatur ad modum sete, et propter hoc invenies ipsum habere unum corticem super alium. Et dicunt aliqui quod invenitur in extremitatibus oculorum capriolorum; et dicunt alii quod invenitur in cistibus eorum fellium, et istud est verius.

(21) Sed bezaar minerale est lapis qui invenitur in contratis egipti, habens varios colores, et multum memoratur in libris posteriorum sapientum, quoniam est mirabilis, sed nichil est verificatum ex hoc. Sed omnium specierum huius lapidis mineralis qui invenitur apud nos expertus sum in punctura scorpionis, et nichil profuit, sed accepto ex eo in magna quantitate nichil inde iuvavit. Sed bezaar animale verificatum est, et eius experientia confirmata. Et modus administrationis eius est quod dissoluatur cum **(T36ra)** oleo super lapidem cum quo acuuntur cultelli donec minuatur ex ipso non minus quantitate a dr. .i. usque

1 administrationis] HM : assumptionis TW | accipiatur] HT : accipiantur MW || 2 eorum] HM : *om.* TW || 3 methal] H : machal MT : math'al W | .ii. dr.] TW : 2 M : dr. .ii. H || 4 ea] HMW : eam T | differt] *scrips.* : refert HMTW || 8 senex] MT : senes HW | Avenzohar] H : venzoar T : benzoar MW || 9 hoc] HM : *om.* TW || 10 cum] *add.* W in || 11 quando] M : ex quo HTW || 12 lapis] TW : lapide H : *om.* M || 13 animale] M : animalem H : minerale TW || 15 unum corticem super alium] MT : unam corticem supra aliam HW || 16 dicunt alii] M : dicunt aliqui H : aliqui dicunt TW || 17 cistibus] M : ossibus TW | eorum fellium] TW : earum fellium M || 19 posteriorum sapientum] HW : priorum sapientum M : sapientum posteriorum T || 20 mirabilis] HM : minerabilis W : mineralis T || 22 sed] TW : et HM || 23 magna] TW : multa HM | quantitate] *add.* TW et | iuvavit] TW : iuvit M : iuvat H | animale] HMT : minerale W || 24 confirmata] HMT: verificata W || 26 non] HM : *om.* TW | quantitate] TW : medietate HM | dr. .i.] HT : dr. unius M : a dr. W

ad octavam partem aur., et sorbeat illud qui morsus est vel qui sumpsit venenum, et inungatur cum eo etiam locus morsus, et sanabitur.

(22) Hee quidem .iii. medicine verificate sunt per experimentum verum in quo nullum est dubium in omni genere, scilicet animali, vegetabili, et minerali, que sunt grana citri, smaragdus, et bezaar quod est animale.

(23) Harac alhaia, hec est radix herbe que crescit circa templum, et iam plures attestantur et est experimento probatum. Teratur et bibatur cum vino vel cum aqua frigida ab una dr. usque ad .iii. et liberabitur, sed non habet virtutem smaragdi nec virtutem bezaar animalis; communiter autem debet ipsum habere homo paratum et esse premunitus eius semper. Et recitavit michi qui novit herbas bene quod hec medicina est radix azmarini, id est roris marini, qui vocatur mahacrab.

(24) Coagulorum, quodcumque ipsorum fuerit, quando bibitur cum aceto a media dr. usque ad mathcal, et maxime coagulum leporis, liberat a veneno animali et vegetabili.

(25) Et ex hiis etiam que posuerunt est spica nardi, dr. .i. cum vino. Herba gefet et semen eius teratur et sumatur ex eo dr. .ii. cum vino.

(26) Balsami: sumatur de eo aur. sem. cum lacte statim mulso. Carpobalsami dr. .vi. coquantur in lib. .i. et sem. aque donec deveniat ad medietatem, et bibat ipsam dum est calida. Allia: consensus omnium medicorum fuit quod allia existunt loco magne tiriace omnibus venenis frigidis et iuvat etiam venenis calidis; et modus eorum administrationis est quod mundentur a cortice et terantur parum et accipiatur ex eis aur. .i. usque ad duos, deglutiendo illud.

---

1 illud] HW : istud T : illud ille M | vel . . . morsus] HM : *om.* TW || 2 etiam] M : *om.* H | sanabitur] *add.* TW et liberabitur || 3 per] HMW : et T || 5 minerali] HMT : minerabili W | animale] MW : animal T : al' H || 6 harac alhaia hec] H : harac M : homo alaya huiusmodi T : homoalya hec W | herbe] HMW : *om.* T | templum] *add.* T seu ad certum tempus || 9 smaragdi nec virtutem] HT : smaragdi nec M : *om.* W *et add. mg.* smeraldi nec virtutem || 10 ipsum habere homo paratum] TW : homo habere ipsum paratum HM | premunitus] TW : pre manibus HM || 11 eius] HMW : eo T | michi] HM : *om.* TW || 12 azmarini] H : ac marī M : azar marini T : ac(ur)a marim W | mahacrab] HM : malachraeb W : malachzaob T || 13 quodcumque] HM : quicumque TW || 14 media dr.] HW : dr. sem. T : unc. M | mathcal] HW : machal M : mathel T || 16 etiam] HMT : et W || 17 teratur et sumatur] HT : terantur et sumatur M : terantur et sumantur W || 18 de] HM : ex TW | aur. sem.] T : sem. aur. M : medium aurum H : medius aur. W || 19 in] TW : cum HM | et] HMW : *om.* T || 20 allia] *scrips.* : allea H : alia W : et M : *om.* T || 21 allia] *scrips.* : alia W : allea HM : alea T || 22 iuvat] HM : *om.* TW | venenis calidis] H : calida venena M : calidis TW | eorum] H : eius TW, *tr.* TW *post* administrationis : *om.* M || 23 ex eis] TW: eius ab M : ex eis ab H || 24 deglutiendo] M : deglutiando H : deglutinendo TW

(27) Zinziber mecti: Accipiantur ex eo dr. .ii. cum aqua calida. Radix mandragore: teratur et cribelletur, et accipiatur ex ea dr. .ii. cum unc. .i. mellis. Cinamomum: teratur et bibatur aur. .i. cum aqua frigida. Costum amarum: teratur et cribelletur et accipiatur ex eo aur. .i. cum vino; et per istum modum administretur de aristologia longa equali modo per se et de agarico equaliter per se.

(28) Urse, id est radix lilii celestis: teratur et ex eo dr. .ii. bibantur cum vino. Seminis apii triti dr. .iii. cum vino bibantur.

(29) Cimini dr. .iiii. terantur et cum vino vel aqua bibantur. Idem fit de aniso. Cancri fluviales coquantur cum aqua et bibatur brodium eorum.

(30) Hec omnia sunt medicine levis inventionis—preter balsamum, sed leviter invenitur in Egipto. Et quodcumque illorum fuerit penes ipsum hominem accipiatur statim post vomitum, secundum modum predictum. Et quando acceperit quicumque morsus unc. .iii. calidi mellis cum unc. .i. olei rosati et biberit ipsum, iuvabit ipsum manifesto iuvamento.

(31) Hee vero quantitates quas diximus conveniunt illis qui sunt etatis .xiiii. (**T36rb**) annorum et qui preterierunt .xx. annos. Sed habenti .x. annos usque quod habeat .xx. annos, modificabis quantitatem secundum proportionem, et quantumcumque erit minoris etatis, minuas de quantitate. Verumtamen non videtur quod qui est minor .x. annorum et adheserit ei morsus seu punctura possit evadere a morte. Sed cum toto hoc, debet accipere de huiusmodi simplicibus quartam partem

---

1 mecti] HM : mechy W : methy T | accipiantur] HT : accipiatur TW | cum aqua . . . ex ea] *om.* W, *mg.* W cum aqua calida radix mandragore teratur et cribeletur et accipiatur ex eo dr. .ii. aut .ii. cum aqua frigida costum amarum teratur et cribeletur et accipiatur ex eo || 2 ea] MT : eo H || 3 bibatur] MTW, *add.* T ex eo, *add.* W cum ex eo dr. .ii. : bibat H | aur. .i.] M : aur. .ii. T : ex eo aur. .ii. H | aur. .i. . . . ex eo] HTM : *om.* W, *mg.* W aur. .ii. cum aqua frigida costum amarum teratur et cribeletur et accipiatur ex eo || 4 cribelletur] M : cribetur T : cribellentur H | aur. .i.] HM : dr. .i. sem. T : dr. .i. et sem. W || 5 de aristologia (astrologia H) longa] HM : aristologia T : aristoloya W || 6 per se . . . per se] HM, *add.* H aliter : *om.* TW || 7 urse] H : yrse M : et yreos TW | radix] HMT : radicis W | bibantur] TW : bibatur M, *tr.* M *ante* ex : et bibat illud H || 9 cimini] HM : simini W : ciminum T | cum vino vel aqua bibantur] TW : bibantur cum vino vel cum aqua et HM || 14 quando] HM : quandocumque TW | acceperit quicumque morsus (acciperit H)] HM : quis morsus accipit (accepit W) TW || 15 ros(ati)] HM : calidi rosati W : rosati calidi T || 16 diximus] TW : prediximus HM | etatis .xiiii.] TW : .xiii. M : etatis .xiii. H || 17 preterierunt] M : preterier' T : preteriit H : preterierit W | annos] M : annum HTW | .x.] HMW : .xx. T || 20 non] HMW : *om.* T | est minor] TW : habeat minus M : est minus H || 21 seu] HM : sub TW

predictarum quantitatum et de tiriacis predictis a quarta dr. usque ad quartam partem aur. (quod arabice dicitur matal), secundum quod videtur medico illic existenti de conditionibus illius individue complexionis et temporis presentis.

---

1 tiriacis] HMW : cancris T | quarta] HMT, *add.* M parte : quartam W || 2 aur.] MTW, *add.* M .i. : auri H | matal] T : matheal H : mathal MW || 3 videtur] TW : videbitur HM | individue] HM : individui TW

[1.4]

(32) Que sunt tiriaca maior, de qua accipiatur a quarta dr. usque ad aurum. Et post ipsam est metridatum, de quo accipiatur a quarta parte auri usque ad aurum .i. Post hoc est tiriaca quatuor specierum, de qua accipiatur a dr. .i. usque ad dr. .iiii. Et modus huius tiriace est: Recipe mirre, baccarum lauri excorticarum, gentiane romane, aristologie longe, ana partes equales; conficiantur cum triplo istarum medicinarum mellis dispumati. Et harum quatuor medicinarum quelibet est tiriaca omnibus venenis, et hoc fuit principium compositionis quam antiqui composuerunt omnibus venenis.

(33) Similiter et tiriaca ase fetide hiltich quam scripsit alrasis pro omnibus venenis frigidis haberi oportet, et modus eius est: Recipe mirre, foliorum rute sicce, costi, mentastri sicci, piperis nigri, piretri, ana unc. .i.; ase fetide unc. .i. et sem.; dissoluatur asa fetida in vino, et terantur medicine sicce et cribentur et distemperentur omnes cum melle dispumato et bene cocto. Et sit dosis eius in regionibus calidis a dr. .i. usque ad duas, in regionibus vero frigidis a dr. .ii. usque ad .iiii.

(34) Similiter quoque tiriaca nucum est tiriaca fortis et convenientis preparationis et continui usus, et dixerunt quod quicumque fuerit usus ea ante cibum continuo non valebit venenum agere in eum. Et eius compositio est ficus, sal, nuces, et ruta. Sed quantitates eorum quas scripsit Galienus hee sunt: Recipe foliorum rute partes .ii.; medulle nucum partes .ii.; salis partes .v.; ficuum siccarum partem .i.; congregentur omnia cum fricatione manus.

(35) Et quam scripsit Rasis est hec: Recipe nucum siccarum excorticatarum partem .i.; salis grossi, foliorum rute sicce, ana sextam partem;

---

1 tiriaca] HMW : tiriace tiriaca T | accipiatur] HMW : accipitur T | a quarta dr. (*add.* M unius) usque ad aurum (*add.* M .i.) . . . accipiatur] HM, *tr.* M *post* specierum de qua accipiatur : *om.* TW || 4 dr.[2]] H : *om.* TW : *tr.* M *post* .iiii. | huius tiriace est] H : tiriace est M : modus eius est hic TW || 6 cum triplo istarum (predictarum H) medicinarum] HM : predicte medicine cum TW || 7 mellis dispumati] HM : melle dispumato TW | est] *add.* TW medicina et || 10 et] HW : *om.* T | ase fetide] TW : *om.* HM | hiltich] H : hilothi M : bithit TW, *add.* W quod || 11 frigidis] HM : *om.* TW || 13 et] HMW : *om.* T || 14 cribentur et distemperentur] T : cribellentur et dis(tem)perentur HM : crebentur et dist'npentur W || 15 sit] HMT : sint W || 16 regionibus vero] M : *om.* HTW || 19 eum] TW : ipsum HM || 20 nuces] HMW : nucum T | ruta] HMW : rute T | sed quantitates] HM : secundum quantitatem W : secundum quantitates T || 21 hee sunt] HM : sunt hee W : et sunt hec T || 22 congregentur] HMW : agregentur T || 24 Rasis] HMW : alrasis T

ficuum albarum, quantum possint confici. Et omnia agrega et fiant pastilli maiores nucibus, de quibus accipiatur unus.

(36) Et scripsit Avenzoar tiriacam alliorum, que verificata est apud ipsum per experientiam, et ego quidem expertus sum et inveni ipsam iuvativam omnibus venenis animalium. Et modus eius est hic: Recipe alliorum unc. .iiii.; hurgabio (latine matrona), cazel albi, gentiane, piperis nigri albi et longi, zinziberis, ana unc. .i.; agarici feminini, sticados, ana unc. sem.; opii unc. .ii. Infundatur opium in vino donec mollificetur, et terantur medicine sicce et conficiantur omnia cum melle dispumato et bene cocto. Et dosis eius sit a dr. .i. usque ad .iii.

(37) Omnes huiusmodi tiriace sumi debent cum vino vel cum decoctione anisi, sicut dixi. (**T36va**) Proportio vero quantitatum que sumi debet de qualibet tiriaca, inter magis et minus, sit secundum etatem et secundum accidentium vehementiam et secundum tempus et regionem. Nam in tempore frigido et regionibus frigidis tollerant corpora sumere medicinas valde calidas, in calidis vero econtra.

(38) Et iam quidem scripsit Avicenna confectionem conferentem omni morsui, cuius compositio est hec: Recipe anisum, seminis cicute, asari, cimini, ana dr. .iii.; aristologie rotunde, gentiane, ana dr. .i. et sem.; piperis albi et mirre, ana dr. sem. et quartam; conficiantur omnia cum melle dispumato, et sit dosis dr. sem.

(39) Et Galienus scripsit medicinam conferentem iuvamentum omni morsui animalium interficientium et difficilium valde et suffocationi matricis, que est ista: Recipe succi sebran et iusquiami, ana aur. 4; castorei, piperis albi, costi, mirre, opii, ana aur. .i. Terantur omnia et effundantur super ipsis vini dulcis unc. .iii., et exponatur soli et dimittatur in

---

1 possint] HMW : possunt T | et omnia] TW : omnia et H : omnia predicta et M | agrega et] T : congrega et W : congregari et HM || 2 accipiatur unus] TW : sumat unum M : accipiat unum H || 6 alliorum] *scrips.* : aleorum MT : aliorum W | hurgabio] TW : tralbtel hurgabius M | matrona cazel] TW : matrine M || 7 feminini] MW : femini T || 12 quantitatum que summi debet (non dicitur M) de qualibet tiriaca] HM : *om.* TW || 13 minus] *add.* W quantum | etatem et secundum accidentium (accidentia T)] TW : etates et accidentiam M : etates et secundum accidentium H || 16 valde calidas] HW : calidas valde T : valde M | econtra] TW : econverso HM || 17 et iam] HMT : etiam W | conferentem] HTM, *add.* HM iuvamentum in : *om.* W || 18 compositio] HMT : *om.* W | est hec] TW : *tr.* HM | anisum seminis] H : seminis M : *om.* TW || 19 ana] HMT : *om.* W | ana] HM : *om.* TW | et] HMW : *om.* T || 20 quartam] W : quartam et M : quarta HT || 22 Galienus] *add.* HM quidem | omni morsui] TW : in omni morsu HM || 24 sebran] T : scebran W : sebren HM | et] *add.* W ius || 25 effundantur] HM : effundatur TW

ipso donec coaguletur; et fiant ex eo pillule ad modum fabarum egipti.
Et sit dosis earum pillula .i. cum .iii. unc. vini dulcis.

(40) Inquit auctor: Iam collecte sunt compositiones continentes iuva-
menta ex tractatibus antiquorum et posteriorum, levioris operationis et
difficilius sublimioris, et in quibus fortior operatio reperitur, ex quibus
homo eligat quam vult.

---

2 earum] TW : *om.* M : eorum H || 4 posteriorum] H : posterioris TW

[1.5]

(41) Et incipio a scorpione, eo quod narravi ipsum in medicinis communibus, scilicet scarificatione et suctione et ligatione; deinde vero emplastretur locus morsus cum aliqua istarum medicinarum simplicium propriarum in punctura scorpionis cum quacumque ipsarum fuerit quarum memoratio erit in hoc capitulo.

(42) Folia brandaburie: bibat de ea .iii. dr. et fricet cum ea locum morsus. Semen citri: bibat ex eo dr. .ii., et emplastretur ex eo locus morsus. Et si erit recens, pistetur et fricetur cum eo locus punctionis; si fuerit siccum, teratur et conficiatur cum aceto et melle et emplastretur cum ipso locus. Et etiam coquatur ex eis unc. .i. in duabus lib. aque donec egrediatur eius virtus et abluatur cum eo locus punctus. Item sulfuris et feniculi, ana partes equales; terantur et conficiantur cum aceto et emplastretur cum eo locus. Item salis et seminis lini, ana partes equales, alleorum partes .ii.; terantur omnia et emplastretur cum eis locus. Item tiriaca quatuor specierum propria est in omni punctione scorpionis, et eius dosis est ab dr. .i. usque ad .iiii.

(43) Galienus vero scripsit tiriacam propriam puncture scorpionis et puncture animalis quod dicitur reptile, et eius compositio est hec: Recipe aristologie dr. .iiii.; piperis aur. .ii.; opii aur. .i.; piretri aur. .iii.; distemperentur omnia cum melle et fiant ex eis pillule ad modum fabarum egipti, et accipiat ex ipsis .ii. cum unc. .iii. vini fortis.

(44) Et nota quod non debent sumi iste medicine puncture scorpionis, sive simplices sive composite, nisi cum vino calido et puro; nam illius venenum est frigidissimum, **(T36rb)** interficiens sua frigiditate. Quod si non potuerit accipere istas cum vino, accipiat cum decoctione anisi, sicut diximus.

---

4 ipsarum] HTW, *tr.* H *post* fuerit : *om.* M || 6 brandaburie] T : bandraburie W : brandranbrine M : bra(n)dranbui scilicet herba citrina H | fricet] HMW : fricetur T | locum] HM : locus TW || 7 morsus] *add.* W citri : *add.* H et || 9 teratur] HMT : terrat W || 10 ipso] TW : eo HM || 11 eius] HMT : eis W | sulfuris] HMW : furfuris T || 13 partes equales] MT : partem equalem HW || 14 alleorum] MT : aliorum HW | emplastretur] empl'etur T : emplastetur H : emplastrentur M : emplastitur W || 16 ab] HMW : a T || 18 compositio] HMT : operatio W || 19 opii] *scrips.* : apii MTW || 20 fiant] HMT : *om.* W || 21 ipsis] TW : illis HM | .iii.] TW : tribus unc. M : .iii. dr. H || 25 decoctione anisi] HM : aqua anisi T : ani. W

(45) Et ex illis que experta sunt similiter est olibanum, quando accipitur de eo aur. .i., pulverizatum et cribellatum cum lib. .i. vini. Et ex hiis quorum experti sunt posteriores est asnan viride; teratur et cribelletur et fricetur cum butiro vaccino et conficiatur cum melle apum, et accipiatur ex eo aur. .ii. in punctura scorpionis, et statim quiescit dolor. Et ita dixit Hanen, quoniam si ungatur supra locum punctionis de nepis alba (id est terebentina), quiescet egritudo statim.

(46) Inquit auctor: Est quoddam animal venenosum in libris medicine memoratum quod dicitur aroes (id est rutela), et est species scorpionis parvi corporis, non elevans caudam supra caput sicut faciunt scorpiones, et invenies ipsum reptile super terram; et ideo vocatur scorpio iste reptilis. Et invenitur in regionibus orientis, et dicunt quod est magis nocitivum quam isti scorpiones qui sunt apud nos. Sed quicquid iuvat puncturam unius iuvat puncturam alterius.

(47) Reptile: hoc nomen convenit pluribus speciebus animalium, et dicunt quod sunt .vii. specierum et alii quod sunt .viii. Et omnes sunt ex speciebus aranee, et dixerunt medici quod peior omnibus est egiptiaca. Sed duarum ambarum specierum que reperiuntur in domibus in pluribus regionum, una est aranea longos pedes habens, parvi corporis, que texit inter muros multum et nigrum; altera vero corporis maioris et minorum pedum que texit in ortis telas subtiles et albas similes subtili panno. Nam ambarum istarum specierum lesio modica est, et possibile est quod homo non perpendat ipsarum morsus; et multotiens mordit hominem aliqua istarum in nocte et non inde perpendit, sed surgens in

---

2 pulverizatum et cribellatum] HMT : pulverizatur et cribelatur W ‖ 3 asnan viride]
scrips. : absnan abscitium W : absinthium T : absinthium viride M : asuan .i. absinthium
viride H ‖ 4 cribelletur] HM : cribetur TW ‖ 5 quiescit] HW : quiescet T : cessat M ‖
6 locum punctionis] H : locum scorpionis puncture M : puncturam T : punctura W ‖
7 nepis] H : veste TW : *om.* M | statim] HM : *om.* TW ‖ 9 aroes] H : tarces T : raroes
W : artesirula M ‖ 11 et] *add.* HM non | super] HMW : supra T ‖ 12 iste] HTW, *tr.* H
ante scorpio : *om.* M ‖ 13 nocitivum] HW : nocivus M : nocivum T ‖ 14 iuvat puncturam alterius] M : est iuvativum puncturis (*add.* H horum) scorpionum est iuvativum
et istis scilicet reptilibus (et . . . reptilibus: puncture istius et est reptilis H) HTW ‖
15 pluribus speciebus] HM : speciei plurium T : species plurium W ‖ 16 .vii.] HMW :
.iiii. T | alii] *add.* HM dicunt | quod sunt .viii.] HM : novem TW ‖ 18 duarum ambarum] H : duarum aliarum M : ambarum TW ‖ 19 longos] TW : longa HM | habens]
TW, *tr.* T *ante* pedes : *om.* HM ‖ 20 inter] HW : intra T : intus M | et nigrum] T : et
nigra W : et nigre H : profunde et spisse M | vero] *add.* T est | corporis maioris] TW :
maioris corporis M : minoris corporis H, *corr.* H *ad* maioris corporis ‖ 23 morsus] TW
: morsum HM | mordit] TW : mordet HM

mane invenit se cum apostemate; et apposito pane masticato, vel farina cocta cum oleo et sale, resoluitur eodem die.

(48) Aliarum vero specierum reptilium que reperiuntur in sterquilinis sunt quedam habentes caudam, et talis species vocatur in egipto abusphara (id est tarantula); et punctura harum specierum omnium proxima est puncture scorpionis, et quicquid confert puncture scorpionis confert puncture reptilium.

(49) Et ego quidem reperi proprias medicinas morsui reptili, quarum una est radix sparagi quando accipitur ex ea dr. .v. cocte cum .vi. unc. vini et bibitur. Item bandumbrina, quando bibitur ex ea dr. .i. usque ad .iiii. et emplastratur ex ipsa locus morsus. Item fructus tamarisci, si bibatur ex ipsis a dr. .ii. usque ad .vi. Item folia celsi: terantur et exprimantur et extrahatur succus et bibat ex eo dr. .x. Hec omnia debent bibi cum vino vel cum (**T36va**) decoctione anisi. Item aur. .i. absinthii triti cum aqua frigida. Et ungi debet locus cum succo mirte mixte cum vino. Item lac lactucarum ortensium. Et hoc fiat in principio post scarificationem et suctionem.

(50) Ad puncturam apum et vesparum: bibat seminis malvavisci dr. .v., cocti cum media lib. aque et unc. .i. vini. Aliud: bibat de foliis malvavisci aur. .i. cum unc. .ii. secaniabin. Item: coriandri sicci et zuccari, ana; terantur et accipiatur aur. .i. cum aqua frigida. Similiter accipe de herbis frigidis, sicut lactuca, endivia, portulaca, et citrullis; iuvat. Item potus sirupi granatorum vel sirupi agreste cum aqua frigida iuvat.

(51) Ex his quibus debet emplastrari locus punctionis apis et vespe est creta cum aceto. Similiter lenticule cum aceto. Item pecia panni

---

2 resoluitur eodem die] T : et soluitur eodem die W : et soluetur eodem die H : soluetur in eodem die M || 4 talis] HM : tales T tal' W | vocatur] HMW : vocantur T || 5 abusphara] HM : abuphara TW | tarantula] HMW : taracula T | punctura] HM : *om.* TW || 6 proxima] HM : proximum TW || 8 reperi] HM : reperii TW | reptili] HM : reptilium TW || 10 bandumbrina] TW : bandrabina M : bandruribina H | dr. .i.] HT : a dr. .ii. M : dr. .v. a dr. .i W || 11 .iiii.] *add.* HM cum vino | emplastratur ex] TW : emplastretur cum HM | si bibatur] TW : bibantur HM || 12 ex ipsis] TW : ex ipso H : *om.* M | dr. .ii.] HMT : *tr.* W || 13 et extrahatur . . . ex eo (ipso H)] HTW : succus ex eis et bibat ex ipso M | hec omnia] TW : *tr.* HM || 14 absinthii triti] TW : tritici M : triti H || 16 post] HMT : pre W || 18 seminis] semen T : sem. MW : se. H || 20 .ii.] *add.* M sir. : *add.* H sirupi | item] *add.* Recipe HW || 21 accipe] HMW : accipere T || 22 lactuca endivia] TW : lactuca endivia et H : endivia lactuca etiam et M | et citrullis] HW : citrol T : *om.* M | item] *add.* T succus sive || 23 iuvat] *add.* HM et || 24 debet] MT : debent HW | locus] T : loca HMW || 25 est] HT : cum MW | creta cum aceto] H : aceto et creta M : creta et aceto W : cera cum aceto T

tincta in aceto et camphora et aqua rosata ponatur super locum. Et emplastretur similiter cum aceto et coriandro humido vel basa corbina (et dicitur semperviva) aut cum melle et sale et aceto.

(52) Dixerunt quod nichil est melius omnibus venenis et morsibus omnium animalium quam tiriaca magna, et maxime morsui vipere ex nimia eius lesione. Et antiqui philosophorum posuerunt suam meditationem circa ipsam et frequentaverunt experientiam eius pluribus annis donec composuerunt tiriacam magnam. Et quando non invenitur, sumat de metridato; quod si non habuerit, sumat trociscum de carceana, cuius modus est hic: Recipe andachoche, aristologie longe, rute silvestris, farine carsene, ana; distemperetur cum aceto vini et fiant trocisci, et accipiatur ex eis aur. .i. cum unc. .i. vini fortis. Et dixerunt quod hoc valet loco tiriace magne in morsu vipere, et ideo necesse est ipsum haberi. Et dixerunt quod coriandrum puteorum (id est capilli veneris), quando coquitur cum vino et bibitur, iuvat a morsu vipere. Et dixerunt quod radix vitis albe, quando coquitur de ea dr. .vi. cum vino et biberit ipsam, iuvat a morsu vipere. Et dixerunt quod agaricum est tiriaca morsui vipere si sumatur de eo aur. .i., trito et cribellato cum lib. sem. vini veteris, et liberabitur a morsu vipere. Et ex hiis que propria sunt in loco morsus post scarificationem et suctionem est quod accipiatur ex succo caulium et misceatur cum vino et emplastretur cum hoc locus morsus.

(53) Et scripsit Galienus emplastrum morsui vipere, cuius descriptio ad literam hec est: Recipe serapini, ase fetide, oppopanaci, ana aur. .i.; galbani, sulfuris vivi, ana aur. .ii. Terantur medicine sicce et dissoluantur solubiles cum vino et misceatur totum et fiat ad modum emplastri, et emplastretur locus morsus; deinde cooperiatur locus cum folio ficus vel folio urtice. (**T37rb**)

2 similiter] HW : simul ter T | humido] HW : *om.* MT | basa] TW : boras al. basa H : *om.* M || 3 sale et] H : *om.* MTW || 5 magna] HM : maior TW || 7 experientiam eius] M : experti eius H : experientia ipsam T : exp'i ipsam W || 9 trociscum de carceana (casseana H canceana T)] HTW : de casseana M || 10 est hic] TW : hic est M : hec est H | andachoche] TW : handacoche H : andacocce M | longe] HMW : *om.* T || 11 carsene] W : cansene HT : cassene M | distemperetur] W : distemperentur HMT || 12 fortis] TW : pontici HM, *scrips. supr.* H vel veteris || 16 de ea] T : de eo HW : ex ea M || 17 et dixerunt . . . morsui vipere] HMW : *om.* T || 18 si] W : sed T : valet H : *om.* M | sumatur] TW : sumat HM | trito] TW : *om.* HM | et cribellato (cribato T)] TW : cribellatam M : cribellatum H || 19 liberabitur] HT : bibatur W | et] HW : *om.* T || 24 .i.] HMW : .v. T || 25 dissoluantur] HMT : dissoluatur W

(54) Dixerunt medici quoniam signa canis rabiosi sunt plura, et omnia vera sunt, et non oportet prolongare sermonem de ipsius memoratione in hoc tractatu, nam homo naturaliter fugit ipsum cum videt ipsum, sicut fugit scorpionem et viperam, ita quod etiam canes fugiunt illum. Canis vero rabiosus semper solus incedit et precipitatur in eius gressu et adheret muris et non latrat. Et non est dubium quin querunt homines eum interficere ubicumque inveniatur cum dignoscitur; verumtamen contingit aliquando mordere hominem antequam dignoscatur, et aliquando contingit morderi in tenebris ita quod non dignoscitur si sit rabiosus an ne. Sed quemcumque videris esse morsum a cane rabioso, nichil ipsum iuvat nisi curetur antequam timeat aquam, sed post timorem aque nullum vidi esse liberatum. Qui vero morsus est a cane rabioso non statim perpendit (id est sentit) dolorem nisi qualiter ab aliis canibus, sed incipiunt apparere illa mala accidentia que demonstrant canem fuisse rabiosum post octo dies, ut plurimum, et aliquando non manifestantur nisi post magnum tempus. Et ideo oportet illum quem momordit quicumque canis quod incipiat a curatione generali quam prediximus, videlicet ligatione, scarificatione, et suctione, et faciat fluere multum de sanguine a loco morso cum ventosis; similiter faciat vomitum et potum tiriace. Et curetur cum his etiam que sunt possibilia inveniri ex medicinis scilicet propriis morsui canis rabiosi, quas ego narrabo nunc in presenti capitulo secundum intentionem tractatus, medicinas scilicet sumendas et apponendas.

(55) Ex quibus est licium indum, de quo bibatur omni die medius aur. cum aqua frigida. Aliud: nigella sumatur, trita et cribellata, omni

---

3 ipsum] MW : eum T : *om.* H || 4 canes] HMT, *tr.* HM *ante* etiam : carnes W | illum] TW : ipsum HM || 5 semper solus] H : *om.* MTW | precipitatur] HMW : precipitat T || 6 muris] TW : muro M : maris H | quin] *scrips.* : quoniam HMTW || 7 eum] TW : ipsum HM, *tr.* H *post* interficere || 9 morderi] TW : mordere H : mordere hominem M | ita quod] TW : et HM | dignoscitur si] TW : discernitur utrum HM | sit] MT : sic W : fuerit H || 10 an ne] T : anne W : vel ne HM | quemcumque] HM : quandocumque TW | esse morsum] HM : te morsum T : de morsu W || 11 nichil ipsum iuvat] HM : propera T : propterea W | nisi curetur] M : ut cureris T : ut cures W : teneret H || 13 rabioso] *add.* TW et | id est] TW : vel HM | qualiter] TW : quatenus HM || 14 sed] HMT : et W || 16 manifestantur] HM : manifestatur TW || 20 curetur cum his etiam] MT : curet etiam cum hiis H : curet cum his W || 24 de quo bibatur] TW : bibatur ex eo HM | medius (medium H) aur.] HMTW, *tr.* HM *ante* omni || 25 aliud nigella sumatur] TW : item sumat nigellam M : aliud sumet .i. nigella sumet H | trita et cribellata] TW : tritam et cribellatam M : triticum et cribellatum H, *add.* H sumat de eo

die cum aqua frigida aur. .i. Item vel sumat de gentiana omni die aur. .i., tritum et cribellatum, cum aqua frigida. Et sublimius his est quod sumantur cancri fluviales et terantur combusti et cribellentur et ponatur de illo cinere in aqua omni die ad modum dr. .i.

(56) Et ex medicinis quidem compositis que verificate sunt apud Galienum et alios preter ipsum est tiriaca appropriata morsui canis rabiosi, cuius compositio hec est: Recipe olibani partem .i., gentiane partes .v.; teratur totum et cribelletur et bibat de eo primo die dr. .ii. cum aqua frigida, et quolibet die addat dr. sem. donec recipiat de eo die nono dr. .vi., et ultra non addat. Alia compositio experta vere: Recipe gentiane, mirre, ana dr. .i.; cineris cancrorum fluvialium dr. .ii.; bibatur iste pulvis quolibet die cum aqua frigida.

(57) Et ex his quibus debes emplastrare morsos a cane rabioso ex simplicibus, post attractivas, sunt hee quas narrabo: Farina carsene, distemperetur cum vino et emplastretur cum eo. Aliud: terantur amigdale amare cum melle apum donec fiat ad modum emplastri et emplastretur cum eo. Aliud: folia mente recentis terantur simul cum sale et emplastretur cum eis. Item dissoluatur asa fetida cum vino et impleatur de ea locus morsus post eius (**T37va**) ampliationem. Item: medulle nucum, salis, cepe, ana partem equalem; misceantur cum melle apum donec fiat ad modum emplastri et epitimetur cum eo locus morsus. Et incipiat cum his medicinis predictis, cum quacumque earum inveniatur apud ipsum.

(58) Et oportet illumqui morsus est a cane rabioso continuare has medicinas potandas et emplastrandas non minus .xl. diebus. Similiter teneat apertum vulnus, ut non faciat carnis consolidationem usque in .xl.

---

1 cum aqua frigida] HTW, *tr.* H *post* aur. .i. (aur. .ii. H) : *om.* M | item vel sumat (aliud acquirat H) de gentiana . . . aqua frigida] HM : *om.* TW || 3 sumantur] T : sumatur W : comburantur HM | combusti] TW : *om.* HM | et cribellentur] HMT : *om.* W || 8 primo] HM, *tr.* M *post* die : prima TW || 9 quolibet] H : qualibet M : quodlibet TW | dr. sem.] T : mediam dr. HMW | die nono] H : nona die M : omni die nono TW || 13 et] HW : *om.* MT | morsos] TW : morsum M : morsus H | a cane rabioso] TW : canis rabiosi HM || 14 carsene] MT : carlene W : carsene H, supra *scrips.* .i. ordei H || 15 emplastretur] HMT : emplastrentur W | eo] *del.* T item dissolvas | aliud terantur amigdale . . . cum eo (*om.* M et emplastretur cum eo)] HWM : *om.* T || 17 mente] HMW : mirte T || 18 dissoluatur asa fetida] HM : si disoluas asam fetidam W : dissoluas asam fetidam T | de ea] M : ex ea W : ex eo T : cum eo H || 19 medulle nucum] M : rute nucis TW : nucum H || 20 partem equalem] HW : partes equales MT || 22 earum] TW : scilicet earum HM (scilicet *ins.* H) || 24 .xl.] HM : .xxx. TW || 25 ut] TW : et HM | consolidationem] TW : solidationem HM

diebus. Quod si incipit solidari, aperiat et ampliet locum cum unguentis factis ad hoc. Et notum sit absque dubio quod infra .xl. dies predictos accident aliqua secundum propriam complexionem et corporum dispositionem que indigebunt alia cura, sicut laxatione ventris aut flebotomia aut clisteri et mutatione diete vel emplastrorum. Sed hoc non est intentionis huius tractatus, nam hoc quod predixi totum est initium usque ad adventum medici, vel sufficiunt hec ubi non est medicus sufficiens qui possit perficere curationem in his difficilibus accidentibus.

(59) In morsu autem canis non rabiosi, et etiam in morsu hominum et aliorum animalium non habentium venenum, sufficit quod ungatur locus una vice post aliam cum oleo calido donec sedetur dolor; deinde ponatur super locum faba masticata donec fiat sicut emplastrum cum quo emplastretur locus morsus; similiter triticum masticatum. Et si fuerit ille qui masticaverit fabam vel triticum ieiunus, qui nichil gustaverit et facta fuerit masticatio in principio diei, et masticator fuerit puer vel iuvenis, erit hoc melioris iuvamenti.

(60) Aliud: teratur cepe et misceatur cum melle apum et emplastretur cum eo. Aliud: masticetur mica panis fermentati et emplastretur cum eo.

(61) Et scito quod peior aliis morsibus est morsus hominis qui non comedit adhuc antequam mordeat; et quando acciderit illum qui momorderit esse male complexionis in sua specie aut nutritum malo cibo in illa specie, et cum hoc erit ieiunus, erit tunc morsus eius proximus morsui venenosorum animalium, et maxime quando fuerit ille qui morsus est plenus et habundans malis humoribus et membrum morsum fuerit debile. Impossibile enim in hoc quod non fiat putrefactio et augmentetur periculum in ipso. Sed non est intentionis huius tractatus ponere huiusmodi medicinas extraneorum morsuum.

5

10

15

20

25

1 diebus] TW : dies HM | incipit] H : incipiat M : inceperit TW | solidari] HMW : consolidari T ‖ 2 sit] TW : et H : *om.* M ‖ 3 accident] TW : si acciderent M : acciderit H ‖ 5 clisteri] MT : clisteris W : clisterium H ‖ 6 predixi] TW : iam diximus M : prediximus H ‖ 7 sufficiunt] M : sufficient W : sufficientis H : sufficeret T | hec] M : huius H : hoc TW | non est medicus] HMW : medicus non est T ‖ 9 canis] TW : canum HM | rabiosi] TW : rabiosorum HM ‖ 12 locum] *add.* T farina aut | masticata] HMW : *mg.* T ‖ 15 puer vel iuvenis] H : puer vel ieiunus TW : pueri vel iuvenis M ‖ 19 hominis] animalis *Ar.* ‖ 20 mordeat] HMT : mordetur W | acciderit] TW : accidit M : accederit esse H ‖ 21 esse] TW : *om.* HM | aut nutritum] M : aut mutritur H : aut nutritus T : aut nutritur W ‖ 22 illa] TW : sua HM ‖ 26 intentionis huius] T : huius intentionis W : huiusmodi intentionis H

(62) Sed medicinas morsuum frequenter contingentium qui non sunt extranei, similiter et morsuum huiusmodi animalium que reperiuntur sepe in civitatibus et regionibus quemadmodum determinavimus sufficienti tractatu cum auxilio Dei.

5
(63) Et esto sollicitus semper in hoc quod dictum est in libris, scilicet de differentia que est inter morsum canis rabiosi et non rabiosi, (**T37vb**) quia plures homines mortui sunt ex hoc, secundum quod narraverunt michi senes viri cum quibus studui. Sed radix principalis est discernere et certificari de illo cane si fuerit rabiosus, quia tunc curabis ipsum
10
cum his que prediximus et sanabis eius vulnus; quod si dubium fuerit apud te si fuerit rabiosus an non, tunc curabis ipsum curatione canis rabiosi. Et recitavit michi quidam senex medicorum notorum quoniam ipse vidit in quadam civitate quendam iuvenem textorem morsum a cane in quo non sunt manifesta accidentia morsus canis rabiosi, de quo
15
diffinierunt omnes medici non fuisse canem rabiosum, et sanaverunt vulnus eius post mensem et sanatus est inde iuvenis iste; et extitit sic sanus longo tempore, tractans eius negotia sicut alii sani. Postmodum vero apparuerunt accidentia mala et timor aque, et mortuus est. Et esto in hoc cautus, quia malitia veneni non patitur rationem.

---

2 et] HT : *om.* W | morsuum] *add.* T qui non sunt : *add.* W frequenter contingentium ||
3 et regionibus] HW : *om.* T | determinavimus] H : determinabimus TW || 7 secundum] HW : *om.* T || 8 senes viri] T : *tr.* HW || 9 fuerit] HT : fuit W || 10 eius] HT : eum W || 11 ipsum curatione] TW : tunc curatione morsus H || 12 senex] HT : senes W || 13 quendam] T : quandam W : quondam H || 14 manifesta] T : manifestata HW, *tr.* H *ante* sunt | morsus] H : *om.* TW || 16 mensem] HT : mense W || 18 vero] HW : *om.* T | accidentia mala] T : mala W : accidentia male H || 19 patitur] HT : patiuntur W

[1.6]

(64) Cibus vero omnium morsorum aut illorum qui sumpserunt aliquid veneni est fragmenta panis cocta cum oleo et butiro, et potus eorum sit lac statim mulsum, et multiplicent comedere de ficubus et nucibus, festucis, nucellis, alleis, cepis, et ruta. Omnia hec sumantur seorsum vel simul, vel comedant aliquod predictorum cum pane. Et dimittant carnes ex toto, et maxime carnes avium, nam sanguis generatus ex omnibus carnibus paratus est ad putrefactionem a spiritu veneni relicti in sanguine hominis morsi vel eius qui sumpsit rem venenosam, ex qua etiam sequitur putrefactio totius sanguinis eius et accidunt ei mala accidentia. Et apponatur in eorum cibis sal, quia urit venenum et exsiccat illud. Mel quoque non est inconveniens comedere, et maxime cum butiro. Et divulgatum est apud vulgus quod nullus homo morsus debet comedere panem fermentatum sed azimum, et ego quidem nescio huic rei radicem cui possim appodiari, nec experientia nec ratione. Sed pota eos vino, quantumcumque poterint tollerare, et misce illud in cibis suis, et maxime illius qui morsus est a scorpione, quia vinum inebrians tantum sufficit huic. Similiter si repleatur quicumque morsus a scorpione ficubus, nucibus, alleis, et ruta et vino forti, sedabitur eius infirmitas ex virtute istarum rerum, nec eget alia curatione. Et simili modo erit curatio cuiuslibet morsi sentientis intensum frigus aut tollerabilem calorem.

(65) Sed quando videris aliquem qui morsus est aut sumpserit rem venenosam, inflammatum et multum (**T38ra**) appetentem aquam, incipias ei dare res acetosas per se aut cum modico butiro, et sugat poma acria et granata acetosa et sirupum duorum granatorum. Et si videris vehementem inflammationem, ciba ipsum oleribus frigidis sicut endivia et lactucis et citrollis, et sirupus secaniabin est mediocris eis; et tempera aquam eorum cum modico vino. Et non est bonum uti multum alleis,

1 cibus] HMT : quibus W | morsorum] HM : morsuum TW || 2 cocta] HMW : *om.* T || 3 multiplicent] HM : multiplices TW || 4 nucellis] HT : nucellas M : nucillis W | hec] HMW : *om.* T || 5 comedant] TW : comedat HM | dimittant] TW : dimittat M : demittant H || 6 carnes] HMW : *om.* T || 12 divulgatum] HMT : divulgant W || 13 quidem] MT : quod W : *om.* H || 14 possim] HM : possit T : possum W | eos] *add.* T cum || 15 poterint] HMT : poterunt W || 20 tollerabilem calorem] M : intollerabilem calorem H : tollerantis vehementem calorem TW || 21 sumpserit] TW : qui sumpsit HM || 22 inflammatum] TW : inflatum HM || 23 cum] HMW : *mg.* T | sugat] suggat M : sugeat H : sumat TW || 24 duorum] TW : amborum M : amborum duorum H || 27 alleis] *add.* HM et

nucibus, et ficubus; sed parce utatur eis propter vehementem caliditatem quam sentit ipse morsus.

(66) Illis vero qui morsi sunt a cane rabioso, omnia memorata cibaria sunt utilia preter sal, quod parce gustare debent. Et maxime bibant brodium pullorum et avium que generant bonum nutrimentum, ut turturum, fasianorum, et theug. Sed non accedat aliquo modo ad pullos columbinos, quoniam pessimi sunt, sed comedat caules, quoniam habent proprietatem in iuvamento morsus canis rabiosi. Et multiplicet comedere de cepis et alleis, crudis et coctis; et comedat etiam pisces salitos, sed non continuando omni die. Brodium vero cancrorum fluvialium et carnes eorum sunt eis bonum nutrimentum valde, et sunt medicina et cibus, et sunt etiam iuvativi morsorum omnium ipsorum proprietate quam Deus eis appropriavit. Glandes etiam, cocte et non cocte, sunt bone omnibus morsibus earum proprietate.

(67) Et ex proprietatibus expertis et veris sunt cerebra gallinarum elixatarum; iuvant enim omnes morsos et eos qui sumpserunt venenum, et addunt intellectum, sicut facit ius turturum, quoniam huiusmodi iura addunt ad scientiam sua proprietate. Cortices limonum quando comeduntur iuvant eorum proprietate omnibus venenis, et similiter si bibatur decoctio foliorum eorum.

(68) Et omnes quidem medici concordaverunt quod fumigatio cum cornu caprioli fugat omnia reptilia, et maxime serpentes. Similiter dicunt facere fumigationem cum ungulis caprarum, et fumigatio etiam cum sinapi aut sulfure aut ysimet aut opio aut capillis capitis, omnium horum fumus fugat reptilia. Et dicunt etiam quod si congregantur scorpiones in aliqua domo et comburuntur, fugiet omnis scorpio propter odorem suum.

---

1 eis] TW : illis HM | vehementem caliditatem] TW : vehementiam caliditatis HM || 3 rabioso] TW : rabido HM | memorata] HM : moderata TW || 5 bibant brodium] TW : brodia bibant HM || 7 sed] TW : et HM || 8 morsus] HMW : *om.* T || 10 cancrorum] HMT : cancrium W || 12 etiam] HMW : *om.* T || 13 quam] HMT : qua W | eis] MT : ipsis H : *om.* W || 14 morsibus] TW : morsis HM || 19 eorum] TW : earum HM || 20 eorum] HW : limonum M : eius T || 23 dicunt] HMW: debent T || 24 cum sinapi aut sulfure] HM : cum sinapi vel an. et sulfure W : sinapis et anisi et sulfure T | ysimet] TW : asmit id est nigella M : ysinis H | omnium horum fumus] TW : fumus enim omnium istorum M : fumus omnium istorum H || 25 fugat] TW : fugat serpentes et HM | reptilia] TW : reptilia cetera M : cetera reptilia H || 26 aliqua] HMW : qualibet T | comburuntur] HW, *add.* H ibi : comburantur MT, *add.* M ibi quod | fugiet] T : fugiat M : fuget HW || 27 suum] TW : illum HM

(69) Et propter hoc oportet hominem habundare in istis rebus ubi inveniuntur huiusmodi animalia, postquam bona consideratio humana iubet haberi bonam provisionem supra hiis quibus homo defenditur ab egritudinibus, quamvis non sit in nobis vera defensio nisi cum provisione excelsi creatoris.

1–5 Et propter . . . creatoris] HM : *om.* TW || 1 istis rebus] H : rebus illis M || 2 bona] H : *om.* M || 3 haberi] H : habere M | supra] H : similiter M || 4 provisione] M : previsione H

[2.1]

(70) Inquit auctor: Expedit michi preponere propositionem que manifesta est apud naturales, non autem apud medicos; licet Galienus faciat mentionem de hoc secundum considerationem artis medicine, non tamen determinat illam propositionem, quam nunc intendo preponere.

(71) Manifestum est quod elementata habent colorem, odorem, et saporem, que omnia hec sunt accidentia absque dubio, quia in eis non est ratio (**T38rb**) coloris sicut ratio saporis et odoris. Nam color est accidens in colorato, et quod de hoc accidente percipitur idem est apud omnes qui percipiunt illud et non diversificatur in aliquo. Quia ex isto colore qui est albus percipitur forma albedinis et magis in quolibet visu ut aliqua species animalium percipit formam albedinis, que operatur disgregationem visus necessario, et eodem modo omnibus habentibus visum.

(72) Gustus autem et odoratus non sunt ita, nam potest idem esse in fine dulcedinis apud aliquam speciem et in fine amaritudinis apud aliam—id est, quod alicui speciei sapit illa res et est amabilis, sicut est sapor dulcis, et alicui speciei non sapit sed dolet ex illo dolore vehementi, sicut est sapor amarus aut calidus aut ponticus, secundum quod determinatum est in naturalibus. Omnes enim homines sciunt amaritudinem coloquintide apud nos et eam esse dulcem apud porcos, et sciunt vehementiam appetitus ipsorum porcorum ad comedendum ipsam. Et sic se habet res in odoribus, nam est aliqua res boni odoris apud aliquam speciem et mali et horribilis odoris apud aliam. Hoc enim est quia delectatio nutrimenti et boni odoris respicit complexionem determinate speciei animalium, quia quantumcumque aliqua complexio fuerit conveniens erit bonum sibi et boni odoris, et ideo erunt aliqua vegetabilia

---

1 preponere] TW : ponere HM | propositionem] HM : positionem TW || 4 determinat] HM : determinant TW | propositionem] HM : positionem TW || 5 elementata] *scrips.* : elementa HTW : plura M | colorem odorem et saporem] TW : saporem colorem et odorem M : colorem saporem et odorem H || 7 accidens] HMT : accidentalis W || 8 percipitur] HMW : percipiatur T || 9 diversificatur] HT : diversificant W : diversificantur M || 10 albus] HM : album TW | aliqua] HT : alique MW || 11 disgregationem] HM : disgressionem T : disgregatione W || 12 et eodem modo omnibus] M : eodem modo omnibus H : eodem modo TW || 13 non] HM : *om.* TW || 16 alicui] HW : alteri T : alteris M || 19 eam esse dulcem . . . comedendum ipsam] HM : esse dulcem ipsam TW || 21 res[2]] HMW : species T | aliquam] MT : aliquem HW || 23 delectatio] TW : utilitas H : utilitas id est delectatio M | complexionem] *add.* W de || 25 aliqua] HM : alique plante TW

convenientia alicui speciei que sunt venenosa et mortifera apud aliam speciem, sicut dixit Galienus, et multiplicat exempla sua super hoc.

(73) Et post predictam positionem dico quod quicquid nos ignoramus (ex vegetabilibus scilicet aut ex carnibus animalium) quod homo invenit esse boni saporis, scilicet dulcis et boni odoris, erit nutrimentum utile absque dubio, de quo poterit homo comedere confidenter. Alios vero sapores, ut amarum et forte et acetosum, et alia quorum odor est horribilis, non decet gustare donec noverit quid sit cum veritate. Nam est aliqua herba fortis de qua estimatur esse radicem silvestrem et est venenum mortiferum; similiter sunt quedam plante rotunde similes fungis mali coloris ad nigredinem declinantes que sunt mortifere. Cave igitur ab istis malis saporibus et odoribus horribilibus et a quacumque specie ignorata. Item debet etiam adhiberi cautela circa cibaria apud nos usitata quorum brodium est spissum, quemadmodum brodium egiptiacum et lemonia, sive alterata in colore ut sumachinum et granatinum, et quod assatur cum oxomogaro, et in quibus vincit sapor manifeste acetositatis aut manifeste ponticitatis vel dulcia nimis, aut cibaria quorum malus est odor, ut cepina, et ea que cum (**T38va**) alleis coquntur. De omnibus hiis cibariis malorum saporum et colorum non debet homo gustare nisi per manum eius de quo possit confidere, et de suis administrationibus etiam semper formidet in animo suo, quia in huiusmodi ferculis non apparet venenum sed occultatur in eis, non mutatis colore et odore eorum. In carnibus vel avibus elixatis, similiter et assatis, impossibile est fieri deceptionem mali, nam modicum eius alterat saporem aut colorem ipsorum. Similiter in aqua clara non potest fieri aliqua deceptio. Cavendum tamen est ab aqua discohoperta, quoniam aliquando bibit de

5

10

15

20

25

1 venenosa et mortifera] T : venenosa mortifera W : venena mortifera H : venenum alti's M ‖ 2 multiplicat] TW : multiplicavit HM ‖ 3 nos] TW : *om.* HM ‖ 4 animalium] *add.* M aut ex aliis | homo] HMW : non T ‖ 5 invenit] HMW : invenitur T ‖ 6 utile] TW : *om.* HM ‖ 7 forte] HTW : fortem M ‖ 8 noverit] MW : novit T ‖ 11 mortifere] MT : mortifera HW | cave igitur] M : cave H : cave tibi T : caventibus W ‖ 12 malis] HMW : materialibus T ‖ 13 debet etiam] TW : etiam debet H : debet M | cibaria] TW : cibos HM | apud nos usitata] TW : usitatos aput nos HM ‖ 14 est spissum quemadmodum brodium] HMT : *om.* W ‖ 15 sive] *scrips.* : .s. HMTW ‖ 16 assatur] TW : paratur vel assatur H : assatur vel paratur M ‖ 18 ut] HMT : aut W | coquntur] HMW : condiuntur T ‖ 20 possit] HMT : posset W | administrationibus] MW : administratoribus HT ‖ 21 etiam] TW : *om.* M : et H | huiusmodi] HMT : huius W ‖ 22 colore et odore] HM : coloribus et odor TW ‖ 23 eorum] TW : ipsorum sed M : eorum sed H ‖ 24 est] HM : est enim W : enim est T ‖ 26 tamen est] T : est tamen MW : est tantum H | quoniam] *add.* TW qui

ea aliquod animal venenosum et moritur postea qui biberit de illa aqua, aut adveniunt ei mala et difficilia accidentia, super quo ego perhibeo testimonium et audivi multotiens.

(74) Qui vero putat facere venenum non habens malum odorem nec malum nutrimentum, nec alteret colorem eius in quo ponitur nec substantiam propter modicam quantitatem eius quod in ipso ponitur, et cum hoc sit interficiens quando ponitur ex ipso in aqua aut in iure galli, impossibile est hoc credere in arte medicine, et hoc non est manifestum nisi apud vulgus. Sed quod est verum est quod omne quod interficit vel ledit aliquam speciem est mali nutrimenti et odoris apud illam speciem. Eodem modo ea que ledunt hominem omnia sunt alterata in colore et paucum ipsorum alterat totum id in quo ponitur. Sed argumentatio circa hec cibaria a quibus docui cavere est ut non accipiat talia nisi de manu eius de quo possit confidere. Potest etiam ingeniari de facilitate administrationis veneni cum vino, cum sit paratum ad hoc, quia celat colores, sapores, et odores, et coadiuvat etiam ut venenum perveniat ad cor. Et qui sumit ipsum dum videt locum aptum argumentari circa ipsum, deficiet eius cognitio absque dubio.

(75) In pane autem impossibile est secundum me fieri aliquam deceptionem. Sed cum toto hoc non convenit sumere ipsum qui formidat ab administratione alicuius rei venenose in hiis que comedit et bibit nisi de manu illius de quo confidit ultima confidentia. Ea vero in quibus est difficile administrari venenum sunt cibi et potus simplices; in compositis autem possibile est deceptionem perfici in comestibilibus et potabilibus, et si non interficit, ledit; et non est potentia nisi in Deo excelso.

---

1 ea] *add.* bibit TW | postea qui] TW : *tr.* HM ‖ 2 adveniunt] M : advenit H : advenient TW | et difficilia accidentia] HMW : accidentia et difficilia T | ego] TW : *om.* HM ‖ 3 et] HMW : ut T ‖ 4 vero] HMT : vere W ‖ 5 in quo] M : quod HW : qui T | ponitur] *add.* HT in ipso | nec substantiam . . . in ipso ponitur] HMT (eius quantitatem M, ponitur in ipso T) : *om.* W ‖ 9 nisi] HT : *om.* MT ‖ 12 totum] TW : omne M : *om.* H | argumentatio] HMT : augmentatio W ‖ 13 circa] HMT : contra W | talia nisi] M : nisi H : *om.* TW ‖ 14 quo] *add.* T non | facilitate administrationis] HMW (administrationi W) : *tr.* T ‖ 15 veneni] *add.* T ipsius ‖ 16 colores] *add.* HM et | etiam] HMT : et W ‖ 17 argumentari] HM : augmentari TW ‖ 19 impossibile est] HM : *om.* TW ‖ 20 cum] *add.* W in | sumere ipsum] HM : ipsum bibere TW, *add.* T nec comedere ‖ 23 simplices] TM : *om.* HW ‖ 25 potentia] *add.* HM vel virtus

[2.2]

(76) Qui sumpsit vel est opinatus sumpsisse aliquid veneni debet primo incipere vomere illum cibum cum aqua calida in qua bulierit magra vel anetum et infundatur multum de oleo, et bibatur tepida et mundificetur cum ea totus stomacus. Deinde bibat lac mulsum et evomat, et expectet aliquantulum; deinde bibat butirum (**T38vb**) et evomat illud. Et dixerunt quod stercus galli habet proprietatem in educendo omne venenum per vomitum, de quo oportet accipi dr. .ii. cum aqua calida, et vomat cum ea; deinde cibetur cum fragmentis panis elixatis cum brodiis et multo butiro, et situato cibo in stomaco per unam horam, vomat illum, quia olea et pinguedines frangunt nocumentum veneni et dividunt inter ipsum et membra.

(77) Postea vero sumat medicinas liberativas a venenis in generali, aut de compositis aut de simplicibus, de quacumque ipsarum inveniatur ad presens; sumat statim ipsam, et cum descenderit medicina a stomaco post aliquas horas, ut dixi in tractatu de morsis, cibetur cum eodem cibo quem scripsi in capitulo .vi. huius tractatus. Et rege ipsum cum hoc eodem regimine, et prohibe ipsum a sompno, sicut docui te, donec digeratur eius cibus. Et si videris negotia rectificata, poteris soluere ei sompnum et assidua ei cibum suum sicut cum illo cibo composito, duobus vel tribus diebus. Et da ei postea aliquam medicinarum liberativarum, compositam vel simplicem, iuxta preparationem. Et cum medicina exierit a stomaco, ciba ipsum cum iuribus pullorum gallinaceorum, donec restitueris eum ad sui naturam. Sed si postquam feceris hec omnia et inveneris difficilem infirmitatem in eius stomaco aut dolorem in ventre vel pondus

---

1 qui] TW : quicumque HM | sumpsit] TW : sumpserit aliquid veneni HM ‖ est opinatus] TW : opinatus est M : opinatus H | sumpsisse aliquid veneni] TW : illud sumpsisse HM ‖ 3 vel anetum et infundatur (infundatur M, effundatur super ea H) . . . totus stomacus] HM : *om.* TW ‖ 4 mulsum] *scrips.* : multum M : mulctum H : mulctum W : mulsum et multum T | evomat] TW : vomat HM ‖ 5 evomat] TW : vomat HM ‖ 7 accipi] HMW : accipere T ‖ 8 et vomat cum ea] HM : *om.* TW | elixatis] TW : coctis HM ‖ 10 quia] HMT : qui W | frangunt] *add.* T maliciam et accidentia | nocumentum] HMW : nocumentorum T ‖ 18 soluere ei] TW : dare M : ei absoluere H ‖ 19 sicut] T : sic HMW | vel tribus diebus] TW : modis vel tribus M : diebus vel tribus H ‖ 20 compositam vel simplicem] HM : compositarum vel simplicem T : compositarum vel simplice W ‖ 21 et] HMW : ut T ‖ 22 gallinaceorum] T : gallinaceis HMW ‖ 23 feceris] TW : fecerit HM | hec omnia et] TW : omnia M : omnia hec H | inveneris] T : invenerit HW : inveniet M

vel vomitum velocem vel fluxum ventris, curatio horum accidentium et similium est eorum que requirit plures modos et prolixitatem tractatus, de quibus non est intentio huius tractatus.

---

1 horum] HMT : eorum W

[2.3]

(78) Inquit auctor: medicine composite vel simplices quarum proprietas est liberare a quocumque veneno quod contingerit secundum diversitatem venenorum generaliter dicuntur similiter liberative; et dicuntur etiam bazaharia, quod est nomen persum. Manifestum est quod medicine composite magis nobiles et que liberant ab omni veneno est tiriaca et secundario metridatum; post hec vero tiriaca quatuor specierum. Et nobilior medicina ex simplicibus est smaragdus, et est tiriaca propria omni veneno sumpto et omni morsui venenosi animalis. Et habet etiam cum hoc proprietatem in confortando cor et etiam tenendo ipsum in ore, et iuvat dolori stomaci quando suspenditur supra stomacum ab extra. Et confortat hominem cum tenuerit eum in ore. Totum hoc dixit et verificavit senex Ben Merven Benzoar, cui Deus misereatur, in continuatione experimentorum suorum, quia fuit maior inter homines in experientiis medicinarum et maiorem habens singularitatem et magis potens in ipsis, pre nimia dispersione sue pecunie in ipsis (**T39ra**) ac eius vulgaritatem in arte medicine. Et narravit michi quidam discipulorum suorum et sociorum quod nunquam in domo fuit aliquod vas de argento in quo esset tiriaca maior <et> quod non fuerit cum ipsa frustrum de smaragdo optimo, quoniam multum dubitabat de venenis.

(79) Post smaragdum vero est bezaar animale; post ipsum vero est semen citri, et post illud est harac elhaia (id est sudor serpentis). Et iam quidem nobis precessit memoratio de omnibus istis, et quantum debet de illis accipi, et cum quo accipiantur. Et ex simplicibus etiam communis iuvamenti cuicumque sumpserit venenum ignoratum de hiis que contingunt est herba arabice dicta asach, latine vero basapedi (id est tribuli marini); accipiatur de ea dr. .ii. cum vino. Semen etiam

---

3 generaliter] *add.* TW et || 4 bazaharia] H : bezaar M : bazahaiā W : bezaharam T | persum] HW : persium T | quod] TW : autem quoniam M : quoniam H || 6 vero] HM : non W : vero est T || 8 etiam cum hoc] HM : cum hoc etiam TW || 10 supra stomacum] TW : super stomaco HM || 11 eum] TW : ipsum HM || 12 Ben Merven Benzoar] TW : benzoar M : boni's H | cui] HMT : cuius W || 15 sue] HM : *om.* TW | ac] TW : et HM || 16 vulgaritatem] TW : celeritatem H : *om.* M || 17 et sociorum] HMTW, *tr.* HM *ante* suorum | in domo fuit] TW : fuit in domo M : fuit H | aliquod] TW : aliquid H : *om.* M | vas] HM : *om.* TW || 20 est] MW : erat H : *om.* T | bezaar] MT : benzahar W : bazahar H || 21 harac elhaia] H : arat elhaia M : barach helbaya T : harach elhaia W || 23 accipiantur] T : accipiatur W : accipiat HM || 24 ignoratum] HMW : ignorantur T || 25 est] MT : et HW | asach] T : hasach W : besach M : basach H | basapedi] W : basapeda T || 26 id est tribuli marini] TW : *om.* HM | accipiatur] HMT : accipiantur W

rute domestice vel silvestris: accipiatur ex eo aur. .i. cum vino. Et grana mentastri similiter omnia, quodcumque ipsorum habere contingerit. Si fuerit humidum, coquatur ex eo unc. .i. cum media lib. vini et bibatur; quod si fuerit siccum, teratur et cribelletur et accipiatur ex eo dr. .iii. cum vino. De coagulis etiam, et maxime de coagulo leporis: accipiatur de quocumque ipsorum fuerit a media dr. usque ad dr. .i. et sem. cum modico aceti, quoniam contrariatur omni veneno. Omnia hec predicta sunt levis inventionis et magne utilitatis.

2 omnia quodcumque] HM : omnia quecumque TW || 4 accipiatur] HMT : accipiantur W | dr.] TW : unc. HM || 5 de coagulo] TW : coagulum M : coagulo H || 6 media dr.] HW : dr. sem. T : sem. dr. M | et] HMW : *om.* T

[2.4]

(80) Iam predixi quod ego non ponam de isto genere nisi quod possibile est sumi ignoranti vel temere vel quod est facilis deceptionis, ex quibus est sanguis bovis, qui est de numero venenorum, et est facilis ad decipiendum cum ipso si misceatur cum aliquibus que habeant inspissare fercula, aut cum placentula que facta sit cum ferculo de carnibus; et est venenum mortiferum. Et quandocumque noverit homo quoniam illud venenum est sanguis bovis, incipiat vomere cum coagulis et aceto vini, postea vomat cum dr. .ii. nitri et aceto ferventi. Deinde vero da ei semen caulium dr. .ii.; ase fetide, boracis (id est salis nitri), ana dr. .i.; bibatur totum cum aceto vini, quoniam bonum est. Quod si remanserit in stomaco et transierit ad intestina, erit tunc melius et magis liberativum. Deinde laxes ipsum cum agarico et yerapigra, secundum etatem et consuetudinem et modum qui videbitur medico. Postea accipiat de cibariis liberativis que dicta sunt in capitulo antecedenti.

(81) Inquit auctor: Quando cogitaverit peritus medicus in curatione veneni penitus mortiferi quod est facilis deceptionis, patebit ei difficultas huius rei post diligentem meditationem in ipsa, nam vene(**T39rb**) na mineralia, sicut litargirum, flos eris, et arsenicum, licet non pateat ipsorum odor in cibariis, poterit tamen estimare in eis, quia modicum illorum alterat colorem magne quantitatis ipsorum ferculorum, preterea quod istorum venenorum est mortiferum est quantitatis multe.

(82) Et sicut sunt aliqua vegetabilium ut opium quod quamvis non alteret colorem, tamen ipsius modicum alterat odorem alteratione magna, sunt etiam quedam que non alterant odorem neque colorem, ut lacticinia anabille et mel anacardi, et licet non alterent colorem neque odorem alteratione notabili que possit percipi, alterat tamen saporem modicum ipsorum patenti alteratione.

---

2 ignoranti vel] HM : *om.* TW || 6 quoniam] TW : quod HM || 8 vomat] *add.* W eum | dr. .ii.] W : .ii. dr. T || 10 vini] M : *om.* TW || 13 videbitur] MW : debetur T || 17 meditationem] HM : considerationem W : conservationem T || 18 mineralia] HMT : numeralia W | sicut] HM : sunt TW | litargirum] *add.* M marchar : *add.* H marchar vel ziniar || 19 poterit] HMW : poteris T || 20 preterea] HMW : propterea T || 21 est²] HMT : cum W || 24 sunt] HMW : sicut T | etiam] TW : et HM | odorem neque colorem] HW : colorem neque odorem M : odorem et colorem T | ut] HMW : sicut T || 25 anabille] HM : anabula W : *om.* T | alterent] HMT : alterant W | colorem neque odorem] M : colorem nec odorem H : colorem et odorem T : tamen saporem W || 26 notabili] M : *om.* HTW | alterat] HT, *tr.* H *post* saporem : alterant W : *om.* M que . . . alterat

(83) Et preter hoc invenitur apud medicos quod sunt aliqui homines quorum mulieres ingeniate sunt super eis in administratione cibariorum ex quibus mortui sunt post eorum sumptionem post unum diem vel duos, aut adhesit ei res qua mors est melior, et est lepra cancrosa, ex qua membra eorum ceciderunt.

(84) Et ego quidem vidi plures in omni regione per quam ibam advenire eis hoc quod dixi; sed quod audivi ego et quod alii preter me audierunt sine numero est. Et recitavit michi quidam medicorum quem inveni dicentem de se et senibus suis quoniam ipsi investigaverunt super hoc, vera investigatione et diligenti, donec sciverunt a mulieribus meretricibus quid esset illud cum quo ingeniate sunt super talem et talem, quorum casus noti fuerunt apud eos. Et cognoverunt medici quid esset illud, quoniam est sanguis menstruus. Accipiunt illud quod exit a principio sui, quantumcumque modicum, et administrant illud cum ferculo et inducit omnia illa que postea apparent ex languoribus et pestibus difficilibus. Et hec res non fuit memorata in libris medicine in quibus studuimus usque hodie, nedum quod fieret capitulum circa eius curationem. Et recitaverunt michi illi medici quod ipsi plures salvos fecerunt ab huiusmodi pestibus in principio rei, post curationem generalem, videlicet vomitum predictum, et rexerunt illos continuo cum istis medicinis simplicibus et compositis, que sunt coagula, borax, nitrum, asa fetida, semen caulium, cinis de lignis ficuum, et folia celsi. De omnibus istis administret medicus in potu simpliciter vel composite secundum etates. Sed ego non habeo in illis aliquid experientie; verumtamen visum est michi narrare illud quod cognovi, ut perveniat utilitas aliis preter me et experiatur alius quantumcumque erit possibile.

(85) Et secundum hoc, oportet illum qui vult cavere sibi ab eo qui est suspectus apud ipsum quod non comedat de re donec comederit de ipsa

---

2 sunt] TW : fuerunt HM | cibariorum] TW : cibarii HM ‖ 3 quibus] TW : quo HM | eorum] TW : eius HM | sumptionem] HMW : asumptionem T | post] TW : per HM ‖ 4 est¹] HM : ei TW ‖ 8 quem] HMT : quam W ‖ 11 quid] HMT : quod W | sunt] TW : fuerant HM ‖ 12 eos] HM : grecos TW ‖ 13 quid] HMT: quod W | illud¹] HMW : istud T ‖ 14 exit] HMW : est T ‖ 15 ex] HMT : in W ‖ 16 fuit] HMT : fuerit W ‖ 17 capitulum] TW : tractatus HM | eius] TW : ipsius HM ‖ 18 curationem] HMT : cura rationem W ‖ 19 huiusmodi] HMT : huius W ‖ 21 nitrum] *add.* HM et ‖ 22 fetida] *add.* HM et | caulium] TW : caulis et HM ‖ 23 in potu] HMT : imponi W ‖ 25 illud] HW : istud T : id M

qui est suspectus in bona quantitate; et non sit contentus quod sumat ex ea pleno ore tantum, sicut vidi fieri regibus a suis coquinariis.

(86) Et ex rebus quibus facilis est deceptio (**T39va**) est iusquiamus. Et statim cum hoc perceperit, incipiat accipere cortices arboris celsi et faciat bullire cum aceto, et vomat cum ipso primo, deinde cum lacte. Et perficiat hoc facere secundum quod propositum est in curatione generali.

(87) Et similiter nux matil (et est species hermodactilis) interficit aur. .i. de ea, et maxime indum, et est frigidum. Dixerunt quod interficit eodem die cum sudore frigido qui facit fluere ex homine ipso et anelitu frigido. Et est facilis inventionis valde et facilis deceptionis, quia non alterat odorem nec saporem nisi alteratione occulta. Sed si notum fuerit apud illum qui sumpserit illud, incipiat facere vomitum cum nitro, aqua calida, et oleo; postea cibetur butiro multo, deinde bibat de vino multum, et pulverizet super ipsum de pipere longo et cinamomo.

(88) Quidam sugunt substantiam mandragore et non offendit eos, verumtamen eius cortex et grana nocent omnibus hominibus. Et ego vidi plures qui comederunt ipsam, scilicet mulieres et pueri, ipsius naturam ignorantes, quibus acciderunt accidentia predicta, rubor corporis et apostematio et pruritus, cuius medicatio est sicut medicatio aliorum venenorum.

(89) Cantarides: possibile est in eis ingeniari, quia vulnerant vesicam et faciunt mingere sanguinem et inducunt vehementem punctionem et inflammationem et moriuntur post aliquos dies. Et cura eius est quod incipiat vomere cum vomitu generali posito in capitulo secundo presentis generis. Postea bibat decoctionem ficuum siccarum, bibitione continua, una post aliam. Deinde bibat muscillaginem psillii, et aquam portulacarum cum iulep, et hoc faciat donec cessaverit inflammatio.

2 ex ea] TW : ex eo HM || 4 hoc perceperit] H : percepit TW : percipit M | arboris] TW : arborum HM || 6 quod propositum est] TW : propositum M : propositum et est H || 7 matil] TW : *om.* HM | hermodactilis] T : hermodactillorum W : h^{a}rmoli math v^{o} M : h'mo'^{li} mathil H || 8 ea] TW : eo HM || 9 eodem] HMT : eo W | qui] HW : que T : et est difficilis quem sudorem M | ex] HMW : ab T | homine ipso et] TW : ipso homine cum M : ipso homine et H || 11 alterat] HMT : alteratur W || 12 illud] HM : illum TW | nitro] TW : nitro et H : vino et M || 13 cibetur] *add.* HM de | de vino multum] TW : multum de vino HM || 14 de] *add.* HM pipere et || 18 predicta] TW : illa scilicet M : predicta scilicet H || 21 est] *add.* M decipere id est : *add.* H decipi id est || 26 una] HMT : unam W || 27 donec] TW : quousque HM

Deinde vero cibetur cum lacte et fragmentis panis et butiro et converte ipsum ad ea que narravi in capitulo vi. primi generis.

(90) Et ex hiis que comedunt homines ignorantes eorum naturam sunt genera fungorum et bernach. Ambo ista genera sunt pessima, et consueverunt comedi in oriente et occidente. Et in quolibet ipsorum genere reperitur aliqua species mortifera, que sunt nigra et viridis et mali odoris. Species vero secure ipsorum generant suffocationem continuando de ipsis, et inducunt mortem aut difficilem colicam. Et oportet illum qui comederit de hac specie secura super ipsam multiplicare de pipere et sale, et bibat postea vinum purum et forte et multum. Qui vero comederit de specie mortifera eorum, cum inceperint apparere accidentia mortalia, incipiat bibere de iure ordei unc. .i. cum dr. sem. salis indi, et hoc situato in stomaco, vomat illud postea. Deinde bibat secaniabin cum succo foliorum radicum et evomat. Deinde bibat acetum et sal et evomat; postea vero bibat multum de lacte, et expectet per unam horam et vomat illud. Deinde pota eum cum vino forti paulatim.

(91) Et ex hiis que homines comedunt per modum erroris est genus certum mortale uvarum vulpium, nam multotiens narravimus nos succum uvarum vulpium cum rebus que sumuntur contra egritudines membrorum intrinsecorum. Ex quibus invenitur quedam species habens grana nigra, in qua errant homines colligentes ipsam dum est viridis, antequam appareat nigredo, et bibunt illam, ex qua generatur suffocatio magna et singultus et vomitus sanguinis. Et medicina eius est ut incipiat vomere generali vomitu cuius memoratio precessit, et postea vomat cum aqua et melle. Deinde da ei bibere de aqua et melle in magna quantitate, et quandocumque fuerit digestum, bibat iterum de aqua et melle, hoc

---

1 panis et butiro] *scrips.* : panis MTW : et butiro H | converte] HMW : convertere T || 3 naturam] HMT, *add.* H et interficiunt, *add.* M et interficiunt sunt tubera et : raritatem natura W || 6 mortifera] HM : mortiferi TW | nigra] HW : nigri M : coloris T | et[1]] HMW : *om.* T || 7 species vero] T : serpentes vero W : sed species HM | ipsorum] *tr.* T *ante* secure || 8 de ipsis et] TW : illud M : de ipsis H || 13 in] HMT : *om.* W | illud] M : illum HTW || 14 cum (T39vb) cum] T | radicum] H : et radicum TW : rute M : *post* radicum TW *vacant* | et sal] HMW : *om.* T || 16 eum cum] HM : ipsum TW || 17 genus certum mortale] TW : species granis M : species certa genus H || 21 grana] HMT : genera W | errant] HMT : erant W || 22 appareat] MT : appareant W : appareret H | qua] TW : quo HM || 23 est] HMT : *om.* W || 25–26 in magna . . . et melle] HMW : *om.* T || 26 fuerit digestum] TW : digesta fuerit HM | iterum] TW : *om.* HM | hoc faciendo] TW : *om.* HM

faciendo die et nocte. Deinde cibetur iuxta eius consuetudinem. Et hoc est quod visum fuit servo sufficiens esse secundum negotium sibi mandatum, quod poterit esse competens ipsi negotio, cum adiutorio Dei excelsi.

Explicit tractatus de venenis.

---

1 et²] TW : *om.* HM ‖ 4 explicit tractatus de venenis] HMW : *om.* T

The Anonymous Vatican Latin Translation

(1) Sicut notum est in generatione et in teris nostris et in pluribus aliis terris, unum est regimen nostri regis, et Deus prolonget rem suam et regimen eius. Posuit enim intentionem suam in mundo eius quod habundet omne bonum de bonis que dedit ei Deus super filios hominum, et proibuit ab eis malum et super eos utilitatem duxit continuam cum pecunia et cogitatione sua et sermone suo. Quia cum pecunia fuit prius super pauperes et crevit orfanos et redemit captivos et edificavit magnas scolas in teris et adiunxit secolo et in gratia tui gentilitates. Et de eo quod dedit ei Dominus de bonitate lingue et experto sermone quia in hoc excessit domini hominem de illis qui conversati fuerunt cum regibus et principibus et cum ducibus, quia de illis fuit comparatio predictorum super presens et preteritum ad incoandum ordinandis et assequendum voluntatem secundum intentionem bonam donec declinavit res illorum ad meliorem condictionem. Et propter hoc liberavit multos homines a morte, non solum manifestos sed immensam multitudinem, et servavit super hominem pecuniam; et ignes multi fuerunt incensi super magnos homines, et extinguit illum ignem. Et multe domus fuerunt prostrate per cavillationes et excellentias et fuerunt et substinuit donec apparuit usque ad parvullos habitantes. Et verbum veritatis desendet tempore suo ad cognosendum Deum.

(2) Et totum hoc fuit voluntate creatoris—qui sit benedictus—cum lingua sua, cum pena sua, cum cogitatione eius nobili. Et fecit ingenia longinqua in regimine regum istorum climatum donec mensuravit eis ordines temperatos et sacros, donec nomen eorum est specificatum et lingua eorum est ordinata et redimita. Et venit regimen hominum in teras istas que tere sunt post consilium domini (**83vb**) nostri in regimen

23 regimine] *scrips.* : regione MS

bonum et honorabilem, et auditum est per omnes teras. Et iste maneries sunt manifeste in tantum quod non oportet ut dicatur, postquam omnes lingue sunt fatigate in omnibus versificationibus nostri temporis, et facta est exercitatio in ostendendo regimen nostri domini, nec pervenit ad ultimum. Sed certe memorari oportet eius quod conduxit comparationem huius tractatus et declinationem eius.

(3) Quia dominus noster, de eo quod studuit de nostra scientia et cogitatione sua nobili in recuperandum multarum gentium, sic memoratus fuit medicorum egipti qui faciunt tyriacham magnam et metridatum. Et facere hec duo in egipto est valde difficile, quia in illis locis non nasitur aliquid de illis herbis que ingrediuntur tyriacham nisi papaver tantum. Et precepto eius, medicamine conducitur ab extremis terrarum meridiei et occidentis, et fiunt iste confectiones in presentia medicorum et ad adiuvandum cum istis ellectuariis, que difficile est invenire in tesauris regum, et in foro non inveniuntur. Cogitatio domini que cadit super omne utile hominibus induxit in bonum servorum:

(4) Si quis fuerit morsus antequam perveniat ad nos pro tyriacha, venenum erit difusum in corpus et erit mortuus, et maxime si de nocte fuerit morsus, quia non poterit venire ad nos nisi mane. Et iterum ista duo ellectuaria cum duricie compositionis ipsorum transeunt per multas maneries, et scorpioni et <a>ranee sufficit tyriacha diateseron et simillia. Et ideo precipio tibi componere tractatum brevem et parvum in verbis in reparatione eius qui morsus est, et manifestare medicinis et cibos eius; et componere tyriacam m<agnam> iuvativam morsis preter has duas tyriachas maiores. Neque dubium est quod medicus cognoscit quod medici omnes antiqui et novi composuerunt libros secundum hanc intentionem, et etiam procellati sunt in illis si eorum intentio fuit. Et continuet dominus sanitates illorum et ellonget dies ipsorum facte collectionis brevioris eorum que duxerunt per hoc quod esset facile scire secundum quemlibet hominum.

(5) Et ego posui manum meam in observatione precepti eius, et composui hunc tractatum. Et retinui iterum omne superfluum, quia in hac intentione non est apud me res extranea que non sit scripta nec aliquod novum quod non fuerit dictum; sed certe intentio precepti fuit componere paucha verba numero, utilia valde. Et ideo quando fuerint memorate medicine simplices in hoc capitulo, non recordabor predicta

---

4 domini] *scrips.* : dei MS || 6 comparationem] MS : *leg.* compilationem? || 16 induxit] *scrips.* : indixit MS || 29 duxerunt] MS : *leg.* dixerunt? || 35 utilia] *scrips.* : mot'a MS

secundum hanc maneriem, quia medicamina multa non sciverunt actendere, et oportet curare ad hoc eas et pauce compellunt hominem ad scire.

(6) Et ego disposui memorare medicinas que sunt fortiores in hoc et faciliores inveniri. Et multociens medici memorantur medicinas simplices, dicentes hec est iuvativa tali, et non ostendunt modum preparationis nec quantitatem exibitionis eius, quia confidunt supra medicum qui cognosit universales radices. Et totum declarabo tibi in hoc tractatu declaratione sufficienti tali quod non indigebis medico metientem tibi, et memorabor de compositis que sunt faciliora componi et meliora in effectu.

(7) Et iste tractatus dividitur in duas maneries. Prima species est de morsura reptilium et aliquorum animalium. Secunda est de eo qui comedit venenum. Sed prima habet 7 [*sic*] capitula. Capitulum primum de regimine universali in veneno. Capitulum secundum de medicinis simplicibus et compositis que debent poni super locum morsum. Capitulum tertium de medicinis iuvativis in morsura omnis (**84ra**) speciei reptilium. Capitulum quartum de medicinis compositis que ad hoc iuvant. Capitulum quintum de medicinis appropriatis morsui ab aliquo animali manifesto. Capitulum .vi. de cibis convenientibus morsis generaliter et particulariter et manifestat certas proprietates que coniunguntur huic materiei. Secunda species habet 4 capitula. Capitulum primum de manerie conservante a veneno. Capitulum 2 de regimine eius qui sumpsit venenum vel de hoc dubitat. Capitulum tertium de medicinis simplicibus et compositis generaliter illi qui sumpsit aliquod venenum. Capitulum 4 de regimine eius qui s<c>it rem quam accepit, in quo non manifestabo nisi res aliquas quas homo potest comedere, mediante stulticia vel delectatione multa copiosa. Et per hoc dividuntur ad perfectum tractatum respectu eius quod fuit mihi impositum. Et dominus faciat nos sequi quod est opus ad hoc.

19 certas] *scrips.* : ceteras MS | coniunguntur] MS : *leg.* conveniunt?

Capitulum primum speciei prime

In generali regimine morsus

(8) Quando homo fuerit morsus, incontinenti liga super locum morsure si possibile est ne venenum extendatur in totum corpus. Et facta ligatura, aliquis homo mordeat locum morsus et sugat quantum potest et expuat quod desugit, et postea lavet os suum oleo vel vino et oleo et postea sugat. Mihi videtur quod ieiunus sit maioris utilitatis et minoris nocumenti sugenti, et qui comedit sit securior in se ipso, sed minus utilis mor[so]; saliva enim hominis sani est medicina loco morsure et multis vulneribus fraudulentis. Et si non reperitur sugens, facit cum ventosis, sine igne; sed que cum igne sunt fortiores et mirabiliores, quia adunant inter morsuram et tractionem quam faciunt. Et postea accipiat tyriacam maiorem vel metridatum vel aliquod ellectuariorum magnorum que sunt necessaria venenis; et si non reperitur hoc, accipiat de medicinis simplicibus que liberant a venenis generaliter, quas ponam et modum sumendi.

(9) Et primo pone supra locum morsum aliquam ex medicinis que trahunt ad se venenum, simplicem vel compositum. Post hec una hora considera maneriem et modum, et si est quietus dolor et pulsus retificatus et incipit melius operari, non faciat aliam operationem; sed proibeat sompnum, quod si dormit, profundabitur interius et adiunget venenum profundo corporis usque ad principalia membra et interiora, et ideo in morsis considera ne dormiant. Et in localibus eorum non utaris aliquo generatio carnis in vulnere, sed remaneat apertum, ut materia inde fluat donec securum est a veneno et nocumento veneni. Et si conqueritur de dolore propter fortitudinem ligature, relaxa ligaturam.

(10) Et quando medicina egreditur de stomaco et facit operationem suam, fac quod non sit mensura illa minor 7 [*sic*] horis, et postea nutrias cibo convenienti morsure. Et si dolor morsure additur ante cibum, tolle medicinam de loco morsus et occide pullum collumbarum et separa incontinenti per ventrem et superpone morsure. Et quando morsus sentit calorem puli defecisse, remove illum et superpone alium. Et si non potes habere pullos columbarum, mite pullos gallinarum unum post alium. Alebiantes in hoc habet magnam virtutem, et est quidam animal, ut aperiatur venter eius et ponatur supra morsum donec dolor quiesit, quia hoc regimen quietat dolorem et extrahit quod remansit.

---

7 minoris] MS : *leg.* maioris? || 12 adunant] *scrips.* : adiuvant MS

Et quidam medicorum antecedunt ponendo hoc aliquando in principio, post medicinas locales trahentes venenum, simplices vel compositas.

(11) Et si ibi non affuerit aliquod de predictis animalibus, funde (**84rb**) accetum calidum supra locum, vel emplastra locum cum farina et farina cocta et oleo olivarum, quia hoc est de rebus quietantibus dolorem. Et si dolor non quiesit, factis istis omnibus, sed additur malicia tota et malignatur et continuatur simcopis, ad hoc non convenit intentio hic tractatus; ymo oportet ut medicus velociter mutetur et operetur prout oportet in radicibus universalibus secundum complexionem humanam illius qui est morsus.

Capitulum secundum speciei prime
De memorandis medicinis que debent
poni supra locum morsus simplicibus et compositis

(12) De medicinis simplicibus que trahunt aliquod venenum a corpore quando ponitur supra locum: et est mentastrum fluviale, baxilicon, stercus columbe, stercus anatis, sulfur, assa fetida, stercus caprarum, bdellium, sal, aleum, lapis iudaycus. Quicumque istorum potest conterri et comiseri cum melle et superponi loco morsus, et postquam fuerit exsucatus et ore alicuius vel cum ventosa. Item inungere tantum locum cum felle bovino contrait ad se venenum. Semen enim citri accetosum vel dulce, quando teritur et emplastratur super locum morsus, preservat a morte, et valet omni veneno proprietate mirabili sua.

(13) De compositis: trita alea et sal et stercus columbarum, ana, et de hoc emplastra locum morsus. Vel recipe seminis malvavisci recentis vel siccati, et terrantur in acceto et olleo et inungatur locus morsure. Vel fortius atrahens: semen sinapis assatum et nuces mixte et kitram, et pone in loco morsus antequam venenum diffundatur per corpus. Vel sal et cinis ficus vel vitis et nitrum, ana; miseatur cum acceto et felle tauri et inungatur locus. Vel quod retulit Rasis, et dixit quod erat expertum in mitigando dolorem omnis puncture et morsus, et atrahit ad se venenum, cuius hec est comixtio: Recipe sechaniabin, castorei, sulfuris, asse fetide, stercus columbini, mescareta mesir, mentastrum, ana; terantur et miseantur cum ollo bulienti et liquefiat et bene inungatur locus morsus.

(14) Moyses dicit: si non esse potest, loco eius cinamomum optimum. Et quod plus confert; tolle mentastrum et coque cum acceto et inunge locum cum illo. Hec omnia sunt facilia inveniri et sunt valde iuvativa in hoc casu.

(15) Memorati fuerunt medici quarundam medicinarum plures, quelibet per se bibitur et quelibet illarum est iuvativa veneno alicuius animalis venenosi. Et considera in illis quia omnes sunt calide, nec invenies medicinam frigidam iuvantem contra morsum alicuius animalis et veneni eius nisi solam mandragore radicem. Neque est longinqum quod sit medicina calida et frigida iuvativa omni veneno, quod aut venenum illud sit calidum vel frigidum preter quam ille medicine securant a

---

2 prime] *scrips.* : secunde MS || 4 trahunt] *scrips.* : thraunt MS || 30 est] *scrips.* : cum MS

veneno, quia operatio illarum hoc liberans a veneno non est in qualitate
earum sed est in tota earum substantia, ut dicunt medici, vel in propri-
etate, ut dixerunt etiam. Et intentio in hoc secundum declarationem
phy<losophi> est quod sunt active per formas ipsarum speciales. Et
eius medicina quam retulerunt medici, aliquam dixerunt bibi cum vino,   *5*
aliquam cum aqua, aliquam cum acceto, aliquam cum lacte.

(16) Et econverso significatum dico supra omnes morsus qui igno-
rant speciem mordentem quod digestio eorum consideretur, et si invenis
illam calidam, ut invenitur in morsu serpentis, quod sumatur cum lacte
vel cum acceto vel cum aqua. Et si invenerit frigorem maximum in   *10*
puncto a scorpione tollat medicinis cum vino; et si non potest cum vino,
tollat cum decoctione anisi, quod ab omnibus medicis concessum est
quia anisum est iuvativum omni veneno animalium.

(17) Et preter hoc recordor de simplicibus que apud nos sunt plures
iuvative et plus declarate experimento,   *15*

(18) ut grana citri, que contrariantur venenis accidentibus corpus
hominis, sive fuerit venenum bibitum vel morsu inductum. Sed grana
citri mundentur (**84va**) a suis corticibus, postea tolle medulam et con-
teras et comedat de illa pondus dr. .ii.—Avicenna dat maius pondus—
cum vino vel cum aqua frigida; neque est differentia inter grana citri   *20*
dulcia et accetosa.

(19) Vel lapis smaradinus bene viridis et clarus. Et teratur optime,
de quo bibatur pondus octo granorum in aqua frigida. Smaragdus con-
trariatur omni veneno et trahit ipsum cum vomitu, sicut facit tera sigil-
lata, et est in loco tyriace.   *25*

(20) Begearus. Galienus non retulit quod est animale, et est res
cuius forma est sicut forma glandis et est valde viridis, et generatus per
viam adhustionis, et dicunt quod invenitur in bursa fellis animalium.
Et dicunt quod invenitur in extremitatibus oculi cervorum.

(21) Et bezoar mineralis est lapis qui invenitur in terris egipti, et   *30*
habet multos colores; et dicitur in libris antiquorum quod est mirabilis
virtutis, sed ego non invenio de hoc aliquid. Et omnes species istius
lapidis que inveniuntur inter nos expertus sum in punctura scorpionis,
et nihil contulit dando in magna quantitate. Sed bezoar animalis est

---

1 hoc liberans] *scrips.* : h' liberatris MS | qualitate] *scrips.* : qualibet MS || 8 digestio]
MS : *leg.* dispositio? || 9 calidam] *scrips.* : a'sam MS || 10 frigorem] *scrips.* : fetorem MS ||
26 non] *scrips.* : vero MS || 27 cuius] *scrips.* : cum MS || 30 mineralis] *scrips.* : mirabilis
MS

manifestus et constantis experientie. Sed forma operandi cum ipso est
ut comoveatur super lapidem mollarem et accipiatur de illa circa dr.
sem., et teneat in ore qui morsus est a veneno vel qui bibit ipsum, et
lapidem confricet super locum illum et sanatur.

5   (22) Iste tres medicine sunt certe et indubitabilis experientie, scili-
cet bezoar animalis et minera<lis> et grana citri.

(23) Vel Avicenna: Alcoia est radix que invenietur circa [*vacat*] et
experta in veneno. Trita et bibita cum vino vel cum aqua frigida a dr.
.i. usque ad dr. [*vacat*] etiam sanat, tamen non habet virtutem smaragdi

10   neque bezaar animalis, sed generaliter in omni hora convenit ut super
secum habeat de illa. Et retulit quidam herbarum cognitor quod hec
medicina est de specie et est de medicina roris marini, quod vocatur in
arabico boeberab.

(24) Vel coagulum quodcumque bibitur cum acceto a dr. sem. usque

15   ad aliquod plus, et precipue coagulum leporum, sanat a veneno anima-
lium et vegetabilium.

(25) Vel retulerunt quod de spica nardi detur pondus dr. .i. Herba
que arabice dicitur seffir id est pollicaria et semina eius terrantur et
bibatur de illa dr. .iii. cum vino.

20   (26) Item balsami dr. sem. cum lacte. Carpobalsami dr. 6; bulliant
in li. media aque donec redeat ad medium, et bibatur calidum. Allea
concessa sunt ab omnibus medicis quod stant in loco tyriace maioris
contra omnem venenum frigidum; confert in omnibus venenis calidis.
Preparatio est ut excorticentur, postea terrantur et capiatur de ipsis a

25   dr. sem. usque ad dr. 1 et deglutiatur.

(27) Vel circa mechi dr. 2 in aqua calida. Vel radix mandragore ter-
ratur et cribelletur, de qua tolle dr. .ii. cum unc. .i. mellis. Calsmur tri-
tum et cribellatum, de quo tolle cum vino. Hoc eodem modo a pundere
tolle aristologiam longam et de agarico ana.

30   (28) Exia est est radix ro. indice dr. 2. Terantur, cribellentur, et
bibantur cum vino. Semen appii dr. 3 terrantur et cum vino detur.

(29) Cimini dr. iiii terrantur et bibatur cum aqua vel vino. Simili-
ter fiat de semine anixi. Cancri fluviales elixentur in aqua et brodium
ipsorum bibatur.

35   (30) Omnia ista reperiuntur, preter balsamum, qui facile reperitur
in Egipto. Quemcumque ipsarum reperitur apud morsum incipere ab

---

10 sed] *scrips.* : si MS ‖ 23 venenis] : *add.* MS frigidis

illa incontinenti post vomitum, ut supra diximus. Quicumque morsus, quando accipit dr. .iii. mellis calidi, ollei rosati, et bibat illud, confert iuvamento maximo.

(31) Iste quantitates quas modo diximus conveniunt illis qui sunt ultra .xiiii. anum. Sed habenti .x. annos vel ultra .xx., accipe quantitatem et mensuram secundum annorum numerum: ubi pauci anni minue, ubi multi adde. Neque videtur quod ille qui habet .x. (**84vb**) annos in quo morsura vel puntura comprehensa est sanari possit. Et de tyriacis predictis sit a dr. .iiii. usque ad quantitatem aurei prout videtur medico, qui tunc est de dispositione complexionis humane et temporis.

(32) Magis iuvativa est tyriacha maior: dosis dr. .i. usque ad aur .i. pondus est. Metridatum: dosis a 4 unius aur. usque ad aur. .i. Post hec tyriaca dyateseron: dosis a dr. .i. usque ad 4. Cuius descriptio: Recipe mirre, grana lauri excorticata, gentiana romana, aristologia longa, ana; terantur et conficiantur cum melle dispumato. Et quelibet istarum medicinarum quatuor valet veneno, et hec est prima compositio que fuit composita ab antiquis universaliter omni veneno.

(33) Item tyriacha de assa fetida, cuius rememoratus fuit Rasis, que valet omni veneno frigido, quare oportet quod de illa repertum sit temperatum: Recipe mirre, foliorum rute siccorum, costi, mentastri sicci, piperis nigri, piretri, ana dr. .i.; asse fetide dr. sem.; resolue assam in vino et trita ea que sicca sunt et cribra et misse cum melle dispumato et bene cocto. De hoc recipe in regione calida a dr. .i. usque ad 2, in frigida a dr. 2 usque ad 4.

(34) Item tyriacha de nucibus est medicina fortissima que debet preparari et continuo haberi, qui enim illa utitur continuo ante cibum non imprimit in illum venenum. Que recipe ficus 4, salem, nucum, sed quantitas horum secundum Galienum foliorum rute partes 6, pulpe nucum et partes sal 5, partes ficus sicce partes 2; omnia adunantur simul.

(35) Bene retulit Rasis: Recipe nuces siccas, pulparum uvarum, salem, folia rute, ana; comiseantur insimul in modum ellectuarii.

(36) Avenzoar retulit tyriacam alearum, quam expertus sum, quia confert omni animali venenoso. Que est: Recipe alleorum unc. 4, foliorum cacal albi, gentiane, piperis nigri, piperis longi, piperis albi, zinziberis, ana unc. .i.; agarici feminini, sticados, ana unc. sem.; oppii dr. .ii.

4 quantitates] *scrips.* : qualitates MS || 6 numerum] *scrips.* : numerorum MS || 27 nucum] *scrips.* : nitrum MS || 30 nuces] *scrips.* : ficcus MS || 35 feminini] *scrips.* : se. MS

Infundantur oppium in vino et medicine bene terantur et conficiantur
cum melle dispumato bene cocto. Cuius dosis sit a dr. .i. usque ad tres.

(37) Iste tyriace omnes dantur cum vino vel cum elixatura anisi,
ut diximus, et pondus dosis ipsarum sit secundum quod requirit eius
5   complexio, tempus, etas, et regio; quia tempus et regio frigida tollerant
quod de istis detur multa quantitas cum aqua vel vino.

(38) Avicenna rememoratus fuit ellectuarium rememoratum omni
morsure: quod recipe nigelle, seminis cicute, cimini, omnium ana dr. 2;
gentiane, aristologie rotunde, ana dr. .i.; piperis albi et mirre, amborum
10   ana dr. sem.; conficiantur cum melle. Dosis cuius sit faba .i. romana
cum vino.

(39) Galienus rememoratus fuit medicinam iuvativam omni mor-
sure animalium occidentium et que sunt difficilia et ad sufocationem
matricis, que est: Recipe succi iusquiami dr. 4; castorei, piperis albi,
15   costi, mirre, oppii, aur. .i.; terrantur omnia et collentur cum unc. .iii.
vini. Postea ponatur sub sole et dimitatur donec coaguletur. De quo fiant
trocisci ut fabe egipti; dosis sit trociscus .i. cum unc. 2 citri dulcis.

(40) Dicit Moyses: collegimus hoc de compositionibus universalibus
illas que sunt utiliores in hoc tractatu quod prior est medicinarum vel
20   qui prior accipiat illud quod est facilius et iuva<n>cius.

(41) Et incipiemus a punctura scorpionis, quia de eo memoriam feci-
mus in tractatu (**85ra**) universali, ut scarificatio cum ventosis, asuptio,
aligatio, et epitimatio. Medicina propria in punctura scorpionis de hiis
qua diximus in hoc capitulo sunt:

25   (42) folia barbadene, de qua bibantur dr. .iii. et cum ipsa fricet et
abstergat locum puncture. De semine citri bibantur dr. .ii., et de eodem
epitimetur locus puncture; et si sunt recentes et si sunt sicce, terran-
tur et super epitymentur. Item de hiisdem coquantur unc. .i. in duabus
libris aque donec virtus eorum egrediatur et madefiat locum puncture.
30   Et ita aqua vel sulfur et feniculo ana miseantur cum aceto et epitimetur
locum. Vel tyriacha dyateseron est magis propria in omni punctura
scorpionis; dosis est a dr. .i. usque ad .iiii.

(43) Galienus retulit tyriacam propriam puncture scorpionis et ara-
nee: quod recipe aristologie dr. 4, piretri dr. .iii., piperis dr. .ii., oppii
35   dr. .i.; conficiantur omnia cum melle et fiant trocisci in quantitate fabe
egipti, de quibus accipiantur duo cum dr. .i. vini calidi.

---

9 et] *add.* MS misce ‖ 17 citri] MS : *leg.* vini? ‖ 30 sulfur et] *scrips.* : furfur a MS

(44) Nec contra omnes medicinis scorpionis simplices seu compositas summi nisi cum vino calido potenti, quia venenum frigiditate est penetrans. Et si non est cum illo, tolle cum syrupo ebulitionis anisi, ut supra.

(45) Et de expertis est ut tollatur ollibani dr. .i., trita pulverizata et cribrata cum vino. Hoc dixit Iohannes Mesue: Super locum inungatur cum petroleo albo; quiesit statu infirmitas.

(46) Dicit compositor: hoc animal quidem dictum est in libris medicorum et vocatur stersinator, et est de specie scorpionis brevis corporis; non elevat caudam eius supra corpus, ut faciunt alii scorpiones, et serpit tantum super teram. Et invenitur in teris orientis magis quam in aliis, et omnia que diximus iuvativa punture scorpionis sunt iuvativa huic puncture.

(47) Alresila est nomen universale specierum multarum, 7 vel 8 secundum alios, et omnes sunt species aranearum. Et dicunt medici quod peior species omnium est illa que est in egipto. Sed due species istarum inveniuntur in domibus multarum terarum. Una species est aranea longorum pedum et brevis corporis, et construit inter panetes testuras nigras; alia est species minorum pedum et maioris corporis, et stant in viridariis et faciunt testuras albas subtiles similes panno lineo subtili. Harum duarum specierum nocivior est parva, et possibile est quod non sentitur in hora morsus. Et multociens aliqua de istis mordet et homo non sentit aliquid nisi in mane, quia tunc invenit quasi apostema in loco cui debet superponi panis masticatis vel farina cocta in oleo et sale, et resoluit eadem die.

(48) Sed alie species arenearum que reperiuntur in turpitudinibus que clara habent caudam que reperiuntur in egipto, quarum punctura est proxima puncture scorpionis.

(49) Puncture quarum valet radix spargi, de qua dr. .ii. coquatur in unc. .vi. vini; vel folia mori terrantur, et exprimatur succus, de quo bibatur dr. .x. Et cum hiis omnibus bibat vinum vel ellectuaria anisi. Locus puncture ungatur succo mirte cum vino, vel lacte lactuce ortulane; de eo ungatur locus post succionem et scarificationem.

(50) Puncture apum vel vesparum: bibat seminis malvavisci dr. .ii., quod si decoctum in li. sem. aque et li. .i. vini; vel tolle folia malvavisci, buliant in sirupo accetoso et bibantur. Vel tolle capilli veneris exicati, zuchari, ana; terrantur et de eis detur aur. .i. in aqua frigida. Vel tolle de herbis frigidis ut latucha, portulacha, ratornia, cucumeres. Omnia

5

10

15

20

25

30

35

---

1 nec] *scrips.* : nunc MS | medicinis] MS : *leg.* morsus? ‖ 4 expertis] *scrips.* : exceptis MS | trita] *scrips.* : ruta MS ‖ 5 vino] *scrips.* : sito MS ‖ 30 mirte] *scrips.* : mte MS

hec sunt iuvativa. Vel bibetur sirupus de granatis, sirupus de agresta cum aqua frigida.

(51) Iuvat valde locus morsure: inungatur creta cum acceto, vel frustrum panni madefacti in acceto, aqua rosata, et camphora loco superponatur. Vel capillus veneris viridis, borago, misceantur cum melle et acceto. **(85rb)**

(52) Sapientes dixerunt antiqui quod non est res tantum iuvativa in morsu serpentum sicut tyriacha maior, quia valet omnibus venenis et morsure omnium animalium et multo magis morsure serpentis picafi. Et etiam magni nocumenti homines antiqui posuerunt studium eorum et multis annis approbaverunt quousque posuerunt tyriacham maiorem, quia ista valet in ista pasione. Et si non reperitur, accipiat metridatum; et si non invenitur, recipe trociscos de horobo: Recipe avena cocta, id est trifolium, aristologie longe, rute silvestris, farine orobi, partes equales; temperentur cum acceto et vino et fiant trocisci, et bibat aur. .i. cum unc. .i. vini veteris. Dicunt quod hec confectio potest stare loco tyrace maioris morsure ligurii. Dicunt quod capilli veneris [*vacat*] bulliti in vino et bibiti multum valent. Et dicunt quod radix vitis albe, quando bulliunt dr. 6 in vino et bibunt, iuvat huiusmodi morsure. Et dixerunt quod agaricus est tyriacha morsure ligurii: Recipe agarici pulverizati dr. .i. cum li. sem. vini antiqui. Et ex hiis que magis competunt loco morsus, postquam fuerit scarificatus locus et abstersus: Recipe caulem et bulias in vino et emplastra locum puncture.

(53) Et memoratus fuit Galienus emplastri ad puncturam serpentis: Recipe serapini, asse fetide, oppoponacis, ana aur. .i.; galbani, sulfuris vivi, ana aur. .ii.; terantur terenda, alia liquefiant et miseantur omnia in modum emplastri. Emplastretur locus morsure et postea coperiatur cum foliis ficus vel urtice.

(54) Et iterum memorati fuerunt antiqui canis rabidi, et dixerunt quod signa eius sunt multa et vera; nec est multum rememoratus de rememoratione ipsorum, quia homo de sui natura fugit ipsum quando ipsum videt, et etiam alii canes. Et semper canis rabidus incedit solus, et videtur quod cadat cespitando et apodiat se parieti et non latrat. Et omnes appetunt eum occidere postquam eum cognoscunt. Sed antequam cognoscatur, mordet aliquem; et aliquando canis iste mordet hominem in crepusculo, item ei non manifestatur si est rabidus vel non. Et omnes qui vident morsum a cane rabido studeat eum medicari antequam

---

3 creta] *scrips.* : cca MS || 4 panni] *scrips.* : panis MS || 28 urtice] *scrips.* : rute MS

paveat aspectum aque; sed postquam timet aspetum aque, nunquam liberatur. Et ille qui mordetur a cane rabido non invenit nec sentit in se ipso immediate aliquem dolorem nisi esset dolor aliorum canum, sed accidentia maligna incipiunt manifestari in ipso quia significant quod canis est rabidus, et post octo dies pro maiori parte, et aliquando stat plus. Et propter hoc oportet ut ille qui mordetur a cane regatur regimine universali, scilicet ex ligatura, scarificatione, succione ventosarum sanguifica, et provocare vomitum et bibat tyriacam. Et regatur etiam ex medicinis que sunt appropriate in cane rabido, quas ero rememoratus in hoc capitulo secundum intentionem istius tractatus, et hoc ex rebus ingredientibus corpus et localibus.

(55) Licium indianum: bibat aur. sem. omni die cum aqua frigida. Item suneg tritum et pulverizatum cum aqua frigida omni diei. Et mirabilius isto est cancri combusti et pulverizati dr. 2 cum aqua omni die.

(56) Et inter ceteras medicinas que declarate fuerunt a Galieno et Aly et suis sequacibus ex experimentis ipsorum est tyriacha morsure canis rabidi: Recipe olibani partem .i., gentiane partes 2; et terrantur et pulverizentur et bibat de isto omni die dr. .ii. cum aqua frigida et multiplicatio procedat usque ad 6, et non transendat hanc dosim. Recipe alia appropriata veraciter: Recipe gentiane, mirre, anisi, dr. .i.; cineris cancri fluvialis dr. .ii.; bibat omni die cum aqua frigida.

(57) Et ille cum quibus tu epitimas morsuram canis rabidi de medicinis simplicibus, post attractivas, sunt iste de quibus recordabor nunc: farina orobi emplast<r>etur cum vino super locum; item amigdale amare; item tyriacha cum melle appum ad modum emplastri, et emplastra **(85va)** super locum; item folia mente viridia cum sale terantur bene, et incorporentur omnia ista et emplastretur locus; item assa fetida liquefacta cum vino, et impleas locum morsure quando plaga erit ampliata; item nuclei nucum cum sale et cepe, partes equales, misceantur cum melle apum in modum emplastri et ponatur super morsuram. Et utatur quousque voluerit et quod magis desugit vel appetit.

(58) Et oportet ut regimen morsi continuetur cum rebus potabilibus et epithimetur locus ad minus 40 diebus; et etiam dimitatur locus morsure apertus, nec aliquo modo dimitatur caro in vulnere generari vel in loco. Et si declinaret vulnus ad generationem carnis, aperiat et dilatet vulnus cum medicinis aperitivis. Et manifestum est sine dubio

---

1 aspectum] *scrips.* : aspet MS || 15 ceteras] MS : *leg.* compositas? || 25 item tyriacha] MS : *leg.* terantur?

quod accidunt accidentia et nocumenta in istis 40, secundum quod corpus est dispositum et secundum complexionem pacientis, et indigebunt regimine per medicinas solutivas vel per flebotomiam vel per cristere vel per mutationem ciborum vel per emplastra. Neque est illud isti tractatus, sed ego sum rememoratus precipuorum remediorum donec poterit medicus pervenire in locis in quibus non est medicus expertus qui comprehendit regimen omnium istarum manerierum difficilium.

(59) Sed pro certo morsure canum non rabidorum et etiam morsure hominum et animalium non venenosorum, sufficit madefacere locum cum oleo calido una vice post aliam donec dolor sedetur; et postea ponat super locum fabas masticatas et in modum emplastri ponat super locum, et triticum masticatum. Et si ille qui masticat aliquod istorum fuerit ieiunus, plus valebit; et si fuerit puer vel iuvenis virgo, erit maioris iuvaminis.

(60) Item contere cepe cum melle apum et in modum emplastri epithima locum. Item micha panis fermentati masticetur et emplastretur super locum.

(61) Et s<c>ias quod peior morsura est morsura hominis qui est ieiunus; et si ipse fuerit male complexionis et malo cibo fuerit connutritus, et cum hoc toto erit famesens, eius morsura appropinquat morsure venenosorum animalium—et multo magis si ille qui mordetur erit repletus et chacocimus membrum morsum fuerit debile, quia illud inducit cicius putredinem et tumorem. Et medicamina ista extranea non sunt intentionis huius tractatus.

(62) Sed morsuris que invenimus sepe et non sunt extranee, et etiam morsuris animalium que inveniuntur multum in teris et in locis quos memoravimus, sufficiunt medicamina que diximus, Dei auxilio.

(63) Et sis solicitus in hiis que recordata sunt in libris de differentia que est inter morsuram canis rabidi et non rabidi, quia multi homines ex hoc mortui sunt, sicut dixerunt mihi homines cum quibus studui. Sed radix in hoc est s<c>ire veraciter si canis sit rabidus, et iterum medica ipsum sicut supradictum est et sana vulnus eius; sed si tu dubitas de cane, regas ipsum regimine canis rabidi. Et dixit mihi unus antiqus ex medicis expertis quod vidit in quadam provincia quendam iuvenem testorem morsum a cane, et non habuit accidentia canis rabidi, et omnes medici sic naraverunt quod non erat canis rabidus; et stetit vulnus uno mense et fuit liberatus, et remansit sic magno tempore, exercitans se in artibus sicut sanus in dando et recipiendo. Et postea apparuerunt ei

---

20 mordetur] *scrips.* : mordet MS

accidentia, et timuit aqua et mortuus fuit. Et semper tibi ab hoc caveas, quia malum venenum non imprimit magnum sensum in principio.

(64) Eorum omnes et qui venenum, quodcumque venenum fuerit, cibentur omnes cum micha panis decocta in oleo et butiro, et bibat lactem, et multiplicet comedere ficus pistas et nuces et avellanas et allea et cepe et rutam. Et omnia predicta comedat; (**85vb**) simplicia vel composita utatur. Et vitet carnes, quia sanguis qui generatur ex carnibus totum est paratus ad putredinem, propter vaporem veneni qui remanet in sanguine morsi; in illo enim qui mordetur vel sumpsit venenum putrefit sanguis propter venenum, et accidentia contigunt ei vehementia. Nec mel ei nocet, et maxime cum butiro. Sed manifestum est vulgaribus quod nullus morsus comedat panem fermentatum, sed oppirum; verum nescio aliquod principium ad quod posimus apodiari. Et potiuntur isti vino tantum quantum posunt substinere, et miseatur cum vino ipsorum cibo, et maxime ille qui morsus est a scorpione repletur nucibus et ficubus et aleis et ruta et vino potentissimo, quia quietatur egritudo eius per virtutem istarum rerum, et non est necessarium aliud regimen. Et etiam regimen venenati debet esse quandoque calidum, quandoque frigidum, quia venenatus invenitur quandoque calidus, quandoque frigidus.

(65) Sed quando tu vides morsum vel venenatum qui estuet vel appetat aquam multam, incipe ei appropinquare res accetosas tantum cum pauco butiro, et exuget poma accetosa et mala granata accida et syrupum pomorum granatorum. Et si vides inflamationem magnam, ciba eum herbis frigidis sicut endivia, latucis, et cucumere, et sirupo acceto, quia iste est conveniens eis, et tempera aquas eorum cum pauco vini. Neque conveniunt alea neque nuces neque ficus nisi parum ex eis, propter caliditatem fortem eorum.

(66) Sed pro certo illi qui mordentur a cane rabido, omnia predicta convenientia preter sal, quia non potiatur in suis cibariis nisi parum. Et iste bibat brodium pullorum parvorum, et ex volatilibus turdelle, perdices, et faxiani; et non accipiat pulos colubarum, quia valde nocent. Etiam comedat caules, quia proprietatem habent in iuvando morsum a cane rabido. Et multiplicet comedere alea et cepe, cruda et cocta, et comedat etiam pisces salitos, sed non continuet. Et brodium cancrorum fluvialium et caro eorum est cibus valde bonus, quia est medicina et

---

7 quia] *scrips.* : qui MS || 9 mordetur] *scrips.* : mordet MS || 16 quia quietatur] *scrips.* : aquietatur MS || 18 aliud] *scrips.* : ad MS || 32 non] *scrips.* : cum MS

cibus, et maxime iuvat omni morsure ex proprietate quam sigillavit sibi Deus. Et glandes cocte et crude conveniunt omni morsu propter proprietatem que in eis.

(67) Et ex operantibus in hac egritudine que proprietate maxime sunt iuvativa cerebra gallinarum cocta omni morsure vel ei qui asumpsit venenum, et augent sensum, sicut brodium turturum, quia ista brodia augent sensum propter proprietatem eorum. Cortices citrorum quando comeduntur iuvant omni veneno propter proprietatem eorum, et etiam folia arboris eius et quando eorum decoctio potatur.

(68) Et medici omnes concedunt quod fumigium factum ex unguibus caprarum et cum sinapi et sulfure et alsenne et oppio et capillis, omnes isti fumi faciunt fugere serpentes et omnia alia reptilia. Et isti dicunt quod quando comburuntur in domo scorpiones, quod ex domo omnes alii fugiunt ex odore.

(69) Et propter hoc oportet ut homo multiplicet de hiis in locis in quibus timet de istis reptilibus, postquam sensus humanus iudicat in hac conservatione.

(70) Dicit compositor: necesse est quod ego recorder in principio preteribo est manifestum apud naturales, et etiam Galienus fuit rememoratus hoc iuxta illud quod indicat ars medicinalis.

(71) Nec declaravi quod ell<ementat>a habeant saporem et tactum et odorem, sed solum accidentia sine dubio, quia non est aliquod iudicium apparentie sicut res gustabilis vel saporis et odoris, quia accidens (**86ra**) est accidens in eo quod apparet et illud quod accidit ex hiis omnibus quibus accidit est unius maneriei quia apparent nigra sive species non indicat sufficienter forma nigredinis sed ei adiungitur forma nigredinis.

(72) Sed pro certo sapor est talis, quia est idem cum dulcedine apud unam speciem sed apud aliam est prope amaritudinem; id est, quod alicui speciei est delectabilis et dulcis, alterius amarus contristans. Omnes enim cognoscunt amaritudinem colloquintide, et tamen dulcis est speciei porci et fortiter eam appetunt. Et idem se habet in rebus odorabilibus, quod una res est delectabilis odoris apud unam speciem et altera contraria et contristans. Et propter hoc sunt aliqui convenientes alicui speciei et venenum alterius, sicut memoratus fuit Galienus.

(73) Et preter hoc quod dixi, dico quod omnia vegetabilia vel caro animalium que ab homine delectantur et dulcia iudicantur et boni

---

13 ex domo] *scrips.* : exdo MS || 31 idem] *scrips.* : in MS || 36 dulcia] add. MS delectantur

odoris possunt comedi secure ab homine. Sed si esset alterius saporis—
ut amari, accetosi, punctici, accuti, et abominabilis—non debet aliquis
uti nisi cognoscat formam et speciem eorum veraciter, quia erat aliqua
herba accuta quis cogitabit quod sit rapistrum, et certe erit venenum.
Idem in vegetabilia retunda similata fungis declinanti ad nigredinem   5
viridem fungis, et sunt venen[a]. Caveas a istis saporibus diversis et ab
istis odoribus abhominabilibus et ab ista specie quam certe non cognosis.
Et oportet valde custodiri in comestionibus, scilicet quarum brodia sunt
crossa, sicut limania et sumaca. Et cave comestionem que fit ex malis
granatis et comestionem accetosam valde vel declinantem ad stiptici-   10
tatem vel dulcedinem multam, et etiam quorum odores sunt oribiles, ut
alleorum ceparum. Non etiam decet aliquem hominem (et maxime qui
timent de persona eorum) hec comedere, quia in istis non apparet vene-
num sed latet in eis, et colores illorum ciborum non permutantur ex eo.
Sed caro elixata et aves, impossibile est quod in eis aliquod venenosum   15
ingenium, quia parum venen<um> permutaret colorem et saporem
ipsorum. Ita est de aqua clara; sed cave semper ab aqua que stat disco-
perta, quia multociens bibit in ea aliquod animal venenosum, et postea
illa occidit bibentem, et accidunt ei pessima accidentia.

(74) Sed pro certo ingenium in istis comestionibus a quibus docui te   20
abstinere habeas ut illa non accipias nisi ea de quibus magis es securus.
Ad hoc etiam faciliter ingeniamur dare venenum cum vino, quia vinum
est preparatum bene ad hoc et etiam nocet, quia est veiculum cito ad cor.

(75) Sed remotum est a me quod in pane possit quis ingeniari nec
decipi cum eo. Et propter hoc non debet quis comedere nisi per manus   25
eius in quo confidit.

(76) Oportet omnem qui comedit cibum venenatum vel cogitat se
sumpsisse incipere a vomitu cum aqua calida in qua liquefactum sit
butirum; postea bibat lac et evomat. Et stercus galli habet proprietatem
trahendi omne venenum per vomitum, et est necesse ut sumat ex illo dr.   30
2 cum aqua calida et evomat cum illo; et postea ciba eum cum micis pan-
nis cocti cum brodiis predictis et butyro. Et quando quieverit in stomaco
cibus ut per unam horam, evomat ipsum, quia butyrum cum illo brodio
destruit nocumentum veneni et dividit inter ipsum et membra.

(77) Postea sumat cibaria que liberant a venenis generaliter, vel   35
composita vel simplicia, quecumque melius vel cicius haberi possunt. Et

---

5 idem] *scrips.* : .i. MS || 10 declinantem] *scrips.* : declinationem MS || 27 venenatum]
scrips. : *om.* MS || 33 cibus] *scrips.* : cibo MS

quando exierit stomacum eius post aliquas horas, sicut supradiximus, nutriatur ex cibo quem memoratus fui in tractatu superiori, et regas ipsum hoc regimine et proibe ei sompnum, sicut rememoratus sum supra, donec cibus digeratur. Et si tu vides quod negocium bene procedat, continua ei hunc cibum ex istis (**86rb**) compositis uno die vel duobus. Et postea sumat ex medicinis que liberant a venenis, compositis vel simplicibus. Et quando exit medicina illa de stomaco, ciba ipsum cum brodiis pullorum parvorum quousque eum conducas ad regimen proprium; sed si postquam inceperis hoc regimen invenies eum cum dolore forti in stomaco vel ventre vel cum punctura vel cum abominatione vomitus vel fluxu, regat eum secundum quod eius natura requirit; neque in hoc intendo prolongare, quia illud non est de intentione istius tractatus.

(78) Item Moyses: medicine simplices vel composite que appropriate sunt, liberantes a veneno secundum mutationem specierum venenosorum, ipse vocantur abezalar, et illud est nomen persarum; et manifestum est quod illa medicina honorabilior existit que liberat a veneno, sicut tyriacha et metridatum et diateseron. Et illud quod nobilius est inter medicinas simplices est smaragdus, que est medicina omnibus speciebus venenorum que comeduntur et omni morsure animalis venenosi; et cum toto hoc, habet proprietatem in confortatione cordis et etiam in retinendo in ore totum hoc dixi. Et vere antiqus Albumeron Avezoar propter longam experientiam eius quia fuit magnus homo in experientiis medicinarum et multa solicitudine quam habuit circa illas propterea quia multum expendit in inveniendo hoc et etiam propter magnam vellocitatem in arte medicinali. Et dixit mihi quidam ex sociis et discipullis eius cui obviavi quod non dimixit pro denariis aliquod vas argenteum in quo stetit tyriacha si potuit haberi et smaragdum, quia semper cogitabat sibi cavere a venenis.

(79) Et postea querebat bezar, quod est smaragdus animalis, et postea semina citrorum; et supra rememorati sumus omnia ista et dosim istorum. Et dosim simplicium in adiuctorium illius qui sumpsit aliquod venenum herbe que vocatur assat'm in arabico: accipiat dr. 2 cum vino. Item seminis rute silvestris sive domestice recipiat aur. .i. in vino. Item specierum mentastri omnium, quecumque species fuerit recens, decoque unc. .i. in media li. vini et bibat; et si erit sicca, pista et criba et accipiat dr. .iii. cum vino. Item coagulorum ovium, et maxime loporis: Recipe coaguli a dr. 1 usque ad 1 et sem. cum pauco acceti vini,

28 semper] *add.* MS g

quia contrariatur veneno. Et omnia ista de facili possunt inveniri, que
sunt magne utilitatis.

(80) Fa[bu]la est quod homo sumat sanguinem bovis. Et scias quod
est venenum ex magnis venenis, et faciliter potest decipi quando mis-
etur cum cibo. Asse fetide dr. .i., bibat cum acceto; liberat ab illo. Postea   *5*
soluatur venter cum agarico et yera, secundum quod requirit etas et
regimen et provincia, et postea ciba eum cibis iuvativis venenatis, quos
rememoratus sum in capitulo 4.

(81) Dicit Moyses: quandoque cogitat medicus velox in regimine
veneni accidentis quod venenum minerale (sicut litargirum est, sicud   *10*
est zimar, id est viride es, et arsenicum) non manifestatur in cibis ex
odore eius, et adhuc aliquod istorum non mutat colorem vel apparentia
ciborum, nec odore permutat nec colorem.

(82) Item sicut est lac anabil et mel anacardorum, quia ista non
mutant colorem nec odorem et etiam propter quantitates eorum suficiunt.   *15*

(83) Et totum hoc prevideat expertus medicus. Homines quando
fuerunt decepti a suis usoribus ex cibis quos comederunt post unam
diem vel duos, quia eis contingit illud quod melius esset eis mori, et
illud est lepra vulnerosa, quia cadunt membra eorum.

(84) Et vidi multos homines in terris quas ivi in quibus accidit illud   *20*
quod dixi. Et dixerunt mihi quidam medicorum antiquorum quod
experti fuerunt hoc veraciter ex meretricibus recipientibus tales hom-
ines (**86va**) qui essent illud, et dixerunt quod essent menstrua, quia
ipse accipiunt tempore adventus quando exit ex matrice, et dato quod
sit parum, et ponunt cum cibo, et tunc illud operatur in corpore illud   *25*
quod diximus de universalibus egritudinibus. Et istud nunquam fuit
scriptum in libris medicorum quos vidimus hucusque, nec huic veneno
nunquam fuit factum capitulum; sed bene anunciatum fuit mihi a qui-
busdam medicis quod ipsi liberaverunt ad hoc in principio ipsius cum
magno regimine universali, videlicet ex vomitibus predictis et cum con-   *30*
tinuis regimine et medicinis simplicibus et compositis et cum coagulis
predictis, et nitro et assa fetida et cum seminibus caulium et cineris
foliorum ficus et mori assumptis a predicto, simpliciter vel comixtim.
Neque huic ego habeo experientiam,

(85) et ideo oportet eum qui vult bene custodire se ab eis cum quibus   *35*
conversatur, quod faciat quod ipse non sumat ex cibo aliquod nisi ille ex

---

11 est] *scrips.* : eius MS ‖ 14 mel anacardorum] *scrips.* : melana candorum MS ‖ 21
dixi] *scrips.* : dixit MS ‖ 22 tales] *scrips.* : tabes MS

quo timet sumpserit magnam quantitatem illius cibi, nec sufficit quod accipiat unum bolum, sicut faciunt coquinarii et domicelli regum.

(86) Sed illud ex quo faciliter decipiuntur homines est iusquiamus. Sed si homo s<c>it hoc, recipiat folia morarum et buliat in acceto et evomat primo, et postea sumat lac et compleat regimen suum sicut diximus in regimine universali.

(87) Iusmecob id est napellum: occidit ex eo aur. .i., et maxime indianum, et est frigidum. Dicunt quod occidit illa die metu et sudore frigido. Et est res que multum invenitur, et non permutatur in colore nec in odore sed solum habet mutationem aliquam occultam. Sed si manifesta sit bibenti, incipiat facere vomitum cum nitro et aqua calida et oleo, et postea accipiat de butiro in magna quantitate et potetur vino multo et ponat super vinum piper longum et piper nigrum et cinamomum contrita.

(88) Mandragora: substantia eius sugitur a quibusdam hominibus et pro certo non nocet; et pro certo grana eius et cortices nocent omnibus hominibus. Et vidi multociens stulticia; comedentes enim mulieres et pueros, eis contingent accidentia rubedinis corporis permutata et apostemata et pruritus. Et cura eius est sicut cura venenorum.

(89) Cantarides sunt apte ut omni homines decipiantur per eas, quia ulcerant vesicam et faciunt urinare sanguinem et inducunt puncturam fortem et accutam et magnam inflamationem et occidunt in paucis diebus. Medicina est incipere a vomitu universali quem diximus supra in capitulo universali 2o, et postea bibat decoctionem ficuum siccarum pluries. Et postea bibat succum psillii et portulacarum donec inflamatio sedetur, et postea nutriatur lacte et rege secundum quod scripsimus in capitulo 6o superius.

(90) Et de illo quod comedit homo et non cognoscit naturam et [hominem] occidit occulte est trufolii et tartufolii, et sunt maneries fungorum. Iste enim species due sunt pessime et eas comedunt illi qui habitant in oriente multum. Et quelibet species istorum habet multum veneni quod occidit, et isti sunt illi qui sunt virides et nigri et mali odoris. Sed pro certo species que fiducior est generat ignaceam et longo tempore et inducunt quandoque mortem vel maximam collicam. Et quod illi qui volunt hanc speciem comedere, multiplicent piper et sal, et vinum potens multum bibat. Sed species qui occidunt, incipiat ille qui

15 sugitur] *scrips.* : fugitur MS || 21 ulcerant] *scrips.* : vulnerant MS || 22 inflamationem] *scrips.* : inflationem MS || 25 inflamatio] *scrips.* : inflatio MS

comedit illa (quando incipiunt accidentia mortifera) bibere aquam ordei cum melle et salis indi dr. 2, et expectet tanto tempore quousque cibus desendat ad fundum stomaci, et postea evomat et postea bibat syrupum accetosum cum succo [foli]orum rafani et vomat, et postea bibat acce- tum et sal et vomat; et postea bibat lac multum et differat per .i. horam et postea vomat. Deinde paulatim bibat vinum potentissimum.

(91) Et de hiis que homo comedit erranter est uva canina. Quedam species eius est uva nigra et propterea multi homines decipiuntur, [quia virens] antequam deni<g>ratur. Et inducit incontinenti [disin- teriam] magnam et vomitum sanguinem. Cura eius (**86vb**) est vomi- tus universalis ut prediximus. Et postea vomat cum aqua et [melle] et postea ei apropinetur aqua mellis in quantitate magna; ita [accipiat] die no<c>tuque, et postea regatur regimine convenienti. Quantitas ista apparet servo quod sit sufficiens secundum preceptum domini, et potest esse quod sit conveniens predictis rebus. Laus ergo domino sit qui ab eterno fuit et est.

Explicit tractatus quem fecit Moyses contra ictus venenosos, Deo gracias. Amen.

Glossary of Technical Terms
and Materia Medica

Guidelines for the Glossary

The following paragraphs describe the arrangement of entries and explain the use of symbols:

Arabic Entries

1. Order of entries: The glossary is arranged according to the Arabic roots. Within each root the following order has been applied: Verbs are listed first, followed in second place by the derivative nominal forms in order of their length and complexity, followed thirdly by the verbal nouns (*maṣdar*) of the derived stems and finally by the participles, both in the order of their verbal stems.

2. Verbs: Verbs are listed according to the common order of the verbal stems (I, II, III . . .). If the first stem does not appear in the text, the first derived stem to do so is introduced by the first stem, set in brackets. Where more complex expressions headed by a verb are listed, they directly follow the corresponding verb.

3. Nouns: The different numbers of a noun (*sg., du., pl., coll., n. un.*) are listed as separate entries and are usually given in their indeterminate state. In a few cases, however, words are listed with the article instead. This practice is applied when the word is commonly used with the article in general or if it always appears in the text with the article in a nominalized usage.

4. Complex expressions: Each entry may have subordinate entries featuring complex expressions that contain the term from the superordinate entry. Complex expressions may be listed in the indeterminate as well as in the determinate state.

5. Foreign words: Foreign words are listed in a strictly alphabetical order unless they are arabicized.

6. Vocalization: Only such words as might be confused with each other are vocalized. For the main part this applies to the verbal nouns of the first stem that might be confused with the verb. In these cases only the verbal noun is vocalized. Nouns that are distinguishable from each other by their vowel structure only are likewise vocalized unless only one of them appears in the glossary.

7. Numbers: The numbers indicate the book and paragraph of the Arabic text in which the respective entry may be found.

Use of Symbols in the Arabic Entries

1. – The dash is used in subentries to represent the superordinate entry. If this superordinate entry is a complex one, the dash represents only its first element.

2. : A word followed by a colon may have two functions: a singular with a colon introduces a plural or dual, when the corresponding singular does not figure in the text. Any word followed by a colon may be used to introduce complex verbal or nominal expressions containing the word preceding the colon when this word itself does not figure in the text as an isolated item. The two functions of the colon may be combined.

3. : – A dash followed by a colon introduces a complex entry which contains the superordinate word in a grammatically modified form.

4. ← The arrow refers to other entries either containing the word in question or representing a different orthography thereof.

Hebrew Equivalents

1. Every word is given in the spelling (either defective or plene or both) in which it appears in the text.

2. The conjugations of the Pu^{c}al and Huf^{c}al are not given separately but are subsumed under the Pi^{c}el and Hif^{c}il respectively, as far as they appear alongside the latter as representations of one and the same Arabic term within one text. Nitpa^{c}el has been equated with Hitpa^{c}el under the same conditions.

3. Nouns are in general indiscriminately given in the indeterminate state, unless the corresponding Arabic term is given in the determined state for some reason (cf. above). In the latter case the Hebrew equivalents are given in the state in which they figure in the text.

Sometimes Pi⁽c⁾el verbs are written with an additional *yōd,* that does not necessarily appear in the texts, with the purpose of distinguishing the Pi⁽c⁾el from the corresponding Qal.

Use of Symbols in the Hebrew Equivalents

1. / Equivalent and variant expressions are separated by a slash.
2. [ ] Text between square brackets has been added by the editor.

English Equivalents

The English translation corresponds to the Arabic entry as it is translated in the English text. Therefore, it does not necessarily correspond to the Hebrew equivalents, nor does it necessarily represent the common usage of the Arabic word independent from the text. This practice also means that there may be a lack of symmetry between the different translations of the singular, dual, and plural of one single word.

Number and determination are translated schematically in the glossary even if they are translated differently in the text. Therefore the translation of an Arabic term by itself does not always have to correspond grammatically to the translation required by the text.

Arabic verbal nouns (*maṣdar*) are never translated as English infinitives, in order to set them apart from Arabic finite verbs. Instead they are translated by any nominal form used as a corresponding translation in the English text. If the English text uses finite verbs only for a particular instance of an Arabic verbal noun, the glossary gives the progressive form (-ing).

Glossary

Translation	Zeraḥyah	Ibn Tibbon	Sec. No.	Maimonides	
abū ṣūfa (father of wool)	—	אבו צרפה	48	أب : أبو صوفة	1
lemon seed	—	זרע האתרוג	12, 79	أترجّ : بزر الأترجّ	2
sweet or sour lemon seed	—	זרע האתרוג המתוק או זרע החמוץ	18	– : بزر الأترجّ الحلو أو بزر الحامض	3
lemon seed	—	זרע האתרוג	22	– : حبّ الأترجّ	4
effect	—	תועלת	10	أثر	5
effective	—	לעשות פעולה	40	تأثير	6
				آخر ← دواء	
later [physicians]	—	האחרונים	21, 45	متأخّر : الممتأخّرون	7
				أرض ← جرّ	
				آس ← عصارة	
prisoners	שבויים	אסורים	1	أسير : أسارى	8
elements	—	יסודות	71	أسطقس : أسطقسات	9
lavender	—	אסטכודוס	36	أسطوخودس	10
glasswort	—	אשנן	45	أشنان	11
green glasswort	—	אשנן ירוק המראה	45	أشنان : أشنان أخضر اللون	12
root	—	שורש	23, 28	أَصْل	13
colocynth root	—	שורש קולוקינדידיש	42	– الحنظل	14
the root of the white vine	—	שורש הגפן הלבן	52	– الكرمة البيضاء	15

Translation	Zeraḥyah	Ibn Tibbon	Sec. No.	Maimonides	
asparagus root	—	שורש האספרגוס	49	– الهليون	16
mandrake root	—	שורש המנדרגולא	15, 27	– اليبروح	17
the principles of natural science	—	שרשי הטבעיות	72	الأصول الطبيعية	18
extirpating a criminal	הקריב שפת חלקות	הדבקת רפואת המנגן	1	استئصال : استئصال شأفة الجاني	19
country	אקלם	אקלים	1	إقليم	20
countries	אקלמים/ארץ הלזו ומזה האקלים	אקלימים ומזה האקלים	1, 2	أقاليم	21
opium	—	אופי	36, 39, 43, 68, 82	أفيون	22
to eat	—	אכל/נאכל	8, 64, 65, 67, 73–75, 85, 90	أكل	23
they ate it in their greed and ignorance about its nature	—	אכלו אותם מבלי ידיעה והכרה בטבעם	88	– : أكلوه ولعا وجهلا بطبيعته	24
consuming, eating	—	אכילה/אכול	7, 64, 72, 80, 90	أكْل	25
eating only a mouthful	—	אכילת לוגמא	85	– لقمة واحدة	26
				مأكول ← ضرس	
to compose	—	חבר	4, 52	(ألف) ألّف	27
				مؤلّف ← مرهم	
to have an utterly unpleasant sensation	—	הצטער תכלית הצער	72	(ألم) تألّم غاية التألّم	28
pain	—	כאב	9–11, 45, 59, 64, 77, 78	ألم	29
a greater pain than the pain of the bite of any other dog	—	כאב נוסף על כאב כל נשיכת כלב אחר	54	– زائد على ألم كلّ عضّة كلب	30
a severe pain in the stomach	—	כאב חזק באסטומכה	77	– شديد في المعدة	31
a pain in the stomach	—	כאב האסטומכה	78	– المعدة	32

Translation	Zeraḥyah	Ibn Tibbon	Sec. No.	Maimonides	
in pain	—	מצטער	9	متألّم	33
				الله ← لطيفة	
				أنجرة ← ورق	
				إنسان ← بدن	
anise	—	אניסון	16, 29, 37, 44, 49	أنيسون	34
scholars and students	אנשי החכמה	אנשי החכמה והמשכילים	1	أهل: أهل العلم والطلب	35
the people of the West [Maghreb/ Spain] and Syria-Palestine [East]	—	אנשי המערב והמזרח	90	– الغرب والشام	36
domesticated	—	בלתי שוטה	63	أهلي ← كلب، كلاب	37
afflictions	—	פגעים	69	آفة: آفات	38
ounce	—	אונק'/אוקייא/ אונקי(י)א	27, 30, 33, 36, 42, 50, 52, 79, 90	أوقية	39
two ounces	—	שני אונקיות	50	أوقيتان	40
ounces	—	אונקיות	30, 36, 39, 43, 49	أواق	41
the ancient [physicians]	—	הראשונים	32	أوّل: الأوائل	42
hiera	—	גירא פיגרא	80	إيارج	43
iris	—	אירסא	28	إيرسا	44
stags	—	אילים	20	أيّل: أيول ← قرن	45
animal bezoar	—	אל באזהר החיוני	79	بادزهر: البادزهر الحيواني ← بازهر	46
				باذرنجوية ← ورق	
				بازهر ← حجر	
animal bezoar	—	הבאזהר החיוני	20–23	بازهر: البازهر الحيواني ← البادزهر	47

Translation	Zeraḥyah	Ibn Tibbon	Sec. No.	Maimonides	
mineral bezoar	—	הבאזהר המחצבי	21	البازهر المعدني	48
raw beans	—	פול נא	59	باقلا : باقلا نيئ	49
an Egyptian bean	—	פול המצרי/הפול המצרי	39, 43	الباقلا : الباقلا المصري	50
to use s.th. as a fumigant	—	עשן ב-	68, 69	(بخر) بخّر ب	51
fumigation	—	עשון	68	بخور	52
body	—	גוף	12, 13	بدن	53
the human body	—	בן אדם	18	– الإنسان	54
[human] bodies	—	אנשים/גופות	37, 58	أبدان	55
to recover	—	נרפא/נתרפא	21, 63	برئ	56
curing	—	—	64	براءة	57
cold (*n*)	—	קור/קרירות	16, 44, 64	بَرْد	58
cold (*a*)	—	קר	15, 87	بارد	59
				← بلاد، دواء، سمّ، سموم، ماء، زمان، بلدان، بقول، عرق، نفس	
seed	—	זרע	25	بزر	60
				← أترجّ	
seed of wild carrot	—	—	28	– جزر برّي	61
harmel seed	—	זרע חרמל	38	– حرمل	62
marshmallow seed	—	זרע מלווא ויסקו/זרע אלטיאה	13, 50	– (ال)خطمي	63
seed of rue	—	זרע הרודא	79	– السذاب	64
linseed	—	זרע פשתן	42	– كتّان	65
celery seed	—	זרע כרפס	28	– الكرفس	66
cabbage seed	—	זרע כרוב	80, 84	– كرنب	67
seed of bishop's weed	—	זרע נאנוכה	42	– نانخواه	68
				بزرقطونا ← لعاب	

Translation	Zeraḥyah	Ibn Tibbon	Sec. No.	Maimonides	
to spit out	—	רק	8	بزق	69
eye	—	ראות	71	بَصَر	70
onion	—	בצל	57, 60, 64, 66	بصل	71
baṣaliyya	—	אשר בהם בצל	73	بصلية	72
abdomen	—	בטן	10, 77	بطن	73
abdomen	—	בטן	10	بطون	74
				باطن ← أعضاء	
goat's dung	—	זבל העז	12	بعر: بعر الماعز	75
cold vegetables	—	הירקות הקרות	50, 65	بقل: البقول الباردة	76
				باقلى (باقلا) ← بندق	
raw beans (*coll.*)	—	פול נא	59	– : باقلا نيء	77
				بلادر ← عسل	
land, country, city	ארצות	ארץ/עיר	3, 37, 84	بلد	78
the holy cities	הארץ הקדושה	העירות החשובות	1	البلد المقدّس	79
cities, countries districts,	ערים/ארצות	ארצות/עיר	1, 2, 20, 47	بلاد	80
Eastern countries	—	מדינות המזרח/ המזרח	20, 46	– الشرق	81
cold countries	—	הארצות הקרות	33	البلاد الباردة	82
hot countries	—	הארצות החמות	33	– الحارّة	83
cold countries... and hot countries	—	הארץ הקרה...והחמות	37	بلدان : البلدان الباردة . . . والحارّة	84
to swallow	—	בלע	26	(بلع) ابتلع	85
pure speech	הלצה	הפלגה	1	بلاغة	86
				أبلغ ← نفع	
acorn	—	גלאנט	20	بلّوطة	87
acorns	—	גלאנץ	66	بلّوط	88
affliction	—	צרה	84	بلية	89

Translation	Zeraḥyah	Ibn Tibbon	Sec. No.	Maimonides	
afflictions	—	צרות	84	بلايا	90
weasel	—	—	10	ابن : ابن عرس	91
henbane	—	בנג' הוא הקנילייאדה/אל בנג'	39, 86	بنج	92
hazelnuts	—	אווילנש	64	بندق	93
pastille	—	בנדק	39	بندقة	94
pastilles	—	בנאדק	39, 43	بنادق	95
pastilles about the size of an Egyptian bean	—	בנאדק בשיעור הפול המצרי	43	– بقدر الباقلى المصري	96
pastilles with the size of an Egyptian bean	—	בנאדק בשעורי פול המצרי	39	– مقدار الباقلا المصري	97
violet	—	ויאולטו	8	بنفسج	98
borax	—	שלניטרי/בורק הוא שלניטרי/בוראק	13, 80, 84, 90	بورق	99
to cause micturition of blood	—	סבב להשתין הדם	89	بال : بال الدم	100
the Temple	—	בית המקדש	23	بيت : البيت المقدّس	101
heads of families	בעלי בתים	בעלי הבתים	1	بيوتات : ذوو البيوتات	102
whiteness	—	לובן	71	بياض	103
their smell is not perceptible	—	לא יתבאר ריחם... ביאור ניכר	81	بان : لا تبين رائحتها . . . بيانا يشعر به	104
				بيان ← بان	
theriac	—	תריאק	4, 19, 32, 34, 37, 43	ترياق ← درياق	105
the garlic theriac	—	תריאק השומים	36	– الثوم	106
the theriac of four [ingredients]	—	תריאק הארבעה	4, 32, 42	– الأربع(ة)	107
the walnut theriac	—	תריאק האגוז	34	– الجوز	108
the asafetida theriac	—	תריאק אשדא פיטידא	33	– الحلتيت	109
the great theriac	—	התריאק הגדול	3, 8, 26, 32, 78	الترياق : الترياق الكبير	110

Translation	Zeraḥyah	Ibn Tibbon	Sec. No.	Maimonides	
the two great theriacs	—	התריאקות הגדולים	4	ترياقان: الترياقان الكبيران	111
theriacs	—	תריאקת	4, 31, 37	ترياقات	112
sour apple(s) (*coll.*)	—	התפוחים החמוצים	65	تفّاح: التفّاح الحامض	113
students	—	תלמידים	78	تلميذ: تلامذ	114
				توت ← عصارة، قشر، ورق	
figs	—	תאנים	34, 64, 65	تين ← رمد، ورق	115
white figs	—	תאנים לבנים	35	– أبيض	116
dry figs	—	תאנים יבישים	34	– يابس	117
dry figs	—	התאנים היבישים	89	التين: التين اليابس	118
[of different kinds] *tharīda*	—	שופש פתים	64	ثريدة: ثرائد	119
thurda	—	פתים	76, 89	ثردة	120
mithqāl	—	שקל/שני שקלים/ משקל שני דרכמונים	18, 21, 24, 26, 27, 31, 32, 39, 43, 45, 49, 50, 52, 53, 55, 79, 87	مثقال	121
two mithqāls	—	שני שקלים	18, 26, 43, 45, 53	مثقالان	122
mithqāls	—	שקלים	39, 43	مثاقيل	123
fruit of the tamarisk	—	פרי תמריץ	49	ثمر: ثمر الطرفاء	124
the fruit of a roundish plant	—	יש (= ثَمّ EMP) צמח	73	– نبات مدوّر	125
a cloth prepared from silk and linen	—	הבגד הדק הנק' בוקראן	47	ثوب: الثوب النصافى	126
garlic	—	שומים	73	ثوم ← ترياق	127
rank	קרבה למלכות	מעלה	1	جاه	128
body	—	גוף	47	جثّة	129

Translation	Zeraḥyah	Ibn Tibbon	Sec. No.	Maimonides	
opopanax	—	אפופונאק	53	جاوشير	130
				جدّ ← دواء	
to attract	—	משך	10, 12	جذب	131
to attract	—	משך	12	اجتذب	132
attraction	—	משיכה	8	جَذْب ← قوي	133
				جاذب ← أدوية	
[remedies] that attract the [poison]	—	המושכות	57	الجاذبة	134
suppurating elephantiasis	—	הצרעת המורסי	83	جذام: الجذام المتقرّح	135
it drags it (its tail) over the earth	—	ירוץ על הארץ מאד	46	جرّ: يجرّه (ذنبه) على الأرض جرّا	136
jarrārāt	—	רצים	46	جرّارة: جرّارات	137
to try	—	נ(י)סה	21, 45	(جرب) جرّب	138
experience	—	נ(י)סיון	17, 21–23, 36, 56, 67, 78, 84	تجربة	139
experiences	—	ניסיונות	52	تجارب	140
proven	—	מנוסה	13	مجرّب	141
				جريش ← ملح	
sips	—	גמיעות	79	جرعة: جرعات	142
body	—	גוף	46, 88	جرم	143
part	—	חלק	34, 35, 42, 56	جزء	144
two parts	—	שני חלקים	34, 42	جزئان	145
parts	—	חלקים	34, 56, 57	أجزاء	146
equal parts	—	חלקים שו(ו)ים	13, 32	– سواء	147
body	—	גוף	8, 9, 69	جسد	148
body	גוף	גוף	4	جسم ← حمرة، قوس	149

Translation	Zeraḥyah	Ibn Tibbon	Sec. No.	Maimonides	
bodies	—	גשמים	71	أجسام	150
to dry out	—	נגב	64	(جفّ) جفّف	151
severe dryness	—	אסכרה (= خناق P) גדול	91	جفاف : جفاف عظيم	152
				أجلّ ← مولى	
julep	—	משקה הסוכר	89	جلاب	153
to solidify	—	קפא	39	جمد	154
contraction	—	קבוץ	71	جَمْع	155
compounded	—	מורכב/מחובר	64, 84	مجموع	156
soldiers	גדודים	פרשים	1	جند : أجناد	157
castoreum	—	קשתורון/קשתרון	13, 39	جندبادستر	158
gentian	—	גנטיאנה/גינטיאנה	27, 36, 38, 55, 56	جنطيانا	159
Roman gentian	—	גינציאנה	32	– رومي	160
				جان ← استئصال	
				جهل ← أكل	
				مجهول ← كلب	
				(جاد) أجاد ← عسل	
hungry	—	רעב	61	جائع	161
walnuts	—	אגוז/אגוזים	34, 35, 64, 65	جوز ← ترياق، قلب، لبّ	162
dried walnuts	—	אגוז יבש	35	– يابس	163
metel nut	—	גוז מאתל הוא מין מארמודקטיל/גוז מאתל	87, 88	– ماثل	164
substances	—	עצמים	15	جوهر : جواهر	165
seed	—	גרעינים/גרעין	88, 91	حبّ ← أترجّ	166
laurel seed	—	זרע לאורוש	32	– غار	167

Translation	Zeraḥyah	Ibn Tibbon	Sec. No.	Maimonides	
granules	—	גרים	19	حبّ: حبّات	168
crocodile mint	—	בלאציקון מתמסאח	12	حبق: حبق التمساح	169
to form a barrier	—	הגין	76	حجب	170
the mineral stone	—	האבנים המחצביים	21	الحجر المعدني	171
the bezoar stone	—	אבן באזהר	20	حجر البازهر	172
partridge	—	פרדיץ	66	حجل	173
cupping glass	—	כוסות המציצה	12	محجمة	174
cupping glasses	—	כוסות המציצה	54	محاجم ← علق	175
heat	—	חום	16, 64, 65	حرّ	176
				حريرة ← نخل	
heat	—	חום	10	حرارة	177
the innate heat	—	החום היסודי	9	الحرارة الغريزية	178
hot	—	חם	15, 26, 37	حارّ ← بلاد،بلدان، دواء، سموم، ماء	179
being prudent	—	הצלה	69	تحرُّز	180
greed	—	השתדלות	72	حِرْص	181
acrid	—	חד	73	حرّيف ← نبات	182
acridity	—	חום	72	حرافة	183
to burn	—	שרף	64	حرق	184
to burn	—	נשרף	68	أحرق	185
burnt	—	שרוף	55	محرق	186
women	—	—	1	حُرُم	187
				حرمل ← بزر	
to feel	—	הרגיש	47	حسّ	188
wild tribulus	—	אל חסך המדברי הוא אטריפל מרי	79	حسك: الحسك البرّي	189

Translation	Zeraḥyah	Ibn Tibbon	Sec. No.	Maimonides	
herb of agrimony	—	עשב גאפת	25	حشيشة: حشيشة غافت	190
herbs	עשבים	עשבים	3	حشائش	191
				حصرم ← شراب	
it requires the attendance of a skilled physician	—	יצטרך...אל רופא מובהק	11	حضور: يحتاج . . . إلى حضور الطبيب الماهر	192
one will not need... the attendance of a physician	לא יצטרך ...המצא שם רופא	לא יצטרך... עמידת הרופא	6	– : لا يحتاج . . . إلى حضور طبيب	193
available	—	נמצא	23, 30	حاضر ← طبيب، وقت	194
Indian lycium	—	חצץ הנדי הוא ליסיאום	55	حضض: الحضض الهندي	195
to remember	זכר	זכר	4, 5	حفظ	196
to beware	—	נשמר	73	تحفّظ	197
remembering	שמירה/נזכר ונשמר	לזכור/ זכירה	4, 5	حِفْظ	198
prophylaxis, being cautious, guarding oneself	—	שמירה/להשמר	7, 69, 73, 85	تحفُّظ	199
to verify	—	התאמת	73	(حقّ) حقّق	200
				حقن ← تدابير	
to rub	—	הותך/חפף	21, 42	حكّ	201
itching	—	חכוך	88	حكّة	202
rule	—	משפט	71	حكم	203
to dissolve	—	הותך	13, 21 (LP), 33, 42, 53	حلّ	204
to dissolve	—	התיך	47	حلّل	205
he faints	—	יתעלפה	11	– : يحلّله الغشي	206
asafetida	—	אסא פיטידא/אשא פיטידא/אשדא פיטידא	12, 13, 33, 42, 53, 55, 57, 80, 84	حلتيت ← ترياق	207
				حليب ← لبن	

Translation	Zeraḥyah	Ibn Tibbon	Sec. No.	Maimonides	
sweet	—	מתוק	12, 18, 73	حلو ← طعم، شراب	208
sweetness	—	מתיקות	72, 73	حلاوة	209
red	—	אדום	47	أحمر	210
redness of the body	—	אדמימות הגשם	88	حمرة : حمرة الجسم	211
sour	—	חמוץ	12, 73	حامض ← أترجّ، تفّاح، رمّان، لبن	212
				حمضة ← طَعْم	
lotus	—	חנדקוקה הוא טריפוליון	52	حندقوقا	213
wheat	—	חטה	59	حنطة	214
chewed wheat	—	החטה הלעוסה	59	الحنطة الممضوغة	215
				حنظل ← أَصْل	
				(حوج) احتاج ← حضور	
sempervivum	—	ווּבה קורבינה	51	حيّ العالم	216
walls	—	כתלים	47, 54	حائط : حيطان	217
condition	—	עניין/עת	2, 54, 80, 84, 91	حال ← رَبْط، كلب	218
conditions	—	עניינים	11, 16, 77	أحوال	219
condition	—	עניין	71, 88	حالة	220
				حيض ← دم	
snakes	—	חיות/נחשים	52, 68	حيّة : حيّات	221
animals, living beings	—	בעלי חיים/חיה/ עופות/בעל חיים	7, 11, 39, 40, 47, 71, 72, 73	حيوان	222
poisonous animal poisonous creature	—	בעל חיים בעל ארס/ בעלי חיים בעלי ארס/בעל חיים שיש לו ארס	15, 36, 73, 78	– سمّي	223
the poisonous animal	—	הבעל חיים הארסי	46	الحيوان السمّي	224

Translation	Zeraḥyah	Ibn Tibbon	Sec. No.	Maimonides	
animals	—	עופות/בעלי חיים	10, 59, 62	حيوانات	225
				حيواني ← بازهر، سموم	
ingenuity	—	תחבולה	73, 75	حيلة	226
ingenuity (*pl.*)	תחבולות	תחבולה	2	حِيَل	227
artful contrivance	—	תחבולה	73	تحيُّل	228
mallow	—	מלואש	51	خبّازى	229
				خبيث ← قروح	
experience	—	ספור	21	خبرة	230
bread	—	לחם	64, 75	خبز	231
leavened bread	—	לחם חמץ	60	– مختمر	232
chewed bread	—	לחם שלעסו בפיו	47	– ممضوغ	233
unleavened bread	—	לחם מצה	64	الخبز الفطير	234
to thicken	—	עבה	80	خثر	235
				خاثر ← ألوان	
soporific	—	נפרד/עכור	91	مخدّر	236
excrements of roosters	—	זבל התרנגולים	76	خرء: خرء الديوك	237
mustard	—	חרדל	13, 68	خردل	238
piece of cloth	—	חתיכת בגד	51	خرقة	239
treasuries	אוצרות	אוצרים	3	خزانة: خزائن	240
lettuce	—	מרור	50, 65	خسّ ← لبن	241
poppy	—	כשכאש	3	خشخاش	242
				خاص ← مفردات	
specific property	—	סגולה	78	خاصّة	243
especially	—	כל שכן/בסגולה	24, 52, 64, 66, 68, 87	– : بخاصّة	244
[remedies with] specific properties	—	סגולות	7, 63, 67	خواصّ	245

Translation	Zeraḥyah	Ibn Tibbon	Sec. No.	Maimonides	
specific property	—	סגולה/סגולות	12, 15, 66, 67, 76, 78	خاصّية	246
				خضرة ← أخضر	
fresh, green	—	לח/ירוק	79, 90, 91	أخضر ← أشنان، نعنع	247
a deep-green color	—	ירוק חזק הירוקות	20	– مشبع الخضرة	248
				خطابة ← غرابة	
vinegar	—	חומץ	13–16, 24, 42, 51, 86, 90	خلّ	249
wine vinegar	—	חומץ או יין/חומץ/ חומץ יין	28, 52, 79, 80	– خمر	250
boiled wine vinegar	—	חומץ יין אחר שהרתיחו	80	– خمر مغلي	251
hot vinegar	—	החומץ	11	الخلّ المسخن	252
to mix	—	ערב	52, 60, 64, 80	خلط	253
components, humors	—	עירוב/לחות	34, 61	خِلْط : أخلاط	254
				خلق : أخلاق ← مال	
wine	—	יין	50, 74	خمر ← خلّ	255
				مختمر ← خبز	
swine	—	חזירים	72	خنزير: خنازير	256
anginas	—	אסכרה	90	خنوق : خوانيق	257
hysterical suffocation	—	החנק הרחם	39	اختناق : اختناق الرحم	258
cucumber	—	קישואים	50, 65	خيار	259
Chinese cinnamon	—	קנמון הוא דארציני/ קנה בושם	27, 87	دارصين، دارصيني	260
long pepper	—	פלפל ארוך	36	دار فلفل	261
to treat	—	הנהיג	63, 77	(دبر) دبّر	262
to be treated	—	התנהג	54	تدبّر	263

Translation	Zeraḥyah	Ibn Tibbon	Sec. No.	Maimonides	
guiding, treatment, regimen	הנהגה	הנהגה	2, 4, 7, 10, 11, 54, 58, 63, 64, 75, 77, 79, 81, 84, 86	تدبير	264
[different kinds of] treatment such as purgation, blood-letting, or enemas	—	ההנהגה משלשול או הקזה או חוקן הוא קלישתירי	58	تدابير: عدّة تدابير من إسهال أو فصد أو حقن	265
hens	—	תרנוגלות	10	دجاج دماغ، أمراق ←	266
francolin	—	—	66	درّاج	267
houses of study	בתי מדרשים	בתי המדרשים	1	مدرسة: مدارس	268
dirham	—	'דרהם/ אוק	23–25, 31–33, 36, 38, 42, 49, 55, 56, 79, 80, 90	درهم	269
two dirhams	—	'שני דרכמונים/ב דרהם/ב' דרכמונים	18, 25, 27, 28, 33, 36, 42, 49, 55, 56, 76, 79, 80, 90	درهمان	270
dirhams	—	דרכמונים/דרהם	23, 26, 28, 29, 32, 36, 38, 42, 49, 50, 52, 56, 79	دراهم	271
				درى ← نبات	
theriac	—	תריאק	52, 54, 56, 78	درياق ترياق ←	272
the theriac of four [ingredients]	—	התריאק אל ארבעה	78	الأربعة –	273
the great theriac	—	התריאק הגדול	52, 78	الدرياق: الدرياق الكبير ترياق ←	274
fat	—	שומן	76	دسم	275
to crush	—	הגיס	57	دعك	276
to pound well	—	יעורב ערוב טוב	13	دعكا جيّدا –	277

Translation	Zeraḥyah	Ibn Tibbon	Sec. No.	Maimonides	
squashing	—	מרוס	34	دَعْك	278
to pulverize	—	הודק/כתש/נכתש/ הולש/נדוש	12, 13, 18, 23, 39, 42, 45, 49, 53, 57, 60, 79	دقّ	279
flour	—	קמח	11, 47	دقيق	280
bitter vetch flour	—	קמח כרשינה הוא אירש/קמח כרסנה הוא אירש/קמח איריש הוא כרסנה	52, 57, 60	" – الكرسنّة	281
blood	—	דם	64, 91	دم ← بال، تسييل	282
ox blood	—	דם השור	80	– الثور	283
menstrual blood	—	דם נידות	84	– الحيض	284
chicken brains	—	מוחות התרנגולות	67	دماغ: أدمغة الدجاج	285
to be closed	—	נסתם	9, 58	دمل	286
to let a wound close	—	סתם חבורה	63	أدمل: أدمل قرحا	287
to smear	—	משח	8	دهن	288
olive oil	—	שמן	8	دُهْن	289
oil of balsam of Mecca	—	שמן בלשמו	26	– بلسان	290
oil of balsam of Mecca	—	שמן האפרסמון	30	– البلسان	291
rose oil	—	שמן וורדים	30	– ورد	292
oils	—	שמנים	76	أدهان	293
the land of Egypt	—	ארץ מצרים	21	دار: ديار مصر	294
				مدوّر ← نبات	
to treat	—	רפא	63	(دوى) داوى	295
remedy	—	רפואה	10, 23, 39, 54, 66, 77, 87	دواء	296
another remedy	—	אחרת/ רפואה אחרת	55, 57, 60	– آخر	297

Translation	Zeraḥyah	Ibn Tibbon	Sec. No.	Maimonides	
another compound remedy	—	אחרת	57	– آخر مركّب	298
cold remedy	—	רפואה קרה	15	– بارد	299
an extremely powerful remedy	—	רפואה גדולה מאוד	42	– عظيم جدّا	300
a simple drug	סם נפרד	רפואה נפרדת	6	– مفرد	301
a common poison	—	סם נמצא הרבה	87	– كثير الوجود	302
one of the [life] saving remedies (antidotes)	—	רפואה מן הרפואות המצילות	77	– من الأدوية المخلّصة	303
a hot or cold remedy	—	הרפואה החמה והקרה	15	الدواء الحارّ والبارد	304
a strong medication	—	הרפואות החזקות	37	– القوي	305
ingredients, medications, remedies	סמים	סמים/רפואות/ סמנים	3–6, 14–16, 22, 30, 32, 44, 49, 54, 78, 81, 84	أدوية	306
many remedies which may be ingested on their own	—	רפואות רבות ישתו נפרדות	15	– كثيرة تشرب بمفردها	307
the remedies which attract the poison, either simple or compounded	—	הסממנים המושכים לסם אם הנפרדים מהם או המורכבים	9	الأدوية الجاذبة للسمّ إمّا المفردة منها أو المركّبة	308
[life] saving remedies (antidotes)	—	הרפואות המצילות	15, 77, 80	– المخلّصة	309
the remedies that save from poisons (antidotes)	—	הרפואות המצילים מן הסמים	77	– المخلّصة من السموم	310
the compounded remedies	—	הרפואות המורכבות	7, 31	– المركّبة	311
compounded remedies that save from all deadly poisons	—	הרפואות המורכבות המצילות מכל הסמים הממיתים	78	– المركّبة المخلّصة من جميع السموم	312
the simple remedies	הסמים הנפרדים	הרפואות הנפרדות/ הרפואות	5, 7, 8, 14	– المفردة	313

Translation	Zeraḥyah	Ibn Tibbon	Sec. No.	Maimonides	
the simple and compounded remedies	—	הרפואות הנפרדות והמורכבות	7, 77	– المفردة والمركّبة	314
the simple or compounded remedies	—	הרפואות הנפרדות או המורכבות	78	– المفردة أو المركّبة	315
the topical remedies	—	הרפואות המונחות / הרפואות המושמות	7, 11	– الموضعية	316
the topical remedies which attract the poisons	—	הרפואות המונחות המושכות לסמי המות	10	– الموضعية الجاذبة للسموم	317
the dry ingredients	—	הסמנים היבישים / הסמים היבישים / הסממנים היבישים	33, 36, 53	– اليابسة	318
roosters	—	התרנוגלים הגדולים	10	ديك: ديوك ← خرء	319
to slaughter	—	שחט/זכר (= P)	10, 11	ذبح	320
slaughtering	—	שחיטה	10	ذَبْح	321
slaughtered	—	זביחה	10	ذبيح	322
to sprinkle on	—	השליך על	87	ذرّ على	323
to sprinkle s.th. on	—	נתן מן...על	55	– : يذرّ من . . . على	324
Spanish flies	—	קולוקינטידש	89	ذراريح	325
to sharpen	—	זכך	67	(ذكا) ذكّي	326
tail	—	זנב	46	ذنب ← جرّ، قوس	327
intellect	שכל	שכל	67	ذهن	328
it passed by his eminent intellect	כבר <...> על שכלו הנשא	כבר הגיע לפני כבודו	4	– : قد مرّ على ذهنه الشريف	329
intellect (*pl.*)	בינה	שכל	2	أذهان	330
				ذو ← بيوتات، سموم، مروءة، منصب	
to taste	—	טעם	73	ذاق	331
taste	—	—	72	ذوق	332

Translation	Zeraḥyah	Ibn Tibbon	Sec. No.	Maimonides	
resin	—	שומר (= رازيانج LP)	42	راتينج	333
tying	—	קשר	8	رَبْط	334
while the site of the bite is being tied	—	ובעת שיקשור המקום הנקשר	8	- : وفي حال ربط الموضع المربوط	335
tying, bandaging, ligaturing	—	לקשור/קשירה	8, 9, 41, 54	رباط	336
				مربوط ← رَبْط	
				مرتبة : مراتب ← منصب	
*rutaylā*ʾ	רתילה	ארנייש/רתילה	4, 43, 47–49	رُتَيْلاءُ	337
uncleanness	—	סקילה	1	رجس	338
legs	—	רגלים	47	رجل : أرجل	339
purslane		בורטולייגש	50	رجلة ← ماء	340
				رحم ← اختناق	
				رديء ← مزاج	
sustenance	קנינים	מזון	1	رزق : أرزاق	341
to moisten	—	רִטֵּב	57	(رطب) رطّب	342
fresh	—	לח	13, 42	رطب	343
raṭl	—	ליטרא/ליט׳	26, 45, 50, 52, 79	رطل	344
two *raṭl*s	—	ב׳ ליטרים	42	رطلان	345
subjects	נלוים	יראה	2	رعية : رعايا	346
				رغوة ← عسل	
to compound	—	הרכיב/מורכב (= مركّب E)	32, 84	(ركب) ركّب	347
composing	—	הרכבה	32	تركيب	348
easily composed	יותר קל החבורה	קל לחברו	6	- : أسهل تركيبا	349
compounded, composed compound remedy	—	מורכב	7, 10, 11, 56, 71, 75, 77	مركّب ←دواء، أدوية	350

Translation	Zeraḥyah	Ibn Tibbon	Sec. No.	Maimonides	
compounded [remedies]	המורכבים	המורכבים	6, 13, 40, 41, 56	المركّبات	351
concretion	—	התעבת	20	تراكُم	352
ashes	—	אפר	55, 56	رماد	353
ashes of the fig tree	—	אפר עץ תאנה	84	– خشب التين	354
ashes of the wood of the fig tree	—	אפר עצי התאנים או הגפנים	13	– خشب التين أو خشب الكرم	355
sour pomegranate (*coll.*)	—	הרימונים החמוצים	65	رمّان: الرمّان الحامض ← شراب	356
rummāniyya	—	מי רימונים	73	رمّانية	357
salve	—	מרהם	53, 59	مرهم	358
like a salve	—	עב	57	–: كالمرهم	359
the salves composed to this end	—	המראהם המחוברים	58	مراهم: المراهم المؤلّفة لذلك	360
smell	—	ריח	72	ريح	361
smell	—	ריח	68, 71–74, 82, 87, 90	رائحة ← شعر	362
gaseous substances, smell	—	רוח/מיני ריח	64, 71–73	روائح	363
				رائق ← ماء	
not to have the slightest doubt about s.o.	—	לא היה לו שום זרות עם...כלל	73	(ريب) لم يسترب النفس ب . . . أصلا	364
countryside	—	חרבות/מגרשים	48, 62	ريف: أرياف	365
saliva	—	רוק	8	ريق	366
fresh butter	—	חמאה/זבד	65, 76, 89	زبد	367
duck dung	—	זבל האנידה	12	زبل: زبل البطّ	368
pigeon dung	—	זבל היונים	12, 13	– الحمام	369
birthwort	—	ארישתולוייה	43	زراوند	370
round birthwort	—	ארישטולוגיאה עגולה/ארישטלוייאה עגולה	38, 52	– مدحرج	371

Translation	Zeraḥyah	Ibn Tibbon	Sec. No.	Maimonides	
long birthwort	—	ארישטולוגיאה לונגה	32	– طويل	372
long birthwort	—	הארישטלוגיאה לונגה	27	زراوند : الزراوند الطويل	373
arsenic	—	אורפומינטי	81	زرنيخ	374
downy hair	—	זנב	48	زغب	375
pitch	—	—	13	زفت	376
emerald	—	מרגדי/מרגאדי	19, 22, 23, 78, 79	زمرّد	377
time [of the year]	—	יום/זמן	4, 37	زمان	378
cold seasons	—	הזמן הקר	37	الزمان البارد	379
hornets	—	צרעה	50	زنبور : زنابير ← موضع	380
verdigris	—	ווירדיט	81	زنجار	381
ginger	—	זנגביל	36	زنجبيل	382
ginger preserve	—	מרקחת זנגביל	27	– مربّى	383
olive oil	—	שמן זית	8, 11, 13, 21, 42, 47, 64, 76, 87	زيت	384
ancient olive oil	—	שמן ישן	13	– عتيق	385
heated olive oil	—	השמן החם	59	الزيت المسخن	386
				زائد ← آلم	
				سجرة ← قشر	
to be pulverized	—	הודק/שחק/הודש/ התחמם	19, 25, 27–29, 33, 36, 39, 42, 50, 55, 56	سحق	387
pulverized	—	הודק/שחוק	28, 45, 49, 55, 87	مسحوق	388
hot	—	חם	11, 30	مسخن	389
				سدر ← ورق	
rue	—	רודא	34, 64	سذاب ← بزر، ورق	390

Translation	**Zeraḥyah**	**Ibn Tibbon**	**Sec. No.**	**Maimonides**	
wild rue	—	רודה מדברית	52	– برّي	391
river crabs	—	סרטני הנהר	29	سرطان : سرطانات نهرية	392
river crabs	—	סרטני נהר	55, 56	السرطانات النهرية ← مرق	393
to ingest (s.th. dry, e.g., a medicinal powder)	—	אכל האבק	29, 56	(سفّ) استفّ	394
to ingest, swallow (s.th. dry)	—	אכל ממנו/אכל מהאבק/לקח ממנו / אכל מן האבק	18, 27, 55, 79	– : استفّ منه	395
to swallow all of it	—	אכל הכל אבק	80	– : استفّ الجميع	396
ceilings	—	גגים	47	سقف : سقوف	397
to take, let drink	—	לקח/השקה/שתה / אכל	41, 52, 64, 84, 88–91	سقى	398
to pour	—	שפך	11	سكب	399
sagapenum	—	סקפי/סכפי	13, 53	سكبينج	400
intoxication	—	שכרות	88	سكر	401
sugar	—	סוכר	50	سكّر	402
to subside	—	נח	9–11, 59, 89	سكن	403
to alleviate	—	הניח/נח	45	سكّن	404
to alleviate	—	נח/הניח	10, 11, 64	أسكن	405
alleviating	—	הניח	13	تسكين	406
the indigent (*pl.*)	הדלים	האמללים	1	مسكين : المساكين	407
oxymel	—	אוקשימל	90	سكنجبين ← شراب	408
rulers	שלטונים	סגנים	1	سلطان : سلاطين	409
those who seized power	מלכים	שלטונים	1	متسلّط : متسلّطون	410
cooked in water	—	מבושל במים לבד	73	مسلوق	411
poison, deadly poison	סם	סם/סם המות/ארס / הסם או הארס/ סמים ממיתים	4, 7–10, 12, 13, 15, 21, 59, 64, 67, 73–81	سمّ ← أدوية	412

Translation	Zeraḥyah	Ibn Tibbon	Sec. No.	Maimonides	
a very cold poison	—	ארס קר	44	– بارد جدّا	413
a deadly poison	—	סם ממית	72, 73, 80	– قاتل	414
deadly poisons	סמי המות / סם המות או ארס	סם/סמי המות / סם ממית/סמים/ ארסים	6–8, 10, 15, 18, 19, 32, 34, 52, 67, 69, 73, 74, 78, 80	سموم ← أدوية، ذوات	415
animal poisons	—	ארסי בעלי חיים	16	– الحيوانات	416
cold poisons	—	הסמים הקרים/סמי המות	26, 33	السموم الباردة	417
hot poisons	—	הסמים החמים	26	– الحارّة	418
animal and vegetable poisons	—	הסמים החיונים והצמחים	24	– الحيوانية والنباتية	419
animal, vegetable and mineral poisons	—	סמי בעלי חיים והצמחים והמחצבים	22	– الحيوانية والنباتية والمعدنية	420
mineral poisons	—	הסמים המחצביים	81	– المعدنية	421
vegetable poisons	—	הסמים מן הצמחים	82	– النباتية	422
fatal poison	—	הסמים הממיתים	18	– المهلكة	423
poisonous animals	—	בעלי הארס	61	–" : ذوات السموم سمّي ← حيوان	424
poisoned	—	שיש בו סם המות	65, 76	مسموم	425
summāqiyya	—	מאכלים שיש בהם סומאק	73	سمّاقية	426
salted fish	—	הדגים המלוחים	66	سمك : السمك المالح	427
clarified butter	—	חמאה	8, 64, 76, 87	سمن	428
fresh cow's butter	—	חמאת בקר	45	– بقر	429
age	—	שנים	31, 37, 80, 84	سِنّ	430
teeth	—	אדם	78	أسنان	431
grindstone	—	משחזת	21	مسنّ	432
Greek nard	—	אשפיק רומי	25	سنبل رومي	433

Translation	**Zeraḥyah**	**Ibn Tibbon**	**Sec. No.**	**Maimonides**	
to purge	—	שלשל	80	(سهل) أسهل	434
easily obtainable, easily found	—	נקל להמצא/קל להמצא	14, 30, 79	سهل: سهل الوجود ← قيء	435
simpler	יותר נקל	יותר קל	4	أسهل ← تركيب، مؤونة	436
most easily available	—	יותר קל להמצא	6	– وجودا	437
diarrhea	—	שלשול	77	إسهال ← تدابير	438
blackness	—	שחרות	71, 73, 91	سواد	439
black	—	שחור	47, 90, 91	أسود ← فلفل	440
Florentine iris	—	אל סוסן אל אסמנגוני ונק' גלביול	28	سوسن: السوسن الأسمانجوني	441
markets	חנויות	שווקים וחנויות	3	سوق: أسواق	442
				سواء ← أجزاء	
conduct, behavior	מנהג/מנהגים	הנהגה/מוסר	1, 2	سيرة	443
behavior (*pl.*)	—	מנהגות	2	سِيَر	444
to stream	—	נגר	9, 87	سال	445
copious bleeding	—	הזלת הדם הרבה	54	تسييل: تسييل الدم الكثير	446
				شام ← أهل	
aneth	—	אניט	76	شبثّ	447
				مشبع ← أخضر	
				شجر ← عصارة	
				شجرة ← قشر	
				شخص ← شكل	
				شخصي ← مزاج	
				شديد ← ألم	

Translation	Zeraḥyah	Ibn Tibbon	Sec. No.	Maimonides	
to ingest, drink	—	שתה/אכל	15, 21, 23, 24, 26, 29, 30, 42, 49, 50, 52, 55, 56, 64, 66, 67, 73, 75, 76, 79, 87, 89–91	شرب ← أدوية	448
imbibing, ingesting, drinking	—	שתות/שתי(י)ה	15, 18, 50, 54, 89	شُرْب	449
dose	—	לקיחה/שתייה	38, 39, 43, 56	شربة	450
wine, (poisonous) liquid	—	יין / סם / משקה	8, 15, 16, 18, 19, 23, 25, 27–29, 33, 36, 37, 44, 45, 49, 52, 53, 57, 64, 65, 75, 79, 87	شراب	451
sweet wine	—	יין מתוק	39	– حلو	452
old wine	—	יין ישן	52	– عتيق	453
pure wine	—	יין חי	43, 90	– صرف	454
strong pure wine	—	יין חי חזק	44, 90	– صرف قوي	455
strong wine	—	יין חזק	64	– قوي	456
oxymel beverage	—	משקה אוקשימל	50, 65	– سكنجبين	457
a beverage of unripe, sour grapes	—	משקה הבוסר	50	– الحصرم	458
a pomegranate beverage, pomegranate juice	—	משקה הרימונים / אשרוב משני הרמונים	50, 65	– الرمّانين	459
wine with its intoxicating effect	—	היין המשכר	64	الشراب المسكر	460
drinking (*a.p.*)	—	שותה	73	شارب	461
ingested	—	לקוח	54	مشروب	462
beverages	—	משקים	58	مشروبات	463
to make an incision	—	עשה שריטות באזמל	8	شرط	464

Translation	Zeraḥyah	Ibn Tibbon	Sec. No.	Maimonides	
incision	—	שריטות/שריטה	41, 49, 52, 54	شَرْط	465
				شريف ← ذهن	
				شرق ← بلاد، أقصى	
polytheists	משתפים	משתפים	1	مشرك: مشركون	466
to feel	—	הרגיש	47	شعر ← بان	467
				شاعر: شعراء ← ألسن	
human hair	—	שיער הראש (= الرأس NP)	68	شعر: شعور الناس	468
				شعير ← مرّي	
lips	—	שפתים	8	شفة: شفتان	469
transparent	—	ספירי	19	شفاف	470
healing	—	רפואה	8	شفاء	471
to slit open	—	שסע	10	شقّ	472
if you are not sure about the dog in question	—	אם נסתפק לך הכלב שלא תדע בו	63	(شكل) أشكل: إن أشكل عليك شخص الكلب	473
form	—	תמונה	20	شكل	474
hemlock	—	שוכראן	86	شوكران ← عصارة	475
nigella	—	שוניז שנק' גיט/ שוניז הוא גיט	38, 49, 55, 68	شونيز	476
roasted	—	צלוי	73	مشوي	477
the venerable Abū Marwān b. Zuhr	—	בן זוהר	19, 36, 78	شيخ: الشيخ أبو مروان بن زهر	478
a senior well-known physician	—	זקן מיודעי הרופאים	63	– من مشاهير الأطبّاء	479
elders, teachers	—	זקנים	63, 84	شيوخ	480
senior physicians	—	הרופאים	84	– الأطبّاء	481
to pour	—	שם/יצק	39, 76	صبّ	482

Translation	Zeraḥyah	Ibn Tibbon	Sec. No.	Maimonides	
healthy people	—	בריאים	63, 67	صحيح : أصحّاء	483
welfare	הצלחה	תיקון	3	مصلحة : مصالح	484
resins	—	שרפים	53	صموغ	485
the medical art	—	מלאכת הרפואות	70, 74, 78	صناعة : صناعة الطبّ	486
variety	—	מין	90	صنف	487
a deadly variety	—	מין ממית	90	– قاتل	488
the fatal variety	—	המין הממית	90	الصنف المهلك	489
species	—	מינים	47, 79	أصناف	490
form	—	צורה	21, 26, 71	صورة	491
their "specific form"	—	בצורתם המיניית	15	صورتها النوعية	492
				صوفة ← أبو	
fasting, having an empty stomach	—	צם	8, 61	صائم	493
harm	פגעים	נזק	1	مضرّة : مضارّ	494
a decayed tooth	—	שן נאכלת	8	ضرس : ضرس مأكولة	495
to apply a poultice	—	שם רטייה/עשה רטייה	11–13, 41, 42, 49, 51–53, 57, 59, 60	(ضمد) ضمّد	496
to apply poultices	—	רטיות	58	تضميد	497
poultice	—	רטייה	53	ضماد	498
poultices	—	רטיות	58	ضمادات	499
				ضيّق ← نخل	
				طبّ ← صناعة، كتاب	
physician	—	רופא	6, 58, 80	طبيب ← حضر	500
an accomplished physician	—	רופא שלם	58	– كامل	501
the attending physician	—	הרופא הנמצא	31	الطبيب الحاضر	502
a skilled physician	—	הרופא המהיר	81	– الماهر	503

Translation	Zeraḥyah	Ibn Tibbon	Sec. No.	Maimonides	
physicians	רופאים	רופאים	3, 6, 8, 10, 15, 16, 26, 40, 47, 54, 63, 68, 70, 83, 84	أطبّاء ← شيخ، قديم، شيوخ	504
the ancient physicians, as well as the modern ones	הרופאים הקדמונים והחדשים	הרופאים הקודמים והחדשים	4	الأطبّاء القدماء . . . والمحدثين	505
				طبّي ← كتب	
to boil	—	בישל	14, 26, 29, 42, 49, 50, 52	طبخ	506
cooks	—	מבשלים	85	طبّاخ: طبّاخون	507
boiled	—	מבושל	11, 66, 67	مطبوخ	508
decoction	—	תבשיל	16, 37, 44, 49, 67, 89	طبيخ	509
nature	—	טבעים	7, 54, 80, 90	طبيعة ← أكل	510
physicists	—	טבעיים	70	طبيعي: طبيعيون ← أصول	511
duck-weed	—	הטחלב הוא לינטילייש	51	طحلب	512
to chase away	—	הבריח	68	طرد	513
				الطرفاء ← ثمر	
to eat	—	טעם/האכיל/אכל	59, 76, 87	طعم	514
to let eat	—	נתן	66	أطعم	515
taste	—	טעם	71–74, 82, 87	طَعْم	516
an apparent sour taste	—	טעם נראה בחומץ		– ظاهر الحمضة	517
a sweet taste	—	הטעם המתוק	72	الطعم الحلو	518
tastes	—	טעמים	71, 73	طعوم	519
food	—	מאכל/מאכלים/ תבשיל	8, 34, 65, 66, 75–77, 80, 81, 83–85	طعام ← ملح، ألوان	520

Translation	Zeraḥyah	Ibn Tibbon	Sec. No.	Maimonides	
dishes	—	מאכלים/מאכל	64, 73, 74, 81, 87	أطعمة	521
				طلب ← أهل	
to grow	צמח	נמצא	3	طلع	522
during the study of the medical books	אצל השגחת<ו> בספר<י> הרופאים	בעברו על ספרי הרפואות	4	مطالعة : عند مطالعة الكتب الطبّية	523
to smear	—	עשה רטייה/חבש	12, 13, 21, 45, 49, 51, 57	طلى	524
to be pleasant, to find tasty	—	מתק/ערבות	72	(طيب) استطاب	525
good	—	טוב	72, 73	طيّب	526
a pleasant sensation	—	טוב	72	استطياب	527
fowl	—	עופות	73	طير ← لحوم	528
fowl	—	עופות	66	طيور	529
clay	—	בול	51	طين	530
terra sigillata	—	הטין החתום	19	الطين المختوم	531
ṭayhūj	—	טיהוג	66	طيهوج	532
goat's hooves	—	צפרני העזים	68	ظلف : أظلاف المعز	533
precaution, taking preventive measures	—	ביטחון/הכנה (= استعداد P)	69, 77	استظهار	534
				ظاهر ← طَعْم	
pyrethrum	—	פילטרי/פליטרי	33, 43	عاقرقرحا	535
omelet	—	עוגה	80	عجّة	536
wondrous things	—	נפלאות	21	عجيبة : عجائب	537
to knead	—	לש	12, 13, 32, 33, 36, 38, 42, 43, 45, 52, 57, 60	عجن	538
electuary	—	מרקחת	38	معجون	539

Translation	Zeraḥyah	Ibn Tibbon	Sec. No.	Maimonides	
the Mithridates' electuary	—	מרקחת מתרודוטוס / מרקחת מתרודיטוס / אל מתרודיטוס	3, 8, 52, 78	معجون مثروديطوس	540
the two electuaries	—	שני המרקחות	3, 4	معجونان : المعجونان	541
the great electuaries	—	המרקחות הגדולים	8	معاجين : المعاجين الكبار	542
to provide o.s. with	—	הכין	40	(عدّ) اعتدّ ب	543
to provide o.s. with	—	הכין	23, 33, 52	استعدّ ب	544
providing o.s. with	—	להכין	34	استعداد : الاستعداد ب	545
dispositions	—	הכנות	58	استعدادات	546
justice	צדק	יושר	2	عدل	547
				معدني ← بازهر، حجر، سموم	
harmful effect	—	שנאה	76	عادية	548
				عرس ← ابن	
accident	—	מקרה	71	عرض	549
symptoms, afflictions	—	מקרים/מקרה	9, 37, 54, 63, 71, 73, 77, 88, 90	أعراض	550
cold perspiration	—	זיעה קרה	87	عرق : عرق بارد	551
serpent root	—	ערק אל חייה	23, 79	– الحيّة	552
honey	—	דבש	12, 42, 43, 51, 64, 91	عسل	553
skimmed honey	—	דבש שהוסר קצפו	32, 38	– منزوع الرغوة	554
skimmed well-thickened honey	—	דבש שהוסר קצפו שהטיב להקפיאו באש/דבש שהוסר קצפו שהקפיאו על האש	33, 36	– منزوع الرغوة قد أجيد عقده	555
honey of the marking-nut		דבש הבלאדור	82	عسل البلادر	556
bees' honey	—	דבש	27, 30, 45, 57, 60	– نحل	557
heated bees' honey	—	דבש חם	30	– نحل مسخن	558

Translation	Zeraḥyah	Ibn Tibbon	Sec. No.	Maimonides	
bees' honey	—	הדבש	57	العسل النحل	559
to press out	—	עצר	49	عصر	560
times	דור	דור	1	عَصْر: أعصار ← ألسن	561
myrtle juice	—	עצירת הדס	49	عصارة: عصارة الآس	562
hemlock juice	—	עצירת שוכראן	39	– الشوكران	563
black nightshade juice	—	עצירת המורילה	91	– عنب الثعلب	564
juice of radish leaves	—	עצירת עלי צנון	90	– ورق الفجل	565
cabbage juice	—	עצירת הכרוב	52	– الكرنب	566
juice of the leaves of the mulberry tree	—	עצירת עלי אילן התותים	84	– ورق شجر التوت	567
protection	—	הצלה	75	عصمة	568
to bite	—	נשך	47, 54, 61, 63, 66	عضّ	569
bite	—	נשיכה	7, 47	عَضّ	570
bite	—	נשיכה/נשיכות	54, 56, 57, 59, 61, 63, 66	عضّة ← موضع	571
bites	—	נשיכות	61, 62	عضّات	572
bite victim	—	נשוך	58, 61	معضوض ← عضو	573
the bitten limb	—	האבר הנשוך	61	عضو: العضو المعضوض	574
parts of the body	—	אברים	76, 83	أعضاء	575
the internal organs	—	האברים הפנימיים	91	الأعضاء الباطنة	576
the vital organs	—	האברים הראשיים	9	– الرئيسة	577
				عظيم ← جفاف، دواء	
				أعظم ← نفع	
to putrefy	—	עופש/התעפש	61, 64	عفن	578
				عَفَن ← مهيّأ	
				عَقْد ← عسل	

Translation	Zeraḥyah	Ibn Tibbon	Sec. No.	Maimonides	
scorpion	עקרב	עקרב	4, 16, 21, 41–45, 48, 54, 64	عقرب	579
scorpions	—	עקרב/עקרבים	46, 68	عقارب ← قوس	580
scorpion–like	—	מעקרב	23	معقرب	581
				معاقل ← فتح	
any illness	—	חולי מן החליים	8	علّة: علّة من العلل	582
to treat	—	רפא	54	(علج) عالج	583
treatment	—	רפואה	7, 40, 41, 61, 84, 88, 89, 91	علاج	584
to hang	—	תלה	78	علق	585
applying of cupping glasses	—	להניח כוסות המציצה	8	تعليق: تعليق المحاجم	586
information	ידע/ידיעה	ידע/ידיעה	4	عِلْم ← أهل	587
symptoms	—	מופתים	54	علامة: علامات	588
				(علا) تعالى ← لطيفة	
to make	—	עשה	74	عمل	589
making, effort	עשיה / העשות	עשות / עשייה / מעשה	4, 21, 77, 86	عَمَل	590
prepared by a reliable person	—	מיד מי שיבטח במעשהו	73, 74	من عَمَل من يوثق به	591
preparing	השתמש	עשייה/מעשה	6, 18, 26	استعمال	592
black nightshade	—	מורילה	91	عنب الثعلب ← عصارة	593
squill	—	קולוקינטידש (= الحنظل P)	72	عنصل	594
spiders	—	עכשוב ועכביש כלומר אראנייש	47	عنكبوت	595
meaning	—	עניין	72	معنى	596
				معتاد ← ألوان	

Translation	Zeraḥyah	Ibn Tibbon	Sec. No.	Maimonides
balsam wood	—	עץ הבלשמי	26	597 عود: عود بلسان
Aydhāb	—	—	21	598 عيذاب
to survive	—	חיה	31, 54	599 عاش
agaric	—	אגאריקון/אגריק / אגאריק	27, 52, 80	600 غاريقون
the female species of agaric	—	גאריקון נקבה	36	601 – أنثى
agrimony	—	גאפת	25	602 غافت
to feed	—	האכיל/השיב/זן/נזון	10, 77, 89	603 غذا
to feed oneself	—	נזון	61, 66, 91	604 اغتذى
food	—	מזון	66, 72, 73	605 غذاء
foods	—	מינים/מאכלים / מזון / מזונות	7, 10, 58, 61, 63, 64, 66, 77	606 أغذية
feeding	—	אכילה/האכיל / לזון	10, 65, 77	607 تغذية
				غرب ← أهل، أقصى
wonderful elocution	פלאות הדבור	פלאות הדבור	1	608 غرابة: غرابة الخطابة
				غريزي ← حرارة
to submerse	—	משח	59	609 غرق
				غشي ← حلّل
to cook	—	הרתיח	76, 79, 86	610 غلى
				مغلٍ ← خلّ
to soak	—	בלול	51	611 غمس
				غار ← حبّ
to assassinate	—	הערים/רִמָּה	74, 75, 80, 83, 84	612 (غول) اغتال
disaster	—	תגבורת	9, 63	613 غائلة
to assassinate	—	הגעה/להזיק / תחבולה / להערים / לרמות	7, 73, 74, 80, 81, 86, 87, 89	614 اغتيال
al-pādāzhariyya	—	אל באזהריה	78	615 فادازهرية: الفادازهرية

Translation	Zeraḥyah	Ibn Tibbon	Sec. No.	Maimonides	
he opened their minds	השכיל לבותם	פתח הבנתם	1	فتح: فتح معاقلهم	616
diminishing (*v.n.*)	—	התפשר	10	فتور	617
lukewarm	—	פושר	76	فاتر	618
				فتنة ← نار	
wild radish	—	צנון מדברי	73	فجل: فجل برّي ← عصارة	619
young chickens	—	התרנוגלים הקטנים	10	فرّاج: الفراريج ← مرق، أمراق	620
				فرّوج ← مرقة	
young pigeon	—	בן יונה/ בני יונים	10, 66	فراخ: فراخ الحمام	621
young pigeon	—	בן יונה	10	فرخ	622
simple	—	נפרד	7, 10, 11, 44, 64, 75, 77, 84	مفرد ← دواء، أدوية	623
simple [remedies]	—	נפרדים/נפרדות	12, 17, 31, 57, 77–79	مفردات	624
simple remedies which are specific for scorpion bites	—	הנפרדות המיוחדות בנשיכת העקרב	41	المفردات الخاصّة بلسعة العقرب	625
dilation	—	פזור	71	تفريق	626
to suffer from hydrophobia	—	פחד מן המים	54, 63	فزع: فزع من الماء	627
suffering from hydrophobia	—	פחד מהמים	54	فَزْع: الفزع من الماء	628
pistacho nuts	—	פוסתק	64	فستق	629
eloquent speech	מתיקות הלשון	צחות	1	فصاحة	630
				فصد ← تدابير	
silver	—	כסף	78	فضّة	631
				فاضل ← مولى	
mushrooms	—	פטריות	90	فطر	632
				فطير ← خبز	
having eaten	—	כבר אכל	8	مفطر	633

Translation	Zeraḥyah	Ibn Tibbon	Sec. No.	Maimonides	
effect	—	פעולה	71	فِعْل	634
viper	—	אפעה	16, 54	أفعى	635
vipers	—	אפעה	52, 53	أفاعي	636
the poor	הנצרכים	העניים	1	فقير : الفقراء	637
consideration	מחשבה	שכל	1	فِكْر	638
thinking, thought	מחשבה/ מחשבות	מחשבה	2, 3	فكرة	639
the human intellect	—	המחשבה האנושית	69	الفكرة الإنسانية	640
pepper	—	פלפל	43, 87, 90	فلفل	641
white pepper	—	פלפל לבן	36, 38, 39	– أبيض	642
black pepper	—	פלפל שחור	33, 36	– أسود	643
long pepper	—	פלפל ארוך	36	– : دار فلفل	644
philosophers	—	פילוסופים	15	فيلسوف : فلاسفة ← قديم	645
mouth	—	פה	8, 12, 78	فم	646
hiccups	—	שנגלוט	91	فواق	647
mint	—	מינטשטרי	13, 14, 33	فوذنج	648
water mint	—	מינטשטרי	12	– نهري	649
mint	—	מינטשטרי	79	فوذنجات	650
beans	—	פול	59	فول	651
benefit	—	תועלת	84	فائدة	652
astringency	—	קויצות	72, 73	قَبْض	653
to have a fatal effect, kill	—	המית/מת	9, 44, 74, 75, 81, 87, 89, 90	قتل	654
killing	—	המית	54	قَتْل	655
fatal	—	ממית	39, 73	قتّال	656
				قاتل ← سمّ، صنف	
strawberry tree	—	הורג אביו שנקרא בלעז מטרונה	36	قاتل : قاتل أبيه ← ورق	657

Translation	Zeraḥyah	Ibn Tibbon	Sec. No.	Maimonides	
quantity	—	ש(י)עור	35, 43, 52, 85, 90, 91	قَدْر	658
dose, quantity	שעור	שיעור	6, 27, 37, 81	مقدار ← بندق	659
quantities	—	שיעורים/שעור	31, 34, 81	مقادير	660
calculation	—	שעורים	37	تقدير	661
				مقدّس ← بيت	
ancient philosophers and physicians	—	הקודמים מן הרופאים והפילוסופים	52	قديم: القدماء من الفلاسفة والأطبّاء	662
to settle	—	נתעכב	76, 90	(قرّ) استقرّ	663
to cause ulceration	—	עשה חבורות	89	قرح	664
virulent ulcers	—	החבורות הגדולות	8	قَرْح: القروح الخبيثة ← أدمل	665
wound	—	חבורה	9	قرحة	666
				متقرّح ← جذام	
to prepare pastilles	—	עשה טרוציש	52	قرص	667
bitter vetch pastilles	—	טרוציש פאני קאונו	52	أقراص: أقراص الكرسنّة	668
sharp cinnamon	—	קנמון חד	14	قرفة: قرفة لذّاعة	669
horn of a stag	—	קרן האיל	68	قرن: قرن الأيّل	670
circumstances	—	דברים	11	قرينة: قرائن	671
weaver	—	אורג	63	قزاز	672
costus	—	קושט	27, 33, 39	قسط	673
bitter costus	—	קושט מר	27	قسط: قسط مرّ	674
to peel	—	קלף	26	قشر	675
peel, shell	—	קליפה	18, 88	قِشْر	676
bark of the mulberry tree	—	קליפת עץ התותים	86	– شجرة التوت	677
lemon peel, the leaves of the lemon tree	—	קליפת הלימון... עלי אילנו	67	– الليمو . . . ورق شجرته	678
layer	—	קליפה	20	قشرة	679

Translation	Zeraḥyah	Ibn Tibbon	Sec. No.	Maimonides	
peeled	—	קלוף	32, 36	مقشور	680
peeled	—	מקולף מקליפתו	35	مقشّر: مقشّر من قشرته	681
the most distant [lands] in the West and East	קצות המערב והמזרח	קצות המערב והמזרח	3	أقصى: أقاصي الغرب والشرق	682
				قاضٍ ← مولى	
regions	ארצות	מחוז	6	قطر: أقطار	683
tar	—	קטראן	13	قطران	684
to decide	—	דן	63	قطع	685
piece	—	חתיכה	78	قطعة	686
bowl	—	כלי	78	قعيبة	687
bitumen	—	אבן היהודי (= حجر اليهودي P)	12	قفر: القفر اليهودي	688
				أقلّ ← نفع	
heart	—	לב	74, 78	قلب	689
heart of walnuts	—	לב האגוז	34	– جوز	690
				قلوب ← مال	
pen	קולמוס	קולמוס	2	قلم	691
to fry	—	בושל	73	قلى	692
qilyun	—	קלי הוא שודה	13	قلي	693
galbanum		קינה	53	قنّة	694
principles	סדרים	דרכים	2	قانون: قوانين	695
the general methods	הסדר<ים> הכוללים	הדרכים הכוללים	6, 11	القوانين الكلّية	696
a kind of scorpion... which does not bend its tail over its body	—	מין מן עקרב לא יעמיד זנבו על ראשו	46	(قوس) نوع من العقارب . . . لا يقوس ذنبه على جسمه	697
colic	—	קולון	90	قولنج	698
consistency	—	עצמות	53, 73	قوام	699
to strengthen	—	חזק	78	قوي) قوّى	700

Translation	Zeraḥyah	Ibn Tibbon	Sec. No.	Maimonides	
strength	—	כח	23	قوة	701
having a strong attractive power	—	חזק המשיכה	13	قوي: قوي الجذب	702
strengthening	—	לחזק	78	تقوية	703
to make vomit	—	הקיא	8, 91	(قاء) قيّأ	704
to vomit	—	הקיא	76, 80, 86, 90	تقيّأ	705
vomiting, emesis	—	קיא/להקיא	8, 19, 30, 54, 76, 77, 87, 89, 91	قيء	706
a mild emetic	—	הקיא הקל	8	القيء السهل	707
letting vomit	—	קיא	91	تقييء	708
emesis	—	קיא	84, 89, 91	تقيئة	709
qirāṭ	—	קראט	21	قيراط	710
rational	—	הקש	64	مقيس	711
camphor	—	כנפר	51	كافور	712
sulphur	—	שולפרי	12, 13, 42, 53, 68	كبريت	713
a medical book	—	ספר מספרי הרפואות	84	كتاب: كتاب من كتب الطبّ	714
books	ספר/ספרים	ספר/ספרים	4, 5, 11, 21, 36	كُتُب كتاب ←	715
the medical books	ספר<י> הרופאים	ספרי הרפואות	4, 46	الكتب الطبّية	716
				كتّان ← بزر	
				كثير ← دواء	
powder	—	כחול	56	كحل	717
				كرسنّة ← دقيق، قرص	
				كرفس ← بزر	
				كرمة: الكرمة البيضاء ← أصل	
				مكارم ← مال	

Translation	Zeraḥyah	Ibn Tibbon	Sec. No.	Maimonides	
cabbage	—	כרוב	66	كرنب ← بزر، عصارة	718
maidenhair	—	אירבה דפוץ הוא כזברה אל ביר	52	كزبرة: كزبرة البئر	719
dried coriander	—	הכזבור הוא סיליינדרי	50	كزبرة يابسة	720
fresh coriander	—	הכזבור הלח	51	الكزبرة: الكزبرة الخضراء	721
melilot	—	קרונה רייל	23	إكليل الملك	722
dog	—	כלב	54, 63	كلب ← ألم	723
a domesticated dog	—	כלב בייתי	63	– أهلي	724
a dog whose condition is unknown	—	כלב בלתי נכר עניינו	54	– مجهول الحال	725
a mad dog	—	כלב שוטה	54	– كَلِب	726
the mad dog	—	(ה)כלב (ה)שוטה / הכלב	54, 56, 57, 63	الكلب الكَلِب	727
a mad dog and [a dog that is] not mad	—	הכלב השוטה ובלתי שוטה	63	– الكَلِب والغير كَلِب	728
dogs	—	כלבים	54	كلاب	729
domesticated dogs	—	הכלבים הבייתים	59	الكلاب الأهلية	730
a mad [dog], affected with rabies	—	כלב שוטה	54	كَلِب	731
not mad [dog]	—	כלב בלתי שוטה	54	– : غير كلب	732
the word of God's Unity	דבור האחדות / דברת האחדות	אמונת האיחוד	1	كلمة: كلمة التوحيد	733
truffles	—	כמהים/כמהין	73, 90	كمأة	734
				كامل ← طبيب	
cumin	—	כמון	29, 38	كمّون	735
frankincense	—	לבונה	45, 56	كندر	736
cauterization	—	כויה	8	كيّ	737
gallbladder	—	כיס המררה	20	كيس: كيس المرار	738
quality	—	איכות	15	كيفية: كيفيات	739

Translation	Zeraḥyah	Ibn Tibbon	Sec. No.	Maimonides	
kernels	—	לב הגרעין	18	لبّ	740
walnut kernels	—	לב האגוז	57	لبّ جوز	741
the soft part of leavened bread	—	לביבות לחם חמץ	60	لباب: لباب خبز مختمر	742
milk	—	חלב/חמאה (= السمن P)	15, 16, 76, 86, 89, 90	لبن	743
fresh milk	—	חלב שחלבו מיד/ חלב שנחלב מיד	26, 76	– حليب	744
milk of garden lettuce	—	חלב המרור	49	– الخسّ البستاني	745
fresh milk	—	החלב תכף שחלבו	64	اللبن: اللبن الحليب	746
sour milk	—	הדברים החמוצים (= الحامض LP)	65	اللبن الحامض	747
milks	—	חלבים	76	ألبان	748
milk of latex plants	—	חלב הליושקליש	82	– اليتّوعات	749
to mix	—	לתת	45	لتّ	750
flesh, meat	—	בשר	10, 64, 73, 80	لحم	751
meat	—	בשר	64, 73	لحوم ← مرق	752
the meat of fowl	—	בשר העופות	64	– الطير	753
being closed up	—	הסתם	58	التحام	754
to be sweet	—	ערב	72	(لذّ) استلذّ	755
tasty	—	ערב	73	لذيذ	756
to taste sweet for	—	מתק ל-	72	كان لذيذ عند	757
a pleasant sensation	—	ערבות	72	استلذاذ	758
				لذّاع ← قرفة	
to bite	נִשַּׁךְ/נָשַׁךְ	נָשַׁךְ	4, 16, 45, 64	لسع	759
bite	—	נשיכה	8, 43, 48	لُسْع	760
sting	נשיכה	נשיכה/נשיכות	4, 10, 13, 21, 31, 41, 42, 46, 48	لسعة ← موضع	761

Translation	Zeraḥyah	Ibn Tibbon	Sec. No.	Maimonides	
bitten (person)	נשוך	נשוך	4, 7–11, 21, 64–66	ملسوع ← موضع	762
bitten people, bite victims	נשוכים	נשוכים	4, 7, 10, 63–65, 77	ملسوعون	763
tongue, [wise] words	לשון	לשון	1, 2	لسان	764
the tongues of the poets of our time	לשונות משוררי דורנו	שנות המשוררים מדורנו	2	ألسن: ألسن شعراء عصرنا	765
through Gods benefactions	—	בהשגחת האל ית'	69	لطيفة: بلطائف اللّٰه تعالى	766
mucilage of fleawort seed	—	ריר השיליום	89	لعاب: لعاب البزرقطونا	767
to lick	—	אכל	21	لعق	768
				لقمة ← أكْل	
to be burning hot	—	התלהב	65	(لهب) التهب	769
burning (*v.n.*)	—	התלהבות	65, 89	تلهّب	770
bitter almond(s) (*coll.*)	—	שקדים מרים	57	لوز: اللوز المرّ	771
complexion, color	—	מראה/צבע	9, 20, 71, 73, 74, 81, 82, 87, 90	لون ← أشنان	772
colors, kinds, dishes	—	מראים/צבעים/ מאכלים	21, 71, 73, 74	ألوان	773
different kinds of dishes that are common amongst us and that are thick and soupy	—	צבעי המאכלים הנהוגים אצלינו עבי המרקים	73	– الطعام المعتادة عندنا الخاثرة الأمراق	774
				ليمو ← قشر	
laymūniyya	—	אשר יכנס בהם לימונש	73	ليمونية	775
				مائل ← جوز	
the inner corners of the eyes	—	קצוי עיניים	20	مؤق: آماق	776
the Mithridates' [electuary]	—	מתרודיטוס	32	مثروديطوس ← معجون	777

Translation	Zeraḥyah	Ibn Tibbon	Sec. No.	Maimonides	
urinary bladder	—	מקוה	89	مثانة	778
matters	—	חומר/לחות	9	مادّة: موادّ	779
the city of Cairo	מצרים	מדינת מצרים	3	مدينة: مدينة مصر	780
cities	ערים/מדינות	מדינות	1, 2, 62	مدن	781
bitter	—	מר	73	مرّ ← قسط، لوز	782
myrrh	—	מירא	32, 33, 38, 39, 56	مرّ	783
				مرار ← كيس	
bitterness	—	מרירות	72	مرارة	784
cow's gall	—	מרת הבקר	12, 13	– البقر	785
men of honor	אישים יקירים	בעלי הענוה הגדולים	1	مروءة: ذوو المروات	786
litharge	—	מרתיק	81	مرتك	787
diseases	—	חליים	91	مرض: أمراض	788
soup	—	תבשיל	29	مرقة	789
chicken broth	—	מרק התרנוגלים	74	– فرّوج	790
soups	—	מרק/מרקים	66, 73, 77	أمراق ← ألوان	791
soup from chickens and young chickens	—	תרנגולות ותרנגולים קטנים	77	– الدجاج والفراريج	792
soup and meat of river crabs	—	מרק הסרטנים אשר בנהר ובשרם	66	– السرطانات النهرية ولحومها	793
young chicken soup	—	מרק התרנוגלים הקטנים	66	– الفراريج	794
soup of turtledoves	—	מרק התורים	67	– اليمام	795
murrī	—	מורייס	73	مرّي	796
barley gruel	—	מורים	90	مرّي شعير	797
to mix	—	למזג	65	مزج	798
temperament	—	מזג	11, 72	مزاج	799

Translation	Zeraḥyah	Ibn Tibbon	Sec. No.	Maimonides	
having a bad temperament	—	ממזג רע		– : رديئ المزاج	800
the individual temperament	—	המזג הפרטי	31, 58	المزاج الشخصي	801
dittany	—	קלמינט/קלימינט	13, 14	مشكطرامشير	802
to suck	—	מצץ	8	مصّ	803
to suck	—	מצץ	8, 65, 88	امتصّ	804
sucking	—	מצץ/מציצה	8, 12, 41, 49, 52, 54	مَصٌّ	805
Egypt	מצרים	מצרים	3, 30, 48	مصر ← دار، مدينة	806
				مصري ← بندق	
to rinse one's mouth	—	גרגר בפיו	8	(مضّ) تمضمض	807
maḍīra	—	מצרייה	73	مضيرة	808
to chew	—	לעס	59	مضغ	809
chewing (*v.n.*)	—	לעיסה	59	مَضْغ	810
chewing (*a.p.*)	—	לועס	59	ماضغ	811
				ممضوغ ← حنطة، خبز	
stomach	—	אסטומכה	8, 10, 76–78, 80, 90	معدة ← آلم	812
				معز ← أظلاف	
intestines	—	מעים	80	معى : أمعاء	813
colic	—	טרינקדש/ קטריקאדש	77, 89	مغص	814
blue bdellium	—	דאליום ירוק	12	مقل : المقل الأزرق	815
to fill o.s.	—	התמלא	64	(ملا) امتلا	816
replete	—	מלא	61	ممتلئ	817
salt	—	מלח	13, 34, 42, 47, 51, 57, 64, 66, 90	ملح	818
coarsely ground salt	—	מלח גס	35	– جريش	819

Translation	Zeraḥyah	Ibn Tibbon	Sec. No.	Maimonides	
Indian salt	—	מלח אינדי	90	هندي –	820
cooking salt	—	מלח הנאכל	12	الطعام –	821
kings	מלכים	מלכים	1–3, 85	ملك : ملوك	822
servant	—	עבד	15, 91	مملوك	823
his most humble servant	קטן הנקנים אליו	קטן עבדיו	4	مماليك : أصغر مماليكه	824
				ماهر ← حضور، طبيب	
skill	—	בקיאות	78	مهارة	825
to die	—	מת	63, 83	مات	826
death	—	מות	83, 90	موت	827
wealth	ממון	ממון/עשר	1, 78	مال	828
riches	ממון	ממון	1	أموال	829
water, juice	—	מים	15, 16, 26, 29, 42, 49, 50, 55, 56, 65, 73, 74, 91	ماء ← فرع، فَرْع	830
cold water	—	מים קרים	18, 19, 23, 27, 49, 50, 55, 56	بارد –	831
hot water	—	מים חמים	27, 76, 87	حارّ –	832
purslane juice	—	מי הבורטוליגאש	89	الرجلة –	833
rose water	—	מי וורדים	51	ورد –	834
cold water	—	המים הקרים	23	الماء : الماء البارد	835
hot water	—	המים החמים	87	الحارّ –	836
pure water	—	המים הזכים	73	الرائق –	837
large quantities of water	—	המים הרבים	65	الكثير –	838
				مَيّز ← نبات	
power of discrimination	—	הכרה	74	تمييز	839

Translation	Zeraḥyah	Ibn Tibbon	Sec. No.	Maimonides	
he inclined their hearts to behave in a noble, moral way	הטה לבותם אל המדות הנכבדים	הטות לבבם אל נכבדי המדות	1	(مال) أمال قلوبهم إلى مكارم الأخلاق	840
to become soft	—	רך	36	ماع	841
				نانخواه ← بزر	
plant	—	צמח/צמחים	23, 72, 73	نبات	842
a sharp plant	—	צמח חד	73	– حرّيف	843
a roundish plant	—	צמח	73	– مدوّر	844
an expert on plants	—	מי שידע הצמחים ויכירם	23	– : من يدري النبات ويميّزه	845
				نباتي ← سموم	
to bark	—	נבח	54	نبح	846
pulse	—	דפק	9	نبض	847
bee(s) (*coll.*)	—	דבורים	50	نحل ← عسل، موضع	848
to sieve	—	העביר בנפה/נפה בנפה/נופה	27, 33, 53, 55, 79	نخل	849
to be sifted in silk	—	נופה בנפה דקה מאד	45	–: نُخل بحريرة	850
to be sieved in a fine sieve	—	נופה בנפה דקה	53	– : نُخل بمنخل ضيّق	851
sieved, sifted	—	אכל האבק/נופה/ מנופה	28, 45, 52, 55	منخول	852
				منخل ← نخل	
				منزوع ← عسل	
to spin	—	טוה הטלא	47	نسج	853
people of eminent position and rank	המעלות	בעלי המעלות והמדרגות	1	منصب: ذوو المناصب والمراتب	854
fairness	משפט	הוראת האמת (?)	2	إنصاف	855
				نصفية: نصافى ← ثوب	
natron	—	שלניטרי/נטרון הוא שלניטרי/סלניטרי	80, 84, 87	نطرون	856
to foment	—	עשה רטייה/רחץ	14, 42	نطل	857

Translation	Zeraḥyah	Ibn Tibbon	Sec. No.	Maimonides	
to examine	—	עיין	16	نظر	858
to bestow s.th. upon s.o.	הנעים על	הטיב ב־ על	1	(نعم) أنعم على . . . ب	859
good	נעימות	טוב	1	نعمة	860
				نعنع ← ورق	
rennet	—	קיבות	24, 84	إنفحة	861
rennet of a hare	—	קיבת הארנבת	24, 79	– الأرنب	862
[the different kinds of] rennet	—	קיבות	79	أنافح	863
to be used up	כלה/היתה הוצאתו	הוציא/הוצא	3, 4	نفد	864
				نَفْس ← (ريب) استراب	
cold breathing	—	נשימה קרה	87	نَفَس: نفس بارد	865
white naphtha	—	נפט לבן	45	نفط: نفط أبيض	866
to be beneficial	הועיל	הועיל	6, 15, 21, 26, 30, 38, 39, 46, 48, 52, 54, 78	نفع	867
to benefit from	מועיל	קבל תועלת ב־	3	انتفع ب	868
benefit	תועלת	תועלת/תועלות	4, 5, 8, 14, 30, 40, 59, 66, 67, 79	نَفْع	869
most beneficial	מיגע התועלת	מועיל יותר/מפליג התועלת	6, 17	– : أبلغ نفعا	870
most beneficial	—	היותר מועילים	40	– : أعظم نفعا	871
less beneficial	—	יותר מעט התועלת	8	– : أقلّ نفعا	872
benefit	—	תועלת	14, 79	منفعة	873
benefits	תועלות/מועיל	תועלות	1, 3	منافع	874
beneficial	מועיל	מועיל	7, 8, 14–16, 31, 36, 50, 66, 67, 77, 78	نافع	875
to steep	—	השרה	36	نقع	876

Translation	Zeraḥyah	Ibn Tibbon	Sec. No.	Maimonides	
traditional	—	מקובל	64	منقول	877
revenge	היות נוקם	נקמה	1	انتقام	878
to clean, purge	—	נִקָּה	18, 76	(نقي) نقّى	879
harm	—	הזק	47, 52	نكاية	880
more dangerous	—	מזיק	46	أنكى	881
thyme	—	בלשמיטה	50	نمّام	882
to bite	—	נשך	7, 8, 40	نهش	883
bite	—	עקיצה/נשיכה	7, 8, 14, 15, 18, 36, 39, 43, 48, 49, 52, 53, 61, 62	نَهْش	884
bite	—	עקיצה/נשיכה	31, 38, 78	نهشة ← موضع	885
bite victim	—	נשוך/מי שנעקץ	8, 30, 67	منهوش	886
fire	—	אש	8, 53	نار	887
fire of war	אש מלחמה	אשי מלחמות	1	– حرب	888
fire of feud	אש איבה	אשי שנאות	1	– فتنة	889
quicklime	—	סיד חדש	13	نورة	890
sort, kind	—	מין	7, 16, 23, 40, 48, 61, 63, 69, 71–76, 79, 89–91	نوع ← قوس	891
two species	—	שני המינים	7, 47, 90	نوعان	892
types, species	—	מינים	21, 47, 48, 73, 78	أنواع	893
to sleep	—	ישן	9	نام	894
sleep	—	שינה	77	نوم	895
raw	—	בלתי מבושל/ נא	66	نيء ← باقلى (باقلا)	896
disgracing (*v.n.*)	אסף	בוז	1	هَتْك	897
to flee	—	הבריח/ברח	54, 68	هرب	898

Translation	Zeraḥyah	Ibn Tibbon	Sec. No.	Maimonides	
avoiding	רחקה	בריחה	5	هَرْب	899
to crush	—	שחק	26	هشم	900
to be digested	—	התבשל/נתעכל	77, 91	(هضم) انهضم	901
to die	מת	מת/המית	4, 63, 73	هلك	902
to kill	—	המית	87	أهلك	903
death	מות	מיתה/מות	1, 12	هلاك	904
fatal	—	ממית	18	مهلك ← صنف	905
				هليون ← أصل	
vermin	—	שרפים/בעלי הארס/ חיות/בעלי החיים	7, 8, 14, 52, 68, 69	هامّة: هوامّ	906
endive	—	לינצוש/האינדיבא הלינצונש	50, 65	هندباء	907
				هندي ← ملح	
passion	שרירות לב	תאוה	1	هوى	908
tending to putrefy	—	מוכן לעיפוש	64	مهيّأ للعفن	909
				وثق ← عَمَل	
sweet reed	—	וג	27	وجّ	910
being found (*v.n.*)	—	מציאות/נמצא	7, 14, 62, 79	وجود ←دواء، سهل، أسهل	911
being found (*p.p.*)	—	נמצא	21, 46, 47	موجود	912
pain	—	כאב	13, 77	وجع	913
extremely severe pains	—	הקשים מאד	39	أوجاع: الأوجاع الصعبة جدّا	914
				توحيد ← كلمة	
				ورد ← دهن، ماء	
leaves	—	עלים	50	ورق ← عصارة، قشر	915
Roman nettle leaves	—	עלי אורטיגה	53	– الأنجرة	916

Translation	Zeraḥyah	Ibn Tibbon	Sec. No.	Maimonides	
leaves of *badharanjūya*	—	עלי הבאדרנגויה היא אירבה סיטרינה/האירבה סיטרי	42, 49	– الباذرنجوية	917
mulberry leaves	—	עלי התותים	49	– التوت	918
fig leaves	—	עלי תאנה	53	– التين	919
leaves of Christ's thorn	—	עלי אל סדרא	51	– السدر	920
rue leaves	—	עלי רודא	34	– سذاب	921
leaves of dried rue	—	עלי הרודא היבישה/ עלי רודא יבשה	33, 35	– سذاب يابس	922
[the fruit] of the strawberry tree	—	עלי הורג אביו שנקרא בלעז מטרונה	36	– قاتل أبيه	923
leaves of fresh peppermint	—	עלי המינטא הלחה	57	– النعنع الأخضر	924
swelling	—	צבות	88	تورُّم	925
swollen	—	נפוח	47	وارم	926
dose	—	משקל	19, 25, 79, 87	زنة	927
amount	—	משקל	45, 50, 55, 76	وَزْن	928
composition	—	ת(ו)אר	13, 27	صفة	929
site [of a bite]	—	מקום	12, 14, 42, 47, 51, 54, 58, 59	موضع ← رَبْط	930
the site of the sting of bees and hornets	—	מקום נשיכת הדבורים והצרעה	51	– لسعة النحل والزنابير	931
the site of the bite (or sting)	—	מקום הנשיכה	8–13, 21, 41, 42, 45	– اللسعة	932
the spot of the bite	—	מקום הנשיכה	57–59	– العضّة	933
the site of the bite	—	מקום הנשיכה	7, 9, 11–13, 49, 52, 53	– النهشة	934
everywhere	—	בכל מקום	54	– : في كلّ موضع	935
the site of the bite	—	המקום הנשוך / מקום הנשיכה	8, 10	الموضع الملسوع	936

Translation	Zeraḥyah	Ibn Tibbon	Sec. No.	Maimonides	
topical	—	מושם	54	موضعي ← أدوية	937
the current time	—	העת הנמצא	31	وقت: الوقت الحاضر	938
protection	-	ביטחון	69	واقية	939
mutawakkaliyya	-	מתוליה	73	متوكّلية	940
to produce	-	הוליד	90	(ولد) أولد	941
to be formed	-	התיילד	20	تولّد	942
produced	-	מתיילד	64	متولّد	943
				ولع ← أكل	
our Master, the most honorable and eminent Judge	אדוננו יושב על המשפט היקר הנכבד	אדונינו השופט הנכבד הגדול	1	مولى: مولانا القاضى الأجلّ الفاضل	944
mandrake	-	מנדראגלא	88	يبروح	945
dried	-	יבש	13, 33, 42, 79	يابس ← أدوية	946
orphans	יתומים	יתומים	1	يتيم: أيتام	947
				يتّوعات ← ألبان	
turtledove	-	פרדיץ	66	يمام ← مرق	948

Index to Ibn Tibbon's Terms in the Glossary

אבו צרפה 1
אבן: אבן היהודי 688
אבן באזהר 172 ← באזהר
האבנים המחצביים 171
אבק ← אכל
אבר: האבר הנשוך 574 ← נשוך
אברים 575
האברים הפנימיים 576
האברים הראשיים 577
אגאריק/אגאריקון/אגריק 600
גאריקון נקבה 601
אגוז 162 ← לב, תריאק
אגוז יבש 163
אגוזים 162
אדון: אדונינו השופט הנכבד הגדול 944
אָדָם 431 ← בן
אָדֹם: אדום 210
אדמימות: אדמימות הגשם 211
אווילנש 93
אונקי(י)א/אונק' 39 ← אוקייא/אוק'
אונקיות 41
שני אונקיות 40
אופי 22
אוצר: אוצרים 240
אוקייא/אוק' 39, 269 ← אונקי(י)א/אונק'
אוקשימל 408 ← משקה
אורג 672
אורטיגה ← עלה
אורפומינטי 374
אזמל ← שריטה
אחוד ← אמונה
אחר: אחרת 297, 298
אחרון: האחרונים 7
אטריפל ← חסך
איכות 739
איל: אילים 45
אילו ← עצירה
אינדיבא: האינדיבא הלינצונש 907
אירבה ← עלה
אירבה דפוץ הוא כזברה אל ביר 719
האירבה סיטרי 917
איריש/אירש ← קמה
אירסא 44
איש: אנשים 55
אנשי החכמה והמשכילים 35
אנשי המערב והמזרח 36 ← מזרח
אכול 25
אכילה 25, 607
אכילת לוגמא 26
אכל 23, 398, 448, 514, 768
אכל האבק 394, 852
אכל הכל אבק 396
אכל מהאבק/אכל מן האבק 395
אכל ממנו 395
אכלו אותם מבלי ידיעה והכרה בטבעם 24
כבר אכל 633
נאכל 23
האכיל 514, 603, 607
אמונה: אמונת האיחוד 733
אמלל: האמללים 407
(אמת) התאמת 200
אנידה ← זבל
אניט 447
אניסון 34
אסא פיטידא 207
אסור: אסורים 8
אסטומכה 812 ← כאב
אסטכודוס 10
אסכרה 257
אסכרה (= خناق P) גדול 152
אספרגוס ← שרש
אפופונאק 130
אפעה 635, 636
אפר 353
אפר עץ תאנה 354
אפר עצי התאנים או הגפנים 355

אפרסמון ← שמן
אקלים 20
אקלימים ומזה האקלים 21
אראניש ← עכשוב
אריסתתולוויה 370
אריסטולוגיאה לונגה/הארישטולוגיאה לונגה 373, 372
אריסטולוגיאה עגולה/ארישטולוייאה עגולה 371
ארמודקטים ←
ארנבת ← קבה
אראניש 337
ארס 412
ארס קר 413
ארסים 415
ארסי בעלי חיים 416 ← בעלי חיים
ארץ 78
הארץ הקרה...והחמות 84
ארץ מצרים 294 ← מצרים
ארצות 80
הארצות החמות 83
הארצות הקרות 82
אש 887
אשי מלחמות 888
אשי שנאות 889
אשא פיטידא 207 ← תריאק
אשדא פיטידא 207
אשנן 11
אשנן ירוק המראה 12
אשפיק: אשפיק רומי 433
אשרוב: אשרוב משני הרמונים 459
אתרוג ← זרע האתרוג

באדרנגויה ← עלה
באזהר ← אבן
אל באזהר החיוני 46
הבאזהר החיוני 47
הבאזהר המחצבי 48
באזהריה: אל באזהריה 615
(באר) לא יתבאר ריחם...ביאור ניכר 104
בגד: הבגד הדק הנק' בוקראן 126
בוז 897
בול 530
בוקואן ← בגד
בוראק 99
בורטולייגש 340 ← מים
בורק: בורק הוא שלניטרי 99
בְּטָחוֹן: ביטחון 534, 939
בטן 73, 74
בית ← בעל

בית המקדש 101
בתי המדרשים 268
בלאדור ← דבש
בלאציקון: בלאציקון מתמסאה 169
בלול 611
בלע 85
בלשמו ← שמן
בלשמי ← עץ
בלשמיטה 882
בן: בן אדם 54 ← אדם
בן זוהר 478
בן יונה 622, 621
בני יונים 621
בנג': אל בנג' 92
בנג' הוא הקניליאדה 92
בנדק 94
בנאדק 95
בנאדק בשיעור הפול המצרי 96
בנאדק בשעורי פול המצרי 97
בְּסָר ← משקה
בעל: בעל חיים 222 ← חַיָה
הבעל חיים הארסי 224
בעל חיים בעל ארס 223 ← ארס
בעל חיים שיש לו ארס 223 ← ארס
בעלי הארס 906, 424 ← ארס
בעלי הבתים 102
בעלי חיים 225, 222 ← ארס
בעלי חיים בעלי ארס 223 ← ארס
בעלי המעלות והמדרגות 854
בעלי העונה הגדולים 786
בצל 71
אשר בהם בצל 72
בקיאות 825
בקר ← המאה, מרה
ברח 898
הבריח 513, 898
בריא: בריאים 483
בריחה 899
(בשל) בישל 506
בושל 692
התבשל 901
בשר 752, 751 ← מרק
בשר העופות 753 ← עוף

גאפת 602 ← עשב
גאריקון ← אגאריק

גג: גגים 397

גוז: גוז מאתל 164

גוז מאתל הוא מין מארמודקטיל 164

(גוס) הגים 276

גוף 53, 129, 143, 148, 149

גופות 55

גיט ← שוניז

גינטיאנה 159 ← גינציאנה, גנטיאנה

גינציאנה 160 ← גינציאנה, גנטיאנה

גירא פיגרא 43

גלאנט 87

גלאנץ 88

גלביול ← סוסן

גמיעה: גמיעות 142

גנטיאנה 159

(גנן) הגין 170

גפן ← אפר, שרש

גר: גרים 168

גרגר: גרגר בפיו 807 ← פה

גרעין 166 ← לב

גרעינים 166

גשם ← ארמימות

גשמים 150

דאליום: דאליום ירוק 815

דארציני ← קנמון

דבורה: דבורים 848 ← מקום

דבר: דברים 671

הדברים החמוצים 747

דבש: (ה)דבש 553, 557, 559

דבש שהוסר קצפו 554

דבש חם 558

דבש שהוסר קצפו שהטיב להקפיאו באש 555

דבש שהוסר קצפו שהקפיאו על האש 555

דבש הבלאדור 556

דג: הדגים המלוחים 427

(דון) דן 685

דור 561 ← שנה

(דוש) נדוש 279

הודש 387

דם 282 ← הזלה, סבב

דם נידות 284

דם השור 283

דפק 847

(דקק) הודק 279, 387, 388

דרהם 269, 271

ב' דרהם 270

דרך: דרכים 695

הדרכים הכוללים 696

דרכמון: דרכמונים 271 ← משקל

ב' דרכמונים 270

שני דרכמונים 270

הגעה 614

הדבקה: הדבקת רפואת המנגן 19 ← רפואה

הדס ← עצירה

הוראה: הוראת האמת ומשפט 855

הורג אביו: הורג אביו שנקרא בלעז מטרונה 657 ← עלה

הזלה: הזלת הדם הרבה 446 ← דם

הזק 880

החנק: החנק הרחם 258

הכנה 534

הכנות 546

הכרה 839

הנהגה 264, 443

ההנהגה משלשול או הקזה או חוקן הוא קלישתירי 265

הפלגה 86

הצלה 180, 568

הקזה ← הנחגה

הקש 711

הרכבה 348

השגחה: בהשגחת האל ית' 766

השתדלות 181

התלהבות 770

וג 910

ווהה קורבינה 216

ווירדיט 381

ויאולטו 98

וורד ← מים, שמן

זבד 367

זביחה 322

זבל: זבל האנידה 368

זבל היונים 369

זבל העז 75

זבל התרנגולים 237

(זון) זן 603 לזון 607

נזון 603, 604
זית ← שמן
זכירה 198
זכך 326
זכר 196, 320 לזכור 198
זמן 378
הזמן הקר 379
זנב 327, 375 ← עקרב
זנגביל 382 ← מרקחת
זֵעָה: זיעה קרה 551
זקן: זקן מיודעי הרופאים 479 ← רופא
זקנים 480
זרות: לא היה לו שום זרות עם ... כלל 364
זרע 60
זרע האתרוג 2, 4
זרע האתרוג המתוק או זרע החמוץ 3
זרע חרמל 62
זרע אלטיאה 63
זרע כרוב 67 ← כרוב
זרע כרפס 66
זרע לאורוש 167
זרע מלווא ויסקו 63
זרע נאנוכה 68
זרע פשתן 65
זרע הרודא 64 ← רודא

חבורה 666 ← סתם
החבורות הגדולות 665
עשה חבורות 664
חֵבֶּר 27
חבש 524
חד 182
חוקן ← הנהגה
חזיר: חזירים 256
(חזק) חָזָק 700 לחזק 703
חָזָק: חזק המשיכה 702 ← משיכה
חסה 214
החטה הלעוסה 215
חָיָה 599
חָיָה 222 ← ערק
חיות 221
חיות בעלי החיים 906 ← בעלי חיים
חכוך 202
הכמה ← איש
חלב 743
חלב שחלבו מיד 744
חלב שנחלב מיד 744

החלב תכף שחלבו 746
חלב הליושקליש 749
חלב המרור 745
חלבים 748
חֳלִי: חולי מן החליים 582
חליים 788
חלק 144
חלקים 146
חלקים שו(ו)ים 147
שני חלקים 145
חם 179, 389
חום:הם 176, 177, 183
החום היסודי 178
חמאה 367, 428, 743
חמאת בקר 429
חָמוּץ 212
(חמם) התחמם 387
חָמֵץ ← לביבה
חֹמֶץ: (ה)חומץ 249, 250, 252
חומץ או יין 250
חומץ יין 250
חומץ יין אחר שהרתיחו 251
חֹמֶר: חומר 779
חנדקוקה: חנדקוקה הוא טריפוליון 213
חנות ← שוק
חסך: אל חסך המדברי הוא אטריפל מרי 189
חפף 201
חצץ: חצץ הנדי הוא ליסיאום 195
חרבה: חרבות 365
חרדל 238
חרמל ← זרע
חתיכה 686
חתיכת בגד 239

טבע: טבעים 510
טבעי: טבעיים 511
טבעיות ← שרש
טוב 526
טוֹב 527, 860
(טוה) טוה הטלא 853
טחלב: הטחלב הוא לינטילייש 512
טיאה: אלטיאה ← זרע
טיהוג 532
טין: הטין החתום 531
טַעַם 331, 514
טַעַם 516
הטעם המתוק 518

טעם נראה בחומץ 517
טעמים 519
טרוציש: טרוציש פאני קאונו 668
עשה טרוציש 667
טרינקדש 814
טריפוליון ← חנדקוקה

יבש 946
יד: מיד מי שיבטח במעשהו 591
ידיעה 587
ידע 587
יום 378
יונה ← בן, זבל
(יטב) הטיב ב- על 859
יין 255, 451 ← חֹמֶץ
יין חזק 456
יין חי 454
יין חי חזק 455
יין ישן 453
היין המשכר 460
יין מתוק 452
(ילד) התיילד 942
מתיילד 943
הוליד 941
יסוד: יסודות 9
(יעל) הועיל 867
(יצא) הוציא 864
הוצא 864
יצק 482
יראה 346
ירוק: יָרָק 247
ירוק חזק הירוקות 248
יָרָק: הירקות הקרות 76
יָשָׁן 894
יָשָׁר: יושר 547
יתום: יתומים 947

כאב 29, 913
כאב חזק באסטומכה 31
כאב נוסף על כאב כל נשיכת כלב אחר 30
כאב האסטומכה 32
כבוד: כבר הגיע לפני כבודו 329
(כון) הכין 543, 544 להכין 545
כויה 737
כוס ← (נוח) הניח
כוסות המציצה 174, 175
כזבור: הכזבור הוא סיליינדרי 720

הכזבור הלח 721
כזברה אל ביר ← אירבה
כח 701
כָּחֹל: כחול 717
כיס: כיס המררה 738
כל: כל שכן 244
כלב: (ה)כלב 723, 727 ← ספק
כלב ביתי 724
כלב בלתי נכר עניינו 725
כלב בלתי שוטה 732
(ה)כלב (ה)שוטה 726, 727, 731
הכלב השוטה ובלתי שוטה 728
כלבים 729
הכלבים הביתיים 730
כלי 687
כמהה: כמהים/כמהין 734
כמון 735
כנפר 712
כסף 631
כרוב 718 ← זרע, עצירה
כרסנה ← קמח
כרפס ← זרע
כרשינה ← קמח
כשכאש 242
כתל: כתלים 217
כתש 279
נכתש 279

לאורוש ← זרע
לב 689 ← נטה
לב האגוז 690, 741
לב הגרעין 740
לבונה 736
לביבה: לביבות לחם חמץ 742
לָבָן: לובן 103
(להב) התלהב 769
לוגמ ← אכילה
לועס 811
(לוש) לש 538
הולש 279
לח 247, 343
לחה: לחות 254, 779
לחם 231 ← לביבה
לחם חמץ 232
לחם מצה 234
לחם שלעסו בפיו 233
ליושקליש ← חלב

ליטרא/ליט' 344
ב' ליטרים 345
לימון ← קליפה
לימונש: אשר יכנס בהם לימונש 775
לינטלייש ← טחלב
לינצינש ← אינדיבא
לינצוש 907
ליסיאום ← חצץ
לעיסה 810
לעס 809 ← לחם
לקוח 462
לקח 398
לקח ממנו 395
לקיחה 450
לשון 764
לתת 750

מאכל 520, 521 ← צבע
מאכלים 520, 521, 606, 773
מאכלים שיש בהם סומאק 426
מְבֻשָּׁל: מבושל 508
מבושל במים לבד 411
בלתי מבושל 896
מְבַשֵּׁל: מבשלים 507
מגרש: מגרשים 365
מדינה: מדינת מצרים 780
מדינות 781
מדינות המזרח 81
מדרש ← בית
מוכן: מוכן לעיפוש 909
מוסר 443
מועיל 875
מועיל יותר 870
היותר מועילים 871
מופת: מופתים 588
מורייס 796
מורילה 593 ← עצירה
מוריס 797
מושם 937
(מות) מת 654, 826, 902
המית 654, 655, 902, 903
ממית 656, 905 ← סם
ממיתים 412
מָוֶת 827, 904 ← סם
מֶזֶג 799
המזג הפרטי 801
ממזג רע 800

(מזג) למזג 798
מזון 341, 605, 606
מזונות 606
מזיק 881
מזרח: המזרח 81 ← איש, מדינה, קצה
מֹחַ: מוחות התרנגולות 285
מְחֻבָּר: מחובר 156
מחוז 683
מחצב ← סם
מחשבה 639
המחשבה האנושית 640
מטרונה ← הורג אביו, עלה
מים 830 ← מְבֻשל, פחד
המים הזכים 837
מים חמים 832, 836
מים קרים 831, 835
המים הרבים 838
מי הבורטוליגאש 833
מי וורדים 834
מי רימונים 357
מין 487, 891
(ה)מין (ה)ממית 488, 489
מינים 490, 606, 893
שני המינים 892
מינטא ← עלה
מינטשטרי 648, 649, 650
מירא 783
מיתה 904
(מלא) התמלא 816
מָלֵא 817
מלאכה: מלאכת הרפואות 486
מלואש 229
מלווא ויסקו ← זרע
מלח 818
מלח אינדי 820
מלח גס 819
מלח הנאכל 821
מלך: מלכים 822
ממון 828, 829
מנדראגלא 945 ← שרש
מנהג: מנהגות 444
מְנֻסֶּה: מנוסה 141
מְנֻפֶּה: מנופה 852
מעי: מעים 813
מעלה 128
מעקרב 581
מערב ← איש, קצה

משך 131, 132

המושכות 134

משכיל ← איש

משפט 203 ← הוראה

משקה 451

משקה אוקשימל 457

משקה הבוסר 458

משקה הסוכר 153

משקה הרימונים 459

משקים 463

משקל 927, 928

משקל שני דרכמונים 121

משתף: משתפים 466

מתוליה 940

מתוק 208

מתיקות 209

מתק 525

מתק ל- 757

מתרודיטוס 777 ← מרקחת

אל מתרודיטוס 540

נא 896

נאנוכה ← זרע

נבח 846

נגב 151

נגר 445

(נהג) התנהג 263

הנהיג 262

נהר ← מרק

(נוח) נח 403, 404, 405

הניח 404, 405

להניח כוסות המציצה 586

נֵזֶק 494

(נזק) להזיק 614

נחש: נחשים 221

(נטה) הטות לבבם אל נכבדי המדות 840

נטרון: נטרון הוא שלניטרי 856

נכישה 884

(נסה) נ(י)סה 138

נָסָיוֹן: נ(י)סיון 139

ניסיונות 140

(נפה) נפה בנפה 849

נופה 849, 852

נופה בנפה דקה 851

נופה בנפה דקה מאד 850

נפה: העביר בנפה 849

נפוח 926

מעשה 590, 592

(מצא) נמצא 194, 522, 911, 912

מציאות 911

מציצה 805 ← כוס (נוח) הניח

מצץ 803, 804, 805

מצרייה 808

מצרים 806 ← ארץ, מדינה

מְקֻבָּל: מקובל 877

מקדש ← בית

מקוה 778

מקום 930

המקום הנשוך 936

מקום הנשיכה 932, 933, 934, 936

מקום נשיכת הדבורים והצרעה 931

בכל מקום 935

מְקֻלָּף: מקולף מקליפתו 681

מקרה 549, 550

מקרים 550

מר 782

מראה 772

מראים 773

מרגאדי/מרגדי 377

מרה: מרת הבקר 785

מרהם 358

המראהם המחוברים 360

מרוס 278

מרור 241 ← חלב

מרירות 784

מֶרְכָּב: מורכב 156, 347, 350

המרכבים 351

מרק 791 ← צבע

מרק הסרטנים אשר בנהר ובשרם 793

מרק התרנוגלים 790

מרק התרנוגלים הקטנים 794

מרק התורים 795

מרקים 791

מרקחת 539

מרקחת זנגביל 383

מרקחת מתרודיטוס/מרקחת מתרודיטוס 540

המרקחות הגדולים 542

שני המרקחות 541

מררה ← כיס

מרתיק 787

משורר ← שנה

משח 288, 609

משחזת 432

משיכה 133 ← חזק

נפט: נפט לבן 866
נפלא: נפלאות 537
נפרד 236, 623
נפרדות 624
נפרדים 624
הנפרדות המיוחדות בנשיכת העקרב 625
(נקה) נָקַה 879
נקל: נקל להמצא 435
נקמה 878
נשוך 573, 762, 886 ← אבר, מקום
נשוכים 763
נשיכה 570, 571, 760, 761, 884, 885 ← כאב
מקום, נפרך,
נשיכות 571, 572, 761
נשימה: נשימה קרה 865
נשך/נָשַׁך 569, 759, 883
(נתך) התיך 205
הותך 201, 204
נתן 515
נתן מן...על 324

סבב: סבב להשתין הדם 100
סגולה 243, 246
בסגולה 244
סגולות 245, 246
סגן: סגנים 409
סדרא ← עלה
סומאק ← מאכל
סוסן: אל סוסן אל אסמנגוני ונק' גלביול 441
סיד: סיד חדש 890
סיטרינה ← עלה
סיליינדרי ← כזבור
סכפי 400
סֻכָּר: סוכר 402 ← משקה
סלניטרי 856
סם 412, 415, 451
סם ממית 414, 415
סם נמצא הרבה 302
סם המות 412
שיש בו סם המות 425
סמים 306, 415 ← רפואה
הסמים מן הצמחים 422
הסמים החיונים והצמחים 419
הסמים החמים 418
הסמים היבישים 318
הסמים המחצבים 421
הסמים הממיתים 423 ← רפואה

הסמים הקרים 417
סמי בעלי חיים והצמחים והמחצבים 420
סמי המות 415, 417 ← רפואה
סממן: הסממנים היבישים 318
הסממנים המושכים לסם אם הנפרדים מהם או המורכבים 308
סמן: סמנים 306
הסמנים היבישים 318
ספור 230
ספירי 470
(ספק) אם נסתפק לך הכלב שלא תדע בו 473
ספר 715
ספר מספרי הרפואות 714
ספרים 715
ספרי הרפואות 716 ← עבר
סקילה 338
סקפי 400
סרטן ← מרק
סרטני (ה)נהר 392, 393
סתם: סתם חבורה 287
נסתם 286 הסתם 754

עב 359
עבד: קטן עבדיו 824
עבה 235
עבר: בעברו על ספרי הרפואות 523
(עבת) התעבת 352
עוגה 536
עוף: עופות 222, 225, 528, 529 ← בשר
עז ← זבל, צפרן
(עין) עיין 858 ← קצה
עיר 78, 80
העירות החשובות 79
(עכב) נתעכב 663
עכביש ← עכשוב
עכור 236
(עכל) נתעכל 901
עכשוב: עכשוב ועכביש כלומר אראנייש 595
עלה: עלים 915 ← עצירה
עלי אורטיגה 916
עלי הבאדרנגויה היא אירבה סיטרינה 917
עלי הורג אביו שנקרא בלעז מטרונה 923
עלי המינטא הלחה 924
עלי אל סדרא 920
עלי רודא 921
עלי הרודא היבישה/עלי רודא יבשה 922
עלי תאנה 919

עלי התותים 918
(עלף) יתעלפה 206
עני: העניים 637
עִנְיָן: עניין 218, 220, 596
עניינים 219
עפוש ← מוכן
(עפש) עופש 578
התעפש 578
עץ: עץ הבלשמי 597
עץ תאנה ← אפר
עצירה: עצירת הדס 562
עצירת הכרוב 566
עצירת המורילה 564
עצירת עלי אילן התותים 567
עצירת עלי צנון 565
עצירת שוכראן 563
עצם: עצמים 165
עצמות 699
עצר 560
עקיצה 884, 885
(עקץ) מי שנעקץ 886
עקרב 579, 580 ← נפרד
מין מן עקרב לא יעמיד זנבו על ראשו 697
עקרבים 580
עֲרָב 253
עָרַב 755
עָרֵב 756
ערבות 525, 758
עֲרוּב: עירוב 254
יעורב ערוב טוב 277
(ערם) הערים 612
להערים 614
ערק: ערק אל חייה 552
עשׂב: עשׂב גאפת 190
עשׂבים 191
עשׂה 589 עשׂות 590
עשׁון 52
עֲשִׂיָּה: עשׂייה 590, 592
עשׁן ב- 51
עשׂר 828
עת 218
העת הנמצא 938

פאני קאונו ← טרוטיש
פגע: פגעים 38
פה 646

פול 651
פול בא 49, 77
(ה)פול המצרי 50 ← בנאדק
פוסתק 629
פושר 618
פזור 626
פחד: פחד מן המים/פחד מהמים 627, 628
פְּטְרִיָּה: פטריות 632
פילוסוף: פילוסופים 645 ← קודם
פיליטרי 535
פלא: פלאות הדבור 608
פליטרי 535
פלפל 641
פלפל ארוך 261, 644
פלפל לבן 642
פלפל שחור 643
פְּעֻלָּה: פעולה 634
לעשות פעולה 6
פרדייך 173, 948
פרי: פרי תמריך 124
פרש: פרשים 157
פשר: התפשר 617
פשתן ← זרע
פת: פתים 120
שופש פתים 119
פתח: פתח הבנתם 616

צבות 925
צבע 772
צבעים 773
צבעי המאכלים הנהוגים אצלינו עבי המרקים 774
(צום) צם 493
צורה 491
בצורתם המינית 492
צחות 630
צלוי 477
צמח 842, 844 ← סם
יש צמח 125
צמח חד 843
צמחים 842
מי שידע הצמחים ויכירם 845
צנון ← עצירה
צנון מדברי 619
(צער) מצטער 33
הצטער תכלית הצער 28
צפרן: צפרני העזים 533

צרה 89
צרות 90
צרעה 380
צרעת: הצרעת המורסי 135

קַבָּה: קיבת הארנבת 862
קיבות 861, 863
קבוץ 155
קודם: הקודמים מן הרופאים והפילוסופים 662
קויצות 653
קולון 698
קולוקינטידש 325, 594 ← שרש
קולמוס 691
קושט 673
קושט מר 674
קטראן 684
קטריקאדש 814
(קיא) הקיא 704, 705 להקיא 706
קיא 706, 708, 709
הקיא הקל 707
קינה 694
קל: קל להמצא 435
קל לחברו 349
יותר קל 436
יותר קל להמצא 437
קלוף 680
קלי: קלי הוא שודה 693
קלימינט 802
קליפה 676, 679 ← מקלף
קליפת הלימון...עלי אילנו 678
קליפת עץ התותים 677
קנילייאדה ← הנהגה
קלמינט 802
קלף 675
קמח 280
קמח איריש הוא כרסנה 281
קמח כרסנה הוא איריש 281
קמח כרשינה הוא איריש 281
קנה בושם 260
קנילייאדה ← בנג'
קנמון: קנמון חד 669
קנמון הוא דארציני 260
קפא 154
הקפיא: דבש שהוסר קצפו שהקפיאו על האש 555
קצה: קצות המערב והמזרח 682
קצוי עיניים 776

קצף ← דבש
קר 59
קר: קור 58
קראט 710
קרונה רייל 722
קרירות 58
קרן: קרן האיל 670
קשה: הקשים מאד 914
קשוא: קישואים 259
קשירה 336
(קשר) לקשור 336
ובעת שיקשור המקום הנקשר 335
קשר 334
קשתורון/קשתרון 158

ראות 70
ראש ← עקרב, שֵׁעָר
ראשון: הראשונים 42
רגל: רגלים 339
(רגש) הרגיש 188, 467
רודא 390 ← זרע, עלה
רודה מדברית 391
רוח 363
רופא ← קודם
הרופא המהיר 503
הרופא הנמצא 502
רופא שלם 501
יצטרך...אל רופא מובהק 192
לא יצטרך...עמידת הרופא 193
הרופאים 481, 504
הרופאים הקודמים והחדשים 505
רוץ: ירוץ על הארץ מאד 136
רחם ← החנק
רחץ 857
רֶטֶב 342
(רטה) הרטיות 497
רְטִיָּה: רטייה 498
עשה רטייה 496, 524, 857
שם רטייה 496
רטיות 499
ריח 361, 362
מיני ריח 363
ריר: ריר השיליום 767
(רכב) הרכיב 347
(רכך) רך 841
רֻמָּה 612

לרמות 614
רמון ← אשרוב, מים, משקה
הרימונים החמוצים 356
רעב 161
רפא 295, 583
נרפא 56
נתרפא 56
רפואה 296, 471, 584 ← מלאכה, ספר, עבר
רפואה מן הרפואות המצילות 303
רפואה אחרת 297
רפואה גדולה מאוד 300
הרפואה החמה והקרה 304
רפואה נפרדת 301
רפואה קרה 299
רפואות 306, 313
הרפואות החזקות 305
הרפואות המונחות 316
הרפואות המונחות המושכות לסמי המות 317
הרפואות המצילות 309
הרפואות המצילים מן הסמים 310
הרפואות המורכבות 311
הרפואות המורכבות המצילות מכל הסמים
הממיתים 312
הרפואות המושמות 316
הרפואות הנפרדות 313
הרפואות הנפרדות או המורכבות 315
הרפואות הנפרדות והמורכבות 314
רפואות רבות ישתו נפרדות 307
רץ: רצים 137
רק: רוק 366
(רקק) רק 69
(רתח) הרתיח 610
רתילה 337

(שוב) השיב 603
שודה ← קלי
שוטה ← כלב
בלתי שוטה 37
שוכראן 475
שולפרי 713
שום: שומים 127 ← תריאק
שומר 333
שוניז שנק' גיט/שוניז הוא גיט 476
שוק: שווקים וחנויות 442
שור ← דם

שותה 461
שחוק 388
שחור 440
שחט 320
שחיטה 321
שחק 387, 900
שחרות 439
שיליום ← ריר
(שים) שם 482
שכל 328, 330, 638
שכרות 401
שלטונים 410
(שלך) השליך על 323
שלניטרי 99, 856 ← בורק, נתרון
שלשול 438
שלשל 434
שמירה 199
שָׁמֶן 289
השמן החם 386
שמן ישן 385
שמן האפרסמון 291
שמן בלשמו 290
שמן וורדים 292
שמן זית 384
שמנים 293
שַׁמָּן: שומן 275
(שמר) נשמר 197 להשמר 199
שן: שן נאכלת 495
שנאה 548
שנגלוט 647
שנה: שנים 430
שנות המשוררים מדורנו 765
שָׁנָה: שינה 895
שסע 472
שִׁעוּר: שׁ(י)עור 658, 659, 660
שׁ(י)עורים 660, 661
שֵׂעָר: שיער הראש 468
שפה: שפתים 469
שפך 399
שקד: שקדים מרים 771
שקה: השקה 398
שקל 121
שקלים 123
שני שקלים 121, 122
(שרה) השרה 876

שרוף 186
שריטה 465
שריטות 465
עשה שריטות באזמל 464
שָׂרַף 184
נשרף 185
שָׂרָף: שרפים 485, 906
שֹׁרֶשׁ: שורש 13
שורש האספרגוס 16
שורש הגפן הלבן 15
שורש המנדרגולא 17
שורש קולוקינדידיש 14
שרשי הטבעיות 18
שתה 398, 448
שתות 449
שתי(י)ה 449, 450

תאוה 908
תאנה: תאנים 115 ← אפר, עלה
(ה)תאנים (ה)יבישים 117, 118
תאנים לבנים 116
תאר: ת(ו)אר 929
תבשיל 509, 520, 789
תגבורת 613
תועלת 5, 652, 869, 873
יותר מעט התועלת 872
מפליג התועלת 870
קבל תועלת ב- 868
תועלות 869, 874

תור ← מרק
תות ← עלה, עצירה, קליפה
תחבולה 226, 227, 228, 614
תלה 585
תלמיד: תלמידים 114
תמונה 474
תמסאח ← בלאציקון
תמריץ ← פרי
תפוח: התפוחים החמוצים 113
תִּקּוּן: תיקון 484
תריאק 105, 272
התריאק אל ארבעה 273
התריאק הגדול 110, 274
תריאק האגוז 108
תריאק הארבעה 107
תריאק אשדא פיטידא 109
תריאק השומים 106
תריאקת 112
התריאקות הגדולים 111
תרנגול ← זבל, מרק
התרנוגלים הגדולים 319
התרנוגלים הקטנים 620
תרנגלת: תרנוגלות 266 ← מֹח
תרנוגלות ובתרנגולים הקטנים 792

Index to Zeraḥyah's Terms in the Glossary

אדון: אדוננו יושב על המשפט היקר הנכבד 944
אוצר: אוצרות 240
אחדות ← דבור, דברה
איש: אישים יקירים 786
אנשי החכמה 35
אסף 897
אקלם ← ארץ 20
אקלמים 21
ארס ← סם
ארץ: ארץ הלזו ומזה האקלים 21
הארץ הקדושה 79
ארצות 78, 80, 683
אש: אש איבה 889
אש מלחמה 888

בינה 330
בית: בתי מדרשים 268 ← בעל
בעל: בעלי בתים 102

גדוד: גדודים 157
גוף 149

דבור: דבור האחדות 733 ← פלאות
דברה: דברת האחדות 733
דור 561 ← לשון
דל: הדלים 407

הוצאה: היתה הוצאתו 864
הלצה 86
הנהגה 264
העשות 590
הצלחה 484
השגחה: אצל השגחת<ו> בספר<י> הרופאים 523

זכר 196

נזכר ונשמר 198

חבורה ← קל
חכמה ← איש
חנות: חנויות 442

ידיעה 587
ידע 587
(יעל) הועיל 867
יתום: יתומים 947

כלה 864

לב ← נטה, שכל, שרירות
לשון 764 ← מתיקות
לשונות משוררי דורנו 765

מדה ← נטה
מדינה: מדינת 781
מדרש ← בית
מועיל 868, 874, 875
(מות) מת 902
מָוֶת 904 ← סם
מזרח ← קצה
מחשבה 638, 639
מחשבות 639
מלחמה ← אש
מלך: מלכים 410, 822
מלכות ← קרבה
ממון 828, 829
מנהג 443
מנהגים 443
מעלה: המעלות 854
מערב ← קצה
מצרים 780, 806

מֶרְכָּב: המורכבים 351
משורר ← לשון
משתף: משתפים 466
מתיקות: מתיקות הלשון 630

(נטה) הטה לבותם אל המדות הנכבדים 840
נלוה: נלוים 346
נעימות 860
(נעם) הנעים על 859
נצרך: הנצרכים 637
נקל: יותר נקל 436
(נקם) היות נוקם 878
נשוך 762
נשוכים 763
נשיכה 761
נָשַׁךְ 759
נֹשֵׁךְ 759

סדר: סדרים 695
הסדר<ים> הכוללים 696
סם נפרד 301
סם 412
סם המות או ארס 415
סמים 306, 412
הסמים הנפרדים 313
סמי המות 415
ספר 715 ← השגחה
ספרים 715
ספר<י> הרופאים 716

עיר: ערים 80, 781
עקרב 579
עשב: עשבים 191
עשיה 590

פגע: פגעים 494
פלאות: פלאות הדבור 608

צדק 547
צמח 522

קולמוס 691
קטן: קטן הנקנים אליו 824
קל: יותר קל החבורה 349
קנין: קנינים 341
קצה: קצות המערב והמזרח 682
(קרב) הקריב שפת חלקות 19
קרבה: קרבה למלכות 128

רופא: לא יצטרך...המצא שם רופא 193
← השגחה, ספר
רופאים 504
הרופאים הקדמונים והחדשים 505
רחקה 899
רתילה 337

שבוי: שבויים 8
(שכל) השכיל לבותם 616
שכל 328
כבר <...> על שכלו הנשא 329
שלטון: שלטונים 409
שמירה 198
(שמש) השתמש 592
שעור 659
שפה ← קרב
שרירות: שרירות לב 908

תועלת 869
מיגע התועלת 870
תועלות 874
תחבולה: תחבולות 227

Notes to the Introductions and English Translation

Translator's Introduction

1. For Maimonides' biographical data, see *Encyclopaedia of Islam,* new ed., s.v. "Ibn Maymūn"; *Encyclopedia Judaica,* s.v. "Maimonides, Moses"; Lewis, "Maimonides, Lionheart and Saladin," 70–75; Goitein, "Ḥayyē ha-Rambam," 29–42; Goitein, "Man of Action," 155–67; Maimonides, *Igrot ha-Rambam,* ed. Shailat, 1:19–21; Cohen, "Maimonides' Egypt," 21–34; Ben-Sasson, "Maimonides in Egypt," 3–30; Levinger, "Was Maimonides Rais al-Yahud," 83–93; Davidson, "Maimonides' Putative Position," 115–28; and Kraemer, "Life of Moses ben Maimon," 413–28. For information on Maimonides' training as a physician, see Maimonides, *On Asthma,* ed. and trans. Bos, xxv–xxx; Kraemer, "Life of Moses ben Maimon," 413–28; Kraemer, "Maimonides' Intellectual Milieu," 1–37; and Bos, "Maimonides' Medical Works," 244–48. For a fundamental discussion of all the available data concerning Maimonides' biography, see Davidson, *Maimonides: The Man and His Works,* 3–74, and Kraemer, *Maimonides: Life and World.*

2. While traditionally his date of birth is set at 1135, Maimonides himself states in the colophon to his *Commentary on the Mishnah,* completed in 1168, that he is thirty years old and living in Egypt. Goitein, "Man of Action," 155, argues on the basis of this that the actual year of his birth should be put at 1138; see also Leibowitz, "Der Mann und sein Werk," 75–76.

3. Following Graetz, *Geschichte de Juden,* 7:265, it is generally assumed that the family left Cordoba in the year 1148, when the city was conquered by the Almohads. If the year of his birth was indeed 1138, Maimonides would have been ten years old at the time.

4. Goitein, "Man of Action," 163, has shown that Maimonides was already involved in this trade before his younger brother David perished in a shipwreck in 1169 and that he still had a hand in it in 1191, even when practicing as a physician.

5. See *Encyclopaedia of Islam,* new ed., s.v. "al-Qāḍī al-Fāḍil."

6. See Davidson, "Maimonides' Putative Position," esp. 127–28.

7. For descriptions of his medical works see Meyerhof, "Medical Work," 265–99; Friedenwald, *Jews and Medicine,* 1:200–216; Baron, *Social and Religious History,* 8:259–62; Ullmann, *Medizin im Islam,* 167–69; *Encyclopaedia Judaica,* s.v. "[Maimonides, Moses], as Physician"; Maimonides, *Shivḥei ha-Rambam,* ed. Avishur, 33–36; Ackermann, "Ärztliche Tätigkeit," 45–46; Maimonides, *On Asthma,* ed. and trans. Bos, xxxi–xxxii; Langermann, "L'oeuvre médicale de Maïmonide," 275–302. For a survey of editors and translators of Maimonides' medical works, see Dienstag, "Translators and Editors," 95–135; for Muntner's activity, see esp. pp. 116–21.

8. See my *Medical Aphorisms: Treatises 1–5* and *Medical Aphorisms: Treatises 6–9* for a critical edition of the Arabic and an English translation of the first nine treatises. Also, see my "Maimonides on Medicinal Measures and Weights" (forthcoming: *Aleph* 9, 2009).

9. See my 2002 critical edition of the Arabic and English translation of *On Asthma.* See also my and Michael McVaugh's critical editions of the medieval Hebrew and Latin translations of *Asthma* in *On Asthma, Volume 2* (2008).

10. Cf. Steinschneider, *Hebraïschen Übersetzungen des Mittelalters,* 767.

11. Although this title does not feature in any of the surviving manuscripts, we have adhered to it because it is the one used in bibliographical literature following Ibn Abī Uṣaybiʿa, *ʿUyūn al-anbāʾ fī ṭabaqāt al-aṭibbāʾ,* 583; cf. Ullmann, *Medizin im Islam,* 338.

12. For the title cf. Brockelmann, *Geschichte der arabischen Literatur,* 1:490 (p. 645).

13. I did not count the manuscript extant in Boston, Countway Library of Medicine, heb. 21, as this manuscript contains a preliminary critical edition of the Arabic text, prepared by Hermann Kroner (see below).

14. On Moses ibn Tibbon see Freudenthal, "Les sciences dans les communautés juives," 61–63.

15. On Zeraḥyah, see Vogelstein and Rieger, *Geschichte der Juden in Rom,* 1:271–75, 409–18; Steinschneider, *Hebräischen Übersetzungen des Mittelalters,* 766; Ravitzky, "Mishnato shel R. Zeraḥyah," 69–75; Bos, ed., *Aristotle's* De Anima, 1–4; Zonta, *"De Superfoetatione,"* 104–9.

16. See section 47 in my enumeration.

17. al-Damīrī, *K. Ḥayāt al-ḥayawān,* 1:523; translation Jayakar, *Zoological Lexicon,* 1:857.

18. See Bos, "Creation and Innovation."

19. MS Munich 58, fol. 104a. I owe this reference to Steinschneider, "Gifte und ihre Heilung," 64 (90 in reprint) n. 5.

20. Cf. Steinschneider, "Gifte und ihre Heilung," 64 (90 in reprint) n. 5; *Encyclopaedia Judaica,* s.v. "Farissol, Jacob ben Ḥayyim."

21. Cf. MS Paris BN 1143, fol. 86a; Steinschneider, *Hebräischen Übersetzungen des Mittelalters,* 762 n. 41.

22. See Hasselhoff, "Maimonides in the Latin Middle Ages," 10–11.

23. See Pagel, "Maimuni als medizinischer Schriftsteller," 238–40.

24. See Ryan, "Maimonides in Muscovy," 43–65.

25. Ryan, "Maimonides in Muscovy," 49.

26. See p. xxiii.

27. Maimonides, *Treatise on Poisons,* ed. and trans. Muntner.

28. Maimonides, *Same ha-mavet veha-refu'ot ke-negdam* (trans. Ibn Tibbon), ed. Muntner.

29. Maimonides, *Traité des poisons,* trans. Rabbinowicz.

30. See Steinschneider, "Gifte und ihre Heilung." The specific manuscript(s) consulted by the author is (are) not specified.

31. Bragman, trans., "Maimonides' Treatise on Poisons."

32. Maimonides, *Treatises on Poisons, Hemorrhoids, Cohabitation,* trans. Rosner.

33. I thank Emily Savage-Smith for these data from her forthcoming catalogue of the medical manuscripts in Oxford.

34. I thank Emily Savage-Smith for these data from her forthcoming catalogue of the medical manuscripts in Oxford.

35. Cf. Neubauer, *Hebrew Manuscripts in the Bodleian Library.* See also Beit-Arié, comp., and May, ed., *Supplement of Addenda and Corrigenda;* and Maimonides, *On the Causes of Symptoms,* eds. Leibowitz and Marcus, 160–61.

36. Cf. Derenbourg and Renaud, *Manuscrits arabes de l'Escurial,* vol. 2, fasc. 2; Cano Ledesma, *Manuscritos árabes de El Escorial,* 70, no. 83.

37. According to my enumeration.

38. Cf. Pertsch, *Orientalischen Handschriften,* vol. 4; Maimonides, *On Asthma,* ed. and trans. Bos, xxxiv.

39. See Zotenberg, *Catalogues des manuscrits hébreux et samaritains.*

40. While Zotenberg, *Catalogues des manuscrits hébreux et samaritains,* only refers to the *Treatise on Asthma,* Steinschneider, *Hebräischen Übersetzungen des Mittelalters,* 767, and Levy, "Tractatus de Causis and Indiciis Morborum," 1:225–26, omit *On Coitus* and *On Hemorrhoids.* Plessner, in Maimonides, O*n the Causes of Symptoms,* eds. Leibowitz and Marcus, 159–60, mentions all six treatises. See also Maimonides, *On Asthma,* ed. and trans. Bos, xxxiii.

41. See Assemanus, *Bibliothecae Mediceae Laurentianae,* 370–71, no. 253.

42. Cf. Isaacs, *Medical and Para-Medical Manuscripts,* no. 959.

43. I thank Jack Eckert, reference librarian of the Countway Library of Medicine, for this information.

44. The transcription of Moses ibn Tibbon's Hebrew translation, as extant in MS Munich 111, is incomplete: it stops at the end of the introduction at וחלקתי המאמר הזה לשני מינים. Thus it breaks off at the same point where Zeraḥyah's translation, as extant in Munich 280, ends.

45. Stern, "*Treatise to a Prince,*" 18; cf. Blau, *Emergence and Liguistic Background of Judaeo-Arabic,* 41 n. 6.

46. See Hopkins, *Languages of Maimonides,* 90.

47. Meyerhof, "Medical Work," 272.

48. Blau, *Emergence and Linguistic Background of Judaeo-Arabic,* 41; cf. Baron, *Social and Religious History,* 8:403 n. 42.

49. Langermann, "Arabic Writings in Hebrew Manuscripts," 139.

50. Sābūr ibn Sahl, *Dispensatorium parvum,* ed. Kahl, 35–38.

51. Cf. Zotenberg, *Catalogues des manuscrits hébreux et samaritains,* 208.

52. Cf. Zotenberg, *Catalogues des manuscrits hébreux et samaritains,* 215.

53. Cf. Steinschneider, *Hebräischen Handschriften der K. Hof- und Staatsbibliothek*, 67.

54. Cf. Steinschneider, *Verzeichnis der hebräischen Handschriften*, no. 232.

55. Cf. Schwarz, *Hebräischen Handschriften der Nationalbibliothek in Wien*, 168 II, 6.

56. See Richler, *Hebrew Manuscripts in the Bibliotheca Palatina*.

57. See Neubauer, *Hebrew Manuscripts in the Jews' College*. The manuscript was sold at auction by Christies in June 1999.

58. Cf. Neubauer, *Hebrew Manuscripts in the Bodleian Library*, no. 2585; see also Beit-Arié, comp., and May, ed., *Supplement of Addenda and Corrigenda*. Neubauer's incorrect foliation (fol. 16) was corrected in Beit-Arié.

59. I thank Guido Mensching and Frank Savelsberg for their help in interpreting the Romance terminology in the following section.

60. On this work see *Ibn al-Jazzār on Sexual Diseases*, ed. and trans. Bos; see as well the forthcoming edition of book 7, chapters 7–30, mainly dealing with diseases of the skin and including Ibn Tibbon's Hebrew translation with an extensive list and discussion of these Romance (Occitan) terms. This edition is part of a project, set up by Gerrit Bos, that aims at editing Ibn al-Jazzār's *Zād al-musāfir* in both the Arabic text and Ibn Tibbon's Hebrew translation as well as extensively discussing the Romance terminology found in Ibn Tibbon's translation.

61. See Bos, "Medieval Hebrew Medical Terminology"; Shem Tov Ben Isaac, *Glossary of Medical and Botanical terms*, ed. and trans. Gerrit Bos et al. (forthcoming).

62. Wartburg, *Französisches etymologisches Wörterbuch*, 4:143a–b.

63. Cf. Asín Palacios, *Glosario de Voces Romances*, nos. 340 and 430.

64. Cf. secs. 49 and 68.

65. Cf. Shem Tov Ben Isaac, *Sefer ha-Shimmush*, Glossary 1, Qof 17.

66. Cf. Maimonides, *Medical Aphorisms* 21.80, translation Zeraḥyah Ḥen: חרמל הוא שיקודא and Nathan ha-Me'ati: שקוטה; cf. Mensching, *La Sinonima delos nombres*, 75 line 46.

67. Baldinger, *Dictionnaire onomasiologique de l'ancien occitan*, 7:522.

68. Cf. section 49: האירבה סיטרי.

69. Cf. Daems, *Nomina Simplicium Medicinarum*, no. 318.

70. Cf. Alcover and de Borja Moll, *Diccionari català-valencià-balear*, 3:100a.

71. Corradini Bozzi, *Ricettari medico-farmaceutici medievali*, 300 line 9.

72. Baldinger, *Dictionnaire onomasiologique de l'ancien occitan*, 5:376.

73. Cf. Asín Palacios, *Glosario de Voces Romances*, no. 606.

74. Cf. Maimonides, *Glossary of Drug Names*, no. 147; Shem Tov Ben Isaac, *Sefer ha-Shimmush*. Bk. 29, vol. 1, Ḥet no. 6.

75. Cf. sec. 60.

76. Cf. Shem Tov Ben Isaac, *Sefer ha-Shimmush*. Bk. 29, vol. 1, Kaf no. 5.

77. For the Old Occitan *potz* for "well," see Wartburg, *Französisches etymologisches Wörterbuch*, 9:626a.

78. Reynouard, *Lexique roman*, 1:417b.

79. Reynouard, *Lexique roman*, 3:153b.

80. See Shem Tov Ben Isaac, *Sefer ha-Shimmush,* glossary 1, commentary on entry Shin 4.

81. Cf. Fischer, *Mittelalterliche Pflanzenkunde,* 271.

82. Cf. Fischer, *Mittelalterliche Pflanzenkunde,* 265; *Dioscurides triumphans* 4.74 (ed. and trans. Dietrich).

83. Steinschneider, *Hebräischen Handschriften der K. Hof- und Staatsbibliothek,* 138.

84. Steinschneider, *Hebräischen Handschriften der K. Hof- und Staatsbibliothek,* 28.

85. Cf. Steinschneider, *Hebräischen Handschriften der K. Hof- und Staatsbibliothek,* 67: "etwa Verfasser der anderen Uebersetzung in N. 280^2 (43^5)?"

86. For his translation technique, see Bos, ed., *Aristotle's* De Anima, 23–43.

87. Cf. Ullmann, "Arabische Überlieferung," 1339–44.

88. Cf. Ullmann, *Medizin im Islam,* 321–42, esp. 321–22. In this chapter entitled "Gifte und Gegengifte" (Poisons and Antidotes), Ullmann gives an exhaustive survey of the literature composed by Greek, Byzantine, and Arab authors on this subject.

89. *Qusṭā ibn Lūqā's Medical Regime,* ed. and trans. Bos, esp. chapter 11.

90. See Richter-Bernburg, "Pseudo Ṭābit, Pseudo-Rāzī, Yūḥannā b. Sarābiyūn."

91. On this work see *Ibn al-Jazzār on Sexual Diseases,* ed. and trans. Bos.

92. Cf. Ullmann, *Medizin im Islam,* 327.

Introduction to the Latin Translations

1. The Latin translations of Maimonides' medical writings, including his work *On Poisons,* have recently been examined by Hasselhoff, "Reception of Maimonides"; idem, "Johannes von Capua und Armengaud Blaise"; and Nicoud, "L'oeuvre de Maïmonide."

2. Steinschneider, "Gifte und ihre Heilung," 65 n. 7.

3. Steinschneider, *Hebräischen Übersetzungen des Mittelalters,* 764–65.

4. Renan, "Armengaud, fils de Blaise," 136–37.

5. Wickersheimer, *Dictionnaire biographique de médecins en France,* 41.

6. Friedenwald, *Jewish Luminaries,* 99–100.

7. Thorndike and Kibre, *Catalogue of Incipits,* cols. 750, 648.

8. These early confusions have left a few ghost references in the literature that probably deserve to be dispelled. (1) As was said above, the incipits given by Thorndike and Kibre for the preface and the text in **Z** are erroneous. (2) The citation by Fred Rosner in *Maimonides' Medical Writings,* 22, of "Bibliot. Medicini Practic 1, No. 399" as a further manuscript containing Armengaud's translation is evidently a transcription, misunderstood, from Steinschneider's list of sources in his 1873 article "Gifte und ihre Heilung"; Steinschneider was referring to a passage in Albrecht von Haller's *Bibliotheca medicinae practicae,* 1:399, where references are given to the Oxford and Cambridge manuscripts (**OPe**) as well as to one manuscript of both the Arabic and the Hebrew texts. (3) Finally, the treatise *De venenis* in MS Cambridge, Gonville and Caius College 178, fols. 170r–179r, so long presumed to be a copy of a Maimonidean

translation, proves on examination to be an original Latin treatise on poisons (beginning "Qui corporum curam geris auxiliari non differas,") probably composed in the fourteenth century.

9. James, *Catalogue of the Manuscripts in the Library of Peterhouse*, 117–18.

10. Coxe, *Catalogus codicum manuscriptorum qui in collegiis aulisque Oxoniensibus*, 44.

11. D'Alverny, "Avicenna Latinus [III]," 222–24.

12. The manuscript is described by Kowalczyk, *Catalogus codicum manuscriptorum medii aevi Latinorum*, 6:346–51. A copy of Maimonides' *De venenis* is also contained in MS Wrocław, Univ. III.F.10, fols.16r–27r, copied in the second half of the fifteenth century. The analysis of the codex in Burchardt, *Higiena Wedle Tomasza z Wrocławia*, 180–81, appears tacitly to identify the text with Armengaud's translation (by referring the reader to the incipit of Armengaud's translation as recorded in the first edition [1937] of Thorndike and Kibre's *Catalogue of Incipits*, 355). I learned of this copy too late to examine it for this edition. In addition, Moritz Steinschneider called attention to what he identified as an "incomplete" (*unvollst[ändig]*) copy of Armengaud's text in MS Parma De Rossi lat. 59 ("Gifte und ihre Heilung," 65 n. 7). It is in fact unclear whether the text there is really Armengaud's. De Rossi, *Mss. codices hebraici biblioth.*, 3:185, provides the following description for item 12 in MS 59: "Rabi Moysis Capitulum IV vel Tract. IV de morsibus animalium, membr. in fol. a col. sub fin. sec. XIV vel init. XV." The detail is insufficient to decide which of the translations is involved, but because in any case it is evidently only a fragment of the work, I have not studied it.

13. Hasselhoff, "Johannes von Capua und Armengaud Blaise," 345–46, has discovered that this same date for Armengaud's translation, 1305, is also given in Henry of Hereford's *Chronicon* of the 1350s, and takes this as an independent confirmation of the year of its composition. Attractive as this possibility is, I wonder whether Henry might not simply have been repeating a date and place (and indeed much of the framing language) that he found in a manuscript similar to **S**. It might be noted that Henry goes on to state that Arnau de Vilanova translated Avicenna's *De viribus cordis* in that same year, which is certainly not true; Arnau had already quoted from it many times in his *De considerationibus operis medicine*, a work that he composed at Montpellier in the 1290s (cf. the edition by Gil-Sotres and Demaitre, 4:249, 253, 257, 265). The documentary evidence concerning Armengaud's later life is published in McVaugh and Ferre, *Tabula Antidotarii*, app. 2.

14. Friedenwald, *Jewish Luminaries*, 99–100.

15. Bayerische Staatsbibliothek, *Catalogus Codicum Latinorum Bibliothecae Regiae Monacensis*, vol. 1, pt. 1 (= *Catalogus Codicum Manu Scriptorum Bibliothecae Regiae Monacensis*, vol. 3, pt. 1), 17.

16. Menestò, *Coluccio Salutati editi e inediti*, 82–83. I am very grateful to Dr. Görge K. Hasselhoff for making it possible for me to study this manuscript.

17. Schuba, *Medizinischen Handschriften*, 387–89.

18. Österreichische Nationalbibliothek, *Tabulae codicum manu scriptorum*, 2:47; and see Hasselhoff, "Reception of Maimonides," 271–72.

19. Österreichische Nationalbibliothek, *Tabulae codicum manu scriptorum,* 4:95–96.

20. Maimonides, *On Asthma,* ed. Bos and McVaugh, 2:xxiii–xxxvi.

21. Hasselhoff, "Reception of Maimonides," 271ff.; these continue to be his objections to the possibility of Giovanni's authorship in "Johannes von Capua und Armengaud Blaise," 348–49.

22. "1a secundum Rabbi Moysem tractatu suo de venenis cap. 3 generis primi: quotiescunque volumus in proposito per os dare aliquam medicinam sive simplicem sive compositam, si ignoremus animal quod laesit, debemus inspicere ad accidentia patientis, quod si sentit magnum calorem, sicut accidit eis, qui morsi sunt a serpente, dentur eis medicinae cum lacte vel aceto; si autem sentiat magnum frigus, sicut accidit laeso a scorpione vel a tyro, tunc exhibeatur medicina cum vino; quodsi cum vino sumere non possit, accipiat cum decoctione anisi, quia omnes sapientes antiqui concordantur, quod anisum in omnibus hujusmodi laesionibus summe valet"; Henri de Mondeville, *Chirurgie* 2.2.2, ed. Pagel, 303; other references to or citations from the work are on pp. 304, 310, 314, 474.

23. Sec. 16 reads as follows in the unattributed translation: "Ego quidem dico apud illum quem momordit ignotum animal quod respiciatur circa eius accidentia. Nam si senserit vehementem calorem, sicut ex morsu vipere solet sentiri, tunc in talibus melius est eligere ex medicinis que cum lacte vel aceto sumuntur. Sed si senserit frigus vehemens, quemadmodum ex punctura scorpionis sentiri solet, tunc eligantur ex medicinis que cum vino capiuntur; et qui non potest capere illas cum vino, capiat cum decoctione anisi, nam universi medici concordaverunt esse anisum iuvativum omni veneno cuiuslibet animalium." Armengaud's language is as follows: "Ego autem dico ut cum quis fuerit morsus ab aliquo animali venenoso quod ignorat ut attendat diligenter dispositionem suorum accidentium. Si ergo patiatur calorem vehementem intensum, sicut convenit in eo qui mordetur a tiro seu basilisco, erit quidem melius ut eligatur ex predictis medicinis illa que cum lacte vel aceto propinatur. Si vero frigus vehemens patiatur, sicut convenit in eo quem scorpio pupugnit vel momordit eligatur illa ex predictis medicinis que cum vino ministratur . . ." (pp. 171 and 129, respectively).

24. Schuba, *Medizinischen Handschriften,* 101–2.

25. In the light of my argument in the previous paragraph, I should make it clear that the language of this Vatican translation shows little or no similarity to Mondeville's, making it highly unlikely that it was the source of his knowledge of the text. This can be seen, for example, by comparing its sec. 16 with the texts given in nn. 22 and 23 (the short passages that are juxtaposed in this argument have been italicized to facilitate the comparison): "Et econverso significatum dico supra omnes morsus qui ignorant speciem mordentem quod *digestio eorum consideretur*, et si invenis illam calidam, ut invenitur in morsu serpentis, quod sumatur cum lacte vel cum acceto vel cum aqua. Et si invenerit frigorem maximum in puncto a scorpione tollat medicinis cum vino; et *si non potest cum vino, tollat cum decoctione anisi,* quod ab omnibus medicis concessum est quia anisum est iuvativum omni veneno animalium" (p. 209).

Furthermore, its translator used the words *species* or *maneries* to denote its principal subdivisions, not *genera.*

26. P. xix, above.

27. Steinschneider, "Gifte und ihre Heilung," 65, n. 7, wrote: "als Uebersetzer wird Armengaud Blasius von Montpellier genannt, der aber wohl nur den lateinischen Wortlaut nach der Uebersetzung eines juedischen Dolmetschers redigirte." I do not know what led Steinschneider to this conclusion. For an assessment of the evidence bearing on Armengaud's own knowledge of Arabic, see Maimonides, *On Asthma,* ed. Bos and McVaugh, 2:xxi–xxiii.

28. I am profoundly grateful to both Gerrit Bos and Professor Joseph Shatzmiller of Duke University, who have been very patient guides and have painstakingly helped me compare the surviving Hebrew materials with the Latin translations. All translations from the Hebrew are theirs; responsibility for their possible misuse is, of course, entirely my own.

29. On this point see my introduction to the Latin in Maimonides, *On Hemorrhoids,* ed. Bos and McVaugh (forthcoming).

30. See my introduction in Maimonides, *On Hemorrhoids,* ed. Bos and McVaugh (forthcoming).

31. "Deinde bibat acetum et sal et evomat; postea vero bibat multum de lacte, et expectet per unam horam et vomat illud" (Giovanni); "postea bibat accetum et sal et vomat; et postea bibat lac multum et differat per .i. horam et postea vomat" (Vatican) (pp. 201 and 223, respectively).

32. Note that this passage is not present in Ibn Tibbon's translation, a further indication that Giovanni (and perforce the anonymous author of the Vatican translation) based their works on Zeraḥyah's version. Giovanni's text names the month "Ramsan," which corresponds to Zeraḥyah's spelling, רמצ—the Sephardic pronunciation of צ was not *ts* but *s,* as Professor Joseph Shatzmiller has pointed out to me.

33. See above, n. 20.

The English Translation

1. **EG** add "The treatise of the leader Abū ᶜImrān Mūsā ibn ᶜUbayd Allāh al-Isrāᵓīlī concerning the treatment of poisons and the account of drugs beneficial against them and against bites"; **M** adds *"al-Maqālah al-Fāḍilīya* on poisons and the treatment of bitten and poisoned persons and on remedies easily to be found, composed by the leader and scholar Mūsā in the land of Egypt."

2. "Says . . . Therefore, I command you to compose (sec. 4)": **FM** read "Says the [venerable] old man, the leader, Abū ᶜImrān ibn ᶜAbd Allāh al-Qurṭubī al-Israᵓīlī: The eminent and most honorable (**F**) Judge—may God have mercy with him—ordered me to compose."

3. I.e., ᶜAbd al-Raḥīm b. ᶜAlī al-Baysānī, called al-Qāḍī al-Fāḍil, the famous counselor and secretary to Saladin whom Maimonides served as a physician; cf. *Encyclopaedia of Islam,* new ed., s.v. "al-Ḳāḍī al-Fāḍil."

4. **G** adds "Abū ᶜAlī ᶜAbd al-Raḥīm b. ᶜAlī al-Baysānī," and **E** adds "Abū ᶜAlī ᶜAbd al-Raḥmān b. ᶜAlī al-Baysānī."

5. "in some other": **G** reads "in the other."

6. "Equally. . . Another one with a strong attractive power: Equal parts of mustard, *qilyun*" (sec. 13): **G** reads "and may He fulfill his desire to do well and to give relief sometimes with his rank and sometimes with his wealth, and may He let him act moderately according to his sublime discernment and sound judgment." "Equally . . . also prompted me to start with this introduction to this work which I am making an effort [to write] now"(sec. 2): **E** reads "and strengthen his desire to constantly provide [the people] with benefits, to relieve [them from trouble] (*and that he has made it his endeavor in this world to share any good that God has bestowed on him with all people in general, to keep them from harm, and to constantly provide them with benefits* [**E**¹]) sometimes through his rank and sometimes through his wealth; his supreme discernment; his perception [of things], which is well founded and adequate as none other; and his efforts to spread justice. He urges kings to improve their behavior and to behave in a noble, moral way. He makes them desire to achieve a lasting reputation and fame and to always do those things through which they would acquire praise and glory. (*He inclined their hearts to behave in a noble, moral way, and thus he saved highly esteemed people from death, not only certain individuals, but many groups. With his charity he satisfies the needs of the poor and indigent, raises orphans and redeems prisoners, builds houses of study in the cities, and increases [the number] of scholars and students. He uses his high position to satisfy the needs of people of eminent position and to provide sustenance to heads of families. With his eloquent and pure speech and wonderful elocution which God has bestowed upon him and with which he surpasses all those known to have preceded him, he prevents kings and rulers from [mostly judging according to] their natural inclinations, with which they believe the first statement they hear* [**E**¹].) In short, it is not the intention of this treatise to praise him at great length or to enumerate his excellent qualities, for this is a topic that cannot be exhausted and a path from which eloquent [speech] would slip [i.e., one would not be able to praise him adequately]. Orators and poets of our time and era tried to do so to the utmost of their ability but did not reach up to the level that would really be fitting for his praise and appropriate for his noble deeds. Through them [i.e., his deeds] he threw a blaze [i.e., embellished] on the face of our epoch, and he threw [a necklace] of precious stones and pearls of his benevolence around the necks of our generations, which share with the stars in their purity and which rival the ages in their expansion[?]. The servant in his service was called to present this short passage right in the beginning of his treatise [because of the following]: The original cause to write it and the reason to compose it was the fact that he (al-Qāḍī al-Fāḍil)—may God lengthen his days—motioned him (Maimonides) in his friendliness [to write the treatise] when he pondered in his noble mind and considered—as he was used to do—how to make [people] profit from his benevolence and charity in general." I thank Professor Werner Diem for his help in reading and interpreting this passage from **E**.

7. I.e., the Muslims.

8. "the word of God's Unity": I.e., the first article of the Muslim profession of faith: *"la ilāha illā llāh"* (there is no other God but God). This first *shahāda*

is specifically called *"kalimat al-tawḥīd";* cf. *Encyclopaedia of Islam,* new ed., s.v. *"tawḥīd."*

9. "uncleanness" *(rijs)*: This term features in the Qurʾān 5:92 and 6:146 in the sense of "an action that leads to punishment, an action the mention whereof is evil, and highly evil; a thing that is unlawful, or forbidden, and unbelief, infidelity" (cf. Lane, *Arabic-English Lexicon,* 1037).

10. "the condition of their subjects improved": **P** and אבגדזלמספר read "they were held in proper respect."

11. On the theriacs see Ullmann, *Medizin im Islam,* 321; Galen, *"De theriaca ad Pisonem,"* trans. Richter-Bernburg, 115–17. The great theriac *(al-tiryāq al-kabīr* or *al-akbar)* is an antidote allegedly invented by Andromachus, personal physician of the emperor Nero, who changed the composition of the Mithridati-cum, i.e., the antidote allegedly composed by Mithridates VI Eupator, king of Pontus (r. 120–63 BC). Andromachus added viper flesh to this antidote to make it more effective. Another name of the great theriac was the "snake theriac" *(tiryāq al-afāʾī)* (see sec. 52 below). For its composition see Galen, *De antidotis* 1:6–7 (ed. Kühn, 14:32–42); German translation: Winkler, *Galen Schrift "De Antidotis,"* 190–200; Galen, *De Theriaca ad Pisonem* 12 (ed. Kühn, 14:259–60); ibid., trans. Richter-Bernburg, Arabic translation, 128a16–130a8, German trans-lation, 109–13. See as well al-Ṭabarī, *Firdaws al-ḥikma,* 440–50; *Antidotarium Nicolai,* ed. van den Berg, 144–45, s.v. "Tyriaca magna"; cf. Maimonides, *On Asthma,* ed. and trans. Bos, 13.38 (p. 103).

12. For its composition see Galen, *De antidotis* 2.1 (ed. Kühn, 14:106–9); German translation: Winkler, *Galen Schrift "De Antidotis,"* 264–67; *Das Buch der Gifte des* Jābir ibn Ḥayyān, ed. and trans. Siggel, 217; cf. Maimonides, *On Asthma,* ed. and trans. Bos 13.38 (p. 102).

13. "poison" *(samm)*: The Arabic term can mean both "poison" and "deadly poison"; cf. Lane, *Arabic-English Lexicon,* 1419.

14. *rutaylāʾ*: Cf. Lane, *Arabic-English Lexicon,* 1028: "A certain genus of *hawāmm* or venomous creeping things; the genus of insects called phalangium . . . ." *Encyclopaedia of Islam,* new ed., s.v. *"ʿankabūt,* the spider": "Al-Ḳazwīnī and al-Damīrī mention several species, the most dangerous of which is the poison-ous tarantula, *al-Rutailāʾ* or *al-Ruthailāʾ"*; see below, 1.5 (sec. 47) for a detailed description.

15. For its composition, see below, 1.4 (sec. 32); see as well Maimonides, *On Asthma,* ed. and trans. Bos, 13.46 (p. 107).

16. "apart from these two theriacs, so that these are saved for cases in which the other [antidotes] are of no avail": Missing in **FM**.

17. "books": Cf. **FM**: "many books."

18. For a survey of the rich literature Arab doctors created in the field of poisons and antidotes, see Steinschneider, "Toxikologischen Schriften der Araber"; Ullmann, *Medizin im Islam,* ch. 16 (pp. 321–42); cf. *Qusṭā ibn Lūqā's Medical Regime,* ed. and trans. Bos, 136.

19. "which I cannot but obey": **FM** read: "in this matter."

20. Thus called after al-Qāḍī al-Fāḍil.

21. "to select": Missing in **FM**.

22. "Therefore, when I will mention the simple, beneficial remedies in this treatise, I will not mention all those that have been cited": **FM** read "For this reason I will not mention every remedy that has been cited."

23. The importance of memorization in the context of the medical art is repeatedly discussed by Maimonides; cf. *On Asthma,* ed. and trans. Bos, 13.49 (p. 109) and xxix; and *Medical Aphorisms* 21.67.

24. "to look them up": Missing in **P**.

25. "compound": Missing in **FM**.

26. "certain": Missing in **FM**.

27. "specific properties": This term is especially used by Maimonides for those remedies which operate through the whole of their essence, contrary to remedies which operate either through their matter or through their quality. While the pharmacological action of these remedies can be assessed by a physician, this is not the case with the remedies effective through their specific property, which lack a pharmacological basis. Thus, their effectiveness can only be learned through experience. In a lengthy theoretical discussion in his *Commentary on Hippocrates' Aphorisms* (1.14–19), Maimonides calls the specific property through which these remedies are effective their "specific form" (*al-ṣūrah al-nawᶜīya*). In *Medical Aphorisms* 22 Maimonides gives a long list of remedies effective through their specific properties and mostly consisting of all sorts of animals, their parts, excrements, and urine; see as well *On Hemorrhoids* 2.3. The subject is discussed in Schwartz, "Magiyah, maddaᶜ nisyoni u-metodah maddaᶜit," 35–38; Abraham ibn Ezra, *Sefer Hanisyonot,* ed. and trans. Leibowitz and Marcus, 17–20; Langermann, "Gersonides on the Magnet," 273–74; and the introduction to Maimonides, *Medical Aphorisms 22–25,* ed. and trans. Bos (forthcoming). See as well section 15 below.

28. "their [specific] nature or with which it is easy to assassinate someone": **F** reads "them."

29. "or with which it is easy to assassinate someone": Missing in **M**.

30. Cf. *Paulus Aegineta,* trans. Adams, 5.2 (pp. 157–62).

31. Cf. *Das Buch der Gifte des* Jābir ibn Ḥayyān, ed. and trans. Siggel, fol. 168a (Arabic), p. 174 (German): "Man muß das Organ, das höher liegt, fest abschnüren, damit das Gift nicht in den Körper hineindringt."

32. For a discussion of this statement, cf. *Paulus Aegineta,* trans. Adams, 5.2 (p. 160); *Qusṭā ibn Lūqā's Medical Regime,* ed. and trans. Bos, 138.

33. "If sucking is impossible": **P** and **בגדזלמפר** read "If there is no one to suck"; **ס** reads "If the person who sucks suffers from nausea."

34. "Then the bitten person should rest for a while": **P** reads "Then one should look at the condition of the bitten person"; cf. **אבגדזלמספר**.

35. On the notion of "innate heat," the force sustaining life in living beings, see *Galen on the Usefulness of the Parts of the Body,* trans. May, 1:50–53; cf. Maimonides, *On Asthma,* ed. and trans. Bos, 29 n. 3.

36. Cf. Maimonides, *Medical Aphorisms* 21.54: "And if, in case of [a bite by] a weasel, one takes that animal and rubs the site of the bite with it, it heals immediately." Also see Galen, *De Theriaca ad Pisonem* 10 (ed. Kühn 14:246), and "*De Theriaca ad Pisonem,*" trans. Richter-Bernburg, 115b (Arabic); 80 (German).

The Arabic *ibn ᶜirs* is a translation of the Greek μυγαλῆ; i.e., shrewmouse, field mouse; see also Ibn Sīnā, *K. al-Qānūn fī al-ṭibb,* 3:221; and al-Rāzī, *K. al-Ḥāwī,* 19:287, 300.

37. I.e., pigeons, chickens, roosters, or hens.

38. "slaughtered": **P** and **אבגדזלמספר** read "mentioned."

39. "the topical remedies, simple or compound, that attract the poison": **L** and **אגדזלמספר** translate "the remedies, simple or compound, that are put on for poisons."

40. "should be slaughtered": **P** and **אבגדזלמספ** read "which I mentioned."

41. "Or put a poultice": Missing in **P**.

42. "circumstances" (*qarāʾin*): Cf. Efros, *Philosophical Terms,* 96; also cf. Maimonides, *Dalālat al-ḥāʾirin,* ed. Munk, 2:296 n. 3: "Le mot *qarāʾin* signifie *conjonctures, circonstances réunies.*" Lameer, *Al-Farabi and Aristotelian Syllogistics,* 81–82, translates the term as "combination, reflecting Greek *symplokē,*" and explains it as "the linkage of two propositions on the basis of a common term."

43. Cf. *Paulus Aegineta,* trans. Adams, 5.2 (pp. 157–62).

44. "water mint [*Mentha aquatica*], which is crocodile mint": Cf. Maimonides, *Sharḥ asmāʾ al-ᶜuqqār,* ed. and French trans. Meyerhof, English trans. Rosner, no. 309, s.v. *"fawdhanj":* "The fluviatic type is called *ḥabaq al-māʾ* (aquatic mint) and *al-ḥabaq an-nahrī* (fluvial mint). It is *aḍ-ḍawarān* and in Egypt one says *ḥabaq at-timsāḥ* (crocodile mint)."

45. "bitumen" (*al-qufr al-yahūdī*): Cf. Maimonides, *Sharḥ asmāʾ al-ᶜuqqār,* ed. and French trans. Meyerhof, English trans. Rosner, no. 168; **P** and **אבגדלמספר** read "Jews' stone" (*lapis judaicus*).

46. "the poison": Missing in **P** and **אבגדזלמספר**.

47. *"qilyun":* Cf. *Encyclopaedia of Islam,* new ed., s.v. *"al-ḳily":* "potash, potassium carbonate [K_2CO_3], but also soda, sodium carbonate [Na_2CO_3]. . . . *Al-Ḳily* thus indicates the salt which is won from the ashes of alkaline plants, but it is also confusingly used for the ashes themselves and the lye."

48. Al-Rāzī (865–925) was one of the foremost Arabic physicians and the most freethinking of the major philosophers (See *Encyclopaedia of Islam,* new ed., s.v. "al-Rāzī, Abū Bakr Muḥammad b. Zakariyyā.") He is quoted repeatedly in Maimonides' medical writings; cf. below, secs. 33 and 35; *Medical Aphorisms* 25.1, 57; *Regimen of Health* 2.3, 4.6 (*Maimonides' Two Treatises,* trans. and ed. Bar-Sela, Hoff, and Faris, 20–21, 28) = *On Asthma,* ed. and trans. Bos, 13.8; and *Regimen of Health* 4.10 (*Maimonides' Two Treatises,* trans. and ed. Bar-Sela, Hoff, and Faris, 29) = *On Asthma,* ed. and trans. Bos, 13.12 (p. 87). Maimonides held him in high esteem as a physician—cf. *On Asthma,* ed. and trans. Bos, 13.9 (p. 85): "Says the author [Maimonides]: From the words of this man [al-Rāzī], who is perfect in his art"—but Maimonides thought that he was worthless as a theologian, as he makes clear in a letter he addressed to Samuel ibn Tibbon: "וספר חכמה אלהית שחבר אלראזי הוא לו אבל אין בו תועלת לפי שאלראזי היה רופא בלבד" (The work by al-Rāzī on divine knowledge is useless since he was only a physician); Marx, "Texts by and about Maimonides," 378. Cf. Maimonides, *Guide of the Perplexed* 3.12 (ed. and trans. Pines, 2:441): "Rāzī has written a famous book, which he entitled 'Divine Things.' He filled it with the enormity of his ravings

and his ignorant notions"; also cf. Stroumsa, *Freethinkers of Medieval Islam*, 235–38. On the term *raving*, cf. Stroumsa, "'Ravings': Maimonides' Concept of Pseudo-Science." The explicit source quoted by Maimonides is his *K. al-Manṣūrī*, which I consulted in the form of MS Oxford, Bodleian, Marsh 248 (**Q**), and/or the *K. al-fākhir* falsely attributed to him, which I consulted in the form of MS Berlin 6259 (**R**).

49. "who . . . the poison": Cf. **Q**, fol. 42b (p. 80): "or with the following salve, for it is extremely beneficial for alleviating the pain arising from the bite or sting of unknown vermin, and this is its composition"; and **R**, fol. 184b: "or this remedy, for it is very [good] for attracting [the poison]."

50. Castoreum is a desiccated excretion of the glands of the genital apparatus of the Old World species of beaver (*Castor fiber*); see Maimonides, *Sharḥ asmāʾ al-ʿuqqār*, ed. and French trans. Meyerhof, English trans. Rosner, no. 79.

51. "sulphur": Cf. **R**: *kurunb*, "cabbage."

52. "mint [*Mentha*]": For the different species, cf. *Encyclopaedia of Islam*, new ed., Suppl., s.v. *"fūdhandj."*

53. "mix . . . the site of the bite": **Q**, fol. 42b (p. 80) reads "mix [these ingredients] with ancient olive oil and pitch, pound them in a mortar until it thickens, and apply it."

54. **Q**, fol. 42b; **R**, fol. 184b.

55. Cf. Galen, *De simplicium medicamentorum temperamentis ac facultatibus* 11.24 (ed. Kühn, 12:356), where Galen asserts that river crabs are effective against rabies through the specific property of their whole substance (ἰδιότητι δὲ τῆς ὅλης οὐσίας); see also below, 1.5 (secs. 55–56).

56. See section 7, above.

57. "As . . . beneficial against all animal poisons": This section is quoted in one of the Latin translations by Henri de Mondeville, *Chirurgie*, ed. Pagel, 303; also cf. Pagel, "Maimuni als medizinischer Schriftsteller," 239.

58. For Maimonides' medical opinion on wine, see *On Asthma*, ed. and trans. Bos, 129.

59. Cf. al-Rāzī, *K. al-Ḥāwī*, 19:287.

60. "experience" (*tajriba*): This term features repeatedly in Maimonides' works; cf. *Medical Aphorisms* 6.26; 8.47; 9.27; 13.51; 20.81; *On Asthma*, ed. and trans. Bos, 11.3 (p. 61). For further discussion see Rosenthal, "Life is Short, the Art is Long," 233 n. 30; Langermann, "Maimonides' Repudiation of Astrology," 135–38; and Langermann, "Science and the Kuzari," 512.

61. Cf. *Medical Aphorisms* 22.45: "The consumption of lemon peel strengthens the heart, and its pits are beneficial against poisons. Lemon peel is [also] beneficial against poisons, as are the leaves of its tree." This aphorism is a quotation from Abū Marwān b. Zuhr, *K. al-Taysīr fī l-mudawāt wa-l-tadbīr*, ed. al-Khouri, 15.

62. One mithqāl is 4.68 grams; see Hinz, *Islamische Masse und Gewichte*, 4.

63. The standard dirham is 3.125 grams; see Hinz, *Islamische Masse und Gewichte*, 3.

64. Ibn Sīnā, *K. al-Qānūn fī al-ṭibb*, 1:258, states that "two dirhams of lemon seed in wine or hot water is good against all kinds of poison, especially that

of a scorpion, whether ingested or applied as a liniment, and that its seed has a similar effect." Al-Rāzī, *K. al-Ḥāwī*, 19:287, 299, gives the same dose as Maimonides.

65. "granules" (*ḥabbāt*): One granule (*ḥabba*) is 0.05 grams; see Hinz, *Islamische Masse und Gewichte*, 13.

66. Abū Marwān b. Zuhr (d. 1161), known in the West as Avenzoar, was one of the foremost physicians of the Western Caliphate; he was born in Seville, where he spent most of his life; he was in the service of the Almoravid dynasty (cf. Colin, *Avenzoar*, 23–41; Ullmann, *Medizin im Islam*, 162–63; *Encyclopaedia of Islam*, new ed., s.v. "Ibn Zuhr," no. IV; Kuhne Brabant, "Abū Marwān b. Zuhr"). Abū Marwān b. Zuhr is frequently quoted by Maimonides, who regarded him highly. In Maimonides, *On the Elucidation of Some Symptoms* 2, ed. and trans. Bos, forthcoming, (but see also Maimonides, "Der medizinische Schwanengesang," ed. Kroner, 88–89), he praises him as "unique in his generation and one of the greatest observers." In *Medical Aphorisms* 22.35, which introduces a long list of remedies effective through their specific properties quoted from the works of Ibn Zuhr, Maimonides remarks, "Abū Marwān b. Zuhr has mentioned many specific properties [of remedies] that he tested. He was one of the [great] empiricists. His son told me amazing things about his precision and diligence in matters depending upon experience. Therefore, I thought it a good thing to mention them in his name, although some of them have been mentioned by others before. However, he is the one who verified these experiential matters." See also 2.3 (sec. 78); *On Asthma*, 9.1; *Medical Aphorisms* 20.67.

67. Cf. Ibn Zuhr, *K. al-Taysīr fī l-mudawāt wa-l-tadbīr*, 8–9; Ibn Zuhr, *K. al-aghdhiya*, 105; cf. the quotation in *Medical Aphorisms* 22.36: "The ingestion of nine granules of emerald, pulverized and filtered, in a mouthful of water on an empty stomach, stops the diarrhea caused by poisons."

68. "terra sigillata": I.e., "sealed earth or clay," so called because the pastilles prepared from these kinds of earth or clay were marked with a seal. Thus Pliny, *Natural History* 35.14, quotes the terra sigillata from the island of Lemnos under the name σφραγίς (seal). It was actually the best known of the different kinds of terra sigillata which were introduced into medicine by the Greeks (cf. Dioscurides, ed. Wellmann 5.97; ed. Berendes 5.113; Galen, *De simplicium medicamentorum temperamentis ac facultatibus* 9.2 [ed. Kühn, 12:169]), and according to Renaud and Colin, eds., *Tuḥfat al-aḥbāb*, no. 196, was hydrated peroxide of iron, which served as an antitoxin. According to Siggel, ed. and trans., *Das Buch der Gifte des* Jābir ibn Ḥayyān, 215, it was a reddish earth from the isle of Chios that was taken in a sealed form to Byzantium; it was possibly an Al-Mg silicate. See as well *Encyclopaedia of Islam*, new ed. s.v. "ṭīn": "3. Edible clay or earth. This was a diatomaceous earth or kieselguhr, made up of the siliceous remains of minute organisms, and was found in various parts of Persia in mediaeval Islamic times." Maimonides, *Sharḥ asmāʾ al-ʿuqqār*, ed. and French trans. Meyerhof, English trans. Rosner, no. 172, s.v. "ṭīn," mentions different kinds of earth or clay, such as "sealed earth," "cimolite earth," and "Armenian earth." See as well Ullmann, *Islamic Medicine*, 25–26.

69. "bezoar" (*bāzahr*): The Arabic term goes back to middle Persian *pādzahr* "antidote"; cf. Mackenzie, *Pahlavi Dictionary,* 63; cf. *Encyclopaedia of Islam,* 1st ed., s.v. "Bezoar"; *Encyclopaedia of Islam,* new ed., s.v. *"bāzahr";* and Ullmann, "Edelsteine als Antidota," 85–86, n. 5. The Arabs distinguished between a mineral and an animal variety. The last one is a stony concretion which is formed in the intestines of certain animals, especially the wild goat of Persia (*Capra aegragrus Gm*); for medieval accounts in Arab literature see al-Bīrūnī, *K. al-jamāhir fī ma*ᶜ*rifat al-jawāhir,* trans. Said, 172–76; al-Tifāshī, *K. azhār al-afkār fī jawāhir al-aḥjār,* 117–42; Clément-Mullet, "Essay sur la minéralogie arabe," 115–22; and Ruska, *Das Steinbuch des Aristoteles,* no. 8 (104–5, 147–49).

70. "nor the one": Om. **LP** and **אבגדזלמספ**.

71. "can be found in": **G** reads "is taken from."

72. Cf. al-Bīrūnī, *K. al-jamāhir fī ma*ᶜ*rifat al-jawāhir,* trans. Said, 175: "The Animal Bezoar. *Hajar al-Tays* (animal bezoar) is a Persian theriac. It is like acorn or unripe date, elongated and having peels like the onion, with something like green grass in the centre, something like a stone in the kernels of fruits. This is the central point of the peels and argues for the fact that these peels are arranged over each other. Its hue is blackish to green. . . . It is taken out of the stomach of the mountain goats, but is of a very rare occurrence. It is called *hajar al-tays* for this reason, *tays* meaning the he-goat. . . . It is better to designate it by the name, *tiryāq-i-Farisi* (the Persian theriac), since it is brought from the neighbouring areas of Dārā Bijarad. . . . *Tiryāq-i-lahazah* resembles it, and is picked out of the eyes of the stag. It accumulates in the corner of the stag's eye as an exudate. . . . Some persons claim that the Persian theriac is found in the spleen of mountain goats in the manner of *gāwīzan* which is found in the gallbladder of bulls."

73. "Aydhāb": Cf. *Encyclopaedia of Islam,* s.v. "ᶜAydhāb": "harbour on the African coast of the Red Sea, the ruins of which still exist on a flat and waterless mound 12 miles N. of Ḥalayb, at 22° 20′N., 36° 29′32″ E. It is mentioned already in the 3rd/9th century as a port used by pilgrims to Mecca and merchants from al-Yaman, and was linked to the Nile valley by caravan roads from Aswān (15 days) and Ḳūṣ (17 days). Originally a small village of huts, it grew in importance from the 5th/11th century in consequence of increasing Egyptian commerce with al-Yaman, and was especially flourishing in the period of the Kārimī merchants, when it is described by Ibn Baṭṭūṭa (i, 109–11) in 725–1325 as a large town." A parallel to Maimonides can be found in al-Tifāshī, *K. azhār al-afkār fī jawāhir al-aḥjār,* according to the text quoted by Clément-Mullet, "Essay sur la minéralogie arabe," 117 from MS Paris 879, which does not feature in the printed edition: وهو من معدن بخرسان وله معدن آخر ويوجد بديار مصر في بريّة عيذاب في أمكان السيول وغيرها كبرا وصغارا وألونا كثيرة (It is obtained from the mines of Khurāsān, but there are other sites. It is also found in the regions of Egypt, in the barren land of Aydhāb in places where torrents stream and elsewhere, big and small [stones], with many colors).

74. For a summary account, cf. Ibn al-Bayṭār, *al-Jāmi*ᶜ *li-mufradāt al-adwiya wa-al-aghdhiya,* 1:111–12; French translation by Leclerc, *Traité des simples,* 1:196–98.

75. "Rub": **LP** and **אבגדזלמספר** read "Dissolve."

76. One Egyptian *qīrāṭ* weighs from 0.176 to 0.186 grams; cf. Hinz, *Islamische Masse und Gewichte*, 2.

77. "Serpent root": A species of melilot, probably one of the following papilionaceous plants: *Coronilla scorpoïdes KOCH, Scorpiurus*, or *Ornithopus*, all of which have pods resembling tails of scorpions and were employed against the sting of this animal. Cf. Maimonides, *Sharḥ asmāʾ al-ʿuqqār*, ed. and French trans. Meyerhof, English trans. Rosner, no. 7; and *Dioscurides triumphans* 3.40 (n. 9) (ed. and trans. Dietrich); see also next note.

78. Maimonides has possibly derived his information about this plant from the *K. al-murshid fī jawāhir al-aghdhiya wa-quwā l-mufradāt min al-adwiya* [Guide to the Substances of the Foods and the Powers of the Simple Drugs], composed by the physician al-Tamīmī (d. 980), who hailed from Jerusalem and then moved to Egypt in 970 to serve the vizier Yaʾqūb ibn Killis. In this text, which has only been preserved partly and is for the most part still in manuscript, al-Tamīmī often refers to his own observations in Jerusalem; cf. Ullmann, *Medizin im Islam*, 269–70. In *Medical Aphorisms* 20.83, Maimonides states explicitly his reason for consulting him: "Says Moses: This man, who was on the Temple mountain and whose name is al-Tamīmī and who composed a book on drugs and called it *al-murshid* (*The Guide*), allegedly had much experience. Although most of his statements are taken from others and although sometimes he wrongly understands the words of others, he still, in general, mentions many properties of various foods and of medications, and therefore I decided to write down those which are good in my opinion, whether foods or medications."

79. **E** adds: "Note: this plant is the saving one (antidote) that Muḥammad ibn Aḥmad Saʿīd al-Tamīmī took care to mention, to describe and to pay attention to, and that he called 'scorpion flowered.' He extolled its usefulness and its saving [property] of delivering from the poisons of malignant vipers. And since I learned about this passage from this treatise, I looked for this plant until I obtained it, and the learned al-Muwaffaq from Damascus provided me with something good from it in the year 600 [AH] [and . . .], while [until that time] I had used the treatise by al-Tamīmī on the theriac [cf. Ullmann, *Medizin im Islam*, 332] in a copy prepared by the honorable Tāj al-Dīn. And when I got this plant, I did not need the theriac anymore. I tested [this plant] with two cocks. The cock that drank it was saved, and the one that did not drink it died. It is so much stronger than all the other simple remedies that it can replace the *fārūq* theriac."

80. Cf. Maimonides, *Sharḥ asmāʾ al-ʿuqqār*, ed. and French trans. Meyerhof, English trans. Rosner, no. 30; and *Dioscurides triumphans* 2.62 (ed. and trans. Dietrich).

81. Cf. Maimonides, *Sharḥ asmāʾ al-ʿuqqār*, ed. and French trans. Meyerhof, English trans. Rosner, no. 265; and *Dioscurides triumphans* 1.6 and 4.47 (ed. and trans. Dietrich).

82. Cf. Maimonides, *Medical Aphorisms* 22.52: "The drinking of half a dirham of balsam of Mecca (*Commiphora opobalsamum*) counteracts all poisons."

83. The weight of the *raṭl* varies according to region and period; from the twelfth century on its general weight in Egypt is 450 grams; see Hinz, *Islamische Masse und Gewichte*, 28–33, esp. 29.

84. Cf. Ibn Sīnā, *K. al-qānūn fī al-ṭibb*, 3:220; and al-Rāzī, *K. al-Ḥāwī*, 19:314.

85. Cf. *Medical Aphorisms* 21.35: "Milk, garlic, boiled wine, vinegar, and salt are beneficial against poisons or against <substances> similar to poisons developing in the body. *In Hippocratis Epidemiarum librum* 6 *commentarius* 6."

86. One ounce is 37.5 grams, see Hinz, *Islamische Masse und Gewichte*, 35.

87. Cf. *Medical Aphorisms* 21.42: "Chinese cinnamon (*Cinnamomum ceylanicum*) is a very fine drug; it opens the passages of the stomach, cleanses and attenuates the humors, and has a contrary effect on all the putrefactive serous discharges by changing and dissolving them. Because of its pleasant aroma, it is beneficial for all diseases originating from bad humors; it is good for any putrefaction and counteracts any putrefactive force and restores it to a healthy state. Similarly, it is good for seropurulent discharges, fatal drugs, and animal poisons."

88. "Florentine iris" (*Iris florentina*): Cf. *Dioscurides triumphans* 1.1 (ed. and trans. Dietrich); Maimonides, *Sharḥ asmāʾ al-ʿuqqār*, ed. and French trans. Meyerhof, English trans. Rosner, no. 272; and *Qusṭā ibn Lūqāʾs Medical Regime*, ed. and trans. Bos, 143, no. 341: "German iris."

89. "and taken": Om. **L** and אבגדזלמספר.

90. "water": **M** reads "cold water."

91. "but this is easily obtainable in Egypt": Missing in **M**.

92. **E²** adds "I.e., forty years."

93. "the great theriac: one should take from one-fourth of a dirham up to a mithqāl": Quoted according to Latin translation by Henri de Mondeville, *Chirurgie*, ed. Pagel, 304; also cf. Pagel, "Maimuni als medizinischer Schriftsteller," 239.

94. Cf. **R**, fol. 185a and **Q**, fol. 43a (p. 82): "Take equal [parts] of dry rue leaves, costus, dry (om. **R**) mint, pepper, pyrethrum and cardamon, asafetida [in an amount] equal to a quarter of all [these ingredients], honey [enough] to solidify [these ingredients]; and ingest a dose of one hazelnut (up to one walnut add. **R**)."

95. "It is said that if someone constantly takes it before meals, poisons will have no effect on him": Cf. **Q**, fols. 43a–b, and **R**, fol. 185a: "Someone who is afraid that he might be given a fatal drug should constantly take it before meals, for it stops poisons [from being effective]."

96. "parts": **M** reads "dirhams."

97. In *De remediis parabilibus* 3 (ed. Kühn, 14:578–79), Galen recommends rue, figs, and pulverized walnuts ingested in wine against fatal poisons. He does not mention the specific quantities.

98. "rather large [portions] like walnuts": **G** reads "large hazelnuts about the size of a walnut" and **P**, "portions larger than a walnut."

99. Cf. **Q**, fol. 43a (p. 82) and **R**, fol. 185a. In *K. al-Ḥāwī*, 19:297, al-Rāzī gives the following composition: "Twenty parts of dried rue leaves, two parts of walnuts, five parts each of salt and dried figs," and on p. 316: "Twenty (parts of) dried leaves of rue, two parts of large walnuts, one part each of figs and salt."

100. Cf. Ibn Zuhr, *K. al-Taysīr fī l-mudawāt wa-l-tadbīr*, ed. al-Khouri, 481–482, s.v. "*tiryāq al-thūm*."

101. "strawberry tree" (*qātil abīh*): "Lit., 'his father's murderer,' so called because the fruits do not dry out before the emergence of a new shoot of the plant." Maimonides, *Drug Names,* trans. Rosner, no. 328, following Ibn al-Bayṭār, *al Jāmiᶜ,* trans. Leclerc, *Traité des simples,* no. 1729.

102. "What is commonly called 'white pepper' is nothing else than black pepper (*Piper nigrum*) blanched by steeping it in water and then gently rubbing off the dark outer coat" (al-Kindī, *Medical formulary,* ed. and trans. Levey, no. 221, following Ainslie, *Materia indica,* 1:304).

103. "the female species of agaric": I.e., white agaric (cf. Schmucker, *Die pflanzliche und mineralische Materia Medica,* no. 512).

104. "wine": Cf. Ibn Zuhr, *K. al-Taysīr fī l-mudawāt wa-l-tadbīr,* ed. al-Khouri, 482: "three ounces of very acid vinegar."

105. "from one up to three dirhams": Cf. Ibn Zuhr, *K. al-Taysīr fī l-mudawāt wa-l-tadbīr,* ed. al-Khouri, 482: "between two dirhams and around the same amount."

106. This principle is prominent in Galen's medical theory. In his extract of Galen's *Art of Cure,* Maimonides remarks in Galen's name that when deciding on a treatment we have to observe seven things: the nature of the sickness, the nature of the patient, his age, his habits, the nature of the town, the season of the year, and the constitution of the surrounding air; see *Art of Cure,* ed. and trans. Barzel, 108; Galen, *De methodo medendi* 8.9 (ed. Kühn, 10:594–98); cf. Maimonides, *On Asthma,* ed. and trans. Bos, 1.1 (p. 1), and esp. p. 123.

107. Ibn Sīnā, *K. al-Qānūn fī l-ṭibb,* 3:237.

108. "pains": Om. by **LP** and **אבגדזלמספר**.

109. "Pound": **P** and **אבגדלמסס** read "heat."

110. "pastilles": Lit. hazelnuts; cf. Galen, *De antidotis* 2.13 (ed. Kühn, 14:182): τροχίσκους.

111. An Egyptian bean is 2.34 grams; cf. Hinz, *Islamische Masse und Gewichte,* 10.

112. Cf. *Paulus Aegineta,* trans. Adams, 5.8 (pp. 171–74).

113. The common identification with melissa (*Melissa officinalis*) is wrong, following Dietrich, ed. and trans., *Dioscurides triumphans,* 3.44. Rather, it is one of the species of *Ocimum* or a *Basilicum* (*ḥabaq*); cf. Maimonides, *Sharḥ asmāʾ al-ᶜuqqār,* ed. and French trans. Meyerhof, English trans. Rosner, no. 40.

114. "Lemon seed": **EG** read "bitter lemon seed."

115. "Asafetida . . . to the spot [of the bite]": Missing in **GP** and **אבגדזלמסס**.

116. "Seed of bishop's weed . . . to the spot of the bite": Missing in **GP**.

117. "sulphur": **E** reads "cabbage."

118. "resin": **LP** and **אבגדזלמסס** read "fennel."

119. Galen, *De antidotis* 2.123 (ed. Kühn, 14:175–76).

120. "any": Om. **LP** and **אבגדזלמסס**.

121. "very": Om. **P** and **אבגדזלמסס**.

122. "glasswort" (*ushnān*): *ushnān* is a soda mixture from the ash of plants. *Salicornia fructicosa* (Salicaceae) was the most frequently used plant in ancient and medieval times for obtaining this ash, mainly a mixture of sodium and potassium carbonates; cf. *Al-Biruni's Book on Pharmacy,* ed. and trans. Said, 2:62 n. 198.

123. Cf. Ibn Sīnā, *K. al-qānūn fī l-ṭibb,* 3:220: "Some say that if one kneads green glasswort, once it has been pulverized and sifted, with cow's butter and takes about two mithqāls, it is extremely beneficial."

124. Ḥunayn ibn Isḥāq, the famous ninth-century translator, composed a *K. al-tiryāq* which only survives in a number of quotations; cf. Ullmann, *Medizin im Islam,* 327. The above recipe also features in al-Rāzī, *K. al-Ḥāwī,* 19:256 (not mentioned by Ullmann).

125. Cf. Lane, *Arabic-English Lexicon,* 401, s.v. *"jarrāra"*: "A small, yellow, female scorpion, like a piece of straw, that drags its tail; one of the most deadly of scorpions to him whom it stings." Cf. Seidel, "Die Medizin im *Kitāb Mafātīh al-ᶜUlūm,*" 251 n. 33; al-Damīrī, *Ḥayāt al-ḥayawān,* 1:271; Jābir ibn Ḥayyān, *K. al-sumūm wa-dafᶜ maḍārriha,* 93a–b (Arabic), pp. 102–3 (German); al-Rāzī, *K. al-fākhir,* **Q**, fols 51a–51b (pp. 98–99), and **R**, fol. 191b; and Ibn Sīnā, *K. al-qānūn fī al-ṭibb,* 3:257.

126. See above, introduction; Seidel, "Die Medizin im *Kitāb Mafātīh al-ᶜUlūm,*" 251–52 n. 34; al-Damīrī, *K. Ḥayāt al-ḥayawān,* 1:523, s.v. *"ruthayl"* (trans. Jayakar, *Zoological Lexicon,* 1:855); *Das Buch der Gifte des* Jābir ibn Ḥayyān, ed. and trans. Siggel, fols. 94b–95b (Arabic), p. 104 (German); al-Rāzī, **Q**, fol. 52a (p. 100), and **R**, fol. 186r; Ibn Sīnā, *K. al-qānūn fī l-ṭibb,* 3:258; and *Paulus Aegineta,* trans. Adams, 5.6 (pp. 169–71): "On the phalangia, or venomous spiders." For a discussion of the zoological part of Maimonides' *On Poisons* in the light of modern science, see Theodorides, "Les sciences naturelles."

127. "This name . . . minor": Al-Damīrī, *K. Ḥayāt al-ḥayawān,* 1:523, quotes this text in the name of Abū ᶜUmar and Mūsā al-Qurṭubī al-Isrāᵓīlī (Maimonides).

128. Ibn Sīnā, *K. al-qānūn fī l-ṭibb,* 3:258, remarks that according to some, there are six different types and describes them in detail, that according to others there are many types, and that according to Galen there are ten types; according to al-Rāzī, **Q**, fols 51a–51b (pp. 98–99), and **R**, fol. 191b, there are many types.

129. "physicians": Cf. al-Damīrī, *K. Ḥayāt al-ḥayawān,* 1:523: "skilled physicians."

130. Thus al-Rāzī, **Q**, fols 51a–51b (pp. 98–99), and **R**, fol. 191b; and *Das Buch der Gifte des* Jābir ibn Ḥayyān, ed. and trans. Siggel, fols. 94b–95b (Arabic), p. 104 (German).

131. "As for the two species . . . minor": Al-Damīrī, *K. Ḥayāt al-ḥayawān,* 1:523, abbreviates: "As for the two species that are found in the houses in most districts, the harm caused by these two species is minor."

132. "many": Perhaps one should read "with many threads," i.e., thick.

133. "thick": **P** reads "thin."

134. "a cloth prepared from silk and linen" (*al-thawb al-naṣāfā*): Cf. Dozy, *Dictionnaires arabes, 2:*680, s.v. *"naṣfiya."*

135. "sometimes . . . on the same day": Om. by al-Damīrī, *K. Ḥayāt al-ḥayawān,* 1:523.

136. "are found": Al-Damīrī, *K. Ḥayāt al-ḥayawān,* 1:523, has "are found predominantly."

137. "the leaves of": Om. **LP** and **אבגדזלמ**.

138. "garden lettuce": **M** reads "cultivated poppy."

139. Especially those of the smaller variety; cf. *Dioscurides triumphans,* ed. and trans. Dietrich, 4:173 n. 14.

140. Cf. *Paulus Aegineta,* trans. Adams, 5.12 (pp. 177–80).

141. "vermin": **LP** and **אבגדזלמסס** read "animals."

142. Cf. Yaᶜqūb ibn Isḥāq al-Isrāᵓīlī, *Errors of the Physicians,* ed. and trans. Kahl, 51: "You will realize the truth in what I say if you look at the fabrication of the theriac: the first to compose anything of it was Andromachos the first, then sage upon sage—nine wise men up to Galen—contributed to its sophistication, all because the composition of a compound drug is by no means easy." According to Johannes Philoponos/Grammaticos (fl. around AD 500), in his commentary to Galen's *On Antidotes,* the nine wise men were the following physicians: Andromachos [the Elder], Heracleides, Philagrios, Proclos, Pythagoras, Marinos, Andromachos the Younger, Magnus, and Galen (following Kahl, ibid., 67 n. 38).

143. For its different species, cf. *Dioscurides triumphans,* ed. and trans. Dietrich, 4:99. Rosner, in his translation of Maimonides, *Drug Names,* no. 147, designates it as "fragrant lotus" (*Trigonella coerulea* SER).

144. "round": **P** and **אגדבלמ** read "long."

145. Galen, *De antidotis* 2:15 (ed. Kühn, 14:201), describes a similar antidote consisting of equal parts of bitumen, trefoil, round birthwort, wild rue, and bitter vetch flour, made up with wine, prepared into pastilles, and taken in wine and oil; cf. *Das Buch der Gifte des* Jābir ibn Ḥayyān, ed. and trans. Siggel, fol. 68b (Arabic), p. 175 (German): "Die meisten Ärzte loben in diesem Fall, wenn man den Kranken Wickenmehl, Körner oder getrocknete Blätter von wilder Raute, getrockneten Steinklee oder seine Samenkörner, gerollte Aristolochia, Enzian und reine Myrrhe, die mit feinem Weinessig geknetet ist, zu trinken gibt." (Most physicians in this case recommend administering to the patient bitter vetch flour, kernels or dried leaves of wild rue, dried lotus or its seed, round birthwort, gentian and pure myrrh, kneaded with fine wine vinegar.)

146. "the great theriac": Cf. **G**: "the snake theriac." For this term see Seidel, "Die Medizin im *Kitāb Mafātīh al-ᶜUlūm,*" 293 n. 156. According to *Das Buch der Gifte des* Jābir ibn Ḥayyān, ed. and trans. Siggel, fol. 168b (Arabic), p. 174 (German), the snake theriac, prepared from pieces of viper meat, is a most effective remedy for viper bites. Likewise, Ibn Sīnā, *K. al-qānūn fī l-ṭibb,* 3:243.

147. Cf. Ibn Sīnā, *K. al-qānūn fī l-ṭibb,* 1:274, s.v. *"barshiyāwashān."*

148. Cf. *Wörterbuch der klassischen arabischen Sprache* 1:561b–562a: *Bryonia alba,* following Dietrich, ed. and trans., *Dioscurides triumphans* 4.173, perhaps identical with *Bryonia dioica* Jacq. and var.

149. Ibn Sīnā, *K. al-qānūn fī l-ṭibb,* 3:244, recommends its root in general without any specification of the quantity, and on 3:407 he recommends two dirhams of its root.

150. Ibn Sīnā, *K. al-qānūn fī l-ṭibb,* 3:244, recommends two dirhams of agaric taken in sweet wine.

151. "sulphur untouched by fire": I.e., natural.

152. **EGMV** add "and knead this."

153. Cf. Galen, *De antidotis* 2.14 (ed. Kühn, 14:190): (᾿Επίθεμα ἐχιοδήκτοις)· Σαγαπηνοῦ, πεπέρεως, ὀποῦ Κυρηναϊκοῦ, ὀποπάνακος ἀνὰ μέρος ἕν, χαλβάνης, θείου ἀπύρου, ἀνὰ ‹ β᾿. τὰ ξηρὰ κόπτε καὶ σῆθε λεπτοτάτῳ κοσκίνῳ, τοὺς δ᾿ ὀποὺς διαλύσας, ἐπίβαλλε τοῖς ξηροῖς, καὶ ποίει ἐμπλάστρου τὸ πάχος, καὶ ἐπιτίθει κατὰ τῶν πληγῶν, ἔξωθεν δὲ τούτων φύλλα συκῆς ἢ κνίδης ([A salve for viper bites]: One part each of sagapenum, pepper, Cyrenaic vegetable juice, and opopanax; two drams each of galbanum and natural sulphur; pulverize the dry ingredients and sieve them with a very fine sieve; dissolve the vegetable juices and mix them with the dry [ingredients]; give it the consistency of a salve; put it on the [site of the] bite; and cover it with fig or nettle leaves).

154. Cf. *Paulus Aegineta,* trans. Adams, 5.3 (pp. 162–67).

155. Cf. Ibn Sīnā, *K. al-qānūn fī l-ṭibb,* 3:248–50; al-Rāzī, **Q**, fols. 56b–59a (pp. 109–14), and **R**, fols. 189r–189v.

156. According to Dietrich, ed. and trans., *Dioscurides triumphans* 1.69, the identification of this plant, which is often identified with *Rhamnus infectoria,* is perhaps impossible.

157. "Another remedy is asafetida: one should ingest half a dirham every day in cold water": Missing in **LP** and **אבגדלמס**.

158. "six parts of the ashes of river crabs": Missing in **P** and **אבגדלמ**.

159. Cf. Galen, *De simplicium medicamentorum temperamentis ac facultatibus* 11.24 (ed. Kühn, 12:356): εἶναι δὲ χρὴ τοῦ μὲν λιβανωτοῦ μοῖραν μίαν, πέντε δὲ τῆς γεντιανῆς καὶ τῶν καρκίνων δέκα (one should take one part of frankincense, five parts of gentian, and ten parts of [the ashes of] river crabs); cf. al-Rāzī, **Q**, fols. 58a–58b (pp. 112–13), and **R**, fols. 189b–190a: "take ten parts of burnt river crabs, five parts of gentian, one part of frankincense; put these together once they have been ground and store them and administer the patient [a dose of] two dirhams every day . . . , for Galen asserts that he never saw that someone who had been bitten by a mad dog and had taken this remedy suffer from hydrophobia" (trans. Gerrit Bos). See also Maimonides, *Medical Aphorisms* 22.29.

160. "by small amounts": Om. **P** and **אבגדלמס**.

161. "take": Om. **LP** and **אבגדלמס**.

162. "bite": **EGM** read "tumor."

163. "to this end": Om. **G** and **אבגדלמס**.

164. Cf. *On Hemorrhoids* 2.2: "And those (i.e., hemorrhoids) that do not flow, one should make their blood flow or incise them, if possible. But none of this belongs to the scope of this treatise because it was composed neither so that one could do without the personal attendance of a physician nor to treat [the subject] of healing [all the different] kinds of this illness exhaustively."

165. Cf. *Paulus Aegineta,* trans. Adams, 5.4 (p. 168).

166. "[Another remedy]: flour of bitter vetch—knead it with bees' honey and apply it as a poultice": missing in **MP** and **אבגדזלמ**.

167. Cf. Ibn Sīnā, *K. al-qānūn fī l-ṭibb,* 3:250: *"fī l-farq bayna ʿidda al-kalb al-kalib wa-ghayr al-kalib"* (On the difference between the bite of mad dogs and healthy dogs); also cf. *Das Buch der Gifte des* Jābir ibn Ḥayyān, ed. and trans. Siggel, fol. 174b (Arabic), p. 181 (German); fol. 175b (Arabic), p. 182 (German).

168. "elders": i.e., senior physicians with whom Maimonides studied; Maimonides refers specifically to the elders in the Maghreb in this context; cf. *On Asthma,* ed. and trans. Bos, 12.10 (p. 78): "All these [formulas] we received as [personal] instruction from the elders in the Maghreb."

169. *tharīda:* cf. Biberstein-Kazimirski, *Dictionnaire Arabe-Français* 1:221: "1. Pain cassée et trempé de bouillon. 2. Soupe, bouillon"; Marín, "Beyond Taste," 207: "a kind of omelette"; al-Arbūlī, *Un tratado nazarí,* ed. and trans. Díaz García, no. 21, s.v. *"tharāʾid":* "caldos ensopados, sopas"; Perry, *Description of Familiar Foods,* 368, s.v. *"thurda":* "crumbled bread often mixed with meat"; Rodinson, "Recherches," 133 n. 5. For some recipes, cf. Ibn Sayyār al-Warrāq, *K. al-ṭabīkh,* ch. 61 (p. 162), ch. 83 (pp. 204–9); cf. Marín, "Beyond Taste," 209–10; see also Maimonides, *On Hemorrhoids* 2.3.

170. "to cure him": **P** and **אבגדלמספר** read "for that."

171. "water": **P** reads "cold water."

172. "sour milk": **LP** and **בגדלמסר** read "sour things."

173. "cucumber (especially the smaller variety)" (*khiyār*): Cf. Dietrich, ed. and trans., *Dioscurides triumphans* 4.173 n. 14.

174. "As . . . [quantity] of it": this section is quoted by Henri de Mondeville, *Chirurgie,* ed. Pagel, 31; cf. Pagel, "Maimuni als medizinischer Schriftsteller," 240.

175. *"ṭayhūj":* A kind of partridge; cf. Freytag, *Lexicon Arabico-Latinum,* 3:75: "Mas pulli perdicis" (male partridge); al-Qazwīnī, *Zoological Section,* ed. and trans. Stephenson, 78 n. 1: "According to al-Damīrī it is a certain bird resembling a small (red-legged) partridge"; cf. al-Damīrī, *K. Ḥayāt al-ḥayawān,* 2:670; trans. Jayakar, *Zoological Lexicon,* 2:257.

176. "because it is bad foodstuff": **P** and **אבגדזלמספר** read "because it is bad."

177. "not continuously, . . . but every other day": **EG** and **אבגדזלמספר** read "not continously, every day."

178. Cf. Maimonides, *Medical Aphorisms* 22.45: "The consumption of lemon peel strengthens the heart, and its pits are beneficial against poisons. Lemon peel is [also] beneficial against poisons, as are the leaves of its tree."

179. "human hair": **NP** and **אבגדזלמספר** read "the hair from the head."

180. Cf. al-Rāzī, **Q**, fols. 54a–55b (pp. 104–7), and **R**, fols. 187a–187b; Ibn Sīnā, *K. al-qānūn fī al-ṭibb,* 3:239; *Qusṭā ibn Lūqā's Medical Regime,* ed. and trans. Bos, 64–65, and parallel literature, 131 n. 279.

181. "because . . . benefactions": This section is quoted according to Moses ibn Tibbon's Hebrew translation by the French philosopher Levi ben Abraham ben Ḥayyim (ca. 1245–1315) in his encyclopedical work *Livyat Ḥen,* MS Munich 58, fol. 104; cf. Steinschneider, "Gifte und ihre Heilung," 64 (90 in reprint) n. 5.

182. "benefactions": Moses ibn Tibbon translates this term as "providence" (*hashgaḥah*). The text seems to reflect some sort of tension between human freedom and divine Providence, a tension so well expressed in the Rabbinic dictum *Ha-kol ẓafuy we ha-reshut netunnah* (Everything is foreseen and [yet] free will is given) (*Pirkei Avot* 3.19).

183. "some of the remarks included in this introduction. But he mentions": Missing in **P** and **אבגדלמר**.

184. "introduction. It is exactly such an": Missing in **P** and **אבגדלמר**.

185. Cf. Plato, *Timaeus* 67c–d: "Of the particles coming from other bodies which fall upon the sight, some are smaller and some are larger.... The larger produce contraction, the smaller dilation, in the sight.... Wherefore, we ought to term white that which dilates the visual ray, and the opposite of this is black" (*Dialogues of Plato,* trans. Jowett); *Galeni Compendium Timaei Platonis,* ed. Kraus and Walzer, 21 lines 8–12: وأمّا الأجسام البيض فيبرز منها ما أجزاؤه أصغر من أجزاء البصر ، وأمّا السود فيبرز منها ما أجزاؤه أعظم من أجزاء البصر. ثمّ قال: ولذلك صارت الأجسام البيض تفرّق البصر والسود تجمعه. (As for the white bodies, particles emerge from them which are smaller than the particles of sight, and as for black [bodies], the particles that appear from them are larger than the particles of sight. And then he said: "Therefore the white bodies dilate the sight and the black ones contract it.") See as well Lindberg, *Theories of Vision,* 6, who only discusses Plato's quotation in the *Timaeus* but not Galen's *Compendium.*

186. "squill": **P** and **אבגדזלמספר** read "colocynth."

187. "smell": Om. **P** and **אבגדזלמספר**.

188. Cf. Galen, *De simplicium medicamentorum temperamentis ac facultatibus* 3 (ed. Kühn, 11:550–51), where Galen relates that hemlock (*Conium maculatum)* is fatal for human beings but nourishing for starlings. The same text is quoted by Ibn Sīnā, *K. al-Qānūn fī al-ṭibb,* 3:219.

189. "bitter": **EGMOV** and **ג** add "sweet."

190. "the fruit of": **EMP** and **אבגדזלמספר** read "there is."

191. *"maḍīra"* (sour milk soup): For its composition see Maimonides, *On Coitus,* ch. 6: "it is prepared from meat of sheep, castrated cocks, or young pigeons with cow's milk and spiced with the aforementioned spices"; see as well Arberry, "Baghdad Cookery-Book," 41–42 (= *Medieval Arab Cookery,* 49); Waines, *In a Caliph's Kitchen,* 54–55; al-Arbūlī, *Un tratado nazarí,* ed. and trans. Díaz García, no. 73; and Perry, *Description of Familiar Foods,* 321.

192. *"laymūniyya"* (prepared with lemons): Cf. Rodinson, "Recherches," 138 n. 2 (= "Studies in Arabic Manuscripts," in *Medieval Arab Cookery,* 139 n. 7). For a recipe of this dish see Arberry, "Baghdad Cookery-Book," 39 (= *Medieval Arab Cookery,* 46–47); and Perry, *Description of Familiar Foods,* 316. See also Maimonides, *On Hemorrhoids* 1.3.

193. *"summāqiyya"* (prepared with sumac): For a recipe of this dish see Arberry, "Baghdad Cookery-Book," 39 (= *Medieval Arab Cookery,* 46–47); Ibn Sayyār al-Warrāq, *K. al-ṭabīkh,* ch. 68 (p. 173); and Perry, *Description of Familiar Foods,* 327. See as well Maimonides, *On Hemorrhoids* 1.3.

194. *"rummāniyya"* (prepared with pomegranates): For a recipe of this dish see Arberry, "Baghdad Cookery-Book," 38 (= *Medieval Arab Cookery,* 45); Ibn Sayyār al-Warrāq, *K. al-ṭabīkh,* ch. 58 (pp. 155–58); Rodinson, "Romanía and Other Arabic Words," 169; Perry, *Description of Familiar Foods,* 315–16; and Perry, *Kitāb al-ṭibākha,* 472. See also Maimonides, *On Hemorrhoids* 1.3.

195. *Murrī:* A cereal-based preparation often mistakenly referred to as *garum,* the fish-based condiment of the classical world; see Waines, "Tale of a condiment"; see also Maimonides, *On Hemorrhoids* 2.3.

196. *"al-mutawakkaliyya":* Cf. Dozy, *Dictionnaires arabes,* 2:838: "herbe potagère qui prenait son nom du calife abbaside Motawakkil"; Rodinson, "Recherches," 136

(= "Studies in Arabic Manuscripts," in *Medieval Arab Cookery,* 137); Rodinson, "Ma'mūniyya East and West," 187. For a recipe see Marín and Waines, *Kanz al-fawā'id fī tanwī' al-mawā'id,* no. 89 (p. 42); and Perry, *Description of Familiar Foods,* 340, 349.

197. *"al-baṣaliyya"* (prepared with onions): For a recipe cf. Arberry, "Baghdad Cookery-Book," 192 (= *Medieval Arab Cookery,* 61); Perry, *Description of Familiar Foods,* 348, 364–65.

198. For the Rabbinic prohibition of drinking from uncovered water, see Rosner, *Medicine in the Bible and Talmud,* 188–90. Cf. a similar warning in the name of Guglielmo [da Brescia] (c. 1250–1326) in the marginal note in MS **ר**.

199. "As for the idea": **EMV** and **אבגדזלמספר** read "Someone who thinks."

200. "purge": **EMV** read "vomit."

201. "Then he should wait awhile, drink [more] fresh milk, and vomit it": Missing in **EP**.

202. "milk and fresh butter": **P** and **אבגדלמספר** read "clarified butter and fresh butter."

203. *"thurda":* for this dish, better known as *tharīda,* see above, 1.6 (sec. 64).

204. "remedies": **LP** and **בגדזלמר** read "foods."

205. "and I will describe [their composition]": **P** and **אבגדלמסר** read "immediately."

206. See above, 1.1.

207. I.e., the regimen recommended in 1.6.

208. "delay his sleep [even further]": **EM** and **אבגדלמספר** read "let him sleep."

209. "that I mentioned": **P** and **אבגדלמרס¹** read "compound."

210. "as a precautionary measure": **P** and **בגדלמספר** read "as a preparatory measure."

211. "and [thus] make him regain his normal state": **P** and **אבגדלמספר** read "so that you make him regain his normal state."

212. *"al-pādāzhariya":* cf. 1.3 (sec. 20) above, s.v. "bezoar." Except for the specific meaning of "bezoar," the term generally means "antidote"; cf. *Das Buch der Gifte des* Jābir ibn Ḥayyān, ed. and trans. Siggel, 213.

213. See Introduction (sec. 3) and 1.4 (sec. 32): "The most eminent [compound remedy] is the great theriac. . . . Next is the Mithridates [electuary]. . . . Next is the the theriac of four [ingredients]." Instead of "the great theriac," **P** and **אבגדלמר** read "theriac."

214. See Introduction (sec. 3).

215. See 1.3 (sec. 19) above, and *Medical Aphorisms* 21.36; see also Ibn Zuhr, *K. al-Taysīr fī l-mudawāt wa-l-tadbīr,* ed. al-Khouri, 9, 12.

216. "whether on the road or at home": **P** and **אבגדלמספר** read "wherever he was."

217. Cf. 1.3 (secs. 22–23) above: "It has been proven by experience beyond any doubt that these three remedies—I mean lemon seed, emerald, and bezoar—[are effective] against all [types of] animal, vegetable, and mineral poison. Serpent root . . . is [a plant] well known for its pods, [and its effectiveness] has been proven by experience."

218. For the different varieties distinguished by the Arabs, cf. Dietrich, ed. and trans., *Dioscurides triumphans* 4.15, and the literature mentioned there.

219. Cf. 1.3 (sec. 24) above: "Any type of rennet, especially that of a hare, if imbibed with vinegar [in a dose] varying from half a dirham up to one mithqāl, saves from [the fatal effect of] animal and vegetable poisons."

220. "boiled": Om. **P** and **אבגדלמספר**.

221. *Hiera* (from Greek ἱερά): Name used for a number of compound medicines; see Ullmann, *Medizin im Islam,* 296; the most common is the *hiera pikra* with aloe as the main component; cf. Galen, *De compositione medicamentorum secundum locos* 8.2 (ed. Kühn, 13:129): "the so-called pikron remedy consisting of 100 drachmas of aloe and 6 drachmas of other drugs"; cf. *Medical Aphorisms* 16.2.

222. **P** and **אבגדלמספר** add "and habit."

223. "remedies (antidotes)": **P** and **אבגדלספר** read "foods."

224. For its seven varieties see Maimonides, *Drug Names,* trans. Rosner, no. 178.

225. Cf. Bos, "Balādhur (Marking-nut)."

226. **V** reads "someone they trusted."

227. "some": **EFM** and **אבגדלמספר** read "two days."

228. "emesis": **EM** read "purging."

229. Cf. Ibn Sīnā, *K. al-qānūn fī al-ṭibb,* 3:228: "One mithqāl of it may kill the same day, especially the Indian variety, and before it kills it causes cold perspiration and cold breathing."

230. Cf. al-Rāzi, **Q**, fol. 61b (p. 119), and **R**, fol. 193r; and cf. *Das Buch der Gifte des* Jābir ibn Ḥayyān, ed. and trans. Siggel, fol. 108a (Arabic), pp. 116–17 (German), s.v. *"luffāḥ."*

231. This paragraph is quoted—in the Hebrew translation by Ibn Tibbon—in a medical notebook composed by an anonymous physician in the fourteenth/fifteenth century, MS Berlin 3088, fols 96a–b.

232. "strong": Om. E and **אבגדלמספר**.

233. "of these two [types]": Om. **P** and **אבדלמספר**.

234. This section is quoted by Shem Tov ben Isaac, *Sefer ha-Shimmush,* MS Munich 80, fol. 21b; ed. Muntner, "R. Shem Tov ben Yiẓḥaq mi-Tortosa," 328; see also Bos, "Medieval Hebrew Medical Terminology," 200.

235. "dryness": **P** and **אבגלמספר** read "angina." Cf. Shem Tov ben Isaac, *Sefer ha-Shimmush* (introduction) MS Munich 80, fol. 21b: חניקה (suffocation); and ed. Muntner, "R. Shem Tov ben Yiẓḥaq mi-Tortosa," 328.

236. "hiccups": For the Hebrew term SNGLWṬ and its variants, cf. Latin *singultus;* see as well Maimonides, *Medical Aphorisms* 9.40, translation Zeraḥyah ben Isaac ben Shealtiel Ḥen: שינגולצו; ibid., translation Nathan ha-Me᾽ati: סנגלות; and Zonta, "Hippocrates' *De superfoetatione*" 19 (p. 120): שינגלוטצו: "this is a transliteration of the Italian term singhiozzo."

Bibliographies

Translations and Editions of Works by or Attributed to Moses Maimonides

(arranged alphabetically by translator or editor)

Avishur, Yitzhak, ed. *Shivḥe ha-Rambam: Sippurim ᶜamamiyim be-ᶜArvit Yehudit uve-ᶜIvrit meha-Mizraḥ umi-Tsefon Afriḳah.* Jerusalem: Magnes Press, 1998.

Bar-Sela, Ariel, Hebbel E. Hoff, and Elias Faris, eds. and trans. *Moses Maimonides' Two Treatises on the Regimen of Health: "Fī tadbīr al-ṣiḥḥa" and "Maqāla fī bayān baᶜḍ al-aᶜrāḍ wa-al-jawāb ᶜanhā."* Transactions of the American Philosophical Society, New Series, 54.4. Philadelphia: American Philosophical Society, 1964.

Barzel, Uriel S., ed. and trans. *The Art of Cure: Extracts from Galen.* Maimonides' Medical Writings 5. Foreword by Fred Rosner; bibliography by Jacob I. Dienstag. Haifa: Maimonides Research Institute, 1992.

Bos, Gerrit, ed. and trans. *Medical Aphorisms: Treatises 1–5.* Provo, Utah: Brigham Young University Press, 2004.

———, ed. and trans. *Medical Aphorisms: Treatises 6–9.* Provo, Utah: Brigham Young University Press, 2007.

———, ed. and trans. *On Asthma.* Provo, Utah: Brigham Young University Press, 2002.

Bos, Gerrit, and Michael McVaugh, eds. *On Asthma, Volume 2.* Provo, Utah: Brigham Young University Press, 2008.

Kroner, Hermann, ed. "Der medizinische Schwanengesang des Maimonides: *Fī bajān al-aᶜrāḍ* (Über die Erklärung der Zufälle)." *Janus* 32 (1928): 12–116.

Leibowitz, Joshua O., and Shlomo Marcus, eds., with the collaboration of M. Beit-Arié, E. D. Goldschmidt, F. Klein-Franke, E. Lieber, and M. Plessner. *On the Causes of Symptoms: "Maqāla fī bayān baᶜḍ al-aᶜrāḍ wa-al-jawāb ᶜanhā," "Maʾamar ha-Haḳraʾah," "De causis accidentium."* Berkeley and Los Angeles: University of California Press, 1974.

Meyerhof, Max, ed. and trans. *Sharḥ asmāʾ al-ᶜuqqār (L'explication des noms des drogues). Un glossaire de matière médicale composé par Maïmonide.* Cairo: Imprimerie de l'Institut français d'archéologie orientale, 1940. (See also Rosner's translation below.)

Munk, Salomon, ed. and trans. *Le guide des égarés: Traité de théologie et de philosophie par Moïse ben Maimoun, dit Maïmonide. Traduit pour la première fois sur l'original arabe et accompagné de notes critiques, littéraires et explicatives par S. Munk.* (*Dalālat al-ḥāʾirin.*) 3 vols. 1856–1866. Reprint, Paris: G.-P. Maisonnueve & Larose, 1970.

Muntner, Süssman, ed. *Samme ha-mavet veha-refuʾot ke-negdam.* Translated by Mosheh ibn Tibbon. Jerusalem: Rubin Mass, [1942].

———, ed. and trans. *Treatise on Poisons and Their Antidotes.* The Medical Writings of Moses Maimonides 2. Philadelphia: Lippincott, 1966.

Pines, Shlomo, ed. and trans. *The Guide of the Perplexed.* 2 vols. Chicago: University of Chicago Press, 1963.

Rabbinowicz, Israel M., trans. *Traité des poisons avec une table alphabétique de noms pharmaceutiques arabes et hébreux d'apres le Traité des synonymies de m. Clément-Mullet.* 1865. Reprint, Paris: Librarie Lipschutz, 1935.

Rosner, Fred, ed. and trans. *Maimonides' Commentary on the Aphorisms of Hippocrates.* Maimonides' Medical Writings 2. Haifa: Maimonides Reseach Institute, 1987.

———, ed. and trans. *Moses Maimonides' Glossary of Drug Names.* Maimonides' Medical Writings 7. Haifa: Maimonides Research Institute, 1995.

———, ed. and trans. *Treatises on Poisons, Hemorrhoids, Cohabitation.* 2nd ed. Maimonides' Medical Writings 1. Haifa: Maimonides Reseach Institute, 1988.

———, trans. *The Medical Aphorisms of Moses Maimonides.* Maimonides' Medical Writings, 3. Haifa: Maimonides Research Institute, 1989.

Shailat, Isaac, ed. *Igrot ha-Rambam.* 2 vols. Jerusalem: Hotsaʾat Maʿaliyot le-yad Yeshivat "Birkat Moshe" Maʿaleh Adumim, 1987–88.

Steinschneider, Moritz. "Gifte und ihre Heilung: Eine Abhandlung des Moses Maimonides, auf Befehl des aegyptischen Wezirs (1198) verfasst, nach einer unedirten hebräischen Uebersetzung bearbeitet." *Archiv für pathologische Anatomie und Physiologie und für klinische Medizin (Virchows Archiv)* 57 (1873), 62–109. Reprinted in *Mūsā ibn Maymūn (Maimonides): Texts and Studies,* edited by Fuat Sezgin, in collaboration with M. Amawi, C. Ehrig-Eggert, and E. Neubauer. 5 vols. Frankfurt am Main: Institute for the History of Arabic-Islamic Science, 1996.

Stern, S. M., ed. and trans. "Maimonides' *Treatise to a Prince, Containing Advice on Sexual Matters.*" In *Maimonidis Commentarius in Mischnam: E codicibus Hunt. 117 et Pococke 295 in Bibliotheca Bodleiana Oxoniensi servatis et 72–73 bibliothecae Sassooniensis Letchworth,* edited by S. M. Stern, 17–21. Corpus codicum Hebraicorum Medii Aevi 1.3. Copenhagen: Ejnar Munksgaard, 1966.

General Bibliography

Ackermann, Hermann. "Moses Maimonides (1135–1204): Ärztliche Tätigkeit und medizinische Schriften." *Sudhoffs Archiv* 70, no. 1 (1986): 44–63.

Ainslie, Whitelaw. *Materia indica; or, Some account of those articles which are employed by the Hindoos and other eastern nations, in their medicine, arts, and agriculture. . . .* 2 vols. London: Longman, Rees, Orme, Brown, and Green, 1826.

Alcover, Antoni Maria, and Francesc de Borja Moll. *Diccionari català-valencià-balear*. 2nd ed. 10 vols. Palma de Mallorca: Editorial Moll, 1980–85.

Antidotarium Nicolaï. See Nicolaus Salernitanus.

Arberry, A. J. "A Baghdad Cookery-Book." *Islamic Culture*, January 1939, 21–47; April 1939, 189–214.

Arbūlī, Abū Bakr ʿAbd al-ʿAzīz. *Un tratado nazarí sobre alimentos: "Al-kalām ʿalā l-agḏiya" de al-Arbūlī*. Edited and translated by Amador Díaz García. Almería, Spain: Arráez, 2000.

Aristotle. *Aristotle's "De anima" Translated into Hebrew by Zeraḥyah ben Isaac ben Sheʾaltiel Ḥen: A Critical Edition with an Introduction and Index*. Edited by Gerrit Bos. Leiden: Brill, 1994.

Arnau of Vilanova. *De considerationibus operis medicine*. Edited by Pedro Gil-Sotres and Luke Demaitre. Arnaldi de Villanova Opera Medica Omnia 4. Barcelona: University of Barcelona, 1988.

Asín Palacios, Miguel. *Glosario de voces romances registradas por un botánico anónimo hispano-musulmán (siglos XI–XII)*. 1943. A facsimile of the first edition with an introduction by Vicente Martínez Tejero. Zaragoza: Institución "Fernando el Católico," Universidad de Zaragoza, 1994.

Assemanus, Stephanus Evodius, and Antonius Francescus Gorius. *Bibliothecae Mediceae Laurentianae et Palatinae Codicum MMS Orientalium Catalogus*. Florence: Ex Typographio Albiziniano, 1743.

Baldinger, Kurt. *Dictionnaire onomasiologique de l'ancien occitan (DAO)*. Tübingen: Niemayer, 1975–.

Baron, Salo Wittmeyer. *A Social and Religious History of the Jews*. Vol. 8, *High Middle Ages, 500–1200: Philosophy and Science*. 2nd edition, revised and enlarged. New York: Columbia University Press, 1952–92.

Bayerische Staatsbibliothek. *Catalogus Codicum Latinorum Bibliothecae Regiae Monacensis*. Vol. 1, pt. 1 (= *Catalogus Codicum Manu Scriptorum Bibliothecae Regiae Monacensis*, vol. 3, pt. 1). Munich: Sumptibus Bibliothecae Regiae, prostat in Libraria Regia Palmiana, 1892.

Beit-Arié, Malachi, comp., and R. A. May, ed. *Catalogue of the Hebrew Manuscripts in the Bodleian Library: Supplement of Addenda and Corrigenda to Vol. 1 (A. Neubauer's Catalogue)*. Oxford: Clarendon, 1994. (See also Neubauer's catalogue of the Bodleian below.)

Ben-Sasson, Menahem. "Maimonides in Egypt: The First Stage." *Maimonidean Studies* 2 (1991): 3–30.

Biberstein-Kazimirski, Albert de. *Dictionnaire Arabe-Français contenant toutes les racines de la langue arabe*. 2 vols. 1860. Reprint, Paris: Maisonneuve, 1960.

al-Bīrūnī, Abū Rayḥān Muḥammad ibn Aḥmad. *Al-Biruni's Book on Pharmacy and Materia Medica (Kitāb al-ṣaydana fī al-ṭibb)*. Edited and translated by Hakim Mohammed Said. 2 vols. Karachi: Hamdard National Foundation, 1973.

———. *The Book Most Comprehensive in Knowledge on Precious Stones (Kitāb al-jamāhir fī maʿrifat al-jawāhir)*. Translated by Hakim Mohammad Said. One Hundred Great Books of Islamic Civilization 66. Islamabad: Pakistan Hijra Council, 1989.

Blaise, Armengaud. *The "Tabula antidotarii" of Armengaud Blaise and Its Hebrew Translation*. Edited by Michael R. McVaugh and Lola Ferre. Transactions of the American Philosophical Society 90, pt. 6. Philadelphia: American Philosophical Society, 2000.

Blau, Joshua. *The Emergence and Linguistic Background of Judaeo-Arabic: A Study of the Origins of Middle Arabic*. Script Judaica 5. London: Oxford University Press, 1965.

Bos, Gerrit. "Balādhur (Marking-nut): A Popular Medieval Drug for Strengthening Memory." *Bulletin of the School of Oriental and African Studies* 59, no. 2 (1996): 229–36.

———. "Maimonides' Medical Works and Their Contributions to His Medical Biography." *Maimonidean Studies* 5 (2008): 244–48.

———. "The Creation and Innovation of Medieval Hebrew Medical Terminology: Shem Tov Ben Isaac, *Sefer ha-Shimmush*." In *Islamic Thought in the Middle Ages: Studies in Text, Transmission, and Translation, in Honour of Hans Daiber*, edited by Anna Akasoy and Wim Raven, 195–218. Leiden: Brill, 2008.

Bragman, Louis Joseph, trans. "Maimonides' Treatise on Poisons." *Medical Journal and Record* 124 (July 21, 1926): 103–7; (August 4, 1926): 169–71.

Brockelmann, Carl. *Geschichte der arabischen Literatur*. 2 vols. and 3 supplementary vols. Leiden: Brill, 1937–49.

Burchardt, Jerzy. *Higiena Wedle Tomasza z Wroclawia*. Warsaw: Wydawnictwa Ihn Pan, 1997.

Cano Ledesma, Aurora. *Indización de los manuscritos árabes de El Escorial*. Madrid: Ediciones Escurialenses, Real Biblioteca de El Escorial, 1996.

Clément-Mullet, Jean. "Essay sur la minéralogie arabe: Une étude historique et philologique, particulièrement sur les gemmes ou pierres précieuses, basée sur le traité de Teifaschi (XIIIe siècle) avec un index des mots expliqués; suivi de Recherches sur l'histoire naturelle et la physique chez les Arabes," *Journal Asiatique*, 5th ser., 11 (1858), and 6th ser., 9 (1868). Reprinted as a book, Amsterdam: APA-Oriental Press, 1980.

Cohen, Mark R. "Maimonides' Egypt." In *Moses Maimonides and His Time*, edited by Eric L. Ormsby, 21–34. Studies in Philosophy and the History of Philosophy 19. Washington, DC: The Catholic University of America, 1989.

Colin, Gabriel. *Avenzoar: Sa vie et ses oeuvres*. Paris: Leroux, 1911.

Corradini Bozzi, Maria Sofia. *Ricettari medico-farmaceutici medievali nella Francia meridionale*. Florence: Olschki, 1997.

Coxe, Henry O. *Catalogus codicum manuscriptorum qui in collegiis aulisque Oxoniensibus hodie adservantur*. Oxford: E Typographeo Academico, 1852.

Daems, Willem Frans. *Nomina Simplicium Medicinarum ex Synonymariis Medii Aevi Collecta (Semantische Untersuchungen zum Fachwortschatz hoch- und spätmittelalterlicher Drogenkunde)*. Studies in Ancient Medicine 6. Leiden: Brill, 1993.

d'Alverny, Marie-Thérèse. "Avicenna Latinus [III]." *Archives d'histoire doctrinale et littéraire du Moyen Age* 30 (1963): 222–24.

al-Damīrī, Muḥammad ibn Mūsa. *Ad-Damīrī's Ḥayāt al-ḥayawān (A Zoological Lexicon) Translated from the Arabic*. Translated by Atmaram Sadashiv G. Jayakar. 2 vols. London: Luzac and Co.; Bombay: Taraporevala, 1906–8.

———. *Kitāb Ḥayāt al-ḥayawān al-kubrā.* 5th ed. 2 vols. Cairo: Sharikat Maktabat wa-Matba āt Mustafā al-Babi al-Halabi, 1978.

Davidson, Herbert A. "Maimonides' Putative Position as Official Head of the Egyptian Jewish Community." In *Ḥazon Naḥum, Jubilee Volume,* edited by N. Lamm, 115–28. New York: Yeshiva University, 1998.

———. *Maimonides: The Man and His Works.* New York: Oxford University Press, 2005.

Derenbourg, Hartwig, comp., and Henri Paul Joseph Renaud, ed. *Médecine et histoire naturelle.* Vol. 2, fasc. 2, *Les manuscrits arabes de l'Escurial.* Publications de l'Ecole nationale des langues orientales vivantes. Paris: LeRoux, 1939.

De Rossi, Giovanni Bernardo. *MSS. Codices Hebraici Biblioth. I. B. de Rossi.* 3 vols. Parma: Ex Publico Typographeo, 1803–4.

Dienstag, Jacob I. "Translators and Editors of Maimonides' Medical Works." In *Memorial Volume in Honor of Prof. Süssmann Muntner,* edited by Joshua O. Leibowitz, 95–135. Jerusalem: Israel Institute for the History of Medicine, 1983.

Dioscurides. *Des Pedanios Dioskurides aus Anazarbos Arzneimittellehre in fünf Büchern.* Edited and translated by Julius Berendes. 1902. Reprint, 1 vol., Wiesbaden: Dr. Martin Sändig, 1970.

———. *Dioscurides triumphans: Ein anonymer arabischer Kommentar (Ende 12. Jahrh. n. Chr.) zur Materia medica.* Edited and translated by Albert Dietrich. 2 vols. Göttingen: Vandenhoeck and Ruprecht, 1988.

———. *Pedanii Dioscuridis Anazarbei De materia medica, libri quinque.* Edited by Max Wellmann. 5 bks. in 3 vols. 1907. Reprint, 1 vol., Berlin: Weidmann, 1958.

Dozy, Rienhart Pieter Anne. *Supplément aux dictionnaires arabes.* 2nd ed. 2 vols. Leiden: Brill, 1927.

Efros, Israel. *Philosophical Terms in the Moreh Nebukim.* Columbia University Oriental Studies 22. New York: AMS, 1924.

Encyclopedia Judaica. 16 vols. Jerusalem: Keter, 1971.

Encyclopaedia of Islam. 4 vols. Leiden: Brill, 1913–34; supplementary volume, 1938.

Encyclopaedia of Islam. New ed. 10ff. vols. Leiden: Brill, 1960–.

Fischer, Hermann. *Mittelalterliche Pflanzenkunde.* Munich: Münchner Drucke, 1929.

Freudenthal, Gad. "Les sciences dans les communautés juives médiévales de Provence: leur appropriation, leur rôle." *Revue des études juives,* vol. 152, fasc. 1–2 (1993): 29–136.

Freytag, Georg Wilhelm. *Lexicon Arabico-Latinum.* 4 vols. Halle, Germany: Schwetschke and Son, 1830–37.

Friedenwald, Harry. *Jewish Luminaries in Medical History and A Catalogue of Works bearing on the Subject of the Jews and Medicine from the Private Library of Harry Friedenwald.* Baltimore: Johns Hopkins, 1946. Reprint, New York: Ktav, 1967.

———. *The Jews and Medicine: Essays.* 2 vols. 1944. Reprint, New York: Johns Hopkins University Press, 1967.

Galen. *Claudii Galeni opera omnia.* Edited by Karl Gottlob Kühn. 20 vols. 1821–33. Reprint, Hildesheim, Germany: Olms, 1964–67.

———. *Galeni Compendium Timaei Platonis aliorumque dialogorum synopsis quae extant fragmenta.* Edited by Paul Kraus and Richard Walzer. Corpus Platonicum medii aevi / Plato Arabus 1. London: Warburg Institute, 1951.

————. *Galen Schrift "De Antidotis": Ein Beitrag zur Geschichte von Antidot und Theriak.* Translated by Lutz Winkler. Marburg: Görich and Weierhäuser, 1980.

Goitein, Shelomoh D. "Ḥayyē ha-Rambam le-ʾOr Gilluyim ḥadashim min ha-genizah ha-ḳahirit." *Peraḳim* 4 (1966): 29–42.

————. "Moses Maimonides, Man of Action: A Revision of the Master's Biography in Light of the Geniza Documents." In *Hommage à Georges Vajda: Études d'histoire et de pensés juives,* edited by Gérard Nahon and Charles Touati, 155–67. Louvain, Belgium: Peeters, 1980.

Graetz, Heinrich. *Geschichte der Juden.* 11 vols. Leipzig: Leiner, 1890–1909.

Haller, Albrecht von. *Bibliotheca medicinae practicae.* 4 vols. Basel: Schweighauser, 1776.

Hasselhoff, Görge K. "Johannes von Capua und Armengaud Blaise als Übersetzer medizinischer Werke des Maimonides." In *Wissen über Grenzen: Arabisches Wissen und lateinisches Mittelalter,* edited by Andreas Speer and Lydia Wegener, 340–56. New York: de Gruyter, 2006.

————. "Maimonides in the Latin Middle Ages." *Jewish Studies Quarterly* 9 (2002): 1–20.

————. "The Reception of Maimonides in the Latin World: The Evidence of the Latin Translations in the 13th–15th Century." *Materia giudaica* 6, no. 2 (2001): 258–80.

Helmreich, Georg, ed. *De usu partium corporis humani.* 2 vols. Bibliotheca Scriptorum Graecorum et Romanorum Teubneriana. Leipzig: Teubner, 1907–9. (See also May's translation below.)

Hinz, Walther. *Islamische Masse und Gewichte: Umgerechnet ins metrische System.* Handbuch der Orientalistik 1, Ergänzungs-band 1.1. 1955. Photomechanical reprint, Leiden: Brill, 1970.

Hopkins, S. "The Languages of Maimonides." In *The Trias of Maimonides: Jewish, Arabic, and Ancient Culture of Knowledge (Die Trias des Maimonides: Jüdische, arabische, und antike Wissenskultur),* edited by Georges Tamer, 85–106. Studia Judaica 30. New York: de Gruyter, 2005.

Ibn Abī Uṣaybiʿa. ʿUyūn al-anbāʾ fī ṭabaqāt al-aṭibbāʾ. Beirut: Dār Maktabat al-Ḥayat, n.d.

Ibn al-Bayṭār, ʿAbd Allāh ibn Aḥmad. *Al-Jāmiʿ li-mufradāt al-adwiya wa l-aghdhiya.* 4 pts. in 2 vols. Beirut: Dār al-Kutub al-ʿIlmīyah, 1992.

————. *Traité des simples.* Translated by Lucien Leclerc. 3 vols. 1877–83. Reprint, Paris: Institut du monde arabe, 1987.

Ibn al-Jazzār. *Ibn al-Jazzār on Sexual Diseases and Their Treatment: A Critical Edition, English Translation and Introduction of Book 6 of "Zad al musafir wa-qut al-hadir" (Provision for the Traveller and Nourishment of the Sedentary).* Edited and translated by Gerrit Bos. New York: Kegan Paul, 1997.

Ibn Ezra, Abraham. *Sefer Hanisyonot: The Book of Medical Experiences attributed to Abraham ibn Ezra.* Edited and translated by Joshua O. Leibowitz and Shlomo Marcus. Jerusalem: Magnes Press, 1984.

Ibn Ḥayyān, Jābir. *Das Buch der Gifte des Jābir ibn Ḥayyān (Kitāb al-sumūm wa-dafʾ maḍārriha).* Edited and translated by Alfred Siggel. Wiesbaden: Steiner, 1958.

Ibn Isḥāq al-Isrāʾīlī, Yaʿqūb. *Yaʿqub ibn Ishaq al-Israili's "Treatise on the Errors of the Physicians in Damascus."* Edited and translated by Oliver Kahl. Journal of Semitic Studies Supplement 10. Oxford: Oxford University Press, 2000.

Ibn Lūqā, Qusṭā. *Qusṭā ibn Lūqā's Medical Regime for the Pilgrims to Mecca: The Risāla fī tadbīr safar al-Ḥajj.* Edited and ranslated by Gerrit Bos. Leiden: Brill, 1992.

Ibn Sahl, Sābūr. *Dispensatorium parvum (Al-aqrābādhīn al-ṣaghīr).* Edited by Oliver Kahl. Islamic Philosophy, Theology, and Science: Texts and Studies 16. Leiden: Brill, 1994.

Ibn Sayyār al-Warrāq. *Kitāb al-ṭabīkh.* Edited by Kaj Öhrnberg and Sahban Mroueh. Studia Orientalia 60. Helsinki: Finnish Oriental Society, 1987.

Ibn Sīnā. *Kitāb al-qānūn fī al-ṭibb.* 5 bks. in 3 vols. [1877]. Reprint, Beirut: Dār Ṣādir, n.d.

Ibn Zuhr, Abū Marwān ᶜAbd al-Malik. *K. al-aghdhiya (Tratado de los Alimentos).* Edited and translated by Expiración García Sánchez. Fuentes Arábico-Hispanas 4. Madrid: Consejo Superior de Investigaciones Científicas, Instituto de Cooperación con el Mundo Árabe, 1992.

———. *K. al-Taysīr fī l-mudawāt wa-l-tadbīr (Book on the Facilitation of Treatments and Diet).* Edited by Muḥammad al-Khouri. Damascus: Dar al-Fikr, 1983.

Isaacs, Haskell D., and Colin F. Baker. *The Medical and Para-Medical Manuscripts in the Cambridge Genizah Collection.* Cambridge University Library Genizah Series 11. Cambridge: Cambridge University Press, 1994.

James, Montague Rhodes. *A Descriptive Catalogue of the Manuscripts in the Library of Peterhouse.* Cambridge: University Press, 1893.

Jowett, Benjamin. *The Dialogues of Plato.* 2 vols. New York: Random House, 1937.

al-Kindī. *The Medical Formulary or Aqrābādhīn of al-Kindī.* Edited and translated by Martin Levey. Madison, WI: University of Wisconsin Press, 1966.

Kowalczyk, Maria. *Catalogus codicum manuscriptorum medii aevi Latinorum qui in Bibliotheca Jagellonica Cracoviae asservantur.* Vol. 6. Krakow: Bibliotheca Jagellonica, 1996.

Kraemer, Joel L. "The Life of Moses ben Maimon." In *Judaism in Practice: From the Middle Ages through the Early Modern Period,* edited by Lawrence Fine, 413–28. Princeton, NJ: Princeton University Press, 2001.

———. "Maimonides' Intellectual Milieu in Cairo." In *Maïmonide: Philosophe et savant (1138–1204),* edited by Tony Lévy and Roshdi Rashed, 1–37. Leuven: Peeters, 2004.

———. "Maimonides on Aristotle and Scientific Method." In *Moses Maimonides and his Time,* edited by Eric L. Ormsby, 53–88. Washington, DC: The Catholic University of America Press, 1989.

———. *Maimonides: The Life and World of One of Civilization's Greatest Minds.* New York: Doubleday, 2008.

Kuhne Brabant, Rosa. "Abū Marwān b. Zuhr: Un professionnel de la médecine en plein XIIème siècle." In *Actes du VII Colloque universitaire tuniso-espagnol sur le patrimoine andalous dans la culture arabe et espagnole, Tunis, 3–10 février 1989,* 129–41. Cahier du CERES, Série Histoire 4. Tunis: Université de Tunis, Centre d'études et de recherches économiques et sociales, 1991.

Lameer, Joep. *Al-Farabi and Aristotelian Syllogistics: Greek Theory and Islamic Practice.* Leiden: Brill, 1994.

Lane, Edward William. *Arabic-English Lexicon.* London: Williams and Norgate, 1863–79.

Langermann, Y. Tzvi. "Arabic Writings in Hebrew Manuscripts: A Preliminary Listing." *Arabic Sciences and Philosophy* 6, no. 1 (March 1996): 137–60.

———. "Gersonides on the Magnet and the Heat of the Sun." In *Studies on Gersonides: A Fourteenth-Century Jewish Philosopher-Scientist,* edited by Gad Freudenthal, 267–84. Leiden: Brill, 1992.

———. "Maimonides' Repudiation of Astrology." *Maimonidean Studies* 2 (1991): 123–58.

———. "L'oeuvre médical de Maïmonide: Un aperçu général." In *Maïmonide: Philosophe et savant (1138–1204),* edited by Tony Lévy and Roshdi Rashed, 275–302. Leuven: Peeters, 2004.

———. "Science and the Kuzari." *Science in Context* 10, no. 3 (1997): 495–522.

Leibowitz, Joshua O. "Maimonides: Der Mann und sein Werk: Formen der Weisheit." *Ariel* 40 (1976): 73–89.

Levi ben Abraham ben Ḥayyim. *Livyat Ḥen.* MS Munich 58.

Levinger, Jacob. "Was Maimonides 'Rais al-Yahud in Egypt?' " In *Studies in Maimonides,* edited by Isadore Twerski, 83–93. Harvard Judaic Texts and Studies 7. Cambridge, MA: Harvard University Press, 1990.

Levy, Reuben. "The 'Tractatus de Causis et Indiciis Morborum,' *Kitāb al-asbāb wa-l-ᶜalamāt,* Attributed to Maimonides." In *Studies in the History and Method of Science,* edited by Charles Singer, 1:225–34. 2 vols. Oxford: Clarendon Press, 1917. Reprinted in *Beiträge zur Geschichte der arabisch-islamischen Medizin: Aufsätze.* Vol. 4 (1913–1920). Edited by Fuat Sezgin, in collaboration with M. Amawi, D. Bischoff, and E. Neubauer. Frankfurt am Main: Institut für Geschichte der arabisch-islamischen Wissenschaften, Johann Wolfgang Goethe-Universität, 1987.

Lewis, Bernard. "Maimonides, Lionheart and Saladin." In *Erets-Israel: Archaeological, Historical, and Geographical Studies,* vol. 7, edited by M. Avi-Yonah, H. Z. Hirschberg, B. Mazar, and Y. Yadin, 70–75. Jerusalem: Israel Exploration Society, 1964.

Lindberg, David C. *Theories of Vision from al-Kindi to Kepler.* Chicago: University of Chicago Press, 1976.

Mackenzie, D. N. *A Concise Pahlavi Dictionary.* London: Oxford University Press, 1971.

Marín, Manuela. "Beyond Taste: The Complements of Colour and Smell in the Medieval Arab Culinary Tradition." In *Culinary Cultures of the Middle East,* edited by Sami Zubaida and Richard Tapper, 205–31. London: Tauris, 1994.

Marín, Manuela, and David Waines, eds. *Kanz al-fawāʾid fī tanwīᶜ al-mawāʾid (Medieval Arab/Islamic Culinary Art).* Bibliotheca Islamica 40. Beirut: In Kommission bei Franz Steiner Verlag, Stuttgart, 1993.

Marx, Alexander, ed. "Texts by and about Maimonides." *Jewish Quarterly Review* n.s., 25 (1934): 371–428.

May, Margaret Tallmadge, trans. *Galen on the Usefulness of the Parts of the Body.* 2 vols. Ithaca, NY: Cornell University Press, 1968. (See also Helmreich's edition above.)

Menestò, Enrico. *Coluccio Salutati editi e inediti latini dal Ms. 53 della biblioteca comunale di Todi.* Todi, Italy, 1971.

Mensching, Guido. *La sinonima delos nombres delas medeçinas griegos e latynos e arauigos.* Madrid: Arco Libros, 1994.

Meyerhof, Max. "The Medical Work of Maimonides." In *Essays on Maimonides: An Octocentennial Volume,* edited by Salo Wittmayer Baron, 265–99. New York: Columbia University Press, 1941.

Mondeville, Henri de. *Die Chirurgie des Heinrich von Mondeville (Hermondaville) nach Berliner, Erfurter und Pariser Codices zum ersten Male herausgegeben.* Edited by Julius L. Pagel. Leben, Lehre und Leistungen des Heinrich von Mondeville. Ein Beitrag zur Geschichte der Anatomie und Chirurgie. Theil 1. Berlin: Hirschwald, 1892.

Neubauer, Adolf. *Catalogue of the Hebrew Manuscripts in the Jews' College, London.* Oxford: Horace Hart, Printer to the University, 1886.

———. *Catalogue of the Hebrew Manuscripts in the Bodleian Library and in the College Libraries of Oxford.* 1886–1906. Reprint, Oxford: Clarendon, 1994. (See also Beit-Arié's supplement above.)

Nicolaus Salernitanus. *Eene middelnederlandsche vertaling van het Antidotarium Nicolai met den Latijnschen tekst der eerste gedrukte uitgave van het Antidotarium Nicolai.* Edited by W. S. van den Berg. Leiden: Brill, 1917.

Nicoud, Marilyn. "L'oeuvre de Maïmonide et la pensée médicale occidentale à la fin du moyen âge." In *Maïmonide: Philosophe et savant (1138–1204),* edited by Tony Lévy and Roshdi Rashed, 411–31. Leuven: Peeters, 2004.

Nom de Déu, José Ramon Magdalena, ed. *Un glosario hebraicoaljamiado trilingüe y doce "Aqrabadin" de origen Catalán (siglo XV).* Barcelona: Universidad de Barcelona, 1993.

Österreichische Nationalbibliothek. *Tabulae codicum manu scriptorum praeter graecos et orientales in bibliotheca palatina vindobonensi asservatorum.* 10 vols. Vienna: Geroldi, 1864–99.

Pagel, Julius L. "Maimuni als medizinischer Schriftsteller." In *Moses Ben Maimon: Sein Leben, seine Werke und sein Einfluss: Zur Erinnerung an den siebenhundertsten Todestag des Maimonides,* edited by Wilhelm Bacher and Philipp Bloch, 1:231–47. Leipzig: Gustav Fock, 1908.

Paulus Aegineta. *The Seven Books of Paulus Aegineta.* Translated by Francis Adams. 3 vols. London: Sydenham Society, 1844–47.

Perry, Charles. *The Description of Familiar Foods.* In *Medieval Arab Cookery: Essays and Translations,* Maxime Rodinson, A. J. Arberry, and Charles Perry, 273–465. Blackawton, Totnes, Devon, England: Prospect, 2001.

———. *Kitāb al-ṭibākha: A Fifteenth-Century Cookbook.* In *Medieval Arab Cookery: Essays and Translations,* by Maxime Rodinson, A. J. Arberry, and Charles Perry, 467–75. Blackawton, Totnes, Devon, England: Prospect Books, 2001.

Pertsch, Wilhelm. *Die arabischen Handschriften der herzoglichen Bibliothek zu Gotha.* Vol. 4, part 3, *Die Orientalischen Handschriften der herzoglichen Bibliothek zu Gotha.* Gotha, Germany: Perthes, 1883.

Pseudo al-Rāzī. *Kitāb al-fākhir.* MS Berlin, 6259.

al-Qazwīnī, Ḥamdullāh al-Mustaufī. *The Zoological Section of the Nuzhatu-l-Qulūb of Ḥamdullāh al-Mustaufī al-Qazwīnī.* Edited and translated by John Stephenson. London: Royal Asiatic Society, 1928.

Ravitzky, Aviezer. "Mishnato shel R. Zeraḥyah ben Isaac ben Sheʾaltiel Ḥen." PhD diss., Hebrew University, 1977.

Rāzī, Abū Bakr. *Kitāb al-fākhir.* See Pseudo al-Rāzī.

———. *Kitāb al-Ḥāwī fī al-ṭibb.* Vols. 1–23. Hyderabad: Daʾiratu al-Maʿarifī al-Osmania (Osmania Oriental Publications Bureau), Osmania University, 1952–74.

———. *Kitāb al-Manṣūrī.* MS Oxford, Bodleian, Marsh 248.

Renan, Ernest. "Armengaud, fils de Blaise." *Histoire littéraire de la France* 28 (1881): 136–37.

Renaud, H. P. J., and Georges S. Colin, eds. and trans. *Tuḥfat al-aḥbāb: Glossaire de la matière médicale Marocaine.* Publications de l'Institut des Hautes Études Marocaines 24. Paris: Geuthner, 1934.

Reynouard, François J. *Lexique roman: Ou dictionnaire de la langue des troubadours comparée avec les autres langues de l'Europe latine.* 1836–45. Reprint, Heidelberg: Carl Winters, 1960.

Richler, B. *Hebrew Manuscripts in the Bibliotheca Palatina in Parma.* Catalogue. Palaeographical and codicological descriptions by Malachi Beit-Arié. Jerusalem: Jewish National and University Library, 2001.

Richter-Bernburg, Lutz. "Pseudo-Ṭābit, Pseudo-Rāzī, Yūḥannā b. Sarābiyūn." *Der Islam* 60 (1983): 48–77.

———, trans. "Eine arabische Version der pseudogalenischen Schrift *De Theriaca ad Pisonem.*" PhD diss., University of Göttingen, 1969.

Rodinson, Maxime. "Maʾmūniyya East and West." In *Medieval Arab Cookery: Essays and Translations,* by Maxime Rodinson, A. J. Arberry, and Charles Perry, 183–97. Blackawton, Totnes, Devon, England: Prospect, 2001.

———. "Recherches sur les documents arabes relatifs à la cuisine," *Revue des Études Islamiques* 17 (1949): 95–165. Translated and reprinted as "Studies in Arabic Manuscripts relating to Cookery." In *Medieval Arab Cookery: Essays and Translations,* by Maxime Rodinson, A. J. Arberry, and Charles Perry, 91–163. Blackawton, Totnes, Devon, England: Prospect, 2001.

———. "Romanía and other Arabic Words in Italian." In *Medieval Arab Cookery: Essays and Translations,* by Maxime Rodinson, A. J. Arberry, and Charles Perry, 165–82. Blackawton, Totnes, Devon, England: Prospect, 2001.

Rodinson, Maxime, A. J. Arberry, and Charles Perry. *Medieval Arab Cookery: Essays and Translations.* Blackawton, Totnes, Devon, England: Prospect, 2001.

Rosenthal, F. "'Life is Short, the Art is Long': Arabic Commentaries on the First Hippocratic Aphorism." *Bulletin of the History of Medicine* 40 (1966): 226–45.

Rosner, Fred. *Medicine in the Bible and Talmud: Selections from Classical Jewish Sources.* New York: Ktav, 1977.

Ruska, Julius, ed. *Das Steinbuch des Aristoteles, mit literargeschichtlichen Untersuchungen nach der arabischen Handschrift der Bibliothèque nationale.* Heidelberg: Winter, 1912.

Ryan, W. F. "Maimonides in Muscovy: Medical Texts and Terminology." *Journal of the Warburg and Courtauld Institutes* 51 (1988): 43–65.

Schmucker, Werner. *Die pflanzliche und mineralische Materia Medica in Firdaus al-Ḥikma des ᶜAlī ibn Sahl Rabban aṭ-Ṭabarī.* Bonn: Orientalisches Seminar, 1969.

Schuba, Ludwig. *Die medizinischen Handschriften der Codices Palatini Latini in der Vatikanischen Bibliothek.* Kataloge der Universitätsbibliothek Heidelberg 1. Wiesbaden: Reichert, 1981.

Schwarz, Arthur Z. *Die hebräischen Handschriften der Nationalbibliothek in Wien.* Leipzig: Hiersemann, 1925.

Schwartz, D. "Magiyah, maddaᵓ nisyoni u-metodah maddaᵓit be-mishnat ha-Rambam (Magic, Experimental Science and Scientific Method in Maimonides' Teachings)." In *Sefer Zikkaron le-Yoseph Barukh Sermoneta (Joseph Baruch Sermoneta Memorial Volume),* edited by Aviezer Ravitsky, 25–45. Jerusalem Studies in Jewish Thought 14. Jerusalem: The Hebrew University, 1998.

Seidel, E. "Die Medizin im *Kitāb Mafātīh al-ᶜUlūm.*" *Sitzungsberichte der Physikalisch-Medizinischen Sozietät zu Erlangen* 47 (1915): 1–79. Reprinted in *Beiträge zur Geschichte der Arabisch-Islamischen Medizin: Aufsätze,* edited by Fuat Sezgin, 4:233–312. Frankfurt am Main: Institut für Geschichte der Arabisch-Islamischen Wissenschaften, 1987.

Shem Tov ben Isaac. "R. Shem Tov ben Yitsḥaq mi-Tortosa ᶜal Ḥayyei ha-Rofe ha-Ivri u-Musaro be-Eyropah." Edited by Süssman Muntner. In *Sefer Yovel: kovets torani madaᶜi: yotse la-or le-tsiyun hofaᶜat kerekh ha-arbaᶜim shel "Sinai," yarhon le-Torah le madaᶜ ule-sifrut,* edited by Judah L. Maimon, 321–44. Jerusalem: Mosad ha-Rav Ḳuḳ, 1958.

———. *Sefer ha-Shimmush: Book 29, Glossary of Medical and Botanical Terms.* Edited and translated by Gerrit Bos, Martina Hussein, Guido Mensching, and Frank Savelsberg. Forthcoming.

———. *Sefer ha-Shimmush.* MS Munich 80.

Steinschneider, Moritz. *Die hebräischen Handschriften der K. Hof- und Staatsbibliothek in München.* 2nd ed. revised and enlarged. Munich: Palm'sche Hofbuchhandlung, 1895.

———. *Die hebräischen Übersetzungen des Mittelalters und die Juden als Dolmetscher.* 1893. Reprint, Graz, Austria: Akademische Druck- und Verlagsanstalt, 1956.

———. "Die toxikologischen Schriften der Araber." *Archiv für pathologische Anatomie und Physiologie und für klinische Medizin* 52 (1871) and 57 (1873). Reprint, Hildesheim, Germany: Gerstenberg, 1971.

———. *Verzeichnis der hebräischen Handschriften.* 2 vols. 1878–97. Reprint in 1 vol., New York: Olms, 1980.

Stroumsa, Sarah. *Freethinkers of Medieval Islam: Ibn al-Rāwandī, Abū Bakr al-Rāzī, and Their Impact on Islamic Thought.* Islamic Philosophy, Theology and Science 35. Leiden: Brill, 1999.

———. "'Ravings': Maimonides' Concept of Pseudo-Science." *Aleph: Historical Studies in Science and Judaism* 1 (2001): 141–63.

al-Ṭabarī, ʿAlī b. Rabban. *Firdaws al-Ḥikma.* Edited by M. Z. Siddiqi. Berlin: Sonne, 1928.

Theodorides, Jean. "Les sciences naturelles et particulièrement la zoologie dans le *Traité des Poisons* de Maimonide." *Revue d'Histoire de la Médecine Hébraïque* 31 (1956): 87–104.

Thorndike, Lynn, and Pearl Kibre. *A Catalogue of Incipits of Mediaeval Scientific Writings in Latin.* Revised and augmented edition. Cambridge, MA: Mediaeval Academy of America, 1963.

Tifāshī, Aḥmad ibn Yūsuf. *Kitāb azhār al-afkār fī jawāhir al-aḥjār.* Cairo: Al-Hayʾah al-Miṣrīyah al-ʿĀmmah, 1977.

Ullmann, Manfred. "Die arabische Überlieferung der Schriften des Rufus von Ephesos." *Aufstieg und Niedergang der römischen Welt.* Part 2, Principat 37.2., pp. 1293–1349. Berlin: de Gruyter, 1994.

———. *Die Medizin im Islam.* Handbuch der Orientalistik 1, Ergänzungsband 6.1. Leiden: Brill, 1970.

———. "Edelsteine als Antidota." *Janus: Revue Internationale de l'Histoire des Sciences, de la Médecine, de la Pharmacie et de la Technique* 61 (1974): 73–89.

———. *Islamic Medicine.* Translated by Jean Watt. Edinburgh: Edinburgh University Press, 1978.

Vogelstein, Hermann, and Paul Rieger. *Geschichte der Juden in Rom.* 2 vols. Berlin: Mayer und Müller, 1895–96.

Waines, David. *In a Caliph's Kitchen.* London: Riad El-Rayyes, 1989.

Wartburg, Walther von. *Französisches etymologisches Wörterbuch: Eine Darstellung des galloromanischen Sprachschatzes.* Bonn: F. Klopp, 1928–.

———. "*Murrī,* the Tale of a Condiment." *Al-Qantara* 12 (1991): 371–88.

Wickersheimer, Ernest. *Dictionnaire biographique de médecins en France au moyen âge.* Paris: Droz, 1936.

Wörterbuch der klassischen arabischen Sprache. Edited by Deutsche Morgenländische Gessellschaft. Wiesbaden: Harrassowitz, 1957–.

Zonta, Mauro. "A Hebrew Translation of Hippocrates' *De superfoetatione:* Historical Introduction and Critical Edition." *Aleph: Historical Studies in Science and Judaism* 3 (2003): 97–143.

Zotenberg, Hermann, ed. *Manuscrits orientaux: Catalogues des manuscrits hébreux et samaritains de la Bibliothèque impériale.* Paris: Imprimerie impériale, 1866.

Latin Indexes

These indexes of words in the three Latin translations of Maimonides' *De venenis* omit only numbers, most pronouns and prepositions, and a number of other particularly common words (e.g., *esse, et, habere, omnis, oportet, sumere, vel,* and so forth). Verbal forms are usually referred to in the infinitive, though some participles have been entered separately and comparatives and superlatives have normally been included under the corresponding adjective or adverb. The words in the chapter titles of the translations by Armengaud and Giovanni have not been indexed, nor have those in Armengaud's authorial introduction to his translation. The numbers refer to the sections into which Maimonides' text has been divided by the editor.

Index to Armengaud Blaise's Translation

abhominatio, 72
abinde, 12, 68
absolutus, 1
absonus, 15
accedere, 4
accidens, 9, 11, 16, 37, 54, 58, 63, 64, 71,
  73, 77, 89, 90
accidere, 31, 58, 63, 64, 73
accipere, 84
acer, -cris, 65
acerbus, 50
acetosus, 12, 18, 65, 73
acetum, 11, 13, 14, 16, 24, 28, 51, 52, 73,
  79, 80, 86
acutus, 73
additus, 73
adeo, 1, 2, 4, 44
adeptio, 1
adesse, 8
adherentia, 69
adhuc, 10, 80
adimplere, 1, 5
adipisci, 78
adiuvans, 91

adversus, 1
agaricus, 27, 36, 52, 80
agere, 74
agitatus, 80
agnoscere, 1
agrestis, 73, 79
aio, 47
alacriter, 5
albedo, 71
albonsarsa, 48
albus, 35, 38, 39, 45, 47, 52
alcanna, 53
alkitran, 45
aliquamdiu, 90
aliquantulum, 8, 9, 76, 80
aliquantum, 79
allium, 12, 13, 26, 36, 64, 66, 73
almuri, 73
altea, 13, 50
alter, 54
altus, 1, 2
amare, 57
amaritudo, 72
amarus, 27, 72, 73

ambo, 86
ambulans, 64, 73
amen, 91
amicabilitas, 72
amigdala, 57
ampliare, 9
amplius, 4, 8, 9, 31, 59, 66
an, 9, 54, 63
ana, 13, 33–36, 38, 39, 50, 52, 53, 56, 80
anacardus, 82
anas, 12
anetum, 16, 37, 76
angulus, 20
anima, 1
animal, 4, 7, 8, 15, 16, 18, 20–24, 36, 38,
    39, 46, 47, 52, 59, 62, 64, 68, 69, 71–74,
    78, 79
animare, 1
anisum, 44
annus, 2, 4, 29, 31, 37, 52
ante, 8, 34, 58, 89
antecessor, 1, 84
antedictus, 7, 11, 89, 91
antequam, 4
antidotum, 1
antiquus, 4, 5, 10, 13, 40, 52, 63
aperire, 1, 58
apium, 28
apis, 50, 51
apparere, 54, 63, 91
appellare, 87
appensus, 78
appetere, 65
applicatio, 10
apponere, 7, 10, 12–14, 51, 57, 59
appositio, 10
approbatus, 17, 21, 22, 40, 56
appropinquare, 58
apud, 17, 21, 36, 46, 64, 71–73, 75, 83
aqua, 15, 18, 19, 23, 26, 29, 49, 50, 54–56,
    65, 73, 76, 87, 89–91
aqua rosacea, 51
arabs, 4
aranea, 4, 47–49
arbor, 84, 86
arduus, 58
argenteus, 78
aries, 20
aristologia, 27, 32, 38, 43, 52
ars, 6, 11, 46, 58, 74, 78
artare, 58
artifex, 70
artificialis, 58
asa fetida, 12, 33, 53, 57, 80

assatus, 67
asserens, 6, 13, 33, 36, 84
asserere, 3, 4, 8, 43, 78
assuetus, 31, 73, 91
assumere, 7, 13, 15, 18, 30, 64, 65, 67, 73,
    75, 80, 87, 88
assumptus, 10, 13, 30, 76, 78
at, 58
atque, 1
attendere, 9, 15, 16, 30, 52, 63
attingere, 2, 23
attractio, 12, 13
attrahere, 12
audire, 73
augere, 10, 56, 61
augmentare, 1
auripigmentum, 81
austerus, 3, 90
auxilium, 2, 62
avellana, 64
avellana indica, 87, 88
Avenzoar, 19, 36, 78
Avicenna, 38
avis, 10, 11, 66
axungia, 76
azimus, 64

balsamita, 50
balsamus, 26, 30, 53
baro, 1
basiliscus, 16
bellans, 1
bene, 8, 12, 19, 26, 33, 52, 53, 73
benedictus, 62, 69, 91
bezahar, 20–23, 78, 79
bibere, 64, 65, 73, 76, 89, 90
biduo, 89
boletus, 73
bolus armenicus, 51
bonificare, 1
bonus, 1, 4, 80, 81
boukeram, 47
bovinus, 80
bos, 12, 13
brevis, 2, 4, 47
brevitas, 5
breviter, 31, 46, 77, 86
brodium, 66, 73
bullire, 14, 50, 79, 80
bursicula, 20
butirum, 8, 45, 64, 65, 76, 87, 89

calamentum, 13, 14
calamus, 2

caliditas, 90
calidus, 15, 26, 27, 30, 33, 37, 59, 76, 87
calor, 9, 10, 16, 64, 65
cancer fluvialis, 29, 55, 56, 66
canis, 54, 57, 59, 63, 66
canon, 6, 11, 77
capilli veneris, 52
capillus, 68
capitulum, 7, 41, 54, 77, 80, 84, 86, 89
capra, 68
caput, 46
carceratus, 1
carica, 35
caro, 64, 66, 73, 80
casbar alon, 52
cassatus, 26
castoreum, 13, 39
casualiter, 69
casus, 6, 7, 9, 10, 14, 47, 52, 56, 58, 63
casus, -ūs, 4
caudam, 46, 48
caulis, 52, 66, 80, 84
causa, 64
cautela, 7, 74
cavere, 8, 73
celeriter, 10, 67, 76, 89, 90
cepa, 57, 60, 64, 66, 73, 76
cerebrum, 67
certificatio, 78
certificatus, 23, 36
certitudo, 63
certus, 78
cervinus, 68
cessare, 52, 89
ceterus, 2, 11, 66, 78
Christus, 2
cibare, 91
cibaria, 73
cibus, 1, 4, 7, 10, 34, 58, 61, 64, 66, 72–77, 81, 82, 85, 87
cicuta, 38
ciminum, 29, 38, 49
cinamomum, 14, 38, 87
cinis, 13, 68
circa, 4, 23
cito, 10, 54, 80
citrinum, 12, 18, 22, 42a, 79
civitas, 62, 84
clamdestine, 80
clarus, 1, 73
claudere, 9, 58, 63
clausio, 58
climata, 1, 2
clistere, 58

coagulatio, 80
coagulum, 79, 80, 84
coctus, 14
cogere, 5
cogitare, 4
cogitativus, 74
cognitor, 23
cognoscere, 80, 83
colligere, 4, 40, 91
coloquintida, 42a, 72, 89
color, 20, 21, 45, 71, 73, 74, 82, 87, 90
coloratus, 71, 73
columbus, 10, 66
combustus, 68
comedere, 8, 10, 64–67, 73, 75, 85, 87, 88, 90
comes, 1
comestio, 72
commendari, 4
committere, 73, 74
commixtus, 87
communicare, 72
communis, 8, 11, 12
communiter, 79
comparabilis, 63
compendiosus, 4
compendium, 5
competere, 42a
compilare, 4, 5, 58
compilator, 40, 46, 70, 78
complere, 49
complexio, 11, 58, 61, 72
compositio, 3, 6, 19, 32, 33, 36, 38, 43, 52, 53, 56, 73
compositus, 3, 4, 6, 7, 9, 13, 32, 34, 36, 40, 44, 56, 64, 71, 75, 77, 78
comprehendere, 70
compressus, 9, 43
conari, 54
conatus, -ūs, 72
concordatus, 16, 26, 52, 68
condempnere, 1
condere, 27, 73
conditio, 61
confectio, 3, 4, 8, 32, 38
conferens, 4, 6, 7, 9, 13, 15, 25, 27, 32, 38–40, 49–51, 53, 60, 66, 77, 79
conferre, 14–16, 26, 30, 31, 33, 46, 48, 49, 51, 52, 66, 67, 78, 91
conficere, 3, 64, 73
confidentia, 73, 75
confidere, 6, 64
confortare, 78
congregatio, 71

congruere, 64
congruus, 10, 64
coniunctio, 1
coniungere, 54, 87
consequens, 72
consequenter, 8, 39, 41, 76, 80, 87, 90, 91
consequi, 3, 8, 84, 88
consistere, 63
constanter, 63
constare, 11, 54, 69, 74, 75, 78
consuetudo, 80
consumptus, 3, 21, 26
continere, 78
contingere, 1, 54, 61, 62, 69, 77, 84, 86
continue, 66
continuere, 3, 4, 10, 58, 64, 90, 91
contra, 32, 33, 36, 41, 42a, 42b, 43, 44, 49,
    52–54, 62, 66, 67, 78
contradicere, 74
contrariare, 79
contrarietas, 52
contrarius, 61
contritus, 26, 39
conveniens, 7, 8, 32–34, 36, 49, 54–56, 59,
    72, 73, 76
convenire, 16, 72, 83, 91
conventicula, 1
copulare, 1
coquere, 21, 26, 85
cor, 74, 78
cordubensis, 1
coriandrum, 50, 51
cornus, -ūs, 68
corona regie, 23
corpus, 4, 8, 9, 12, 13, 18, 46, 47, 58, 71, 88
corrosivus, 6
corrosus, 8
corrumpere, 8, 61, 64
corruptio, 64
cortex, 18, 20, 26, 35, 67, 88
costum, 27, 33, 39
crastinum, 4
credere, 1, 73, 76, 80
cribellatus, 27
cribrare, 33, 45, 55
cribrum, 45
cristallinus, 47
cruciatus, 45, 84
crudus, 59, 66
crustala, 9
cubiba, 73
cucurbita, 50, 65
cultus, -ūs, 1
cura, 7, 84, 86, 88, 89, 91

curare, 21, 52, 54, 63
curatio, 77
currere, 4, 46
custodia, 7, 81
custodire, 1

dampnum, 1
darceni, 27
dare, 2, 3, 32, 42b, 58, 77
debere, 2, 4, 8, 11, 49, 65, 90
debilis, 61
decenter, 3
decernere, 5
decet, 8, 9, 23, 31, 33, 34, 44, 52, 54, 58,
    63, 70, 73, 75, 76
decipere, 83, 84, 86
declarare, 6, 15, 70
declaratio, 2
declinans, 3
decoctio, 16, 29, 36, 37, 44, 49, 52, 66, 67,
    73, 76, 86, 89, 91
decoquere, 11, 47, 49, 66, 80
defectus, -ūs, 8, 52
deferre, 3
defraudari, 80, 87, 89
deinde, 8, 76, 80, 87, 89–91
delectabilis, 72, 73
delectatio, 72
demonstratus, 1
demptus, 3, 66
denique, 1
dens, 8, 26, 47
densus, 45
deponere, 10
depurare, 67
derelictus, 64
descendere, 80
desiccare, 64
desuper, 52
deterior, 61, 83, 84
determinate (adv.), 7
detrahere, 5
deus, 1, 62, 69, 91
devastare, 1
diaforeticus, 87
dies, 1, 4, 47, 54–56, 58, 59, 77, 83, 84,
    87, 91
dieta, 58
differentia, 18, 63
difficilis, 3, 4, 58
difficultas, 8, 81, 83
digestus, 77
dilatare, 1, 2, 9, 58
diligenter, 9, 13, 16, 63, 78

dimittere, 9
directus, 69
discoopertus, 73
disgregatio, 71
dispergere, 4, 8, 13
displicentia, 72
displicere, 72
dispositio, 16, 58, 81
dispositus, 31, 64
dispumatus, 32, 33, 36, 38
dissoluere, 21, 47, 51, 57
distemperare, 25, 50, 55
distrahere, 1, 90
ditare, 1
diutius, 78
divertere, 1, 90
diversus, 21, 71, 73
dives, 78
divinus, 1
divitie, 1
dolor, 9, 10, 11, 13, 45, 54, 59, 64, 77, 78
dolosus, 75
dolus, 73, 75
domesticus, 59, 63, 79
dominator, 73
dominus, 1–4, 15, 75
domus, 1, 23, 47
donec, 9, 10, 21, 26, 39, 53, 57, 58, 73, 77, 89
dormire, 9, 77
dosis, 6, 36–38, 42a, 56, 79
dubitare, 4
dubium, 54
dulcis, 12, 18, 39, 72, 73
dum, 1, 80
duplex, 1
dyafoneitas, 19
dyatessaron, 32, 78

econverso, 8, 72
edificare, 1
effectus, -ūs, 40, 71, 72
efficacia, 40
efficaciter, 18
efficax, 8, 32
efficere, 20
egenus, 1
egiptiacus, 43
egiptus, 3, 21, 30, 47, 48, 73
egressus, -ūs, 54, 87
electio, 69
electuarium, 3
electus, 1, 26, 53, 78
elegantius, 2
elementum, 71

eligere, 14, 16, 19, 52, 78
elongare, 54
emplastrare, 11, 45
emplastrum, 12–14, 41, 42a, 49, 51, 58, 59
endivia, 65
enigma, 1
equalis, 57
equaliter, 13
equus, -a, -um, 13, 32
erectus, 46
error, 91
es, eris, 81
essentia, 15
estuatio, 89
esus, 50, 64, 65, 72
etas, 37, 80, 84
evadere, 21, 23, 31, 54, 78
evasio, 75
evitare, 73
exaltare, 91
exceptus, 3, 4, 15, 30
excorticatus, 26, 36
excurrens, 6
exemplum, 72
exigentia, 84
exigere, 6, 10, 11
exire, 10, 77
existens, 8, 12, 15, 20, 37
expedire, 31, 42a, 49, 66, 77, 80, 84, 85
expendere, 4
expensum, 1
experientia, 17, 21, 36, 52, 56, 67, 84
experimentator, 78
experimentum, 22, 23, 78
experiri, 84
expertus, 13, 19, 21, 45
exponere, 8
exprimere, 2, 6, 52
expulere, 1
exteriora, 1, 10, 54, 78, 90
extinctus, 63
extra, 7
extrahens, 12
extrahere, 10
extremum, 3

faba, 39, 43, 59
facere, 3–6, 9, 19, 41, 54, 70, 78, 80, 85
facilis, 4–6, 8, 14, 30, 74, 79, 80, 86, 87, 89
facundia, 1
fallere, 84
famelicus, 61
familiaris, 73, 78
famosus, 63, 64

farina, 11, 27, 57
farine, 47, 52
farmacia, 58
fatuus, 91
favella, 35
favere, 3
fel, 12, 13, 20
ferculum, 66, 73, 84
fere, 15, 79
fermentatus, 65
ferre, 1, 10, 20, 46, 47, 52, 76, 87, 91
fervor, 2
ficus, 13, 34, 53, 64, 65, 84, 89
fides, 1, 23
fiducia, 74
fieri, 1, 4, 9, 35, 39, 43, 51, 53, 56
figura, 20
figurare, 52
filius, 1
filus, 47
finis, 2
fissura, 8
fissus, 10
flebotomia, 58
fluere, 9
fluxus, 9, 77
folium, 33–36, 42a, 49, 50, 53, 57, 67, 90
fomentare, 59
forensis, 73
fortis, 6, 10, 37, 44, 64, 90
fraudare, 81
fraudulentia, 76
fraus, 74
frequenter, 62, 64, 66, 73
fricare, 42a
frigiditas, 44
frigidus, 15, 18, 19, 23, 26, 33, 37, 44, 49,
    50, 55, 56, 65, 87
frigus, 16, 64
fructus, -ūs, 49
frumentum, 13, 59, 60
fugere, 5, 54, 68
fumigare, 69
fumigium, 68
fumus, 68
fungus, 73, 90
furia, 54

Galienus, 20, 34, 39, 42a, 43, 53, 56, 70, 72
gallina, 10, 67, 76
gallinaceus, 66, 77
gargarizare, 8
generalis, 7, 32, 41, 54, 57, 64, 84, 86, 91
generaliter, 4, 8, 40

generare, 20, 52, 64, 89, 90
generatio, 1
gentes, 3
gentiana, 32, 36, 38, 55, 56
genus, 73
glans, 20
glutire, 26
gradus, 1
grandiloquus, 1
grando, 51
granum, 19, 91
gratia, 71
gratus, 1
grossus, 35
gummi, 53
gustus, 72
gypsus, 13

ha, 1
habilitare, 5
habitans, 90
hactenus, 69
hendecoca, 52
herba, 3, 23, 50, 65
hermodactilus, 87
hic (adv.), 2, 70, 80
hinc, 6
homo, 1–3, 5, 6, 24, 52, 54, 59, 69, 73, 78,
    87–89
honor, 4
hora, 9, 10, 77
horribilis, 74
hucusque, 2
huiusmodi, 40, 58, 73
humanus, 69
humor, 61

iam, 9, 15, 79
idiota, 74
idoneus, 74
ieiunus, 8, 59, 61
ierusalem, 23
Iesus, 2
igitur, 3, 12, 30, 41, 64, 77, 87
ignarus, 74
ignis, 8, 33, 36
ignorare, 16, 54, 64, 79, 88, 90, 91
illaudabilis, 61, 66, 73, 88, 90
illico, 30, 45
illustris, 2, 34
imaginari, 1
immediate (adv.), 8, 10, 45, 77
immo, 1, 4, 58, 71, 72
immunis, 1

immutare, 73, 74, 81, 82, 87
immutatio, 87
impossibilis, 15, 75
inauditus, 5
incedere, 54
incipere, 5, 9
inchoare, 4, 41, 69, 90
inclinatio, 1
incorporare, 12, 13, 27, 32–36, 38, 43, 45, 52, 53, 57, 60
inde, 3, 9, 35, 39, 43, 52, 53, 57, 64, 72, 73, 84, 88, 90
indigere, 58, 64
individuum, 71
indubitanter, 19
inducere, 3, 77
induratus, 5
inebrians, 64
infectus, 76
inferre, 88, 89, 91
inflammatus, 65
inflatio, 89
influere, 1
infra, 58
infrigidari, 10
infundere, 11, 36, 74
infusio, 89
ingenium, 1, 81
ingredi, 3, 73
ingrossare, 20
initium, 1
iniungere, 4
immersus, 51
implere, 57
inquit, 1, 4, 19, 40, 46, 70, 78
inscius, 74
insignis, 1, 34, 78
insimul, 1
inspissare, 20, 33, 36, 39
instantia, 6
instrumentum, 78
intellectus, -ūs, 1, 67
intelligere, 81, 83
intendere, 1, 5, 6, 11, 15, 58, 77, 80
intensus, 16
intentio, 1, 2, 4, 5, 37, 58, 61
intentus, -ūs, 91
inter, 37, 63, 71, 76, 78
interdum, 6, 47, 54, 66, 73, 82, 91
interemptivus, 74
interficere, 9, 44, 54, 74, 75, 87, 89
interior, 9
interitum, 7, 10, 15, 18, 54
interponere, 76

intestina, 80
intrinsecus, 91
intuitus, -ūs, 54
inungere, 8
invadere, 4
invenire, 10–12, 14, 15, 46, 54, 58, 64, 77, 84
inventus, 2
invicem, 1
iris, 28
ita, 6, 52, 56, 57
item, 26–28, 50
iteratus, 3, 90, 91
iubere, 15
iudex, 1
iudicium, 71
iugiter, 9
iulep, 89
ius, 66, 67
iusquiamus, 39, 86
iussus, -ūs, 2, 3, 5
iusticia, 2
iustificatio, 1
iuvamentum, 4, 8, 10, 17, 36, 56, 84
iuvare, 8, 59, 74
iuvenis, 10, 63

Johannitius, 45

labia, 8
labor, 84
laborare, 78
laboriosus, 8
lac, 15, 16, 26, 49, 64, 76, 82, 89
lactuca, 50, 65
languor, 84
lapis, 20, 21
lapis iudaicus, 12
laqueus, 1
latitudo, 3
lator, 1
latrare, 54
laudabilis, 55, 66, 73, 77, 80, 81
laudabiliter, 3
laurus, 32
legere, 84
lentigo, 51
lepra, 83
lepus, 24, 79
levis, 4, 8
liber, 4, 5, 11, 21, 46, 58, 61, 63, 66, 69, 77, 84
liberare, 1, 7, 12, 23, 24, 32, 69, 77, 78, 80, 84

licet, 70, 75, 82
licium, 55
ligare, 8, 54
ligatura, 9, 41
limo, 67, 73
limpidus, 73
linere, 8, 21, 52
lingua, 1
linimentum, 49, 53
lintheolus, 51
linum, 84
liquefactus, 33, 53
liquefieri, 21
liquere, 1
locus, 6–8, 10, 12, 14, 26, 41, 42a, 45,
    47–49, 51, 52, 54, 57–59, 69, 77
locutus, 70
longinquus, 2, 75
longum, 27, 32, 47, 54, 63, 77

machinare, 73, 75
magis, 6, 8, 40, 77, 80, 87
magnificare, 1, 3
magnus, 3, 4, 11, 32, 39, 47, 63, 76, 78, 81,
    84, 85, 87, 88, 91
maior, 8, 17, 26, 37, 42a, 52, 54
malitia, 61, 63, 72, 76
malum granatum, 50, 65, 73
malus, 47, 57, 61, 74, 90
malva, 51
mandatum, 91
mandragora, 15, 27, 88
mane, 47
manifeste (adv.), 81, 84
manifestus, 2, 4
mansuetus, 1
manus, 73–75, 85
masticans, 59
masticatio, 59
masticatus, 47, 59, 60
matrix, 39
maxime (adv.), 24, 64, 68
maximus, 84
medicamen, 59
medicinalis, 8
medicus, 3, 4, 6, 8, 10, 11, 15, 16, 26,
    31, 52, 54, 58, 63, 68, 70, 80, 81,
    83, 84
medietas, 24, 26
mediocriter, 65
medius, 37
mel, 12, 27, 30, 32, 33, 36, 38, 43, 45, 51,
    57, 60, 64, 82, 91
melior, 2, 16, 17, 52, 78

melissa, 42a, 49
mellilotum, 23
membrum, 9, 61, 76, 91
memorare, 5, 11, 31, 77
memoria, 4, 5, 54
mens, 1–3, 81
mensis, 63
menstruus, 84
mensurare, 31
menta, 57
mentastrum, 12, 14, 33, 79
mentio, 6, 80
merces, 1
meretrix, 84
merito (adv.), 5
metallicus, 81
metitus, 34
metridatum, 3, 32, 78
mica, 60, 64
miles, 1
miliala, 25
minctus, 89
minera, 21
mineralis, 21, 22
minime (adv.), 77
minimus, 4
ministrans, 40
ministrari, 16, 49
minor, 3, 8, 10, 31, 37, 84, 90
minuere, 31
mirabilis, 12
mirra, 32, 33, 38, 39, 56
mirta, 49
mirum, 21
misceri, 64, 81
mitigare, 9–11, 45, 59, 64
mitigatio, 13
mixtus, 8, 13, 52, 65, 71, 84
modernus, 1, 2, 4
modicus, 10, 65, 66, 73–75, 79
modus, 1, 6, 10, 18, 21, 26, 27, 53
molestare, 9
mollificare, 36
morari, 76
morbus, 8
mordere, 4, 7, 8, 16, 54, 61, 63, 66, 77
mori, 4, 73, 83
mors, 1, 12, 63, 83, 90
morsura, 7–10, 12–14, 18, 21, 31, 38, 41,
    42a, 44, 46, 50–54, 57–59, 61–63
morsus, -a, -um, 9, 16, 21, 30, 54, 58, 64,
    65, 67
morsus, -ūs, 4, 8, 9, 11, 15, 21, 36, 42b, 43,
    45, 49, 52–54, 66

mortuus, 63
morus, 49, 84, 86
mos, 1, 12–14, 42a, 51
Moyses, 1
mulier, 88
mulsus, 26, 64, 76
multipliciter, 2
multitudo, 5
multo (adv.), 84
multotiens, 21
multum (adv.), 30, 78
multus, 1, 4, 8, 15, 21, 52, 64, 65, 77, 87,
   90
mundare, 18, 26, 35
mundificare, 76
muscillago, 89
mutatio, 58

nam, 5, 9, 10, 15, 34, 37, 45, 63, 64, 66, 69,
   71, 73, 79
namque, 2, 44, 64
natura, 15, 80, 88, 90
naturalis, 9, 70, 72
ne, 1, 5, 8, 9, 54, 64, 73
nec, 5, 23, 54, 58, 63, 64, 71, 73–75, 82,
   89
necans, 18, 36, 39, 72, 73, 78, 81, 90
necessarius, 11, 70, 77
necessitas, 81
necnon, 1, 5, 7, 8, 58, 59
nedum, 1, 67
nequaquam, 81
neque, 18, 46, 54
nequire, 2, 4, 73, 75
nichil, 9, 21, 52, 54
nichilominus, 6, 31, 49, 54, 73–75, 80,
   82, 84
niger, 33, 47, 71, 90, 91
nigredo, 71, 73, 91
nisi, 1, 9, 44, 54, 58, 63, 69, 73–75, 85, 87
nobilis, 1, 5, 8, 32
nobilitas, 2, 3
nocivus, 9, 66
nocumentum, 9, 47, 52, 88
nomen, 2, 47, 78
nominare, 46, 48
nosse, 4
notitia, 2
notus, 2, 70, 72, 73
nox, 4, 47, 91
nucleus, 34, 57
nullus, 34, 63, 84
numerus, 5, 31
nunc, 69, 70

nuncupari, 5
nunquam, 1, 31, 54, 78, 84
nutrimentum, 72, 73
nutrire, 77
nux, 34, 35, 57, 64, 65, 87

ob, 20, 63
obedire, 3
obesse, 73–75, 88
oblatio, 73
obscurus, 54
observatus, 11
obstare, 1
obvia, 19
obviare, 12, 69
occidens, 3
occidentalis, 90
occultari, 73, 74, 81
occulte (adv.), 1, 80
occultus, 87
occurrere, 7
oculatus, 23
oculus, 1, 20
oculus christi, 36
odor, 71–74, 81, 82, 87, 90
odorabilis, 72
offendere, 18
offerre, 4, 26–29, 32
oleum, 11, 13, 21, 47, 59, 64, 76, 87
   rosatum, 30
   violatum, 8
omittere, 65
omnino, 65
operari, 34, 67
operatio, 15, 57, 58, 73, 77
opinari, 63, 69, 74, 80, 87
opinio, 70
opium, 36, 39, 43, 68
opopanax, 53
oportet, 1, 54, 58, 63, 76
oportunus, 5, 35, 39
ops, 4
opus, 2, 6, 10, 63
ora, 3
oraculum, 63
ordeum, 19, 90
ordinare, 2, 44
orfanus, 1
oriens, 3, 20, 90
orientalis, 46
orobus, 52, 57
ortensis, 49
os, 7, 8, 12, 18, 59, 78, 91
ostensus, 72

ovum, 80
oximel, 50, 90

palam, 1
panis, 47, 60, 64, 65, 75, 89
pannus, 47
papaver, 3, 49
paratus, 23, 34
paries, 54
pars, 13, 21, 26, 31, 32, 34, 35, 52, 57, 70, 89
particularis, 11
particulariter, 1
parum, 63, 65
parvitas, 74
parvus, 4, 35, 46, 47, 52, 66, 82, 84, 87
passus, 84
patella, 21
pater, 36
patere, 64, 83
pati, 8, 16, 65
patiens, 9–12, 37, 45, 54, 57–59, 63, 65,
    77, 80
paucus, 3, 5
paulatim, 20
paulatine, 90
pauper, 1
pellere, 19
penes, 37, 65
penetrare, 74
pentafilon, 36
percipere, 10, 47, 54, 71, 81, 87
perdere, 74
perdix, 66
perfecte, 63
perficere, 10, 91
perfidus, 75
periclitare, 8
periculum, 8, 61, 63, 80
perire, 63
permittere, 9, 16, 44, 58, 77
perniciosus, 39, 54, 64, 73, 90, 91
persecutus, 1
persicus, 78
perspicuus, 2
pertingere, 9
perutilis, 14, 42a
pervenire, 9, 56
pes, 47
philosophus, 15, 52
piger, 5
pillula, 43
pinguedo, 76
piper, 33, 36, 38, 39, 43, 87, 90
piretrum, 33, 43

piscis, 66, 73
pistacea, 64
placere, 40, 72
platea, 3
plectoricus, 61
pluries, 21, 84
plurimus, 1, 4, 5, 8, 63, 72, 78, 83
plus, 3, 4, 8, 17, 21, 31, 47, 54, 63, 69, 84
pomum, 65
pomum citrinum, 12, 18, 22, 42a, 79
pondus, 13, 19, 27, 32, 50, 55
ponere, 10, 14, 19, 35, 39, 51, 66, 75, 91
ponticus, 72
porcus, 72
porrum, 89
portulaca, 50
posse, 8, 9, 14, 32, 49, 63, 64, 73, 74, 78, 81,
    86, 87, 89
possibilis, 4, 8, 58, 61
post, 8–12, 17, 30, 32, 49, 52, 54, 57, 63, 73,
    76–79, 83, 89
postea, 8, 9, 63, 76
posterior, 40
postquam, 10, 54, 77
potens, 23, 58, 78
potentiam, 23
potionatus, 23
potissime, 6
potius, 5, 8, 11, 15, 73
potus, 15, 26, 30, 42a, 44, 49, 50, 54, 58,
    64–67, 73–76, 79, 87, 90, 91
pre, 78
preambulum, 17, 70, 73
precedens, 80
precipere, 3
predecessor, 21
predicere, 37
predictus, 1, 8, 10, 15, 16, 18, 20, 23, 31,
    32, 34, 37, 40, 52, 55–59, 61, 69, 71, 73,
    74, 77, 84
preesse, 33
prefatus, 11, 84
premittere, 79
preparatio, 21, 26, 73
preponere, 10, 70
prescribere, 3
presens, 61, 64, 80, 84
presertim, 4
preservatio, 7, 81
prestantior, 78
preter, 4, 61, 74, 80, 88
preteritus, 4
previsio, 69
primo (adv.), 8, 57, 70, 76

primus, 7, 12, 32, 41, 56, 59, 64, 87, 89
princeps, 1
principalis, 9
principatus, 2
principium, 58, 72, 84
prior, 32
pristinus, 77
prius (adv.), 13, 41, 54, 77, 80, 85
priusquam, 91
pro, 1, 9, 23, 32, 52, 63, 73–75, 80
probatum, 21, 67, 84
proculdubio, 9, 54, 66, 71
procurare, 54, 76, 80, 86, 87
prodesse, 15, 26, 43, 49, 50, 52, 54
producere, 54, 90
proferre, 4
profundus, 9
prohemium, 3
prohibere, 77
promptus, 3
promptus, -ūs, 33, 52
prope, 3
propinatio, 18, 21, 26
propinare, 16, 27, 28, 39, 40, 42a, 42b, 43, 45, 54–56, 84
propinquus, 48, 61
proponere, 6
propositus, 10, 14, 17, 34, 42a, 49, 55, 64, 52, 79
proprie, 42b, 43
proprietas, 7, 12, 15, 66, 67, 71, 73, 74, 76, 78
proprius, 1, 7, 8, 15, 41, 49, 58, 63, 90
propter, 2, 33, 34, 52, 54, 63, 66, 73, 74, 76
prorsus, 21
prosequi, 86
protectio, 69, 81
protegens, 8, 77, 78
protegere, 4, 6, 26, 52, 69
protendens, 54
protinus, 26, 73
provocare, 8, 54, 76, 87, 89, 91
prudens, 11, 84
pruritus, 88
psillium, 89
puer, 88
pugnator, 1
pullus, 10, 66, 76, 77
pulsus, 9
pulverizatus, 27, 39, 79
pulvis, 27–28, 55–56, 68, 80, 87
punctio, 31
punctura, 38, 43, 46–49, 62
pungere, 16, 45

purgare, 80
purus, 43, 44, 90
puta, 73
putrefactio, 52

qualis, 73
qualiter, 8, 30, 73, 81
quamplures, 1, 84
quamvis, 81
quantitas, 3, 4, 34, 35, 39, 43, 76, 81, 82, 84, 85, 87, 91
quantus, 3, 8, 9, 23, 31, 32, 52, 63, 64, 73–75, 80, 81
quatinus, 4
-que, 1–6, 54, 64, 73, 79, 80, 91
querere, 52
quia, 3, 5, 72, 73, 78
quicumque, 5, 12, 13, 24, 30, 41, 57, 64, 77–79
quidam, 7, 8, 10, 15, 20, 23, 36, 38, 39, 46–49, 63, 70, 72, 73, 82, 84, 85, 88, 91
quiescere, 77
quilibet, 12, 15, 23, 30, 32, 34, 36, 38, 63, 64, 66, 68, 71, 78–80, 84, 87, 90
quin, 1, 4, 15, 54, 58
quippe, 12
quisquam, 73, 75
quisque, 73
quisquis, 46, 48, 66, 73
quoniam, 8, 70, 71
quoque, 12, 78
quoquomodo, 1
quot, 1

rabidus, 54, 57, 63, 66
rabiosus, 63, 66
radix, 15, 23, 27, 28, 42a, 49, 52, 72
rafanus, 73, 90
ragadia, 8, 9, 57
Rasis, 13, 33, 35
ratio, 15, 64
recens, 13, 79
recenter, 42a, 64, 76
recipere, 4, 13, 31, 33, 36, 38, 39, 43, 50, 52, 53, 56, 80
recitare, 5
recordare, 5
rectificare, 67
redigere, 56
redimere, 1
redire, 77
reditus, -ūs, 9
reducere, 5

referas, 4, 5, 8, 15, 17, 21, 23, 38, 43, 52, 53, 62, 63, 68, 72, 78, 84, 89
reficere, 10, 91
refocillare, 1
regere, 11, 54, 77, 89
regimen, 1, 2, 4, 11, 41, 54, 64, 75, 77, 84, 86
regio, 3, 6, 21, 33, 37, 46, 47, 90
regnum, 2
regulare, 2, 58, 65
reicere, 8, 76, 80
reiectio, 76, 80
relatio, 5, 7, 70, 77, 79, 80
relatus, 2, 30, 31, 54
relevare, 4
rememoratio, 4, 6, 13, 15, 20, 33, 39, 41, 46, 54, 70
remissio, 37
remittere, 11
reparare, 9
reperire, 3, 19–21, 30, 46–49, 79, 87
repertus, 17, 21, 23, 30, 41
replere, 64
reserare, 2, 11, 84
resistentia, 19
resistere, 18, 79
resolutus, 68
rethorica, 2
revelare, 5
reverentia, 2, 4
rex, 1–3, 85
ritus, -ūs, 1
roborare, 9
rostrum porcinum, 50, 65
rotundus, 38, 52
rubedo, 88
rubidus, 47
rubificatus, 57
rubor, 47
rupes, 21
rursus, 4, 24
ruta, 33–35, 52, 64, 79
rutela, 43, 47

sacculus, 20
sal, 12, 34, 35, 47, 51, 57, 64, 66, 90
sal nitrum, 13, 80, 84, 87
saliva, 8
salsus, 66
saltim, 58
salvus, 77
sanctus, 23
sanguis, 54, 64, 80, 84, 89, 91
sanitas, 77

sanus, 63, 67
sapidus, 73
sapiens, 46, 63, 64
sapor, 71–74, 81, 82, 87
sartago, 80
satis, 89
saxum, 21
scarificare, 8, 54
scarificatio, 8, 49, 52
scarificator, 8
scientia, 1
scilicet, 1, 4, 6, 8, 9, 13, 41, 54, 55, 57, 58, 64, 71, 73, 80, 84, 88
scire, 6, 7, 61, 63, 71, 73, 76, 84
scissura, 9
scolaris, 1, 78
scorpio, 4, 16, 21, 41, 42a, 42b, 43–46, 48, 64, 68
scribere, 3, 5, 6, 84
scrutinium, 84
secanabin, 65
seculum, 69
secundare, 91
secundum (prep.), 11, 31, 36, 54, 70, 77, 80, 84
securitas, 73, 75
securus, 9
sed, 5, 8, 9, 11, 15, 33, 47, 67, 71, 73, 80
sekel, 21, 24, 26, 27, 31, 32, 39, 43, 45, 49, 50, 52, 53, 55, 79, 87
semen, 12, 13, 18, 22, 32, 38, 42a, 50, 79, 80, 84, 88
semicoctus, 64
semita, 2
semper, 54, 91
semperviva, 51
sensibilis, 40
sensibiliter, 88
sentire, 47
sequens, 47, 56, 68, 80, 84
sequi, 71
serapinum, 13, 53
sermo, 2, 4, 54
serpens, 68
servus, 1, 4, 15, 91
sextus, 89
sic, 1, 8, 9, 31, 54, 57, 58, 67, 71–73, 81, 84, 91
siccus, 8, 33–35, 79, 89
sicut, 15, 19, 31, 78, 81, 82, 85, 86, 89
signum, 54, 63
silvestris, 52
similis, 20, 44, 47, 48, 58, 73, 81
similiter, 43

simplex, 5–7, 9, 12, 17, 31, 41, 44, 75,
     77–79
simul, 13, 33–36, 43, 52, 53, 64, 84
sinapis, 13, 68
sine, 4, 8, 78, 80
singulariter, 79
singuli, 55, 56
singultus, 91
sinonum, 68
sinthoma, 73, 77, 84
siquidem, 1
sirupus, 65
sive, 1, 4, 15, 18, 26, 30, 31, 47, 52, 58, 64,
     73, 76, 77, 79, 89, 90
smaragdus, 19, 22, 23, 78, 79
sobrius, 63
societas, 1
socius, 78
sol, 39
solatrum, 91
solere, 63
solidus, 36
solitarius, 48
solitus, 91
sollicitus, 3
solus, 8, 54, 78, 80
sompnus, 9, 77
sorbere, 21, 89
sparagus, 49
specialis, 7, 41, 49, 52, 84
species, 7, 15, 21, 46–48, 52, 61, 71–74, 79,
     86, 87, 90, 91
spica, 13
spica romana, 25
spissitudo, 57, 73, 80
spoliare, 1
spuere, 8
squinantia, 90, 91
stare, 90
statim, 3
stercus, 76
stercus colombiana, 12, 13, 45
sticados, 36
stipticus, 72, 73
stomacus, 8, 10, 76–78, 90
strenuitas, 1
strenuus, 1
stupendus, 1
sturnus, 66
sublimare, 2
substantia, 15, 53, 57, 59, 73, 74, 82
subtilis, 45, 47
subvenire, 1
suctio, 8, 12, 41, 49, 52

succus, 13, 39, 49, 50, 52, 73, 84, 88–91
sudor, 87
sufficere, 43, 58, 59, 65, 91
sufficiens, 4, 21, 57, 58, 62
sufficienter, 6
suffocatio, 39
sugere, 8, 54, 88
sulfur, 12, 53, 68
sumac, 73
sumptio, 89
super, 1, 4, 8, 12–15, 20, 26, 36, 41, 46, 51,
     52, 54, 64, 78
superare, 76
superbibere, 90
superinfundare, 39
superponere, 8–10, 13, 42a, 47, 51–54, 57,
     60
superpositio, 41
superstitus, 47
supra, 11, 51, 53
supradictus, 49, 57, 77, 84
suscipere, 64
suspectus, 85

tactus, -ūs, 26
talis, 4, 10, 69, 73–75, 86
taliter, 8
tam, 15, 22, 64, 78, 84
tamariscus, 49
tamdiu, 59
tamen, 3, 8, 15, 21, 23, 30, 35, 46, 47,
     54, 65, 66, 69, 70, 73, 75, 80, 81, 84,
     88, 91
tandem, 52, 63, 91
tanquam, 63
tanto, 31
tantum, 1
taxare, 1
tectum, 47
tela, 47
tempus, 1, 5, 35, 37, 39, 54, 63, 84
tenere, 1, 3, 23, 46, 78
tepefieri, 10
tepidus, 76
terere, 13, 45, 53, 54, 56, 57
terra, 1
terra sigillata, 19
terrere, 54
tertius, 26
testa, 13
testimonium, 64
texere, 47
textor, 63
theatrum, 3

thesaurus, 3
thus, 45, 56
timere, 7, 78
timor, 2
tiriaca, 3, 4, 7, 8, 19, 26, 32–34, 36, 37,
    42b, 52, 54, 56, 78
tiriacalis, 15, 62, 77, 78, 80
tirus, 16, 52–54
titimallum, 82
tollere, 10, 76
tormentilla, 23
tortio (torsio), 77, 89
totaliter, 5
totus, 1, 2, 15, 21, 39, 64
tractare, 77
tractatus, 4, 5
tractus, -ūs, 13
tribulus, 79
triduo, 89
trifolium, 52
triplicatus, 32
tritus, 12, 13, 18, 19, 23, 27, 32–34, 36,
    42a, 45, 49, 52, 53, 55, 60
trocisci, 39, 52
tueri, 75
tumidus, 47
tumor, 47, 88
tunc, 8, 9, 11, 61, 77
turtur, 66, 67

ubique, 30, 79
ulceratio, 89
ulcerosus, 83
ultimatus, 75
ultimitas, 72
ultimus, 72
ultio, 1
unde, 1, 2, 10, 11, 19, 31, 40, 47, 48, 52, 64,
    66, 70, 73, 78, 84, 88, 89
unguentum, 12, 53, 57, 59
ungula, 68
unicus, 1
unitas, 1
universalis, 6
universaliter, 1, 39, 80
urere, 55, 56, 64
usque, 3, 4, 23, 24, 26, 31–33, 36, 42b, 49,
    79, 80, 84
usus, -ūs, 7, 58, 79, 90
uti, 61, 64, 66, 79
utilitas, 3
utilis, 4, 5, 8, 10, 55, 57, 79
utique, 9
ut pote, 4, 50, 83

uva, 50
uxor, 83

vaccinus, 45
valde, 10, 20, 26, 34, 35, 45, 47, 63, 66,
    72–74, 82, 84
valere, 2, 4
vapor, 64, 87
variare, 37, 71
varietas, 58
varius, 58, 71, 73
vasa, 78
vegetabilis, 22, 24, 72, 73, 82
vehemens, 13, 16, 19, 89
vehementer, 52, 65
vehementia, 52
velle, 1, 2, 5
velociter, 13, 46
venenatus, 8
venenosus, 4, 7, 8, 13, 15, 16, 18, 30, 31, 36,
    46, 61, 64, 65, 67–69, 73, 77, 78, 80, 90
venire, 4
venter, 10, 77
ventosa, 4, 8, 12
ventositas, 64
veracior, 4
veraciter, 22
verbum, 1, 2, 4, 71
vereri, 1
vergens, 73
verificatio, 1
verificatus, 56
veritas, 2, 78
vero (adv.), 1, 7, 11, 15, 16, 21
versus, 20
verum (conj.), 1, 10, 11, 44, 57, 62, 65, 90
verumptamen, 54, 73, 82
verus, 20, 46, 54
vesica, 89
vespa, 50, 51
vetus, 52
via, 54
vicis, 19, 44
vicissim, 59
videlicet, 1, 3
videre, 31, 54, 63, 71, 73, 84, 85, 88
videri, 6, 8, 31, 47, 77, 80, 84, 85, 90, 91
villa, 1–3, 84
vinum, 8, 15, 16, 18, 19, 23, 25, 27, 28, 33,
    36, 37, 39, 43, 44, 49, 50, 52, 57, 64, 65,
    74, 79, 80, 87, 90
violentia, 9, 65
violentus, 64
vipera, 68

vir, 1, 18, 78
viridis, 13, 20, 45, 51, 81, 90
viror, 19
virtus, 15, 23, 73, 74
vis, 2
visus, -ūs, 71
vitare, 1, 9, 64, 66, 73
vitis, 13, 52
vivere, 1, 91
vivus, 53, 63
volans, 73
volatilis, 64
vomere, 8, 76, 91

vomicus, 87
vomitus, -ūs, 8, 19, 30, 54, 76, 77, 80, 86, 87, 89–91
vox, 63
vulgus, 64
vulnus, 63

xilobalsamum, 26

yerapigra, 80

zinziber, 27, 36
zuccarum, 50

Index to Giovanni da Capua's Translation

abbreviare, 7
Abdella, 1
Abenaron, 10
abluere, 8, 42
absinthium, 49
absque, 58, 71, 73, 74
abusphara, 48
ac, 78
accedere, 3, 66
accelerare, 13
accensus, 1
accidens, 4, 9, 11, 14, 16, 37, 54, 58, 63, 64, 71, 73, 77, 88, 90
accidere, 58, 61, 64, 88
accipere, 4, 11, 18, 21, 26, 27, 30–32, 35, 43–45, 49, 50, 52, 74, 76, 79, 80, 86
acer, 65
acetositas, 73
acetosus, 12, 18, 65, 73
acetum, 11, 13–16, 24, 42, 51, 52, 79, 80, 86, 90
acuere, 21
addere, 56, 67
adherere, 31, 54, 83
adhiberi, 73
adhuc, 61
adimplere, 5
adiutorium, 91
administrare, 1, 9, 27, 75, 84
administratio, 6, 18, 21, 26, 73–75, 83
advenire, 58, 73, 84
affluere, 1
agaricum, 27, 36, 52, 80
agere, 34
agitare, 13
agitatio, 13

agregare, 35
agrestis, 50
albedo, 71
albus, 35, 36, 38, 39, 45, 47, 52, 71
alcali, 13
aliquando, 54, 73
aliquantulum, 76
alkitran, 13
allium (alleum), 12, 13, 26, 36, 42, 64–66, 73
alter, 46, 47
alterare, 73, 74, 81, 82, 87
alteratio, 82, 87
amabilis, 72
amare, 57
amaritudo, 72
amarus, 27, 72, 73
ambo, 8, 47, 90
amicus, 1
amigdala, 57
ampliare, 1, 58
ampliatio, 57
an, 54, 63
ana, 13, 32, 33, 35, 36, 38, 39, 42, 50, 52, 53, 56, 80
anabille, 82
anacardus, 82
anas, 12
andachoche, 52
anelitus, 87
anetum, 76
animal, 4, 7, 8, 10, 11, 15, 16, 36, 39, 43, 46, 47, 52, 59, 61, 62, 69, 71–73, 78
animalis, 20–24, 79
anisum, 16, 29, 37, 38, 44, 49
annus, 4, 31, 52

ante, 10, 34
antecedens, 80
antequam, 10, 13, 54, 61, 91
antiquus, 4, 32, 40, 52
aperire, 9, 10, 58
apis, 45, 50, 51, 57, 60
apium, 28
apostema, 47
apostematio, 88
apparere, 54, 63, 73, 84, 90, 91
appetere, 65
appetitus, -ūs, 72
appodiari, 64
apponere, 3, 5, 8, 10, 47, 54, 64
apportatus, 3
appropriare, 56, 66
aptus, 74
apud, 4, 5, 16, 17, 21, 36, 46, 56, 57, 63, 64,
    70–74, 83–85, 87
aqua, 15, 18, 19, 23, 26, 27, 29, 42, 49, 50,
    54–56, 63, 65, 73, 74, 76, 89, 91
aqua rosata, 51
arabice, 31, 79, 87
aranea, 47
arbor, 86
argentum, 78
argumentari, 74
argumentatio, 74
aristologia, 43
aristologia longa, 27, 32, 52
aristologia rotunda, 38
aroes, 46
ars, 70, 74, 78
arsenicum, 81
asach, 79
asa fetida, 33, 53, 57, 80, 84
asarum, 38
asnan, 45
assare, 73
assiduus, 77
atque, 4
attestare, 23
attractio, 8, 13
attractivus, 57
attrahere, 9, 10, 12, 13
auctor, 14, 40, 46, 70, 78, 81
audire, 2, 73, 84
auferre, 10
augmentari, 10, 11, 61
aurum, 32
autem, 23, 59, 70, 72, 75
auxilium, 62
Avenzoar, 19, 36
Avicenna, 18, 38

avis, 64, 66, 73
azimum, 64
azmarini, 23

bacca, 32
balsamum, 26, 30
bandumbrina, 49
basa corbina, 51
basapedi, 79
basilicon, 12
bazaharia, 78
bdellium, 12
bellum, 1
Ben, 78
bene, 19, 23, 33, 36
Benzoar, 78
bernach, 90
bezaar, 20–23, 79
bibitio, 89
bonus, 1, 13, 65, 66, 69, 72, 73, 80, 85
borax, 80, 84
bos, 12, 13, 80
brandaburia, 42
brevis, 4
brodium, 29, 66, 73, 76
bul(l)ire, 76, 86
butirum, 45, 64, 65, 76, 87, 89

cadere, 83
calamentum, 13, 14
calcadris, 12
calefactus, 13
caliditas, 10, 65
calidus, 11, 15, 26, 27, 30, 33, 37, 44, 59,
    72, 76, 87
calor, 9, 16, 64
calx, 13
camphora, 51
cancer fluvialis, 29, 55, 56, 66
cancrosus, 83
canis, 54, 56–59, 63, 66
cantarides, 89
cantor, 2
capere, 5, 16
capilli veneris, 52
capillus, 68
capitulum, 5, 7, 41, 54, 77, 80, 84, 89
capra, 68
caprinus, 12
capriolus, 20, 68
captivus, 1
caput, 46, 68
carceana, 52
caro, 9, 58, 64, 66, 73, 80

carpobalsamum, 26
carsene, 52, 57
castoreum, 13, 39
casus, -ūs, 84
cauda, 46, 48
caules, 52, 66, 80, 84
cautela, 73
cautus, 63
cavere, 8, 73, 74, 85
cazel, 36
celare, 74
celestis, 28
celsus, 49, 84, 86
cepa, 57, 60, 64, 66
cepina, 73
cerebrum, 67
certificare, 19, 63
certus, 7, 11, 91
cessare, 89
cibare, 10, 65, 76, 77, 87, 89, 91
cibaria, 4, 66, 73, 74, 80, 81, 83
cibus, 7, 10, 34, 61, 64, 66, 75–77
cicuta, 38
ciminum, 29, 38
cinamomum, 14, 27, 87
cinis, 13, 55, 56, 84
circa, 9, 16, 23, 52, 73, 74, 84
cistis, 20
citri, 12, 18, 22, 42, 79
citrollus (citrullus), 50, 65
civitas, 1, 62, 63
claritas, 1
clarus, 73
clistere, 58
coadiuvare, 74
coadunare, 8, 13
coagulare, 39
coagulum, 24, 79, 80, 84
coctura, 8
coctus, 11, 33, 36, 47, 49, 50, 64, 66
cogitare, 4, 81
cogitatio, 1–3
cognitio, 74
cognoscere, 84
colica, 90
colligere, 40, 91
coloquintida, 72
color, 9, 19, 20, 21, 71, 73, 74, 81, 82
columba, 12
columbinus, 10, 13, 66
comburere, 55, 68
comedere, 8, 18, 61, 64, 66, 67, 72, 73, 75, 85, 88, 90, 91
comestibilis, 75

comestio, 10
communis, 4, 8, 41, 79
communiter, 23
competens, 91
compilare, 2, 5
complexio, 11, 31, 58, 61, 72
componere, 13, 32, 52
compositio, 3, 6, 32, 34, 38, 40, 43, 56
compositus, 6, 7, 9, 10, 13, 44, 56, 75, 77, 78, 84
concedere, 1
concordare, 16, 68
conditio, 9, 31
confectio, 4, 8, 38
conferre, 38, 39, 48
confessio, 2
conficere, 3, 13, 32, 35, 36, 38, 42, 45
confidenter, 73
confidentia, 75
confidere, 73–75
confirmare, 21
confortare, 9, 78
congregare, 4, 34, 68
congregatio, 4
conquerere, 9
consensus, -ūs, 26
conservare, 1, 4, 13
considerare, 9
consideratio, 3, 69, 70
consilium, 2
consolidatio, 58
consuescere, 90
consuetudo, 80, 91
consumere, 3
consumptio, 3
continere, 40, 85
contingere, 4, 7, 54, 62, 78, 79
continuare, 58, 66, 90
continuatio, 78
continuo (adv.), 1, 34, 84
continuus, 34, 89
contra, 91
contrariare, 79
contrata, 21
conveniens, 7, 10, 34, 72
convenire, 7, 31, 47, 75
convertere, 89
cooperire, 53
copiosus, 1, 11
coquere, 14, 26, 29, 42, 52, 73, 79
coquinarius, 85
cor, 74, 78
corda, 1
Cordubensis, 1

coriandrum, 50–52
cornus, -ūs, 68
corpus, 4, 8, 9, 12, 13, 18, 37, 46, 47, 58, 88
corrosus, 8
cortex, 18, 20, 26, 67, 86, 88
costum, 27, 33, 39
cotidie, 1
crastinum, 4
creator, 69
credere, 74
crescere, 3, 9, 23
creta, 51
cribellare, 27, 45, 52, 55, 56, 79
cribrare, 33
crudus, 66
cultellus, 21
cura, 5, 7, 58, 89
curare, 54, 63
curatio, 7, 11, 54, 58, 63, 64, 77, 81, 84, 86
custodire, 9

dare, 65, 77, 80, 91
debere, 1, 6, 8, 11, 23, 31, 37, 44, 49, 51, 57,
    64, 66, 73, 76, 79
debilis, 61
deceptio, 73, 75, 80, 81, 86, 87
decet, 73
decipere, 80
declinans, 73
decoctio, 16, 37, 44, 49, 67, 89
defendere, 69
defensio, 69
deficere, 8, 10, 14, 19, 74
deglutire, 26
deinde 8, 9, 41, 53, 59, 76, 80, 86, 87,
    89–91
delectatio, 72
demonstrare, 54
dens, 8
depredatio, 1
descendere, 77
descriptio, 53
desuper, 8
determinare, 1, 15, 62, 70, 72
determinatio, 6
Deus, 1, 4, 7, 62, 66, 75, 78, 91
devenire, 26
dicere, 1, 3–6, 13, 15, 16, 18, 20, 31, 34, 37,
    43–47, 51, 52, 54, 63, 68, 72, 73, 76–80,
    84, 87
dies, 1, 4, 47, 54–56, 58, 59, 66, 77, 83, 87,
    89, 91
dieta, 58
differentia, 63

differre, 4, 18
difficilis, 3–5, 14, 39, 40, 58, 73, 75, 77,
    84, 90
difficultas, 5, 81
diffinire, 63
digerere, 77, 91
dignoscere, 54
dilatatus, 4
diligens, 81, 84
dimittere, 39, 64
discernere, 63
discipulus, 78
discohopertus, 73
disgregatio, 71
dispersio, 78
disponere, 1
dispositio, 58
dispumatus, 32, 33, 36, 38
disruptus, 1
dissoluere, 21, 33, 53, 57
distemperare, 12, 13, 33, 43, 52, 57
ditare, 1
diversificare, 71
diversitas, 78
dividere, 7, 12, 18, 76
divinus, 2
divitia, 1
divulgare, 1, 64
docere, 74, 77
dolere, 72
dolor, 9–11, 13, 45, 54, 59, 72, 77, 78
domesticus, 79
dominus, 1–4
domus, 1, 47, 68, 78
donec, 1, 2, 4, 9, 10, 21, 26, 36, 39, 42, 52,
    56, 57, 59, 73, 77, 84, 85, 89
dormire, 9
dormitio, 9
dosis, 33, 36, 38, 39, 42
dubitare, 78
dubium, 4, 19, 22, 54, 58, 63, 71, 73, 74
ductus, 2
dulcedo, 72
dulcis, 12, 18, 39, 72, 73
dum, 26, 74, 91

econtra, 37
educere, 19, 76
efficax, 6
effundere, 11, 39
egere, 64
egiptiacus, 47, 73
egiptus, 3, 21, 30, 39, 43, 48
egredi, 42

egritudo, 8, 45, 69, 91
electuarium, 3, 8
elementata, 71
elevare, 46
eligere, 1, 7, 16, 40
elixatus, 67, 73, 76
emplastrare, 11–14, 41, 42, 49, 51–53,
    57–60
emplastrum, 53, 57–59
endivia, 50, 65
enim, 11, 18, 61, 67, 72
equalis, 13, 27, 32, 42, 57
equaliter, 27
equitas, 2
errare, 91
error, 91
es, 81
estimare, 73, 81
etas, 31, 37, 80, 84
etenim, 6
evadere, 31
evomere, 76, 90
exaltatus, 1
excellentia, 1
excelsus, 4, 69, 75, 91
excorticare, 18, 32, 35
exemplum, 72
exequi, 4
exercere, 3
exhibere, 3
exire, 10, 77, 84
existere, 26, 31
expectere, 76, 90
expedire, 70
experiri, 84
experientia, 21, 36, 52, 64, 78, 84
experimentum, 17, 22, 23, 78
expertus, 13, 21, 36, 45, 56, 67
exponere, 39
exprimere, 49
expuere, 8
exsiccare, 64
extare, 1, 63
extendere, 2, 3, 8, 13
extinguere, 1
extra, 78
extrahere, 49
extraneus, 5, 61, 62
extremitas, 20

faba, 39, 43, 59
facere, 2–4, 8, 9, 11, 19, 46, 54, 58, 59, 67,
    68, 70, 74, 77, 80, 84, 86, 87, 89, 91
facilis, 80, 81, 86, 87

facilitas, 5, 74
farina, 11, 47, 52, 57
fasianus, 66
fatigatus, 2
fel, 12, 13, 20
femininus, 36
feniculum, 42
ferculum, 73, 80, 81, 84
fermentatus, 60, 64
fervens, 80
fessus, 2
festuca, 64
ficus, 13, 34, 35, 53, 64, 65, 84, 89
fides, 1
fidus, 9
fieri, 5, 29, 35, 39, 43, 49, 52, 53, 57, 59, 61,
    73, 75, 84, 85
figura, 20
filius, 1
finis, 2, 3, 72
flebotomia, 58
flos, 81
fluere, 9, 54, 87
fluvialis, 12
fluxus, -ūs, 77
folium, 33–35, 42, 49, 50, 53, 57, 67, 84, 90
forma, 15, 71
formidare, 73, 75
fortis, 1, 8, 13, 34, 40, 43, 52, 64, 73, 90
fragmentum, 64, 76, 89
frangere, 76
fraudulens, 8
frequentare, 52
frequenter, 62
fricarer, 42, 45
fricatio, 34
frigiditas, 44
frigidus, 15, 18, 19, 23, 26, 27, 33, 37, 44,
    49, 50, 55, 56, 65, 87
frigus, 16, 64
fructus, 49
frustrum, 78
fugere, 54, 68
fumigatio, 68
fumus, 68
fungus, 73, 90
futurus, 1

galbanum, 53
Galienus, 20, 34, 39, 43, 53, 56, 70, 72
gallina, 10, 67
gallinaceus, 77
gallus, 10, 74, 76
gefet, 25

generalis, 54, 77, 84, 86, 89, 91
generaliter, 7, 8, 78
generare, 20, 64, 66, 90, 91
gentiana, 36, 38, 55, 56
gentiana romana, 32
genus 7, 22, 80, 89–91
glanet, 20
glans, 66
granata, 50, 65
granatinum, 73
granum, 18, 19, 22, 79, 88, 91
gressus, -ūs, 54
grossus, 35
guerra, 1
gustare, 59, 66, 73
gustus, -ūs, 72

habundare, 61, 69
Hanen, 45
harac alhaia (elhaia), 23, 79
herba, 3, 23, 25, 50, 73, 79
hereditas, 1
hermodactillus, 87
hiltich (ylthit), 12, 13, 33
hodie, 4, 84
homo, 1–5, 7, 8, 23, 30, 40, 47, 54, 59, 61, 63, 64, 69, 72–74, 78, 80, 83, 87, 88, 90, 91
honor, 1
honorabilis, 2
hora, 5, 10, 76, 77, 90
horribilis, 72, 73
huiusmodi, 2, 3, 10, 31, 37, 61, 62, 67, 69, 73, 84
humanus, 18, 69
humidus, 13, 51, 79
humor, 61
hurgabio, 36

iam, 1, 4, 8, 23, 38, 40, 79, 80
ibi, 3, 8
idcirco, 4
idem, 10, 29, 47, 71, 72, 74, 77, 87
ideo, 5, 9, 46, 52, 54, 72
ieiune (adv.), 8
ieiunus, 59, 61
igitur, 73
ignis, 1, 8
ignorantia, 7
ignorare, 73, 79, 80, 88, 90
ignotus, 16
implere, 57
imponere, 5, 8
impossibilis, 15, 61, 73–75

incedere, 54
incidere, 7
incipere, 2, 41, 54, 57, 58, 65, 76, 80, 86, 87, 89–91
inconveniens, 64
inde, 3, 9, 21, 47, 63
indigere, 2, 58
individuus, 11, 31
inducere, 2, 5, 84, 89, 90
indus, 55, 87, 90
inebrians, 64
infirmitas, 64, 77
inflammatio, 65, 89
inflammatus, 65
infra, 58
infundere, 36, 76
ingeniare, 74, 83, 84, 89
ingenium, 2
initium, 58
innovare, 3
inops, 1
inquit, 1, 14, 19, 40, 46, 70, 78, 81
inserere, 2
inspissare, 80
intellectus, 4, 67
intelligentia, 2
intendere, 1, 2, 6, 70
intensus, 64
intentio, 1, 4, 5, 7, 15, 54, 58, 61, 77
inter, 1, 8, 37, 47, 63, 76, 78
interficere, 9, 39, 44, 54, 74, 75, 87
interimens, 18
interior, 9
intestina (pl.), 80
intitulare, 5
intrare, 3
intrinsecus, 91
inungere, 21
invenire, 8, 9, 14, 15, 20, 21, 30, 36, 46, 47, 52, 54, 57, 69, 73, 77, 83, 84, 91
inventio, 6, 14, 30, 79, 87
investigare, 84
investigatio, 84
invocatus, 2
ire, 84
iste, 2–4, 8, 20, 27, 32, 39, 41, 44, 46, 47, 56, 63, 64, 69, 71, 73, 79–81, 84, 90
ita, 2, 45, 54, 72
itaque, 4
item, 42, 49, 50, 51, 55, 57, 73
iterum 91
iubere, 15, 69
iugulare, 10
iulep, 89

ius, 67, 74, 77, 90
iusquiamus, 39, 86
iuvamen, 3
iuvamentis, 3, 5, 6, 8, 14, 30, 39, 40, 59, 66, 79
iuvare, 4–8, 15, 21, 26, 30, 46, 50, 52, 54, 67, 78
iuvativus, 7, 14–17, 36, 66
iuvenis, 59, 63
iuxta, 7, 77, 91

labium, 8
lac, 15, 16, 26, 49, 64, 76, 86, 89, 90
lacticinia, 82
lactuca, 49, 50, 65
languor, 84
lapis, 19–21
lapis iudaicus, 12
latine (adv.), 12, 36, 79
latrare, 54
laurus, 32
laxare, 80
laxatio, 58
ledere, 74, 75
lemonia, 73
lenticula, 51
lepra, 83
lepus, 24, 79
lesio, 1, 9, 47, 52
levis, 4, 6, 14, 30, 40, 79
leviter, 30
liber, 4, 5, 11, 21, 46, 63, 84
liberare, 1, 8, 12, 15, 23, 24, 52, 54, 78
liberativus, 15, 77, 78, 80
licet, 70, 81, 82
licium, 55
ligare, 8
ligatio, 8, 9, 41, 54
lignum, 13, 84
lilium, 28
limo, 67
lingua, 1, 2
linum, 42
litargirum, 81
litera, 53
locus, 4, 6–14, 19, 21, 26, 41, 42, 45, 49, 51–54, 57–59, 74
longus, 27, 32, 36, 47, 52, 63, 87

magis, 17, 37, 46, 71, 78, 80
magnus, 1, 3, 4, 10, 14, 21, 26, 52, 54, 79, 81, 82, 91
magra, 76
mahacrab, 23

maior, 4, 8, 32, 35, 47, 78
malitia, 9, 63
malus, 54, 61, 63, 64, 72–74, 90
malvaviscus, 13, 50
mandare, 3–5, 7, 91
mandragora, 15, 27, 88
mane, 47
manifestare, 54
manifestus, 2, 30, 63, 70, 71, 73, 74, 78
manus, 1, 34, 73–75
marinus, 79
mascatramasir, 13, 14
masticare, 47, 59, 60
masticatio, 59
masticator, 59
materia, 5, 9
materies, 10
mathcal (matal, methal), 18, 24, 31
matrix, 39
matrona, 36
maxime, 4, 24, 52, 61, 64, 66, 68, 79, 87
Maymo, 1
mecti, 27
medicatio, 52, 88
medicina, 3–10, 12, 13, 15, 16, 22, 23, 30, 32, 33, 36, 37, 39, 41, 44, 46, 49, 53, 54, 56–58, 61, 62, 66, 70, 74, 77, 78, 84, 91
medicus, 3, 4, 6, 8, 10, 11, 15, 16, 26, 31, 47, 54, 58, 63, 68, 70, 80, 81, 83, 84
medietas, 26
mediocris, 65
meditatio, 81
medius, 24, 50, 55, 79
medulla, 18, 34, 57
mel, 12, 27, 30, 32, 33, 36, 38, 42, 43, 45, 51, 57, 60, 64, 82, 91
melior, 2, 8, 16, 17, 52, 59, 80, 83
melioratus, 9
membrum, 9, 61, 76, 83, 91
memorare, 21
memoratio, 5, 7, 41, 54, 79, 91
memoratus, 46, 66, 84
mensis, 4, 63
menstruus, 84
menta, 57
mentastrum, 12–14, 33, 79
mentetenus, 5
mentio, 70
meretrix, 84
Merven, 78
metridatum, 3, 8, 32, 52, 78
mica, 60
miles, 1
mineralis, 21, 22, 81

mingere, 89
minor, 8, 10, 21, 31, 37, 47, 58
minuere, 21, 31
mirabilis, 21
mirra, 32, 33, 38, 39, 56
mirta, 49
miscere, 49, 52, 53, 57, 60, 64, 80
misereri, 78
modicus, 47, 65, 73, 74, 79, 81, 82, 84
modificare, 31
modus, 1, 6, 7, 13, 18, 20, 21, 26, 27, 30, 32,
    33, 36, 39, 43, 52, 53, 55, 57, 64, 66, 71,
    74, 77, 80, 91
mollificare, 9, 36
mordere, 47
morderi, 4, 16, 54, 61
mordicativus, 14
mori, 73, 89
mors, 1, 12, 31, 83, 90
mortalis, 90, 91
mortiferus, 72, 73, 80, 81, 90
mortuus, 4, 63, 83
mos, 1
Moyses, 1
mulier, 83, 84, 88
mulsus, 26, 64, 76
multiplicare, 1, 64, 66, 72, 90
multitudo, 5, 7
multotiens, 6, 47, 73, 91
mundare, 26
mundificare, 76
murus, 47, 54
muscillago, 89
mutatio, 58
mutatus, 73

nam, 1, 3, 8, 9, 16, 37, 44, 47, 54, 58, 64,
    71–73, 81, 91
narrare, 2, 6, 8, 11, 15, 17, 41, 54, 57, 63,
    78, 84, 89, 91
natura, 7, 77, 88, 90
naturalis, 70, 72
naturaliter, 54
ne, 54
nec, 5, 6, 15, 23, 64, 74, 87
necessario (adv.), 71
necesse, 9, 52
necessitas, 5, 13
nedum, 3, 84
negotium, 6, 7, 63, 77, 91
nepis, 45
neque, 82
nescire, 64
nichil, 4, 21, 52, 54, 59

nigella, 55
niger, 33, 36, 47, 90, 91
nigredo, 73, 91
nimis, 73
nimius, 52, 78
nisi, 3, 7, 15, 44, 54, 69, 73–75, 80, 87
nitrum, 13, 80, 84, 87
nobilis, 1–3, 5, 78
nobilitas, 1
nocere, 88
nocitivus, 46
nocumentum, 76
nomen, 2, 5, 47, 78
noscere, 4, 7, 23, 73, 80
notabilis, 82
notus, 44, 58, 63, 84, 87
novellus, 4
novus, 5, 13
nox, 4, 47, 91
nucella, 64
nullus, 19, 22, 54, 64
numerus, 5, 80, 84
nunc, 2, 54, 70
nunquam, 78
nutrimentum, 66, 72–74
nutrire, 1, 61
nux, 13, 34, 35, 57, 64, 65
nux matil, 87

occidens, 3, 90
occultare, 73
occultus, 87
oculus, 20
odor, 68, 71–74, 81, 82, 87, 90
odoratus, 72
offendere, 88
olera, 65
oleum, 11, 13, 21, 47, 59, 64, 76, 87
    rosatum, 30
    violatum, 8
olibanum, 45, 56
oliva, 11
operari, 3, 4, 10, 11, 15, 40, 71
opinatus, 7, 76
opium, 36, 39, 43, 68, 82
oportere, 4, 8, 11, 33, 54, 58, 69, 76, 85, 90
oportunus, 3
oppopanax, 53
optimus, 8, 19, 78
ordeum, 90
ordo, 2, 6, 11
oriens, 3, 46, 90
orificium, 9
ortensis, 49

ortus, 47
os, 8, 12, 78, 85
oxomogaro, 73

panis, 47, 60, 64, 75, 76, 89
pannus, 47, 51
papaver, 3
paratus, 23, 64, 74
parce (adv.), 65
partem, 4, 13, 21, 31, 32, 34, 35, 42, 56, 57, 66
parum (adv.), 26
parvum, 4, 46, 47
pastillus, 35
patere, 81, 82
pati, 63
patiens, 10
paucitas, 5
paucus, 5, 74
paulatim, 90
pauper, 1
pecia, 51
pecunia, 1, 78
peior, 47, 61
peiorare, 11
penes, 9, 30
penitus, 81
penna, 2
per, 8, 10, 11, 13, 15, 22, 27, 36, 65, 73, 76, 84, 90, 91
percipere, 71, 82, 86
perficere, 58, 75, 86
perhibere, 73
periculosus, 14
periculum, 61
peritus, 11, 81
perpendere, 47, 54
persus, 78
pertinens, 7
pervenire, 1, 2, 4, 9, 74, 84
pes, 47
pessimus, 66, 90
pestis, 84
philosophus, 15, 52
pillula, 39, 43
pinguedo, 76
piperis, 33, 36, 38, 39, 43, 87, 90
piretrum, 33, 43
piscis, 66
pistare, 42
placentula, 80
planta, 73
platea, 3
plenus, 61, 85
plurimus, 54

plus, 1, 23, 47, 52, 54, 63, 77, 84, 88
pomum, 65
pondus, 19, 77
ponere, 4–7, 9, 10, 12–14, 25, 51, 52, 55, 59, 61, 74, 80, 89
ponticitas, 73
ponticus, 72
populus, 3
porcus, 72
portulaca, 50, 89
positio, 73
posse, 4, 8, 16, 31, 35, 44, 58, 64, 72–74, 77, 81, 82, 91
possibilis, 1, 8, 47, 54, 75, 80, 84, 89
post, 2, 10, 17, 30, 32, 49, 52, 54, 57, 59, 63, 73, 77–79, 81, 83, 84, 89
postea, 8, 9, 73, 77, 80, 84, 87, 89–91
posterior, 21, 40, 45
postmodum, 63
postquam, 11, 12, 69, 77
potare, 58, 64, 90
potabilis, 75
potens, 78
potentia, 75
potus, -ūs, 50, 54, 64, 75, 84
pre, 78
precedere, 17, 79, 91
precipitare, 54
predecessor, 1
predicere, 54, 58, 63, 80
predictus, 3, 11, 30, 31, 57, 58, 64, 73, 79, 84, 88
premunitus, 23
preparatio, 3, 34, 77
preponere, 70
presens, 2, 31, 54, 77, 89
preter, 4, 56, 66, 83, 84
preterea, 4, 81
preterire, 1, 4, 31
primus, 7, 8, 10, 56, 76, 89
princeps, 1
principalis, 9, 63
principium, 1, 32, 49, 59, 84
pro, 1, 8, 33
probare, 23
processus, -ūs, 6
proculdubio, 8
procurare, 1, 4
prodesse, 21
profundare, 9
profunditas, 9
prohibere, 1, 77
prolixitas, 77
prolongare, 1, 4, 54

propinquus, 4, 14
proponere, 2, 70, 86
proportio, 31, 37
propositio, 70
proprietas, 7, 10, 12, 15, 19, 66, 67, 76, 78
proprius, 1, 2, 7, 8, 41–43, 49, 52, 54, 58, 78
propter, 1, 6, 7, 20, 65, 68, 69, 74
prosequi, 1
providens, 3
provincia, 1, 2
provisio, 69
proximus, 48, 61
pruritus, -ūs, 88
psillium, 89
puer, 59, 88
pugnare, 1
pullus, 10, 66, 77
pulsus, -ūs, 9
pulverizare, 45, 87
pulvis, 56
punctio, 42, 45, 51, 89
punctura, 13, 16, 21, 31, 41, 43–46, 48, 50
punctus (part.), 42
pupillus, 1
purgatio, 1
purus, 44, 90
putare, 74
puteus, 52
putrefactio, 61, 64

qualitas, 15
qualiter, 54
quamvis, 69, 82
quando, 8, 10, 12, 14, 19, 24, 30, 45, 49, 52,
    61, 65, 67, 74, 78, 81
quandocumque, 3, 10, 80, 91
quantitas, 21, 31, 34, 37, 74, 81, 85, 91
quantum, 6, 35, 79
quantumcumque, 31, 64, 72, 84
-que, 2
quemadmodum, 16, 62, 73
querere, 54
quia, 3, 5, 7, 8, 12, 63, 64, 71–74, 76, 78,
    81, 87, 89
quicquid, 8, 46, 48, 73
quicumque, 1, 3, 7, 9, 12, 15, 24, 30, 34, 41,
    54, 57, 64, 73, 77–79
quidam, 7, 8, 10, 46, 48, 63, 73, 78, 82, 84,
    88, 91
quidem, 8, 16, 22, 36, 38, 49, 56, 64, 68,
    79, 84
quiescere, 9, 11, 45
quilibet, 4, 15, 16, 32, 37, 56, 64, 71, 90
quin, 4, 54

quomodo, 1, 4, 7, 8
quoniam, 3, 13, 15, 21, 45, 54, 63, 66, 67,
    73, 78–80, 84
quoque, 6, 34, 64
quot, 1

rabiosus, 54, 56–59, 63, 66
radix, 15, 23, 27, 28, 49, 52, 63, 64, 73, 90
ramsan, 4
rapere, 1
Rasis (Alrasis), 13, 33, 35
ratio, 63, 64, 71
recens, 42, 57
recipere, 6, 7, 13, 32–36, 38, 39, 43, 52, 53, 56
recitare, 23, 63, 84
rectificare, 77
rectitudo, 2
reddere, 9
redimere, 1
reducere, 1
redundare, 2
regere, 84
regimen, 1, 2, 4, 10, 77
regio, 33, 37, 46, 47, 62, 84
regnum, 1
regula, 17
regularis, 6, 11
relictus, 64
remanere, 9, 80
remotus, 2
remunerare, 1
reperire, 3, 40, 47–49, 62, 90
replere, 64
reptile, 4, 43, 46–49, 68
requirere, 6, 77
res, 7, 64, 65, 69, 72, 75, 81, 83–86, 91
reservare, 5
residuum, 10
resistere, 18, 19
resoluere, 47
respectus, -ūs, 6
respicere, 9, 15, 16, 72
restituere, 77
rex, 1–3, 77, 85
ros marinus, 23
rotundus, 73
rubor, 88
ruina, 1
ruta, 33–35, 52, 64, 79
rutela, 46

sal, 12, 13, 34, 35, 42, 47, 51, 57, 64, 66,
    80, 90
salitus, 66

saltim, 8
salvus, 84
sanare, 21, 63
sanguis, 54, 64, 80, 84, 89, 91
sanitas, 4
sanus, 63
sapere, 72
sapiens, 21
sapientia, 1
sapor, 71–74, 82, 87
sarmentum, 13
scarificare, 8
scarificatio, 41, 49, 52, 54
scientia, 4, 67
scilicet, 10, 12, 22, 41, 54, 63, 73, 88
scindere, 10
scire, 5, 6, 61, 72, 84
scorpio, 4, 16, 21, 41–46, 48, 54, 64, 68
scribere, 2, 5, 6, 20, 33–36, 38, 39, 43,
    53, 77
sebran, 39
secaniabin, 50, 65, 90
sechbineg, 13
secundario (adv.), 78
secundum (prep.), 1, 3, 11, 15, 30, 31, 37,
    54, 58, 70, 72, 75, 78, 80, 84–86, 91
securus, 90
sedare, 10, 11, 59, 64
sedatio, 13
semen, 9, 12, 13, 23, 25, 28, 38, 42, 50, 54,
    63, 73, 79, 80, 84
semperviva, 51
senex, 19, 63, 78, 84
sentire, 10, 16, 54, 64, 65
seorsum, 64
sepe, 62
sequi, 64
serapinum, 13, 53
sermo, 1, 4, 54
serpens, 7, 68, 79
servus, 4, 15, 91
seta, 20
seu, 1, 31
sic, 63, 72
siccus, 13, 33–36, 42, 50, 53, 79, 89
sicut, 15, 16, 19, 20, 37, 44, 46, 50, 54,
    58, 59, 63, 65, 67, 71, 72, 77, 81, 82,
    85, 88
sigillatus, 19
signum, 54
silvestris, 52, 73, 79
similis, 4, 47, 64, 73, 77
similiter, 6, 12, 33, 34, 45, 50, 51, 54, 58,
    59, 62, 64, 67, 68, 73, 78, 79, 87

simplex, 5–10, 12, 17, 31, 41, 44, 57, 75,
    77–79, 84
simpliciter, 84
simul, 57, 64
sinapis, 13, 68
sincopizatio, 11
sine, 8, 84
singularitas, 78
singultus, -ūs, 91
sirupus, 50, 65
situatus, 76, 90
sive, 18, 44, 73
smaragdus, 19, 22, 23, 78, 79
socius, 78
sol, 39
solere, 16
solidari, 58
sollicitudo, 9
sollicitus, 63
solubilis, 53
soluere, 77
solus, 1, 54
sompnus, 77
sorbere, 21
sparagus, 49
specialiter, 7
species, 4, 21, 32, 42, 46–48, 61, 71–74, 78,
    87, 90, 91
specificus, 15
speculatio, 1
spica nardi, 25
spiritus, -ūs, 64
spissus, 73
splendidus, 19
sputum, 8
statim, 10, 26, 30, 45, 54, 64, 77, 86
statuere, 1, 2
status, -ūs, 1
stercus, 12, 13, 76
sterquilinum, 48
sticados, 36
stomacus, 10, 76–78, 80, 90
strictura, 9
studere, 4, 63, 84
studium, 1, 3
sublimis, 6, 12, 40, 55
substantia, 7, 15, 74, 88
subtilis, 47
succus, -ūs, 39, 49, 52, 90, 91
suctio, 41, 49, 52, 54
suctus, 12
sudor, 79, 87
sufficere, 4, 58, 59, 64
sufficiens, 6, 58, 62, 91

suffocatio, 39, 90, 91
sugere, 8, 65, 88
sulfur, 12, 13, 42, 53, 68
sumachinus, 73
sumptio, 18, 83
supra, 10–12, 45, 46, 69
surgens, 47
suscipere, 3
suspectus, 85
suspendere, 78
sustentare, 1

talis, 15, 16, 48, 74, 84
tamariscus, 49
tamen, 6, 70, 73, 81, 82
tamsah, 12
tantum, 64, 85
tarantula, 48
tegere, 47
tela, 47
temere, 80
temperare, 65
templum, 23
tempus, 1, 2, 13, 31, 37, 54, 63
tenebra, 54
tenere, 58, 78
tepidus, 76
terebentina, 13, 45
terere, 7, 13, 18, 19, 23, 25–29, 33, 36, 39,
    42, 45, 49, 50, 53, 55, 56, 60, 79
terra, 1–3, 19, 46
testimonium, 73
textor, 63
thesaurus, 3
theug, 66
timere, 54
timor, 8, 54, 63
tinctus, 51
tiriaca, 3, 4, 8, 19, 26, 31–34, 36, 37, 42,
    43, 52, 54, 56, 78
tollerabilem, 64
tollerare, 37, 64
totus, 3, 5, 7, 8, 15, 31, 53, 56, 58, 64,
    74–76, 78, 80
toxicus, 6
tractare, 2, 63
tractatus, 2, 4–7, 11, 40, 54, 58, 61, 62, 77
transire, 4, 80
tribulus, 79
triplus, 32
triticum, 59
tritus, 28, 49, 52, 55
trociscus, 52
tunc, 11, 16, 61, 63, 80

turba, 1
turtur, 66, 67

ubi, 58, 69
ubicumque, 54
ultimus, 75
ultra, 56
ung(u)ere, 8, 12, 13, 45, 49, 59
unguentum, 58
ungula, 68
universaliter, 7, 8
universus, 16
unusquisque, 7
urere, 64
urse, 28
urtica, 53
usitatus, 73
usque, 4, 18, 21, 23, 24, 26, 31–33, 36, 42,
    49, 58, 79, 84
usus, 34
ut, 1, 4, 5, 8–10, 18, 54, 58, 66, 71, 73, 74,
    77, 82, 84, 91
uti, 65
utilis, 66, 73
utilitas, 1, 79, 84
uva, 91

vaccinus, 45
valde, 14, 19, 20, 37, 39, 66, 87
valere, 4, 5, 19, 34, 52
varius, 21
vas, 78
vegetabilis, 22, 24, 72, 73, 82
vehemens, 16, 65, 72, 89
vehementia, 37, 72
velle, 40, 85
velox, 77
vendicare, 1
venenosus, 15, 46, 61, 64, 65, 72, 73, 75, 78
venenum, 4, 6–10, 12, 13, 15, 16, 18, 19, 21,
    24, 26, 32–34, 36, 44, 52, 59, 63, 64, 67,
    73–81, 88
venter, 10, 58, 77
ventosa, 8, 12, 54
verbum, 1, 5
vere (adv.), 56
verificare, 17, 21, 22, 36, 56, 78
veritas, 19, 73
vero, 8–13, 31, 33, 37, 41, 43, 47, 48, 54, 63,
    64, 66, 73–75, 77–80, 89, 90
verumtamen, 2, 31, 54, 84, 88
verus, 20, 22, 54, 67, 69, 74, 84
vesica, 89
vespa, 50, 51

vetus, 13, 52
vicis, 59
videlicet, 54, 84
videre, 9, 10, 54, 63, 65, 74, 77, 84, 85, 88, 91
videri, 8, 31, 80
vincere, 73
vinum, 8, 15, 16, 18, 19, 23, 25, 27–29, 33, 36, 37, 39, 43–45, 49, 50, 52, 53, 57, 64, 65, 79, 80, 87, 90
vipera, 16, 52–54
vir, 1, 63
viridis, 19, 20, 45, 90, 91
virtus, 23, 42, 64
visus, -ūs, 71
vitis, 52
vivus, 53

vocare, 23, 46, 48
voluntas, 1, 2
vomere, 76, 80, 86, 89–91
vomitus, -ūs, 19, 30, 54, 76, 77, 84, 87, 89, 91
vulgaritas, 78
vulgus, 2, 64, 74
vulnerare, 89
vulnus, 8, 9, 58, 63
vulpes, 91

yera pigra, 80
ysimet, 68
Yspanus, 1

zinziber, 27, 36
zuccarum, 50

Index to the Anonymous Vatican Translation

Abezalar, 78
abominabilis (abhominabilis), 73
abominatio, 77
abstergere, 42, 52
abstinere, 74
accetosus, 12, 18, 50, 65, 73, 90
accetum (acetum), 11, 13–16, 24, 42, 51, 52, 65, 79, 80, 86, 90
accidere, 18, 54, 58, 63, 64, 71, 73, 81, 84, 90
accidus, 65
accipere, 7, 8, 21, 30, 31, 40, 43, 52, 66, 74, 79, 84, 85, 87, 91
accutus, 73, 89
actendere, 5
activus, 15
addere, 10, 11, 31
adesse, 11
adhuc, 81
adhustio, 20
adiuctorium, 79
adiungere, 1, 9, 71
adiuvare, 3
adunare, 8, 34
adventus, -ūs, 84
agaricus, 27, 36, 52, 80
agresta, 50
Albumeron, 78
albus, 36, 38, 39, 45, 47, 52
alcoia, 23
alebiantes, 10
aligatio, 41

aliquando, 10, 54
alius, 1, 6, 9, 10, 46–48, 53, 54, 59, 64, 68, 72
alleum (aleum), 12, 13, 26, 36, 64–66, 73
alresila, 47
alsenne, 68
alterus, 72, 73
Aly, 56
amaritudo, 72
amarus, 57, 72, 73
ambo, 38
amigdala, 57
ampliare, 57
ana, 13, 27, 32, 33, 35, 36, 38, 42, 50, 53
anabil, 82
anacardus, 82
anas, 12
animal, 7, 10, 11, 15, 16, 20, 24, 36, 39, 46, 52, 59, 61, 62, 73, 78
animalis, 20–23, 79
anisum (anixum), 16, 29, 37, 44, 49, 56
annus (anus), 31, 52
ante, 10, 34
antecedere, 10
antequam, 4, 13, 54, 91
antiqus, 4, 21, 32, 52, 54, 63, 78, 84
anunciatus, 84
aperire, 9, 10, 58
aperitivus, 58
apis (appis), 50, 57, 60
apodiare, 54, 64
apostema, 47, 88

apparentia, 71, 81
apparere, 1, 63, 71, 73, 91
appetere, 54, 57, 65, 72
appium, 28
approbare, 52
ap<p>ropinare, 91
appropinquare, 61, 65
appropriatus, 7, 54, 56, 78
aptus, 89
apud, 5, 17, 30, 70, 72
aqua, 18
arabice (adv.), 25
arabicum, 23, 79
aranea, 4, 43, 47, 48
arbor, 67
argenteus, 78
aristologia, 43
aristologia longa, 27, 32, 52
aristologia rotunda, 38
ars, 63, 70, 78
arsenicum, 81
aspectus (aspetus), -ūs, 54
assa, 33
assa fetida, 12, 33, 53, 57, 80, 84
assat'm, 79
assatus, 13
assequi, 1
asumere (assumere), 67, 84
asuptio, 41
atrahere, 13
attractivus, 57
auditus, 2
augere, 67
aut, 15
auxilium, 62
avellana, 64
avena, 52
Avenzoar (Avezoar), 36, 78
avis, 73
Avicenna, 18, 23, 38

balsamum, 26, 30
barbadene, 42
baxilicon, 12
bdellium, 12
begearus, 20
bene, 13, 19, 33, 35, 36, 57, 74, 77, 84, 85
benedictus, 2
bezoar (bezaar, bezar), 21–23, 79
bibere, 15, 18, 19, 21, 23–26, 28–30, 42,
    49, 50, 52, 54–56, 64, 66, 73, 76, 79,
    80, 87, 89, 90
boeberab, 23
bolus, 85

bonitas, 1
bonus, 1–3, 66, 73
borago, 51
bos, 80
bovinus, 12
brevis, 4, 46, 47
brodium, 29, 66, 67, 73, 76, 77
bullire (bulire), 13, 26, 50, 52, 86
bursa, 20
butirum (butyrum), 64, 65, 76, 87

cacal, 36
cadere, 3, 54, 83
caliditas, 65
calidus, 11, 15, 16, 26, 27, 30, 33, 43, 44,
    59, 64, 76, 87
calor, 10
calsmur, 27
camphora, 51
cancer, 55
cancer fluvialis, 29, 56, 66
caninus, 91
canis, 54, 56, 57, 59, 63, 66
cantarides, 89
capere, 26
capillus, 68
capillus veneris, 50–52
capitulum, 5, 7, 11, 41, 54, 80, 84, 89
capra, 12, 68
captivus, 1
caro, 9, 58, 64, 66, 73
carpobalsamum, 26
castoreum, 13, 39
casus, -ūs, 14
cauda, 46, 48
caulis, 52, 66, 84
cavere, 63, 73, 78
cavillatio, 1
cepa, 57, 60, 64, 66, 73
cerebrum, 67
cernere, 1
certe (adv.), 2, 5, 73
certus, 7, 22
    pro certo, 59, 66, 72, 74, 88, 90
cervus, 20
cespitare, 54
ceterus, 56
chacocimus, 61
cibare, 64, 65, 76, 77, 80
cibaria, 66, 77
cibus, 4, 7, 10, 34, 58, 61, 64, 66, 73, 76, 77,
    80, 81, 83–85, 90
cicius, 61, 77
cicuta, 38

ciminum, 29, 38
cinamomum, 14, 87
cinis, 13, 56, 84
circa, 21, 23, 27, 51, 78
cito, 74
citrum, 39, 67
   grana citri, 18, 22
   semen citri, 12, 42, 79
clarus, 19, 48, 73
clima, 2
coagulare, 39
coagulum, 24, 79, 84
coctus, 11, 33, 36, 47, 52, 66, 67, 76
cogitare, 73, 76, 78, 81
cogitatio, 1–3
cognitor, 23
cognoscere (cognosere), 1, 4, 6, 54, 72, 73, 90
collare, 39
collectio, 4
collica, 90
colligere, 40
colloquintida, 72
color, 21, 73, 81, 82, 87
columba (coluba, collumba), 10, 12, 13, 66
columbinus, 13
comburere, 55, 68
comedere, 7, 8, 18, 64, 66, 67, 73, 75, 76, 78, 83, 88, 90, 91
comestio, 73, 74
comis<c>eri, 12, 35
comixtim, 84
comixtio, 13
comovere, 21
comparatio, 1, 2
compellere, 5
competere, 52
complere, 86
complexio, 11, 31, 37, 58, 61
componere, 4–6
compositio, 4, 32, 40
compositor, 46, 70
compositus, 6, 7, 9–11, 13, 32, 44, 64, 77, 78, 84
comprehendere, 31, 58
concedere, 16, 26, 68
condictio, 1
conducere, 2, 3, 77
confectio, 3, 52
conferre, 14, 21, 26, 30, 36
conficere, 32, 36, 38, 43
confidere, 6, 75
confortatio, 78
confricare, 21

co<n>iungere, 7
connutritus, 61
conqueri, 9
conservans, 7
conservatio, 69
considerare, 9, 15, 16
consilium, 2
constans, 21
construere, 47
conterere (conterrere), 12, 18, 60
contingere, 64, 83, 88
continuare, 4, 11, 58, 66
continuo (adv.), 34
continuus, 1, 77, 84
contra, 15, 26, 44
contraere, 12
contrariari, 18, 19, 79
contrarius, 72
contristans, 72
contritus, 87
conveniens, 7, 10, 65, 66, 72, 91
convenire, 11, 23, 31, 65, 66
conversare, 1, 85
coperire, 53
copiosus, 7
coquere, 14, 42, 49
coquinarius, 85
cor, 74, 78
corpus, 4, 6, 8, 9, 12, 13, 18, 46, 47, 54, 58, 84, 88
cortex, 8, 67, 88
costum, 33, 39
creator, 2
crepusculum, 54
cribellare, 27, 28
cribrare, 33, 45, 79
cristere, 58
crossus, 73
crudus, 66
cucumis, 50, 65
cura, 88, 91
curare, 5
custodire, 73, 85

dare, 1, 18, 21, 25, 28, 37, 50, 63, 74, 84
debere, 7, 11, 34, 47, 64, 73, 75
debilis, 61
decet, 73
decipere, 75, 80, 83, 86, 89, 91
declarare, 6, 17, 56, 71
declaratio, 6, 15
declinare, 1, 58, 73
declinatio, 2
decoctio, 16, 67, 89

decoquere, 50, 64, 79
defecisse, 10
deglutire, 26
deinde, 90
delectabilis, 72
delectare, 73
delectatio, 7
denarius, 78
deni<g>rare, 91
des<c>endere, 1, 90
descriptio, 32
destruere, 76
desugere, 8, 57
deus, 1, 62, 66
diateseron, 4, 78
dicere, 70
dies, 4, 47, 54–56, 58, 77, 83, 87, 89, 91
differentia, 18, 63
differre, 90
difficilis, 3, 39, 58
diffundere (difusus), 4, 13
digerere, 77
digestio, 16
dilatare, 58
dimitere, 39, 58, 78
discipullus, 78
discopertus, 73
disinteria, 91
disponere, 6, 58
dispositio, 31
dispumatus, 32, 33, 36
diversus, 73
dividere, 7, 76
docere, 74
dolor, 9–11, 13, 54, 59, 77
domesticus, 79
domicellus, 8
dominus, 1–4, 7, 91
domus, 1, 47, 68
donec, 1, 2, 9, 10, 26, 39, 42, 58, 59, 77, 89
dormire, 9
dosis, 32, 36–39, 42, 56, 79
dubitare, 7, 63
dubium, 4, 58, 71
ducere, 1, 4
dulcedo, 72, 73
dulcis, 12, 18, 39, 72, 73
duricies, 4
dux, 1
dyateseron, 32, 42

ebulitio, 44
econverso, 16
edificare, 1

effectus, -ūs, 6
egiptus, 3, 21, 30, 39, 43, 47, 48
egredere, 10, 42
egritudo, 64, 67, 84
elevare, 46
elixare, 29, 73
elixatura, 37
ellectuarium, 3, 4, 8, 35, 38, 49
ell<ementat>um, 71
ellongare, 4
emplast<r>are, 57
emplastrare, 11–13, 52, 53, 57, 60
emplastrum, 53, 57–60
endivia, 65
enim, 1, 8, 12, 34, 64, 72, 88, 90
epitimare (epitymare, epithimare), 42, 57, 58, 60
epitimatio, 41
equalis, 52, 57
ergo, 91
erranter, 91
es, 81
estuare, 65
etas, 37, 80
eternus, 91
evomere, 76, 86, 90
excedere, 1
excellentia, 1
excorticare, 26, 32
exercitans, 63
exercitatio, 2
exia, 28
exibitio, 6
exicatus, 50
exire, 77, 84
existere, 78
expectare, 90
expendere, 78
experientia, 21, 22, 78, 84
experimentum, 17, 56
expertus, 1, 13, 21, 23, 36, 45, 58, 63, 83, 84
exprimere, 49
expuere, 8
extendere, 8
extinguere, 1
extrahere, 10
extraneus, 5, 61, 62
extremitas, 20
extremum, 3
exugere, 12, 65

faba, 38, 39, 43, 59
fabula, 80

facere, 2–4, 7–11, 19, 41, 46, 47, 68, 84, 85, 87, 89
facile (adv.), 30
facilis, 4, 6, 14, 40, 79
faciliter, 74, 80, 86
fames<c>ens, 61
farina, 11, 47, 52, 57
fatigatus, 2
faxianus, 66
fel, 12, 13, 20
femininus, 36
feniculum, 42
fermentatus, 60, 64
ficus, 13, 34, 53, 64, 65, 84, 89
fiducior, 90
fieri, 3, 29, 39, 43, 52, 73
filius, 1
flebotomia, 58
fluere, 9
fluvialis, 12
fluxus, -ūs, 77
folium, 33–36, 42, 49, 50, 53, 57, 67, 84, 86, 90
forma, 15, 20, 21, 71, 73
fortis, 6, 8, 13, 34, 65, 77, 89
fortiter, 72
fortitudo, 9
forum, 3
fraudulentus, 8
fricare, 42
frigiditas, 44
frigidus, 15, 18, 19, 23, 26, 33, 37, 50, 55, 56, 64, 65, 87
frigor, 16
frustrum, 51
fugere, 54, 68
fumigium, 68
fumus, 68
fundere, 11
fundus, 90
fungus, 73, 90

galbanum, 53
Galienus, 20, 34, 39, 43, 53, 56, 70, 72
gallina, 10, 67
gallus, 76
generalis, 7
generaliter, 7, 8, 23, 77
generare, 20, 58, 64, 90
generatio, 1, 9, 58
gens, 3
gentiana, 32, 36, 38, 56
gentilitas, 1
glans, 20, 66

granatus, 50, 65
granum, 18, 19, 22, 32, 88
gratia, 1
gustabilis, 71

habere, 7, 10, 21, 23, 31, 34, 48, 63, 66, 71, 72, 74, 76–78, 84, 87, 90
habitare, 1, 90
habundare, 1
herba, 3, 23, 25, 50, 65, 73, 79
hic (adv.), 11
homo, 1–5, 7, 8, 18, 47, 52, 54; 59, 61, 63, 69, 73, 80, 83, 84, 86, 88–91
honorabilis, 2, 78
hora, 9, 10, 23, 47, 76, 77, 90
hucusque, 84
huiusmodi, 52
humanus, 11, 31, 69

ibi, 11
idem, 27, 42, 47, 72, 73
ideo, 4, 5, 9, 85
ieiunus, 8, 59, 61
ignaceus, 90
ignis, 1, 8
ignorare, 16
immediate, 54
immensus, 1
implere, 57
imponere, 7
impossibilis, 73
imprimere, 34, 63
incedere, 54
incensus, 1
incipere, 9, 30, 41, 54, 65, 76, 77, 87, 89, 90
incoare, 1
incontinenti (adv.), 8, 10, 30, 91
incorporare, 57
inde, 9
index, 28
indianus, 55, 87
indicare, 70, 71
indigere, 6, 58
indubitabilis, 22
inducere, 3, 18, 61, 89–91
indus, 90
infirmitas, 45
inflamatio, 65, 89
infundere, 36
ingeniari, 74, 75
ingenium, 2, 73, 74
ingredi, 3, 54
insimul, 35

intendere, 77
intentio, 1, 4, 5, 11, 15, 54, 61, 77
inter, 8, 18, 21, 47, 56, 63, 76, 78
interius, 9
inungere, 12–14, 45, 51
invenire, 3, 6, 14–16, 20, 21, 23, 46, 47,
    52, 54, 62, 64, 77–79, 87
Iohannes, 45
ipse, 4, 8, 15, 19, 21, 26, 29, 30, 37, 42,
    54, 56, 61, 63, 64, 73, 76–78, 84, 85
ire, 84
ita, 42, 73, 91
item, 12, 26, 33, 34, 42, 54, 55, 57, 60,
    72, 79, 82
iterum, 4, 5, 54, 63
iudicare, 69, 73
iudicium, 71
iusmecob, 87
iusquiamus, 39, 86
iuvamen, 59
iuvamentum, 30
iuvare, 7, 15, 40, 51, 52, 66, 67
iuvativus, 4, 6, 7, 14–17, 32, 39, 46, 50,
    52, 67, 80
iuvenis, 59, 63
iuxta, 70

kitram, 13

lac, 15, 16, 26, 49, 64, 76, 82, 86, 89,
    90
lapis, 19, 21
lapis iudaycus, 12
latere, 73
latrare, 54
latuca (latucha), 50, 65
laurus, 32
laus, 91
lavare, 8
lepra, 83
lepus (lopus), 24, 79
liber, 4, 21, 46, 63, 84
liberare, 1, 8, 15, 54, 63, 77, 78, 80, 84
libra (li.), 26, 42, 50, 52, 79
licium, 55
ligare, 8
ligatura, 8, 9, 54
ligurius, 52
limania, 73
lineus, 47
lingua, 1, 2
liquefieri, 13, 53, 57, 76
litargirum, 81
localis, 9, 10, 54

longinqus, 2, 15
longus, 36, 47, 78, 87, 90

madefacere, 42, 51, 59
magis, 32, 42, 46, 52, 57, 61, 74
magnus, 1, 3, 4, 8, 10, 21, 52, 63, 65,
    78–80, 84, 85, 87, 89, 91
maior, 4, 8, 18, 26, 32, 47, 52, 59
mala granata, 65, 73
malicia, 11
malignare, 11
malignus, 54
malus, 1, 47, 61, 63, 73, 90
malvaviscus, 13, 50
mandragora, 15, 27, 88
mane, 4, 47
maneries, 2, 4, 5, 7, 58, 71, 90
manifestare, 4, 7, 54, 81
manifestus, 1, 2, 7, 21, 58, 64, 70, 78, 87
manus, 5, 75
masticare, 47, 59, 60
materia, 9
materies, 7
matrix, 39, 84
maxime (adv.), 4, 64, 66, 67, 73, 79, 87
maximus, 16, 30, 90
mechi, 27
mediare, 7
medicamen, 3, 5, 61, 62
medicare, 54, 63
medicina, 4–12, 15, 16, 22, 23, 32, 34,
    36, 39–41, 44, 54, 56–58, 66, 77, 78,
    84, 89
medicinalis, 70, 78
medicus, 3, 4, 6, 10, 11, 15, 16, 26, 31, 46,
    47, 58, 63, 68, 81, 83, 84
medium, 26
medula, 18
mel, 12, 27, 30, 32, 33, 36, 38, 43, 51, 57,
    60, 64, 82, 90, 91
melior, 1, 6, 9, 77, 83
membrum, 9, 61, 76, 83
memorare, 2, 3, 5, 6, 11, 53, 54, 62, 72, 77
memoria, 41
mensis, 63
menstruum, 84
mensura, 10, 31
mensurare, 2
mentastrum, 12–14, 33, 79
meretrix, 84
meridies, 3
mescareta, 13
mesir, 13
Mesue, 45

metiri, 6
metridatum, 3, 8, 32, 52, 78
metus, 87
mica (micha), 60, 64, 76
mineralis, 21, 22, 81
minor, 8, 10, 47, 58
minuere, 31
mirabilis, 8, 12, 21, 55
mirra, 32, 33, 38, 39, 56
mirta, 49
miscere (misere), 13, 33, 42, 51, 53, 57, 64, 80
mitere, 10
mitigare, 13
modus, 6, 8, 9, 27, 31, 35, 53, 57–60
mollaris, 21
mora, 86
mordere, 8, 16, 47, 54, 61, 64, 66
mori, 83
mors, 1, 12, 90
morsura, 7, 8, 10, 13, 31, 38, 39, 51–53, 56–59, 61–63, 66, 67, 78
morsus, -a, -um, 4, 7–11, 21, 30, 54, 58, 61, 63–66
morsus, -ūs, 7, 8, 10, 12, 13, 15, 16, 18, 30, 47, 52, 66
mortiferus, 90
mortuus, 4, 63
morus, 49, 84
Moyses, 14, 40, 78, 81
mulier, 88
multiplicare, 64, 66, 69, 90
multiplicatio, 56
multitudo, 1
multociens, 6, 47, 73, 88
multus, 1, 3–5, 7, 8, 21, 31, 37, 47, 52, 54, 61–63, 65, 73, 78, 84, 87, 90, 91
mundare, 18
mundus, 1
mutare, 11, 81, 82
mutatio, 58, 78, 87

napellum, 87
narare, 63
nas<c>i, 3
natura, 54, 77, 90
naturalis, 70
ne, 8, 9
nec, 2, 5, 6, 15, 44, 54, 58, 64, 71, 75, 81, 82, 84, 85, 87
necessarius, 8, 64
necesse, 70, 76
negocium, 77
neque, 4, 15, 18, 23, 31, 58, 65, 77, 84

nescire, 64
nigella, 38
niger, 33, 36, 47, 71, 87, 90, 91
nigredo, 71, 73
nihil, 21
nisi, 3, 4, 7, 15, 44, 47, 54, 65, 66, 74, 75, 85
nitrum, 13, 84, 87
nobilis, 2, 3, 78
nocere, 64, 66, 74, 88
nocivus, 47
no<c>tu, 91
nocumentum, 8, 9, 52, 58, 76
nomen, 2, 47, 78
notus, 1
novus, 4, 5
nox, 4
nucleus, 57
nullus, 64
numerus, 5, 31
nunc, 57
nunquam, 54, 84
nutrire, 10, 77, 89
nux, 13, 34, 35, 57, 64, 65

observatio, 5
obviare, 78
occidens, 3
occidere, 10, 39, 54, 73, 87, 89, 90
occulte (adv.), 90
occultus, 87
oculus, 20
odor, 68, 71–73, 81, 82, 87, 90
odorabilis, 72
oleum (olleum), 8, 11, 13, 30, 47, 59, 64, 87
olibanum (ollibanum), 45, 56
oliva, 11
operari, 9, 11, 21, 67, 84
operatio, 9, 10, 15
oportet, 2, 5, 11, 33, 54, 58, 69, 73, 76, 85
oppirus, 64
oppium, 36, 39, 43, 68
oppoponax, 53
optime (adv.), 19
optimus, 14
opus, 7
ordeum, 90
ordinare, 1, 2
ordo, 2
orfanus, 1
oribilis, 73
oriens, 46, 90
orobi (horobi), 52, 57
ortulanus, 49
os, 8, 12, 21, 78

ostendere, 2, 6
ovis, 79

paciens, 58
panetes, 47
panis (pannis), 47, 60, 64, 75, 76
pannus, 47, 51
papaver, 3
paratus, 64
paries, 54
pars, 34, 52, 54, 56, 57
particulariter, 7
parum, 65, 66, 73, 84
parvullus, 1
parvus, 4, 47, 66, 77
pasio, 52
paucus (pauchus), 5, 31, 65, 79, 89
paulatim, 90
pauper, 1
pavere, 54
pecunia, 1
pena [= penna], 2
penetrans, 44
perdix, 66
perfectus, 7
permutare, 73, 81, 87, 88
persa, 78
persona, 73
pervenire, 2, 4, 58
pes, 47
petroleum, 45
phylosophus, 15
picafi, 52
piper, 33, 36, 38, 39, 43, 87, 90
piretrum, 33, 43
piscis, 66
pista, 64
pistare, 79
plaga, 57
pluries, 89
plus, 1, 14, 15, 17, 24, 54, 59
pollicaria, 25
pomum, 65
pondus (pundus), 18, 19, 25, 27, 32, 37
ponere, 1, 5, 7–13, 39, 52, 57, 59, 84, 87
porcus, 72
portulaca (portulacha), 50, 89
posse (pose), 4, 7, 8, 10, 12, 14, 16, 31, 52,
    58, 64, 73, 75, 77–80, 91
possibilis, 8, 47
post, 2, 9, 10, 30, 32, 49, 54, 57, 59, 77,
    83
postea, 8, 10, 18, 26, 39, 53, 59, 63, 73, 76,
    77, 79, 80, 86, 87, 89–91

postquam, 2, 12, 52, 54, 69, 77
potabilis, 58
potare, 67, 87
potens, 44, 64, 90
potiri, 64, 66
precipere, 3–5, 91
precipue (adv.), 24
precipuus, 58
predicere, 91
predictus, 1, 5, 11, 31, 64, 66, 76, 84, 91
preparare, 34, 74
preparatio, 6, 26
presens, 1
presentia, 3
preservare, 12
preter, 4, 15, 17, 30, 66, 73
preterire, 70
preteritum, 1
previdere, 83
primo (adv.), 9, 86
primus, 7, 11, 32
princeps, 1
principalis, 9
principium, 10, 63, 64, 70, 84
prior, 1, 40
pro, 4, 54, 78
procedat, 56, 77
procellatus, 4
profundare, 9
profundum, 9
proibere, 1, 9, 77
prolongare, 1, 77
prope, 72
proprietas, 7, 12, 15, 66, 67, 76, 78
proprius, 41–43, 77
propter, 1, 9, 54, 64–67, 69, 72, 75, 78,
    82
propterea, 78, 91
prostratus, 1
prout, 11, 31
provincia, 63, 80
provocare, 54
proximus, 48
pruritus, -ūs, 88
psillium, 89
puer, 59, 88
pullus (pulus), 10, 66, 77
pulpa, 34, 35
pulsus, -ūs, 9
pulverizare, 45, 52, 55, 56
puncticus [= ponticus], 73
punctum, 16
punctura (puntura), 13, 21, 31, 41–43, 46,
    48–50, 52, 53, 77, 89

putredo, 61, 64
putrefieri, 64

qualitas, 15
quando, 5, 8, 10, 12, 30, 52, 54, 57, 65, 67, 68, 76, 77, 80, 83, 84, 90
quandoque, 64, 81, 90
quantitas, 6, 21, 31, 34, 37, 43, 82, 85, 87, 91
quare, 33
quasi, 47
-que, 91
querere, 79
quia, 63
quicumque, 12, 24, 30, 64, 77, 79
quidam, 10, 15, 23, 63, 78, 84, 88, 91
quidem, 46
quies<c>ere, 9–11, 45, 76
quietare, 10, 11, 64
quilibet, 4, 15, 32, 90
quousque, 52, 57, 77, 90

rabidus, 54, 56, 57, 59, 63, 66
radix, 6, 11, 15, 23, 27, 28, 49, 52, 63
rafanus, 90
rapistrum, 73
Rasis, 13, 33, 35
ratornia, 50
recens, 13, 42, 79
recipere, 13, 32–36, 38, 39, 43, 52, 53, 56, 63, 79, 84, 86
recordari, 5, 17, 57, 63, 70
re<c>tificatus, 9
recuperare, 3
redimere, 1, 2
redire, 26
referre, 13, 15, 20, 23, 25, 35, 36, 43
regere, 54, 63, 77, 91
regimen, 1, 2, 7, 10, 54, 58, 63, 64, 77, 80, 81, 84, 86, 91
regio, 33, 37
relaxare, 9
remanere, 9, 10, 63, 64
remedium, 58
rememoratio, 54
rememoratus, 33, 38, 39, 54, 58, 70, 77, 79, 80
removere, 10, 75
reparatio, 4
reperiri, 8, 30, 33, 48, 52
replere, 61, 64
reptilis, 7, 68, 69
requirere, 37, 77, 80
res, 1, 5, 7, 11, 20, 52, 54, 58, 64, 65, 71, 72, 87, 91

resoluere, 33, 47
respectus, -ūs, 7
retinere, 5, 78
retundus [= rotundus], 73
rex, 1–3, 85, 89
romanus, 32, 38
ros marinus, 23
rosatus, 30, 51
rubedo, 88
ruta, 33–35, 52, 64, 79

sacer, 2
sal, 12, 13, 34, 35, 47, 57, 66, 90
salitus, 66
saliva, 8
sanare, 21, 23, 24, 31
sanguificus, 54
sanguis, 64, 80, 89, 91
sanitas, 4
sanus, 8, 63
sapiens, 52
sapor, 71–73
scarificatio, 41, 49, 54
scarificatus, 52
scientia, 3
scilicet, 22, 54, 73
scire (sire), 4, 5, 7, 61, 63, 80, 86
scola, 1
scorpio, 4, 16, 21, 41–44, 46, 48, 64, 68
scribere, 5, 84, 89
sechaniabin, 13
secolum, 1
secundum (prep.), 1, 4, 5, 7, 11, 15, 31, 34, 37, 47, 54, 58, 77, 78, 80, 89, 91
secundus, 7, 11
securare, 15
securus, 8, 9, 73, 74
sedare, 59, 89
seffir, 25
semen, 12, 13, 25, 28, 29, 38, 42, 50, 79, 84
semper, 54, 63, 73, 78
sensus, 63, 67, 69
sentire, 10, 47, 54
separare, 10
sepe, 62
sequax, 56
sequi, 7
serapinum, 53
sermo, 1
serpens, 16, 52, 53, 68
serpere, 46
servare, 1
servus, 3, 91
seu, 44

sic, 3, 63
siccatus, 13
siccus, 33–35, 42, 79, 89
sicut (sicud), 1, 19, 20, 52, 63, 65, 67,
   71–73, 77, 78, 81, 82, 85, 86, 88
sigillare, 66
significare, 16, 54
signum, 54
silvestris, 52, 79
simcopis, 11
similatus, 73
similis (simillis), 4, 47
similiter, 29
simplex, 5–12, 17, 44, 57, 64, 77–79, 84
simpliciter, 84
simul, 34
sinapis, 13, 68
sine, 8, 58, 71
sive, 18, 71, 79
smaradinus, 19
smaragdus, 19, 23, 78, 79
socius, 78
sol, 39
solicitudo, 78
solicitus, 63
soluere, 80
solus, 1, 15, 54, 71, 87
solutivus, 58
sompnum, 9, 77
spargus, 49
specialis, 15
species, 7, 11, 16, 21, 23, 46–48, 71–73, 78,
   79, 90, 91
specificatus, 2
spica nardi, 25
stare, 26, 47, 52, 54, 63, 73, 78
status, -ūs, 45
stercus, 12, 13, 76
stersinator, 46
sticados, 36
stipticitas, 73
stomacus, 10, 76, 77, 90
studere, 3, 54, 63
studium, 52
stulticia, 7, 88
sub, 39
substantia, 15, 64, 88
substinere, 1
subtilis, 47
succio, 49, 54
succus, 39, 49, 89, 90
sudor, 87
sufficere (suficere), 4, 59, 62, 82, 85

ufficiens, 6, 91
sufficienter, 71
sufocatio, 39
sugere, 8, 88
sulfur, 12, 13, 42, 53, 68
sumaca, 73
sumere (summere), 7, 8, 16, 44, 76, 77, 79,
   80, 85, 86
suneg, 55
superfluus, 5
superior, 77
superius (adv.), 89
superponere, 10, 12, 47, 51
supra, 6, 9–12, 16, 30, 44, 46, 77, 79, 89
supradicere, 63, 77
syrupus (sirupus), 44, 50, 65, 90

tactus, -ūs, 71
talis, 6, 72, 84
tamen, 23, 72
tantum (adv.), 3, 12, 46, 52, 65
tantus, 2, 64, 90
tartufolium, 90
taurus, 13
temperare, 52, 65
temperatus, 2, 33
tempus, 1, 2, 31, 37, 63, 84, 90
tenere, 21
tera sigillata, 19
terere (terrere), 12, 13, 19, 25–29, 32, 36,
   39, 42, 49, 50, 53, 56, 57
terra (tera), 1–3, 21, 46, 47, 62, 84
tesaurus, 3
testor, 63
testura, 47
timere, 54, 63, 69, 73, 85
tollerare, 37
tollere, 10, 14, 16, 18, 27, 44, 45, 50
totus, 2, 6, 8, 11, 15, 61, 64, 78, 83
tractatus, -ūs, 2, 4–7, 11, 40, 41, 54, 58,
   61, 77
tractio, 8
trahere, 9, 10, 12, 19, 76
trans<c>endere, 56
transire, 4
trifolium (trufolium), 52, 90
triticum, 59
tritus, 13, 23, 27, 33, 45, 55
trociscus, 39, 43, 52
tumor, 61
tunc, 31, 47, 84
turdella, 66
turpitudo, 48

turtur, 67
tyriaca (tyriacha), 3, 4, 8, 19, 26, 31–34, 36, 37, 42, 43, 52, 54, 56, 57, 78

ubi, 31
ulcerare, 89
ultimus, 2
ultra, 31
ungere, 49
unguis, 68
universalis, 6, 7, 11, 40, 41, 47, 54, 84, 86, 89, 91
universaliter, 32
urinare, 89
urtica, 53
usor [= uxor], 83
usque, 1, 9, 23, 24, 26, 31–33, 36, 42, 56, 79
uti, 9, 34, 57, 64, 73
utilis, 3, 5, 8, 40
utilitas, 1, 8, 79
uva, 35, 91

valde, 3, 5, 14, 20, 51, 66, 73
valere, 12, 32, 33, 49, 52, 59
vapor, 64
vas, 78
vegetabilis, 24, 73
vehementia, 64
veiculum, 74
velle, 57, 85, 90
vellocitas, 78
velociter, 11
velox, 81
venenatus, 64, 65, 76, 80
venenosus, 15, 36, 59, 61, 73, 78
venenum, 4, 7–10, 12, 13, 15, 16, 18, 19, 21, 23, 24, 26, 32–34, 44, 52, 63, 64, 67, 72–74, 76–81, 84, 88, 90
venire, 2, 4
venter, 10, 77, 80
ventosa, 8, 12, 41, 54
veraciter, 56, 63, 73, 84

verbum, 1, 4, 5
vere (adv.), 78
veritas, 1
versificatio, 2
verum (conj.), 64
verus, 54
vesica, 89
vespa, 50
vetus, 52
via, 20
vicis, 59
videlicet, 84
videre, 54, 63, 65, 77, 84, 88
videri, 8, 31, 54
vinum, 8, 15, 16, 18, 23, 25, 27–29, 33, 36–39, 43–45, 49, 50, 52, 57, 64, 65, 74, 79, 87, 90
virens, 91
virgo, 59
viridarium, 47
viridis, 19, 20, 51, 57, 73, 81, 90
virtus, 10, 21, 23, 42, 64
vitare, 64
vitis, 13, 52
vivus, 53
vocari, 23, 46, 78, 79
volatilis, 66
voluntas, 1, 2
vomere, 90, 91
vomitus, -ūs, 19, 30, 54, 76, 77, 84, 87, 89, 91
vulgaris, 64
vulnerosus, 83
vulnus, 8, 9, 58, 63

yera, 80
ymo, 11

zimar, 68, 81
zinziber, 36
zucharum, 50

Subject Index to the English Translation

Note: *The index is referenced according to section number rather than page number.*

abdomen, 10, 77
Abū Marwān b. Zuhr, 19, 36, 78
Abū Ṣūfa (father of wool), 48
accident, 71
accumulation, 5
acorn(s), 20, 66
acridity, 72
affliction(s), 69, 73, 77, 84, 88
agaric (*Fomes officinalis*), 27, 36, 52, 80
age, 37, 80, 84
agrimony (*Agrimonia eupatoria*), and seed of, 25
Almería, 63
almonds, bitter, 57
amount(s)
   of poisons, 74, 81, 82, 84
   in remedies, 42, 45, 50, 56
aneth (*Anethum graveolens*), 76
angina, 90
animal(s)
   meat of, 73
   poisonous, 15, 46, 61
   slaughtered, 10–11
   someone bitten by, 7, 40
   referring to spider species, 47
   unknown sort of, 16
   See also bite
anise (*Pimpinella anisun*), 16, 29, 37, 44, 49
apple, sour, 65
arsenic, 81
art, medical, 70, 74, 78
asafetida (gum resin of *Ferula asafoetida*)
   in a compound remedy, 13, 53, 80
   as a simple remedy, 12, 42, 55, 57

in a simple or compound remedy, 84
   theriac, 33
ashes, 13, 55, 56, 84. *See also* crabs, fig
asparagus (*Asparagus officinalis*), root, 49
assassination, 74
astringency, 72
attraction, 8
Aydhāb, 21

badharanjūya, leaves of, 42, 49
balsam
   of Mecca (*Commiphora opobalsamum*), oil of, 26, 30
   wood, 26
bandage, tightness of, 9
bark, 86
barley gruel, 90
barrier, 76
al-baṣaliyya, 73
battle, 1
bdellium, blue (of *Balsamodendron africanum*), 12
bean(s)
   Egyptian, as measurement, 39, 43
   Vicia faba, raw, 59
bees, 50. *See also* honey, sting
behavior, of inhabitants, 2
being(s), 3, 71–72. *See also* bite, of human beings
believers, 1
benefactions, 69
benefit(s), 1, 5
beverage(s), 50, 58, 65

bezoar
  animal, 20, 21–23, 79
  mineral, 21
  stone, 20
birthwort
  Aristolochia clematis, 43
  long (*Aristolochia longa*), 27, 32
  round (*Aristolochia rotunda*), 38, 52
bishop's weed (*Ammi visnaga*), seed of, 42
bite(s)
  of *al-rutaylā*ʾ, 47–49
  of animal(s), 15, 36, 39, 62, 78
  children surviving a, 31
  common, 62
  of dog(s)
    domesticated, 59
    mad, 54, 56, 57, 63, 66
    not mad, 63
  electuary good for, 38
  of human beings, 59, 61
  poison absorbed through, 18
  of scorpion, 21, 41, 48
  of vermin, 52
  of vipers, 52, 53
  worst, 61
  See also scorpion, sting
bitterness, 72
bitumen, 12
black nightshade (*Solanum nigrum* and
  var.), 91
bladder, ulceration of the urinary, 89
bleeding, copious, 54
blood, 64, 84, 89, 91. *See also* ox
bloodletting, 58
body (-ies),
  attract poison from, 12
  composed of elements, 71
  depths of, 9
  interior of, 9
  larger, 47
  parts of, 76
  poison spreading through, 3, 8, 13
  small, 46
  swelling of, 88
book(s), 4, 5, 11, 21, 63, 84
borax (sodium carbonate), 13, 80, 84, 90
bowl, silver, 78
boy, 63
brains, 67
bread, 47, 60, 64, 75
breathing, 87
broth, 74
burning, 65

butter
  as nourishment, 64–65, 87, 89
  in remedy, 45
  used for vomiting, 8, 76

cabbage, 52, 66, 80, 84
Cairo, 3
calculation, 37
camphor (*Cinnamomum camphora*), 51
carrot, seed of wild (*Daucus carota*), 28
cases, 4, 58, 61
castoreum, 13, 39
cauteritation, 8
ceilings, 47
celery (*Apium graveolens* and var.) seed, 28
chicken(s), 10, 66, 67, 74, 77
children, 88
Christ's thorn (*Rhamnus spina Christi*),
  leaves of, 51
cinnamon, Chinese (*Cinnamomum
  ceylanicum*), 27, 87
cinnamon (*Cortex Cinnamomi Cassiae*), 14
circumstances, 11
city (-ies), 1, 84. *See also* Cairo
clay, 51
cloth, 47, 51
cold, 16, 64
coldness, 44
colic, 77, 89, 90
colocynth (*Citrullus colocynthis*) root, 42
color(s)
  of animal bezoar, 20
  of mineral bezoar, 21
  discussion of, 71
  in discussions of ingested poisons,
    73–74, 81–82, 87
  of poisonous plants, 73, 90
command, sublime 5
complexion, 9
composition
  of asafetida theriac, 33
  of garlic theriac, 36
  of Mithridates' Electuary, 52
  of theriac for bite of mad dog, 56
  of theriac of four ingredients, 32
  of walnut theriac, 34–35
  of various other remedies, 13, 27, 38,
    52–53
concretion, 20
condition, 11 19, 54, 77, 80, 84
conduct, 2
consistency, 53, 73, 74
consumption, 74

contraction, 71
cooks, of kings, 85
coriander (*Coriandrum sativum*), 50, 51
costus, bitter, 27
costus (root of *Aucklandia costus*), 33, 39
country (-ies), 1, 2, 20, 33, 37, 46
countryside, 48. *See also* bite
cow. *See* gall, butter
crabs, river (*Astacus astacus*) 29, 55, 56, 66
creatures, poisonous, 73
criminal, 1
crocodile mint, 12
cucumber (*Cucumis sativus*), 50, 65
cumin (*Cuminum cyminum* and var.), 29, 38
cupping glasses, 8, 12, 54

death, 12, 83, 90
decoction, 16, 37, 44, 49, 67, 89
degree, 87
dilation, 71
dirham(s), 18, 23, 24, 26–28, 31–33, 36, 38,
     42, 49, 50, 52, 55, 56, 76, 79, 80, 90
discrimination, power of, 74
diseases, 91
disgrace, 1
dishes, 64, 73, 74, 80
disposition, corporeal, 58
dittany (*Origanum dictamnus*), 13, 14
doctor, 84
dog(s). *See also* bite
  domesticated, 63
  healthy, 54
  mad, 54, 63, 66
dose, 6, 18, 19, 25, 39, 56, 76
drink, 75
drug(s), 6, 78
dryness, 91
duck dung, 12
duckweed (*Lemna minor*), 51
dung, 12, 13. *See also* excrements

earth, 46
East, 3, 20
effect, 74, 76
effectiveness, 67
efficacy, 56
Egypt, 3, 21, 30, 48
elders, 63
electuary (-ies), 3, 8, 38. *See also*
     Mithridates' electuary
elements, 71
elephantiasis, 83
elocution, 1
emerald, 19, 22, 23, 78

emesis, 19, 30, 54, 84
emetic(s), 8, 89, 91
endive (*Cichorium endivia* and var. or
     Cichorium intybus), 50, 65
enemas, 58
excrements, 76. *See also* dung
experience
  with garlic theriac, 36
  leading to the great theriac, 52
  lengthy, 67, 78
  no, 84
  remedies proven by, 17, 22–23
expert, on plants, 23
extract (n.), 49
eye, 71. *See also* stags

fairness, 2
families, 1
fasting, 8
fat, 76
feuds, fires of, 1
fig(s)
  fruit, 34–35, 64–65, 89
  leaves, 53
  tree, 13, 84
fire(s). *See* cupping
fish, salted, 66
fleawort (*Plantago psyllium*), mucilage of
     fleawort seed, 89
flesh, 10, 88
flour, 11, 47. *See also* vetch
fomentation, 42
food(s), foodstuff(s)
  bad for bite victim, 65
  good for bite victim, 7, 10, 58, 63, 66
  bitten person replete with, 61
  to combat poisoning, 4
  eaten by animal that bit, 61
  poisoned, 65, 75–76, 81, 83–85, 87
  for poisoning victims, 77
  possibly poisonous, 73, 90
form, 15, 71
fowl, 64, 66, 73
francolin, 66
frankincense (*Boswellia carterii* and var.),
     45, 56
fruit, 36, 49, 73
fumigant, 68
fumigation, 68

galbanum (gum resin of *Ferula
     galbaniflua*), 53
Galen, 20, 34, 39, 43, 53, 56, 70, 72
gallbladder, 20

gall, cow's, 12, 13
garlic
  in compound remedy, 13, 42
  as food, 64–66
  masking poison in food, 73
  as substitute for great theriac, 26
  as simple remedy, 12
  theriac, 36
gentian (*Gentiana lutea* and var.), 27, 32, 38, 55–56
ginger (*Zingiber officinale*), 27, 36
glasswort, green, 45
goat, 12, 68
granules, 19
grape(s), 13, 50
grindstone, 21
gruel. *See* barley gruel

hair, 48, 68
hare, 24. *See also* rennet
harm, 1, 47
harmfulness, 52
harmel (*Peganum harmala*) seed, 38
hazelnuts, 64
heart(s), 1, 74, 78. *See also* walnuts
heat, 9, 16, 64, 65. *See also* pigeon
hemlock (*Conium maculatum*), 39, 86
henbane (*Hyoscyamus albus var. niger*), 39, 86
hens, 10
herb(s), 3, 25
hiccups, 91
hiera, 80
honey
  bees', 27, 30, 45, 57, 60
  as emetic, 91
  as food, 64
  in ingested remedies, 27, 30, 32–33, 36, 38, 43, 45
  skimmed, 32, 33, 36, 38
  in topical remedies, 6, 12, 42, 51, 57, 60
  See also marking-nut
honor, men of, 1
hooves, 68
horn, 68
hornets, 50. *See also* sting
house(s), 1, 47, 68
humors, bad, 61
Ḥunayn, 45
hydrophobia, 54, 63

Ibn Sīnā, 18, 38
ignorance, 88
illness, 8
incidents, 73

incision, 8, 41, 49, 54
inclinations, natural, 1
indigent. *See* poor
inflammation, 89
information, 4
ingenuity, 2
ingestion, 50, 54
ingredients, 3, 32–34, 36, 53, 91
intellect, 2, 4, 67, 69
intensity, 65
intention, 1, 4, 5, 7
intestines, 80
intoxication, 88
iris, 28
itching, 88

al-jarrārāt, 46
juice
  black nightshade, 91
  cabbage, 52
  hemlock, 39
  mulberrry leaf, 49, 84
  pomegranate, 65
  purslane, 89
  radish, 90
  sour apple, 65
julep, 89
justice, 2

kernels, 18. *See also* walnut
kings, 1–3. *See also* cooks, of kings

land, 3
latex, 82
laurel (*Laurus nobilis*) seed, 32
lavender (*Lavandula stoechas*), 36
layer, 20
laymūniyya, 73
leaves
  badharanjūya, 42, 49
  Christ's thorn, 51
  fig, 53
  lemon tree, 67
  mulberry, 49, 84
  peppermint, 57
  radish, 90
  Roman nettle, 53
  rue, 33–35
  thyme, 50
lemon (*Citrus medica*)
  peel, 67
  seed, 12, 18, 22, 42, 79
  sweet or sour, 18
  tree leaves, 67

lettuce (*Lactuca sativa*), 49, 50, 65
ligature, 41, 54
limb(s), 61, 83
linen, 47
linseed, 42
lips, 8
liquid, [poisonous], 75
litharge, 81
long pepper (*Piper longum*), 36
lotus, 52
lycium, Indian, 55

maḏira, 73
maidenhair (*Adiantum capillus Veneris*), 52
mallow (*Malva silvestris*), 51
mandrake (*Mandragora officinarum*), 15, 27, 88
markets, 3
marking-nut, honey of (*Semecarpus anacardium*), 82
marshmallow (*Althaea officinalis*), seed, 13, 50
matters (superfluous or poisonous), 9
maturity, 31
meals, 34
meat, 64, 66, 73, 80. *See also* animal
medications, 4, 37
medicine(s), 5, 66
melilot (*Melilotus officinalis*), 23
men, 83, 84. *See also* honor, men of
menses, 84
metel nut (*Datura metel*), 87, 88
methods, general, 6
micturition, 89
milk
    as emetic, 76, 86, 90
    as food, 64–65, 89
    fresh, 26, 64, 76
    remedies imbibed in, 15–16, 26
    sour, 65
    See also latex, lettuce
mind(s), 1, 6
mint (*Mentha*), 13, 14, 33, 79
mint, water (*Mentha aquatica*), 12
mithqāl(s), 18, 21, 24, 26, 27, 31, 32, 39, 43–45, 49, 50, 52–54, 79, 87
Mithridates' electuary, 3, 8, 32, 52, 78
mouth, 8, 12, 78
mulberry (*Morus alba,* var. *nigra*), 49, 84, 86
murri, 73
mushrooms, 90
mustard, 13, 68
al-mutawakkaliyya, 73

myrrh (*Commiphora myrrha*), 32, 33, 38, 39, 56
myrtle (*Myrtus communis*), extract, 49

naphtha, white, 45
nard, Greek, 25
natron, 80, 87
nature, 7, 80, 88, 90
needs, 1
nettle, Roman (*Urtica pilulifera* and var.), 53
nigella (*Nigella sativa* and var.), 38, 49, 55, 68
nourishment, 72
nuts
    hazelnut, 64
    metel, 87–88
    pistachio, 64
    walnut, 34–35, 57, 64–65

observer, 71
oils, 76. *See also* balsam, of Mecca; rose oil
olive oil
    ancient, 13
    with asafetida, 21
    as emetic, 8, 76, 87
    as food, 64
    heated, 59
    as mouth rinse, 8
    with mineral bezoar, 21
    in topical remedy, 11, 13, 21, 42, 47, 59
omelet, 80
onion(s), 57, 60, 64, 66
opium, 36, 39, 43, 68, 82
opopanax (*Opopanax Chironium* KOCH), 53
order, execution of your, 3
organs, 9, 91
orphans, 1
ounce(s), 27, 30, 33, 36, 39, 42–43, 49–50, 52, 79, 90
ox blood, 80
oxymel, 50, 65, 90

al-pādāzhariya, 78
pain(s)
    abdominal pain, 77–78
    of bite victims in general, 9–11, 13
    from dog bites, 54, 59
    extremely severe, 39
    from scorpion sting, 45, 64
Palestine. *See* Syria
partridge, 66
parts. *See* body
passions, 1
pastille(s), 39, 43, 52
peel (n.), 18, 67. *See also* lemon
pen, 2

pepper, 33, 36, 38, 39, 43, 87, 90
peppermint (*Mentha piperita* and var.), 57
person (people)
  bitten, 4, 8, 9, 21, 61, 64
  common, 74
  eminent, 1
  fasting, 8
  healthy, 63, 67
  poisoned, 86
  reliable, 73
perception, 71
perspiration, cold, 87
philosophers, 15, 52
physician(s)
  agreement by all, 16, 26
  ancient, modern, 4, 32, 52
  attendance of, necessary, 11, 58
  attendance of, unnecessary, 6
  books of, 4, 21
  earlier, later, 21, 40, 45
  Egyptian, 3
  opinion of attending, 31
  senior, 63, 84
  See also philosophers
physicists, 70
pigeon(s), 10, 12, 13, 66
pistachio nuts, 64
pitch, 13
plant(s), 23, 72, 73. *See also* expert, latex
pods, 23
poets, 2
polytheists, 1
pomegranate, 50, 65
poor, the 1
poppy (*Papaver somniferum* and var.), 3
position, 1
poultice(s)
  for bee and wasp stings, 51
  for bite victims in general, 11–13
  for dog bites, 57–60
  for scorpion bites, 41–42
  for snake bites, 52–53
  for spider bites, 49
powder, 56
power, 1, 3, 13. *See also* discrimination,
  power of
preparation, 3
preserve, ginger, 27
principles of justice and fairness, 2. *See
  also* science, principles of natural
prisoners, 1
property (-ies), specific 7, 12, 15, 66–67,
  76, 78
prophylaxis, 7, 69

protection, 69, 75
pulse, 9
purgation, 58
purslane (*Portulaca oleracea*), 50, 89
pyrethrum (root of *Anacyclus pyrethrum*
  DC), 33, 43

qilyun, 13
qīrāṭ, 21
quality, 15
quantity (-ies), 27, 31, 34, 35, 37
  fair, 85
  qlarge, 64–66, 76, 81, 90, 91
  small, 81, 82
uicklime, 13

rabies, 54
radish, 73, 90
Ramadan, 4
rank, 1
raṭl(s), 26, 42, 45, 50, 52, 79
al-Rāzī, 13, 33, 35
reasoning, analogical, 63
redness, 88
regimen, 7, 10, 64, 75, 77, 79
regions, 6
rennet, 24, 79, 80, 84
reputation, 2
resin(s) 42, 53
revenge, 1
riches, 1
roosters, 10, 76
root
  asparagus, 49
  bitter costus, 27
  colocynth, 42
  Florentine iris, 28
  mandrake, 15, 27
  melilot, 23
  pyrethrum, 33
  serpent, 23, 79
  white vine, 52
rose oil, 30
rose water, 51
rue (*Ruta graveolens* and var.), 33–35, 52,
  64, 79
rulers, 1
rules, 11, 71
rummāniyya, 73
al-rutaylāʾ, 4, 43, 47–49

sagapenum (gum resin of *Ferula
  scowitziana* and var.), 13, 53
saliva, 8

salt
  for bee or wasp stings, 51
  for bite of mad dog, 57
  for bite of rutaylāʾ, 47
  coarsely ground, 35
  cooking, 12
  as food, 64, 66
  in general compound remedies, 13
  Indian, 90
  for scorpion bites, 42
  in walnut theriac, 34
salve(s), 53, 57–59
scholars, 1
science, principles of natural, 72
scorpion(s), 4, 16, 21, 41–46, 64, 68.
    See also bite, sting
seasoning, 64
seasons, 37
seed(s)
  agrimony, 25
  bishop's weed, 42
  black nightshade, 91
  cabbage, 80, 84
  carrot, wild, 28
  celery, 28
  fleawort, 89
  harmel, 38
  laurel, 32
  lemon, 12, 18, 22, 42, 79
  mandrake, 88
  marshmallow, 13, 50
  rue, 79
sempervivum (*Sempervivum arboreum*), 51
sensation, 72
serpent root, 23, 79
servant, 4, 15
severity. *See* symptoms
shell, 88
sieve, fine, 53
silk, 45, 47. *See also* weaver, young silk
site(s), 59. *See also* bite, sting
skill. *See* art
slaughtering, 10
sleep, 77
sleeping, 77
smell, 71–74, 68, 81, 82, 87.
    See also dishes
snakes, 52, 68
soldiers, 1
soup, 29, 66. *See also* chicken, turtledoves
Spanish flies (cantharides), 89
species, 23, 47, 48, 72, 73. *See also* agaric,
    rutaylāʾ
speech, eloquent and pure, 1

spider(s), 47–49
spot, 47. *See also* bite
squill (*Urginea maritima*), 72
stags, 20, 68
sting(s), 4, 10, 31, 43, 48, 51, 61
stone, 21
strawberry tree (*Arbutus unedo*), 36
strength, 23, 42
students, 1, 78
study, 4. *See also* house
subject(s), 2, 4
substance(s), 7, 15, 20, 64, 74, 90
sucking, 49. *See also* person
suction, 41, 54
suffocation, 39
sugar, 50
sulphur, 12, 13, 42, 53, 68
summāqiyya, 73
sun, 39
supply, 3
sustenance, 1
sweet reed (Acorus calamus), 27
swelling, 47. *See also* body
swine, 72
symptoms, 9, 37, 54, 63, 90
Syria-Palestine, 90

tail, 46
tamarisk (*Tamarix gallica*), fruit of, 49
tar, 13
taste(s), 71–74, 82, 87
ṭayhūj, 66
teachers, 84
teeth, 8, 78
temperament, 11, 31, 58, 61, 72.
    See also species
temple, 23
terra sigillata, 19
tharīda, 64. *See also* thurda
theriac(s)
  agaric as, 52
  asafetida, 33
  calculating dosages for, 37
  for dog bites, 54, 56
  of four [ingredients], 4, 32, 42, 78
  garlic, 36
  given to children, 31
  great, 3–4, 8, 26, 32, 52, 78
  taken with wine or anise, 37
  terra sigillata in, 19
  for scorpion bites and *rutaylāʾ* stings, 43
  substitute for great, 52
  walnut, 34
thurda, 76, 89. *See also* tharīda

thyme (*Satureja calamintha*), 50
time, 4, 31, 37
tongues, 2
treasury, 3
"Treatise for Fāḍil," 5
treatment
  general, 41, 54, 84, 86
  outside scope of treatise, 11, 61, 77
  specific, 7, 40
tribulus, wild, 79
truffles, 90. *See also* plant
truth, 74
turtledove(s), 66, 67

ulceration. *See* bladder
ulcers (virulent), 8
uncleanness, 1
Unity, God's, 1

variety (-ies), 90, 91. *See also* metel nut,
  mint, poisons
vegetable(s), 50, 65. *See also* poisons
verdigris, 81
vermin, 7, 8, 14, 68, 69. *See also* bite
vetch (*Vicia ervilia*), 52, 57, 60
victim(s). *See* bite
vine, 52. *See also* grape
vinegar
  as emetic, 80, 86, 90
  hot, 11
  remedies imbibed in, 15–16, 24, 28,
    79–80
  in topical remedy, 11–14, 42, 51
  wine, 28, 52, 79, 80
violet (*Viola odorata*) oil, 8
viper(s), 16, 54. *See also* bites
vomiting, 8, 76, 77, 80, 86, 87. *See also*
  blood

walls 47, 54
walnuts (*Juglans regia*), 34–35, 57, 64–65

wars, 1
water
  cold, 18–19, 23, 27, 49–50, 55–56, 65
  as emetic, 91
  food cooked in, 73–74
  hot, 27, 76, 87
  poisoned, 73
  pure, 73
  remedies imbibed with, 15–16, 18–19,
    23, 27, 29, 49–50, 55–56
  remedies steeped or boiled in, 26, 42, 50,
    76
wealth, 1
weasel, 10
weaver, young silk, 63
webs, 47
weight, 87
welfare, 3
West, 3, 90
wheat, chewed, 59
wine
  as drink, 64, 87
  mixed with water, 65
  as mouth rinse, 8
  not allowed, 16
  old, 52
  poisoned, 74
  pure, 43–44, 90
  remedies taken with, 15–16, 18–19, 23,
    25, 27–29, 37, 44, 49, 79
  to soften opium, 36
  specified quantities of, in remedies, 39,
    43, 45, 49–50, 52, 79
  strong, 44, 64, 90
  sweet, 39
  in topical remedies, 52–53, 57
  See also anise, vinegar
women, 1, 83, 84, 88
wood, 13, 26. See also ashes
wound, 9, 63
writings, 40, 46

About the Editors

GERRIT BOS, chair of the Martin Buber Institute for Jewish Studies at the University of Cologne, was born in the Netherlands and educated there and in Jerusalem and London. He is proficient in classical and Semitic languages, as well as in Jewish and Islamic studies.

Professor Bos is widely published in the fields of Jewish studies, Islamic studies, Judaeo-Arabic texts, and medieval Islamic science and medicine. In addition to preparing The Medical Works of Moses Maimonides, Professor Bos is also involved with a series of medical-botanical Arabic-Hebrew-Romance synonym texts written in Hebrew characters, an edition of Ibn al-Jazzār's *Zād al-musāfir* (Viaticum), and an edition of Averroës' commentary on the zoological works of Aristotle, extant only in Hebrew and Latin translations. He received the Maurice Amado award for his work on Maimonides' medical texts.

MICHAEL R. MCVAUGH is William Smith Wells Professor Emeritus of History at the University of North Carolina (Chapel Hill). Much of his published research concerns the growth of medical learning within a university setting in the Middle Ages and the concomitant medicalization of European Life. He developed this latter theme in his 1993 book, *Medicine before the Plague: Doctors and Patients in the Crown of Aragon, 1285–1335,* which was awarded the William H. Welch Medal by the American Association for the History of Medicine in 1994. Since 1975 he has been a general editor of the collected Latin writings of one of the most famous medieval physicians, Arnau de Vilanova (d. 1311), and has edited several of the individual volumes in this international series. In 1997 he published an edition with commentary of the last great surgical treatise of the Middle Ages, the *Inventarium,* or *Chirurgia magna,* of Guy de Chauliac, and his general study of thirteenth-century surgery, *The Rational Surgery of the Middle Ages,* was published in 2006.

A Note on the Type

The English text of this book was set in BASKERVILLE, a typeface originally designed by John Baskerville (1706–1775), a British stonecutter, letter designer, typefounder, and printer. The Baskerville type is considered to be one of the first "transitional" faces—a deliberate move away from the "old style" of the Continental humanist printer. Its rounded letterforms presented a greater differentiation of thick and thin strokes, the serifs on the lowercase letters were more nearly horizontal, and the stress was nearer the vertical—all of which would later influence the "modern" style undertaken by Bodoni and Didot in the 1790s. Because of its high readability, particularly in long texts, the type was subsequently copied by all major typefoundries. (The original punches and matrices still survive today at Cambridge University Press.) This adaptation, designed by the Compugraphic Corporation in the 1960s, is a notable departure from other versions of the Baskerville typeface by its overall typographic evenness and lightness in color. To enhance its range, supplemental diacritics and ligatures were created in 1997 for the exclusive use of the Middle Eastern Texts Initiative.

TYPOGRAPHY BY JONATHAN SALTZMAN

◆